병원의료설비·의료용품·안과·치과·한방 의료기기

Medical Devices for Medical Equipment & Medical Stores & Opthalmology & Dentistry & Oriental Medicine

공학박사 나 승 권 저

감 수

•윤 형 로•
공학박사/연세대학교 의공학부 교수

•황 락 훈•
공학박사/세명대학교 전기공학과 교수

•김 종 탁•
이학박사/상지영서대학교 의료시스템정보과 교수

•남 삼 극•
의학박사/삼육서울병원 의무원장

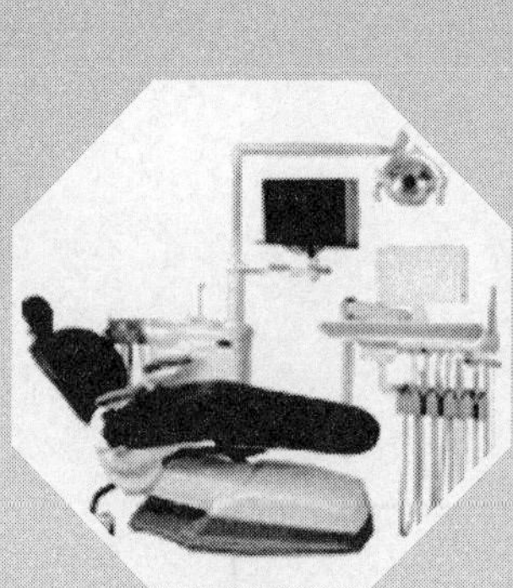

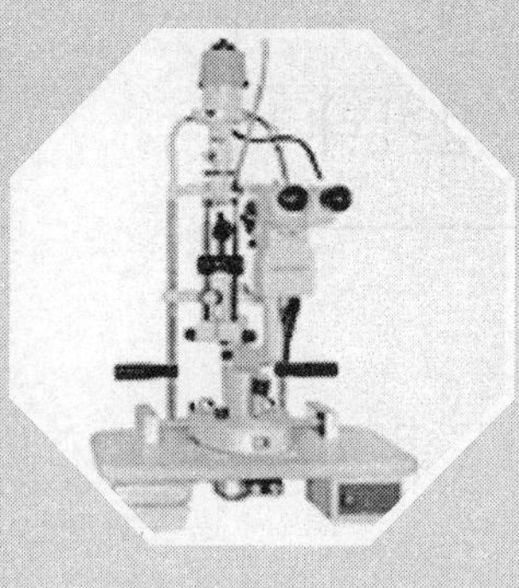

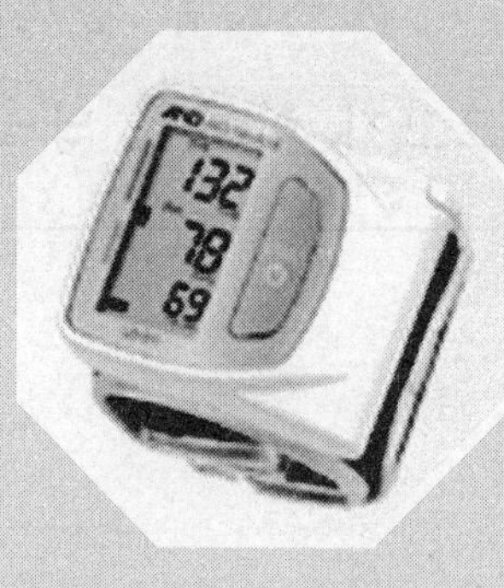

도서출판 상 학 당

欲爲大者 當爲人役

크고자 하거든 남을 섬기라

머 리 말

현대 의료 보건 산업 및 의료기술 등이 다양하게 발달함으로써 의학분야에 이목이 집중하고 있다. 이와 같은 추세에 따라 근래에는 의료분야의 전문인력을 양성하고 있으며, 여러 대학에서 관련 학과의 신설, 증대를 계획하고 있다. 이 교재는 **의료설비 · 용품 · 안과 · 치과 · 한방의료기기**의 내용을 담아 의공학을 전공하는 이들에게 진정으로 학습에 도움이 되길 바라며 내용을 실었다.

의료설비라 함은 환자를 진찰하고 진료하는 보조장치이며, 의료 용품은 의료를 목적으로 사용되는 제품이다. 안과는 눈에 관계된 질환을 연구하고 치료하는 의학의 한 분과이다. 눈꺼풀과 눈물기관, 안와, 결막, 각막, 공막, 수정체, 포도막, 유리체, 망막의 질병들과 녹내장, 사시, 굴절 이상, 시신경 및 시각 경로의 질병들, 그리고 전신 질환과 관련하여 눈에 발생하는 이상들 과 눈 외상에 이르기까지 눈에 생길 수 있는 광범위한 질환들을 연구하고 치료한다.

그리고 치과는 치아와 그 주위 조직 및 구강을 포함한 악 안면 영역의 질병이나 비정상적 상태 등을 예방하고 진단하며 치료를 도모하는 의학의 한 분야이며, 일반적인 진료를 담당하는 대개의 치과의사는 구강 위생 상태를 개선하고 건강한 치아를 유지하는데 필요한 진료를 제공한다. 일반 치과의사가 직접 치료하기 어려운 경우에는 일정 기간의 수련 과정을 거치면서 각 세부 과목(구강악안면외과, 치과교정과, 치주과, 치과보철과, 소아치과 등)을 전공한 치과의사에게 의뢰를 하거나 협력 진료를 하기도 한다.

마지막으로 한방은 원래「중국의 방법」이라는 의미이고 6세기 무렵 중국에서 전재한 중국의료 Chinese medicine이다. 오늘날 이루어지는 한방은 독자적인 치료법이고 침, 뜸, 안마와는 구별되며, 한방약에 의한 치료를 의미한다.

1장은 멸균기의 의미, 멸균소독법, 소독세척기 등 중앙공급실 관련 의료기기에 대한 내용이고, 2장은 겔 건조기, 공기청정기, 냉동용 질소가스 분무기 등 병원설비에 관련된 의료기기에 대한 내용이다. 3장에서는 3차원 인체표시 시스템 같은 병원설비 해외 의료기기에 대한 내용이고, 4장에서는 이에 따른 해외 의료기기 기술에 대한 내용이다. 5장은 건포의 올에 석고 가루를 묻혀 제조한 붕대인 석고붕대와 의료용 전극 등 의료용품 및 의료소모품에 대한 내용을 담고 있고, 6장은 바늘없는 주사기, 상처감염 붕대 등 해외 의료용품 관련 의료기기에 대한 내용이다. 7장은 안과에서 사용되는 의료기기의 종류와 역할에 대한 설명을 자세히 했다. 8장은 물방울 레이저, 치과보조기기, 오토클레이브, 임플란트 등 치과에서 사용되는 의료기기에 대한 내용이고, 9장은 치과 해외의료기기 기술에 대한 내용이고, 10장은 한방에서 사용되는 의료기기에 대한 종류와 분야이며, 11장은 의료가스 사용시 환자 안전에 대한 내용이며 부록은 종합병원의 각 진찰과를 소개하였으며, 추가적인 학습 정보를 전달하고자 한다.

편찬을 위하여 원고정리 및 국외의료기기자료와 기술을 제공하여주신 메디저널 최병철 사장님께 진심으로 감사드린다.

의료설비 · 용품 · 안과 · 치과 · 한방 의료기기 교재를 위해 늦은 밤까지 고생하고 주말을 할애하여 자료의 수집과 정리 및 그래픽 작업을 도와준 의용공학과 재학생 및 졸업생들에게 고마운 마음을 전한다.

끝으로 의료기기를 전공하는 이들에게 진정으로 학습에 도움이 되는 책이 되길 바라며 집필 중 많은 고심에도 불구하고 손길이 미치지 못한 부분은 계속적으로 보완할 것이다. 출판과정에 도움을 주신 도서출판 상학당 남승우 사장님과 이 책에 관심과 애정을 주신 모든 분들께 감사의 말씀을 전한다.

공학박사 나승권

차 례

제 7 장 안과 관련 의료기기 123

제 8 장 치과 관련 의료기기 241

제 9 장 치과 해외의료기기 기술 257

제1장

중앙공급실 의료기기

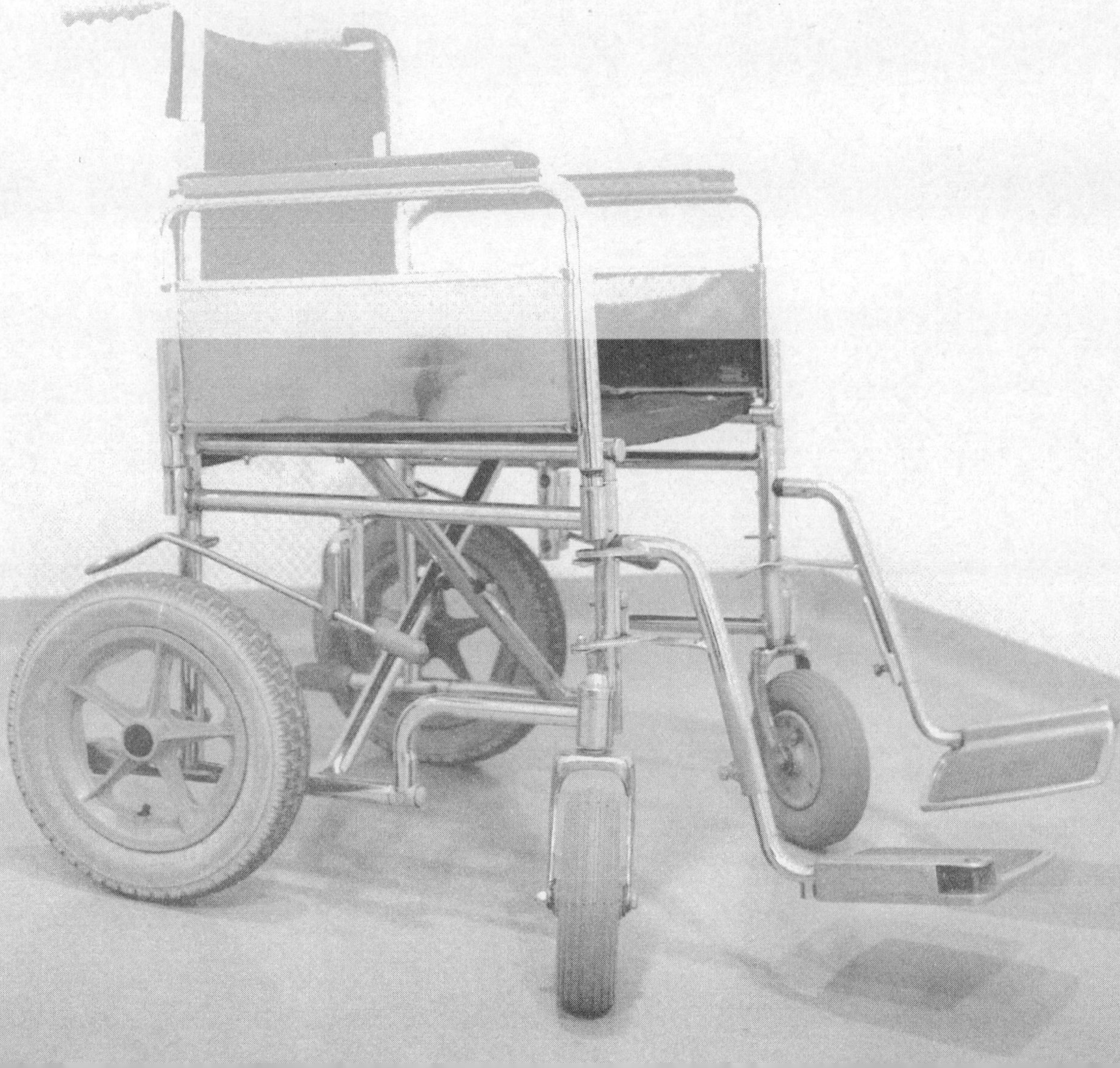

01 멸균기

1. 멸균의 의미

감염 관리는 의료기기의 제조에서 시작된다. 의료기기의 사용 환경 및 환자가 기대하는 멸균 품질을 이해할 때 적절한 수준의 멸균 프로세스가 운용될 수 있다. 멸균은 미생물에 물리적·화학적 자극을 가하여 완전히 사멸 제거하는 것이다. 멸균 프로세스를 빠르고, 효과적이며 저비용으로 수행하기 위해서는 무엇보다 생균수를 낮추어야 한다.

(1) 멸균의 종류

멸균의 종류에는 크게 물리적 멸균과 화학적 멸균이 있다.

1) 물리적 멸균법

열이나 증기 또는 전기적 에너지를 이용하여 모든 종류의 미생물을 완전히 죽이는 방법으로서 일반적인 기구, 방포 및 물품 등을 소독할 때 흔히 이용한다. 햇빛, 자외선, 초단파 등을 사용하여 균을 죽인다.

① **끓임소독법**(boiling sterilization) : 소독기의 구입이나 활용이 쉽지 않은 곳에서 가열과 가습에 견딜 수 있는 물품의 소독에 많이 이용 하였으나 근래에는 많이 이용하지 않는다. 소독할 물품이 깨끗한 물속에 완전히 잠기게 한 다음 끓는 물속에 약 30분간 담근 다음 후 사용한다(그림 1-1).

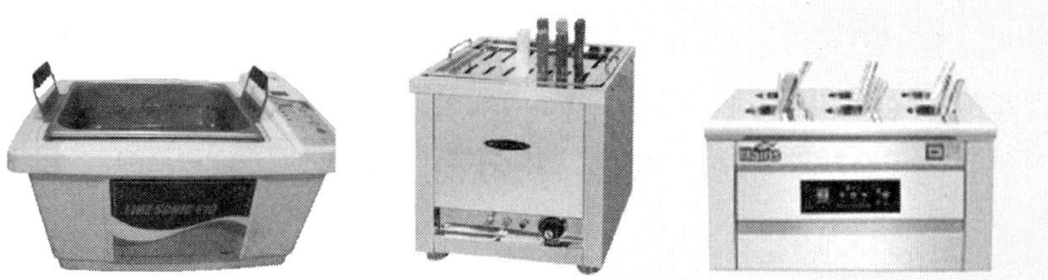

그림 1-1 ▪ 끓임 소독기

② **고압증기멸균법** : 미생물은 고온의 습기를 가하면 파괴되는 특성이 있으므로 높은 압력하에서 포화된 증기를 이용하는 **고압증기멸균법**(steam sterilization)은 가장 안전한 방법이며 외과적 위생재료 및 용액, 일반적인 기구 및 물품들을 소독할 때 많이 이용된다.

㉠ 미생물은 세포 내 효소단백질의 응고와 변형의 과정을 통해서 파괴되는데 **건열**(dry heat)보다는 **습열**(wet heat)을 가할 때 더 많이 파괴된다.

㉡ 일반적으로 고압증기멸균기는 27[psi](pounds per square inch)의 압력과 132[℃](270[°F])의 온도에서 30분간 또는 121[℃](250[°F])에서 45분간 작동되도록 조절하는 것이 효과적이다(그림 1-2).

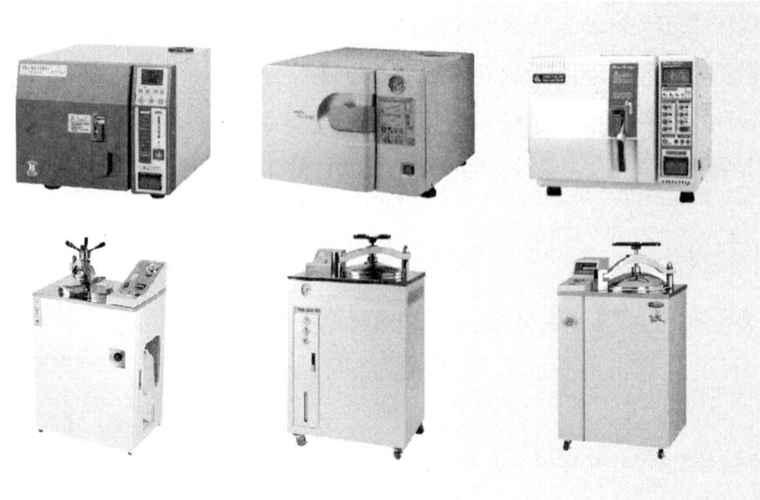

그림 1-2 • 고압증기 멸균기

③ 자외선 소독 : 자외선은 전자기의 낮은 에너지형태로 미생물의 세포를 파괴하는데 소독용 자외선은 보통 254[nm] 파장에서 빛의 95[%] 가량을 방출하는 낮은 압력의 수은증기밸브에서 생성된다.

㉠ **자외선소독**(ultraviolet radiation)은 폴리에틸렌병, 실내공기 및 표면의 **미생물을 멸균시킬 목적으로** 주로 사용하며 230~280[nm]의 파장에서 최적의 살균효과를 나타낸다. 조사된 자외선이 미생물의 RNA*나 DNA**를 손상시켜 생장할 수 없도록 함으로써 살균효과를 나타내게 된다(그림 1-3).

㉡ **자외선 소독시간은 자외선 불빛의 강도와 자외선 방출지점으로부터의 거리에 따라서 다**

* 단일연접반사(RNA) : 구심신경과 원심신경의 사이에 시냅스가 1개밖에 존재하지 않는 반사. 근방추의 신장에 의하여 근의 반사성 수축이 일어나는 신장반사다.

** DNA(Deoxyribonucleic Acid) : DNA 분자는 2개의 뉴클레오티드 가닥으로 이루어져 있으며, 이들은 서로 꼬여서 비틀어진 사다리 모양을 하고 있다.

㉠ 사다리의 옆 기둥은 당(糖)과 인산으로 이루어져 있으며, 이에 쌍을 이루어 결합하고 있는 질소 염기들이 가로장을 형성한다.

㉡ 염기로는 아데닌(A) · 구아닌(G) · 시토신(C) · 티민(T)이 있다.

르다. 자외선은 일반적으로 불투명한 물질을 침투하지 못하므로 소독효과를 얻기 위해서는 자외선이 반드시 미생물에 직접 노출되어야 하며, 포장된 물품이나 울퉁불퉁한 모양의 의료용품 소독에는 효과적이지 않다.

㉢ 자외선 투과의 정도는 물질의 성질 및 너비에 따라 다르며 일반적으로 맑은 물, 기체 등은 투과가 양호하다.

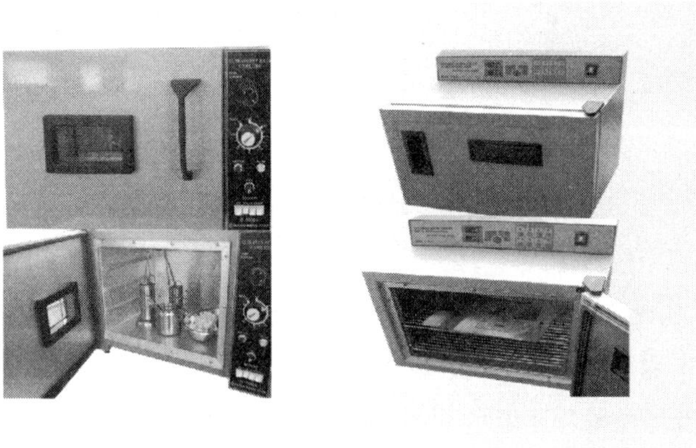

그림 1-3 • 자외선 소독기

2) 화학적 멸균법

일반적인 수술기구나 물품 등은 물리적 멸균법으로도 소독이 가능하나, 어떤 기구나 물품들은 열소독을 할 수 없으므로 특수한 소독제를 사용하여야 하는 경우가 있다. 즉 기관튜브나 기관절개관, 비인두 및 구인두기도유지기, 흡인카테터, 굴곡성 후두경(flexible fiberoptic laryngoscope) 및 내시경 등은 열소독이 불가능하므로 저온에서도 멸균이 가능한 가스 화학 소독법이나 액체화학소독법을 이용한다.

① EO가스 멸균법 : 섬세하고 세밀한 수술기구, 각종 플라스틱 및 고무제품, 각종 카테터 및 내시경 등 열에 약하고 습기에 예민한 기구들이 이 의료 목적에 사용되므로 이들 제품의 소독법에 관해서 관심이 높아지고 있으며 이러한 성질을 지니고 있는 제품의 소독법으로 EO(Ethylene Oxide) 가스멸균법이 있다(그림 1-4).

㉠ EO가스의 물리적 특성 : EO가스는 박테리아의 세포벽을 침투하여 세포의 번식을 억제하거나 또는 화학적으로 방해하여 파괴시키는데 실온에서 색깔이 없고 에테르(ether)와 비슷한 냄새를 가지고 있으며 액체 상태로서 보관하기 쉬우나 폭발성이 강하고 공기 중에서 인화성이 매우 높은 성질을 지니고 있다.

㉡ EO가스 멸균법의 장 · 단점 : EO가스는 모든 종류의 미생물을 죽일 수 있고 고습, 고온, 고압을 필요로 하지 않는다. 또한 기구나 물품에 손상을 주지 않는 장점이 있는 반면

에 기구나 물품을 EO가스에 오래 노출시키면 이것을 다시 공기에 장시간 노출시켜야 한다는 단점도 있다.

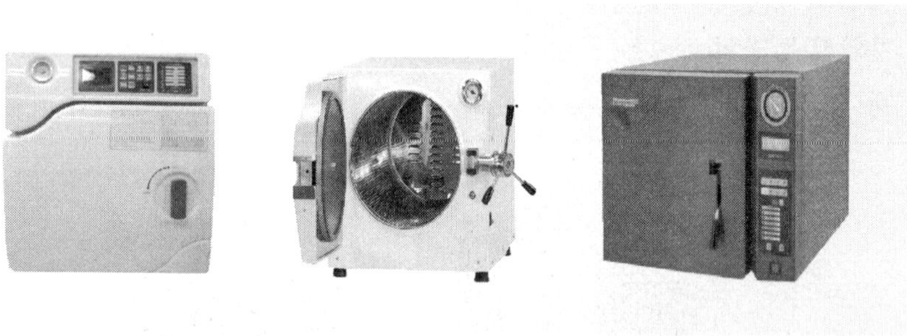

그림 1-4 • EO(Ethylene Oxide) 가스멸균기

ⓐ 스팀멸균법에 비해서 경비가 많이 들고 액체성 EO가 피부에 닿았을 때 빨리 제거하지 않으면 심한 화상을 입을 수 있는 단점이 있다.

ⓑ EO가스는 독성이 매우 강한 기체로 사람을 포함한 생물에 노출이 되지 않도록 해야 한다. 또한 폭발성이 강한 기체이므로 멸균기를 제작할 때 이에 대한 안전 장치들이 잘 갖추어져 있어야 한다.

ⓒ EO가스를 사용하는 방법

ⓐ EO가스를 이용한 멸균은 용기(canister) 형태의 EO멸균기를 이용하거나, 비닐 pack 속에 기구나 물품을 넣고 내부를 EO 가스로 채운 다음에 일정한 시간동안 밀폐하는 방법으로 할 수 있다.

ⓑ EO가스멸균기는 환기가 잘되는 방에 설치하여 외부의 공기가 잘 통하도록 하며 소독이 완료되면 소독물품을 꺼내기 전에 약 5분 동안 멸균기의 문을 열어 놓아 방(chamber)안에 남아 있는 EO가스가 밖으로 배출되도록 한다.

ⓔ EO가스 노출시간 : EO가스에 의한 멸균시간은 EO가스의 농도에 의해서 좌우되는데 일반적으로 완전하게 멸균시키는 데에 소요되는 시간은 방 안의 EO가스 농도가 리터당[ℓ] 450~1,000[mg]일 때 약 3~7시간 정도 된다.

ⓗ EO가스의 멸균력과 습도와의 관계 : EO가스가 미생물을 파괴하는 데에 적당한 습도는 40~ 60[%]이며 미생물은 습해졌을 때 EO가스에 대한 저항성이 낮아지므로 탈수는 미생물로 하여금 EO가스의 멸균력에 대한 저항성을 높여준다. 그러나 지나친 습기는 오히려 EO가스의 침투작용을 지연시켜 미생물의 파괴를 방해한다.

ⓢ EO가스멸균 후 공기노출 : EO가스는 피부를 자극하고 신체조직에 화상을 입힐 수 있다.

ⓐ 혈액의 용혈현상을 일으킬 가능성이 있기 때문에 EO가스로 멸균시킨 기구나 물

품은 공기에 충분히 노출시킨 다음에 사용하는 것이 안전하다.

ⓑ EO가스멸균 후 물품을 공기에 노출시키는 시간은 소독물품에 따라서 달라질 수 있으나 일반적으로 50~60[°C]에서는 8~12시간 그리고 실내온도에서는 24시간 정도 노출시킨 뒤에 사용하는 것이 안전하다.

ⓞ EO가스 반응지시표 : 각 물품에 부착하는 EO가스 반응 지시표(sensitive chemical indicator)는 물품이 EO 가스에 노출되었다는 것을 나타낸다. 그러나 멸균이 완료되었다는 것을 나타내지는 않으므로 EO가스에 의한 멸균효과는 생물학적 검사로 확인하는 것이 확실하다.

ⓩ 소독된 물품의 보관 : EO가스로 소독된 모든 물품은 통풍이 잘되는 곳에 보관하여야 하며 높은 온도와 습도로부터도 보호되어야 한다.

② 액체화학멸균법 : 가스멸균법이 보급된 오늘날에는 액체화학멸균법으로 기구나 물품을 소독하는 기회가 예전에 비해서 많이 줄었으나 일부 수술기구들(내시경, 관절경, 복강경 등), 기관튜브, 기도유지기, 호흡도관(corrugated tube) 등의 소독은 아직도 액체화학멸균법을 많이 이용하고 있다. 현재 많이 사용하는 액체화학멸균제로는 글루타르알데히드(Glutaraldehyde : Wydex), 차아염소산나트륨(Sodium hypochlorite : Vipon), 활성 디알데히드(Activated dialdehyde : Surgikos) 및 인스 트루먼트 솔루션(Instrument solution) 등이 있다.

㉠ 차아염소산나트륨 : 분자식 NaOCl로 염소 냄새와 비슷한 향이 나며 연두색 용액으로 HYPO라 한다. 물에 녹아서 염기성을 나타내며 이 과정에서 활성산소가 발생한다.

ⓐ 활성산소는 일반적으로 존재하는 안정적인 산소(O_2)보다 활성도와 반응성이 큰 산소종으로 Free radical이라고도 한다.

ⓑ 과산화수소, 수산화 라디칼, 초과산화 이온 등이 대표적인 활성산소들이다. 이 활성산소들은 산화력을 가지고 있는데 이는 다른 물질을 쉽게 변형시킬 수 있다.

예 수산화 라디칼은 체내에서 생성되어 병원체 등의 미생물을 공격하는 소독역할을 한다.

ⓒ 차아염소산나트륨(Sodium hypochlorite)은 산화되는 물질과 접촉하면 즉시 반응하여 산화제, 표백제, 살균소독제, 탈색제 등으로 사용한다. 우수한 염소소독성이 있으며 강력한 표백, 살균 작용을 한다.

ⓓ 광범위한 미생물에 적응이 되며 신속하고 강력한 살균작용을 가지고 있는데 이 소독제의 작용기전은 강력한 발생기 산소작용으로 세균의 세포막 내부까지 침투하여 살균작용을 발휘한다. 이 소독제의 용도, 용법 및 용량은 표 1-1과 같다.

표 1-1 • Sodium hypochlorite액의 용도, 농도 및 사용법

용 도	농 도	사용법
수술실 및 중환자실의 소독	200*~300배 희석액	뿌리거나 걸레에 묻혀 닦는다
의료기구의 소독	200~300배 희석액	10분간 담근다
창상 소독	200~800배 희석액	닦는다
방광 세척	200~800배 희석액	세척한다

* 200배 희석액 = 원액 50[ml] + 보통 물 10[liter]

ⓛ 글루타르알데히드(Glutaraldehyde : Wydex) : 소독제로 사용되는 물질로서 무색 투명한 액체이며 자극적인 향이 난다. 2[%] 희석 용액이 소독에 사용된다. 사용 시에는 pH조정제와 색소 등 을 첨가하여 약 알칼리성으로 조정한다. 바이러스나 균 종류에 따라 감수성과 소독 효과가 다르므로 작용시간에 주의한다.

ⓐ 글루타르알데히드 용도 및 효과 : 렌즈가 달린 내시경류, 마취장비, 인공호흡기의 부속물품, 수술기구, 체온계 및 가열 멸균할 수 없는 고무 또는 플라스틱제품류의 살균소독 시에 사용한다.

ⓑ 글루타르알데히드 멸균에 소요되는 시간
- B형 간염바이러스 : 5~10분 정도
- 결핵균 : 5~10분 정도
- 슈도모나스균(Pseudomonas) : 15~30분 정도
- Gram 양성 및 음성균 : 15~30분 정도
- 아포균 종류 : 30~60분 정도

ⓒ 글루타르알데히드 사용방법
- 사용한 물품을 세척용액으로 깨끗이 씻는다.
- 소독할 물품을 와이덱스액(Wydex)에 완전히 담근다.
- 체액 등이 묻지 않은 기구의 소독 : 30분 이상 담근다.
- 체액 등이 묻은 기구의 소독 : 1시간 이상 담근다.

ⓓ 침적 후 건져낸 물품은 멸균수로 깨끗이 씻는다.

ⓒ 활성 디알데히드 : 디알데히드(dialdehyde) 용액을 활성화시켜 소독용으로 사용한다.

ⓐ 활성 디알데히드 용도 및 효과 : 렌즈가 달린 내시경류, 카테터, 주사기, 수술기구, 체온계 및 가열 멸균할 수 없는 고무 또는 플라스틱 제품 류의 살균소독 시에 사용한다.

ⓑ 활성 디알데히드 사용방법
- 사용한 물품을 세척용액으로 깨끗이 씻는다.

- 활성화제제(activator)를 플라스틱 용기안의 디알데히드(dialdehyde)용액에 첨가하여 활성화된 용액으로 만드는데 혼합한 뒤, 곧 무색의 용액이 녹청색으로 변하면 활성화가 된 것이다(활성화 제제는 녹이 생기는 것을 억제하는 작용이 있다).
- 소독할 물품을 활성 디알데히드(Activated dialdehyde : Surgikos) 액에 완전히 담군 다음에 용액의 증발을 막기 위하여 뚜껑을 덮는다.

ⓒ 활성 디알데히드 침적시간
- 바이러스균 : 10분 정도
- 슈도모나스균(pseudomonas균) : 10분 정도
- 결핵균 : 45분 정도
- 순배양에 있어서는 무해의 부생균(clostridium sporogenes) 및 고초균(bacillius subtilis)과 같은 내성균 포자 : 10시간 정도

ⓓ 침적 후 건져낸 물품을 멸균수로 충분히 씻은 다음 건조시킨다.

ⓔ 활성화된 용액의 유효기간은 14일이므로 유효기간이 지난 용액은 사용하지 않는다.

㉣ 인스트루먼트 솔루션(instrument solution) : sodium nitrite와 10[%] benzalconium이 주성분이며 관절경, 방광경 그리고 내시경 등의 기구소독에 적합한 소독제로서 사용한 기구를 흐르는 물에 잘 세척하고 이 소독제에 5~10분간 담군 다음에 사용한다.

2. 멸균의 공정 및 검증

멸균 공정은 KGMP(한국 우수의약품 제조기준)의 정의로 하나의 특수 공정이다. 즉 멸균 후 뒤이은 검사나 시험에서 멸균을 완전히 확인할 수 없기 때문에 특수하게 관리 되어야 한다. 이와 같은 특수한 관리는 검증에서 시작된다.

① 제품에 있는 생균수가 많을수록 멸균 공정이 더욱 복잡해지며, 특히 발열성과 유관한 제품의 경우 생균 및 생균수의 관리가 더욱 중요해진다.

② 공정 검증은 IQ*(설치적격성 검증)와 OQ**(운용적격성 검증), PQ***(성과적격성 검증)

---

* 설치적격성 확인(Installation Qualification : IQ) : 고려사항은 다음과 같다.

㉠ 장비 및 설비의 설계적 특성	㉡ 설치 조건(와이어링, 유틸리티, 기능성 등)
㉢ 교정, 예방 보전, 세척일정	㉣ 안전에 관한 특징
㉤ 공급자 문서, 프린트, 도면 및 매뉴얼	㉥ 소프트웨어 문서
㉦ 예비 부품 목록	㉧ 환경조건(청정실 요구사항, 온도, 습도 등)

** 운영적격성 확인(Operation Qualification : OQ) : 고려사항은 다음과 같다.

㉠ 세척공정 관리 한계치(시간, 온도, 압력, 라인속도, 설정 조건 등)

㉡ 소프트웨어 매개변수	㉢ 원자재 규격
㉣ 세척공정 운영 절차	㉤ 원자재 취급 요구사항

로 구분하며 세척(적용 시), 청정실, 포장 및 멸균 공정이 검증 범주에 포함된다.

③ 의료기기 관련 업자는 멸균 공정에 대한 유효성 확인을 위해, 문서화된 절차를 만들어야 한다. 그리하여 최초 사용 이전에 유효성 검사를 하고 그와 관련된 기록을 보관하여야 한다.

3. 멸균방법

① 멸균방법을 결정할 때, 고려할 사항은 제품의 양립성이다.

예 감마멸균은 쉽고 빠르지만 테프론 재질에 맞지 않다. 전자빔 멸균은 배터리나 전자부품을 가진 제품에 해롭다. 산화에틸렌은 잔류물이 걱정되고, 스팀 멸균은 그 사용에 제한을 받는다.

② 다양한 멸균 방법 중 의료기기의 3가지 주요 멸균공정과 멸균 의료기기 표시에 대한 요구사항과 관련된 일련의 규격이 있다.

㉠ 산화에틸렌(EO) 멸균 확인 및 일상 관리(EN 550)
㉡ 조사 멸균 확인 및 일상 관리(EN 552)
㉢ 습열에 의한 멸균 확인 및 일상 관리(EN 554)
㉣ 멸균 의료기기 표시에 대한 요구사항(EN 556)

4. 산화에틸렌 멸균확인 및 일상관리

(1) 규격(EN 550)의 목적

의료기기의 멸균을 위한 산화에틸렌(Ethylene Oxide : EO)멸균 공정 및 절차에 대한 검증 및 일상 관리의 표준화이다. 멸균 절차의 검증은 멸균기가 해당 사양을 준수하는 것을 전제로 한다.

㉥ 세척공정 변경 관리　　㉦ 훈련
㉧ 세척공정의 단기간 안정성 및 능력(범위연구 또는 관리도)
㉨ 잠재적 세척 실패의 형태, 활동 수준 및 최악 조건 상태(고장형태영향분석(FMEA), 결함가지 분석(FTA)
㉩ 주요 세척공정 매개변수들을 설정하기 위한 선별실험(Screening Experiments) 및 공정 최적화를 위한 통계적으로 계획된 실험법과 같은 통계적으로 입증된 기법의 이용

*** 성능적격성 확인(Performance Qualification : PQ) : 고려사항은 다음과 같다.
㉠ OQ에서 설정한 실제 제품과 세척공정 매개변수 및 절차
㉡ 제품의 수용 가능성　　㉢ OQ에서 설정된 세척공정 능력의 보증
㉣ 세척공정의 재현성, 장기간 세척공정의 안정성

(2) 산화에틸렌

유독성, 가연성이며 폭발성이 있는 물질이다. 산화에틸렌를 취급하고, 사용하는 공장에 대한, 안전 요건을 규정하는 국가 규정에 주의를 기울여야 하며, 의료기기에 존재하는 산화에틸렌 잔류량의 수준을 명시하는 국가 표준에 주의해야 한다.

(3) 멸균원리

산화에틸렌(EO)은 알킬화(Alkylation) 제제의 일종으로 미생물 원형질의 주성분인 단백질의 활성수소원자와 화학결합을 하여 단백질의 기능을 불활성화하여 사멸시킨다.

(4) 산화에틸렌 멸균의 조건

온도 37~60[℃], 습도 약 50[%], 가스농도 450~100[mg/L]이고, 작용시간은 가스농도에 따라 다르며, 산화에틸렌(EO)의 농도가 높으면 치사율이 더 높으며, 이에 반비례하여 노출시간이 감소되게 된다.

(5) 산화에틸렌의 장점

① 침투성이 높기 때문에 섬유나 플라스틱 필름까지 투과할 수 있으므로 완전포장상태에서도 멸균이 가능하다.
② 습열에 의한 멸균법에 비해 훨씬 낮은 온도에서 멸균되므로 고온·고습상태에서 형태변형이 우려되는 고무제품이나 플라스틱, 광학기기 등의 멸균이 가능하다.
③ 모든 미생물을 사멸 가능하고, 금속에 대한 부식성도 없다.

(6) 산화에틸렌의 단점

① 멸균비용이 고가이고, 가연성이 있으므로 화기에 주의해야 한다.
② 멸균시간이 길고, 발암성이나 기형을 유발할 수 있다.
③ 멸균 후의 잔류가스농도를 낮추기 위한 환기(airation)가 필요하다.
④ 피멸균물에 따라서 산화에틸렌(EO)과 화학반응을 하여 화합물이 생긴다.

(7) 산화에틸렌 멸균공정

산화에틸렌(EO) 멸균공정은 프리컨디셔닝 그리고 컨디셔닝, 멸균 및 통기를 포함해야 한다.

1) 프리컨디셔닝 또는 컨디셔닝

프리컨디셔닝 또는 컨디셔닝 처리는 멸균주기 이전에 멸균 로드(적재) 전체에 미리 정한 온도와 상대습도에 이르기 위한 제품의 처리 과정으로써, 적재(로드)내에 명시된 온도와 상대습도를 얻기 위해 명시된 시간 동안 관리된 조건 하에서 수행되어야 한다. 프리컨디셔닝 또는 컨디셔닝 동안 습도는 프리컨디셔닝 에어리어 멸균기로 각각 스팀을 공급함으로써 생성되어야 한다.

표 1-2 • 산화에틸렌(EO) 멸균 airation 최소시간

피멸균물의 재질	강제환기시	자연환기시
고무와 금속으로 된 제품	8시간	96시간
폴리에틸렌	8시간	48시간
금속기구(포장)	8시간	24시간
고무	8시간	96시간
종이	8시간	24시간
폴리염화비닐과 금속제품	12시간	7일
폴리염화비닐	12시간	7일

2) 멸균주기

멸균주기는 다음의 순서로 이루어진다.

① 공기를 제거한다(air removal).

② 규정된 온도와 상대 습도 등을 조절한다(conditioning).

③ 멸균제를 주입한다(sterilant injection).

④ 노출 시간 동안 명시된 조건을 유지한다(maintenance of specified conditions for the exposed time).

⑤ 멸균제를 제거한다(sterilant removal).

⑥ 많은 공기로써 한꺼번에 훑어 낸다(flushing).

⑦ 대기압까지 공기를 주입한다(air admission to atmospheric pressure).

3) 통 기

멸균공정의 일부로써 산화에틸렌 그리고 그 반응물을 미리 정한 수준까지 의료기기로부터 없애는 과정이다. 제품은 정해진 기간 동안 통기를 위해서 명시된 조건을 유지되어야 한다. 이는 멸균기나 분리된 챔버 안에서 행해질 수 있다.

(8) 산화에틸렌 멸균검증

산화에틸렌(EO) 멸균 검증을 위한 절차들을 문서화하고 각 검증에 대한 기록들은 보존되어야 한다. 또한 보고서를 준비하고, 검토하고 승인하도록 지정된 사람들에 의해서 서명되어야 한다.

1) 커미셔닝

커미셔닝(commissioning)은 장비가 그 사양에 맞게 제공되고 설치되었으며 운용 지침에 따라 가동되었을 때 미리 정해진 한계 내에서 작동한다는 증거를 얻고 문서화하는 것이다. 이에 프리컨디셔닝, 멸균 및 통기 장비에 대한 설비 조건이 만족됨을 증명한다. 멸균공정을 통제하고, 지시하고, 기록하기 위한 모든 계기의 교정으로부터 시작한다.

2) 물리적 성과 적격성 검증

물리적 성과 적격성 검증에 사용된 제품은 멸균을 위해서 일상적으로 행해지는 것과 동일한 방법으로 포장되어야 한다. 프리컨디셔닝(pre-conditioning)으로부터 로드(적재)의 제거와 멸균 주기의 개시 사이의 최대 경과시간이 설정되고 문서화되어야 한다. 물리적 성과 적격성 검증은 다음과 같다.

① 정해진 프리컨디셔닝 시간의 마지막에 멸균 로드(적재)의 모든 파트들이 프리컨디셔닝 조건에 문서화된 온도와 습도 내에 있어야 한다.
② 습도와 증기 투여에 따른 압력의 증가 간의 상관관계이다.
③ 멸균기 챔버로 멸균제를 투입 시, 멸균 로드(적재)의 모든 부분들이 멸균공정 조건에 문서화된 온도와 습도 범위 내에 있어야 한다.
④ 멸균공정 스펙에 문서화된 물리적 조건들이 멸균 로드(적재) 전체에 걸쳐서 만족되고 전노출 시간동안 유지된다.
⑤ 기체 멸균제가 멸균기 챔버에 투입되어진다.
⑥ 멸균 로드(적재)의 모든 부분에서의 명시된 통기 온도에 도달하여 잔류하는 산화에틸렌의 수준과, 문서화된 절차에 따른 통기 후의 반응물은 통기 후의 수준이 명시된 제한량 보다 낮다는 것을 증명해야한다.

3) 미생물학적 성과 적격성 검증

미생물학적 성과 적격성 검증은 제품의 멸균을 위한 처리의 적절성을 산화에틸렌 멸균을 위한 지표의 비활성에 의해 증명해야 한다. 이들 지표들은 명시된 멸균 주기의 적용에 있어서, 멸균을 위해 명시된 조건이 만족되도록 한다.

① 정기적으로 사용되어지는 것보다 치명성을 덜 옮기도록 선택된 멸균 주기 조건들은 전체

멸균 로드(적재) 중 대표적인 위치에 배치한다.

② 미생물학적 성과 적격성 검증에 사용된 제품은 멸균을 위해서 제공될 때의 것과 동일한 방법으로 포장 되어져야 한다.

㉠ 제품의 모의실험을 위해 고안된 시험용 디바이스가 산화에틸렌 멸균을 위한 지표와 공동으로 정기적인 감시를 위해 사용되어 지는 것이라면, 그 시험용 디바이스의 적합성은 미생물학적 성능 검증의 부분으로써 증명되어져야 한다.

㉡ 산화에틸렌 멸균에 대한 지표는 프리컨디셔닝에 멸균 로드(적재) 내에 위치 하여야 하고 만약 사용된다면 멸균 주기 동안에 위치가 유지되어야 한다.

5. 조사 멸균확인 및 일상관리

(1) 규격(EN 552)의 목적

의료기기의 멸균을 위한 조사 멸균공정 및 절차에 대한 검증 및 일상관리의 표준화에 있다. 멸균 절차의 검증은 멸균기가 해당 사양을 준수하는 것을 전제로 한다.

(2) 조사 멸균 처리과정

특정 제품을 고에너지 방사선에 노출시키는 물리적 프로세스의 일종으로 밀폐 장치의 포장되어 있는 제품을 특수 설계기구를 통해 코발트60(CO^{60}) 또는 세슘137(CS^{60}) 방사성동위원소상의 감마선이나 10[MeV] 이하의 전자빔 발생기에 노출시킨다.

(3) 조사 멸균검증

설치 검증 조사기의 설치와 관련된 제반 작동 변수를 주기적으로 통제 및 점검 확인하는 동시에 이 점검 기록을 보존 관리한다.

1) 흡수선량

사전 지정 기간 동안 방사선 조사 영역의 특정 지점에 위치하는 방사선 조사 대상 제품의 특수 구간에 조사되는 흡수선량은 제반 요소에 따라 결정된다.

① 감마선 조사기의 제반 요소

㉠ 방사선원의 방사능 및 구조이다.

㉡ 방사선원에서 제품까지의 간격이다.

㉢ 제품 구조, 밀도 및 적재 형식이다.

㉣ 다른 제품을 포함하여 방사선원 및 특정 제품 구간 사이에 위치한 물질 구조와 밀도이다.

② 전자빔 조사기의 제반 요소 : 제품상의 선량 분포도에 영향을 미치는 조사기 변경사항이 발생하는 경우에는 설치 검증 절차를 전부 또는 일부 반복해서 수행하여야 한다.

㉠ 전자빔의 주요 특성(전자 에너지, 평균 빔 전류, 조사 폭 및 조사 통일성)이다.

㉡ 컨베이어 속도가 포함된다.

㉢ 제품 구조 및 밀도가 포함된다.

㉣ 출력 창 및 특정 제품, 구간 사이 위치한 물질 구조, 농도 및 두께가 포함된다.

㉤ 출력 창에서 제품까지의 간격이 포함된다.

2) 감마선 멸균

병원에서 진단 및 치료에 사용되는 방사선 중 코발트60에서 발생되는 감마선을 각종 의료용품 및 진단기구 등에 밀봉된 상품에 그대로 노출시켜 멸균하는 방법이다. 어떠한 독성물질도 잔류되지 않아 보건 환경적으로 안전성을 세계보건기구 및 미국 FDA 등에서 인정받았다. 2차 오염을 방지할 수 있으므로 가장 안전한 방법이며 주로 선진국에서 많이 사용된다(그림 1-5).

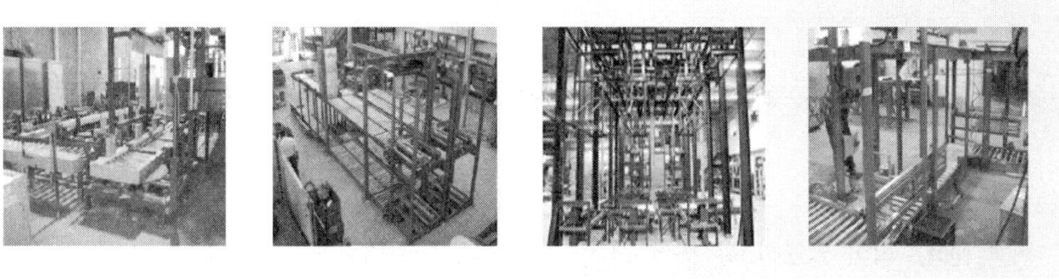

그림 1-5 • 감마선 조사기

① 멸균 원리 : 방사성동위원소를 이용하여 감마선을 조사하여 미생물을 사멸시키는 것으로, 코발트 60(Co^{60})이나 세슘 137(Cs^{137})에서 나오는 감마선은 생체분자의 전리활성화를 일으켜 생물체에 손상을 일으킨다. 이 과정에서 자유전자가 생성되며, 이들의 강력한 산화 환원작용으로 생체가 손상을 받아 궁극적으로 미생물이 사멸되어 멸균된다.

② 장 점

㉠ 투과력이 높으며, 열에 불안정한 기자재의 멸균에 적당하다.

㉡ 완전포장상태에서도 멸균이 되므로 멸균유효기간이 길다.

㉢ 방사선의 진리활성작용으로 멸균을 시키므로 온도가 오르지 않는다.

③ 단점 : 방사선조사에 따른 재질의 착색, 퇴색, 경화현상, 연화현상 등 원자재의 형태 변형이 발생할 수 있다.

3) 전자빔 멸균

각종 수술용 도구 또는 멸균이 요구되는 의료도구를 과산화수소수, 전자빔을 이용하여 2차 가공 없이 멸균하는 방법이다(그림 1-6).

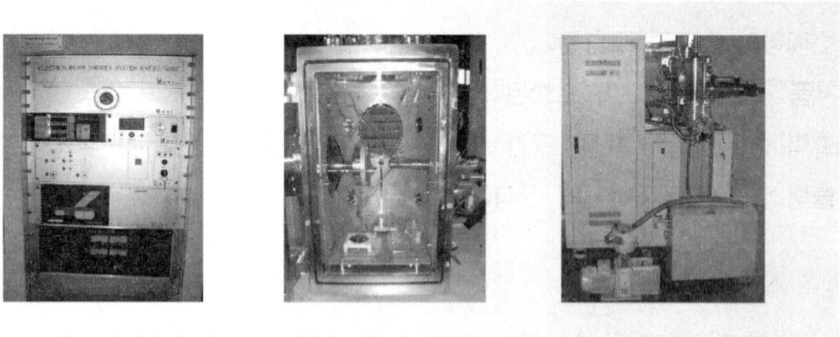

그림 1-6 • 전자빔 조사기

① 멸균 원리 : 기화된 과산화수소(H_2O_2)에 고주파 에너지를 가하여 자유 라디칼을 발생시켜 미생물을 사멸시키는 멸균법이다.

② 장 점

㉠ 전자회로제품의 멸균이 가능하다.

㉡ 소량의 과산화수소만 사용하여 발생된 자유 라디칼의 수명이 짧아서 환기(airation)가 불필요하다.

③ 단 점

㉠ 전용포장이 필요하고, 용기 크기가 작아서 대량멸균에는 알맞지 않다.

㉡ 대상물에 수분이나 습기가 있으면 과산화수소의 가스농도가 낮아서 멸균에 지장을 준다.

4) 성과 적격성 검증

사전 규정된 적재 형식에 따라 제품과 함께 적재되어 있는 조사용기 전역에 다수의 선량계 배치 과정을 통해 선량 매핑 작업을 수행한다.

① 선량 관련 기준 : 성과 적격성 검증 작업 개시 전, 각 제품별 최소 선량 및 최대 선량을 확정한다.

② 제품, 제품 적재 형식 및 조사용기 : 성과 적격성 검증 과정 개시 전에 다음 제반 사항이 확정되면 기록한다.

㉠ 수용 가능 편차와 함께 패키지 내부 제품 위치 확정, 규격 및 밀도를 포함하는 패키지 제품 관련 기술사항이다.

㉡ 조사용기 내부의 제품 적재 형식 관련 기술사항이다.

㉢ 조사용기 규격이다.

㉣ 조사기 내부의 다른 모든 제품 관련 기술사항이다.

③ 선량 매핑 : 가장 마지막 조사지점 및 정기적 감시 지점상의 흡수선량을 결정한 후 관련 자료를 기록으로 남겨둔다. 특히 예상되는 가장 마지막 쪽 조사 지점 및 정기적 감시 지점에서, 이들 용기 사이의 흡수선량 변동성을 결정하기 위하여 충분한 수량의 대표적 조사용기를 이용해서 선량 매핑작업을 수행한다. 제품 멸균 처리과정에 사용되는 각각의 경로, 적재 형식, 제품 또는 제품 범주별로 별도의 선량 매핑 실습작업을 수행한다.
선량 매핑과정을 통한 최종 결과 및 결론, 방사선 조사 변수를 포함하는 모든 기록 자료를 보존 관리해야 한다.

④ 공정 관련 사양 : 멸균 진행과정 및 그 전후의 각 제품 처리 방법에 대해 기술하는 서면 공정 관련 사양을 확정해야 한다. 공정 관련 사양에는 다음 제반 사항이 수록되어 있어야 한다.

㉠ 해당 사양의 수용 가능 편차와 함께 패키지 내부 제품 위치 확정, 규격 및 밀도를 포함하는 패키지 제품관련 기술사항이다.

㉡ 조사용기 내부의 제품 적재 형식관련 기술사항이다.

㉢ 조사용기 규격관련 기술사항이다.

㉣ 멸균선량 및 최대 선량관련 기술사항이다.

㉤ 정기 선량계 감시 지점관련 기술사항이다.

㉥ 최소 및 최대 선량 지점에서 정기 선량계 측정 자료를 흡수선량으로 변환하기 위해 이 정기 선량 계측장치에 적용해야 하는 제반 조정 작업 관련 기술사항이다.

㉦ 감마선 조사기의 경우, 사전 지정 제품과 동일 시점에 조사기에 존재할 수 있는 다른 제품 밀도 수용 가능 범위관련 기술사항 이며 전자빔 조사기의 경우 조사장치 작동 조건 관련 기술사항이다.

※ 제품 위치 재확정 과정을 수반하는 방사선 조사 영역에 대상 제품을 수차례 노출시켜야하는 경우에는 이 요구 사항도 공정 관련 사양에 반영되어 있어야 한다.

6. 습열에 의한 멸균확인 및 일상관리

(1) 규격(EN 554)의 목적

의료기기의 멸균을 위한 습열멸균 공정 및 절차에 대한 검증 및 정기적인 감시의 표준화에 있다. 멸균 절차의 검증은 멸균기가 해당 사양을 준수하는 것을 전제로 한다.

(2) 유지시간 중 습열 멸균공정 주기

멸균 환경으로 하여금 재생 가능하게, 의료기기상의 멸균 상태가 요구되는 모든 표면상에 멸균 환경이 존재하도록 해야 한다. 또한 멸균주기 중에 발생하는 물리적 조건으로 인해 의료기기 또는 그 포장의 질적인 성과가 훼손되어서는 안 된다.

(3) 멸균원리

스팀(steam)에 압력을 가한 포화스팀(saturated steam) 상태의 습열(moist heat)을 이용하여 모든 종류의 미생물을 파괴한다. 고압 습열멸균은 온도, 습도, 시간의 각 요소의 상승작용으로, 보통 132[℃]에서 약 2.0[kg/cm^2]의 압력으로 시행한다(표 1-3).

표 1-3 • 고압스팀멸균의 온도와 시간

멸균온도	노출시간
115~118[℃]	30분
121~124[℃]	15분
126~129[℃]	10분

(4) 장 점

① 단시간의 노출로 저항이 강한 세균까지 사멸시킨다.
② 가장 경제적인 멸균방법이며, 온도상승이 빠르며 멸균대상물에 침투성이 높다.
③ 포화스팀을 이용하므로 멸균과정에서 독성물질이 남지 않는다.
④ 여러 가지 종류의 세균에 대해 손쉽게 멸균할 수 있다.

(5) 단 점

① 온도에 약한 플라스틱이나 고무재질의 멸균에는 적합하지 않다.
② 수분을 포함하지 않는 기름이나 윤활유, 파우더 등의 멸균에는 적합하지 않다.

(6) 검 증

검증을 위한 설치 검증, 성과 적격성 검증(PQ)자격은 이 전문 분야에 경험이 있는 지정된 자에게 부여된다. 습열멸균 공정 및 절차에 대한 검증은 다음 조건들을 만족해야 한다.

① 설치 검증 : 멸균기와 멸균기 설치 장소가 명세에 부합되고, 제어, 표시 및 기록에 사용되는 기기의 교정이 소정의 한도 내에 있음을 설치 검증을 통해 입증한다. 설치 검증 중 수행될

시험 및 점검은 상세히 기록 및 문서화 되어야 한다.

② 성과 적격성 검증(PQ) : 설치 검증의 종료 후에 수행된다. 성과 적격성 검증은 검증된 참조 적재품이나 이전에 검증된 제품, 포장 또는 적재 패턴 결합과의 가치가 동등함이 입증된 경우를 제외하고, 새로운 또는 수정된 제품, 포장, 적재 패턴, 기기 또는 공정 매개변수의 도입에 대해 수행된다. 지정된 멸균기 적재품 전체에 걸쳐 다음의 멸균 조건의 충족을 입증한다.

㉠ 유지시간 전체에 걸쳐 온도 및 압력이 일정하게 유지되거나 사전에 결정된 프로필을 따라야 한다.

㉡ 유지시간 전체에 걸쳐 측정된 온도이다.

ⓐ 멸균온도 +3[°K]를 상한선으로 하여 소정의 멸균온도 대역 내에 해당되어야 한다.

ⓑ 1[°K]를 초과하여 변동되지 않아야 한다.

ⓒ 상호간에 2[°K]를 초과하여 차이가 없어야 한다.

ⓓ 평형시간은 800[L] 미만의 멸균기, 챔버의 경우에 15초를, 이보다 큰 멸균기 챔버의 경우에 30초를 각기 초과해서는 안 된다.

ⓔ 수증기가 멸균온도 대역 내의 온도 및 수증기 압력에 상응하는 온도이어야 한다.

7. 멸균 의료기기 표시에 대한 요구사항(EN 556)

(1) 규격(EN 556)의 목적

제조공정의 최종 단계에서 멸균되는 의료기기가 '멸균됨'이라고 분류되기 위한 요건을 명시한다. 최종 소독된 의료기기가 '멸균됨'으로 분류되기 위해서는 기구에 살아남을 수 있는 미생물이 존재할 이론적 확률은 1백만분의 1 이하가 되어야 한다. 생산자나 공급자는 의료기기가 검증된 멸균공정을 거쳐 요구사항을 충족시켰음을 증명하는 문서 및 기록의 제공을 통해 준수 여부를 입증하여야 한다.

① 멸균(sterilization)은 어떤 물체에 있는 모든 생명체가 제거되었거나 죽은 상태이고 살균은 미생물체의 번식 능력을 완전히 손실시키는 과정이다. 소독(disinfection)은 감염 시킬 수 있는 미생물을 제거하는 방법이다.

② 멸균(sterilization)은 표면, 기구, 음식물 또는 약물, 생물 배양기(biological culture medium) 등으로부터 균류(fungi), 세균(bacteria), 바이러스(viruses), 홀씨(spore form) 등을 죽이고 효과적으로 제거하는 일련의 과정이다.

③ 멸균방법으로는 열(heat), 화학(chemicals), 방사선(irradiation), 고압력(high pressure) 또는 여과(filtration) 등이 있고, 특히 가스플라즈마 멸균방식은 현재의 멸균 방법에 대한

최신 기술로서 알려져 있다.

㉠ 열처리법은 경비가 적게 들고, 독성물질을 내지 않고, 빠른 시간 내에 신뢰할 수 있는 멸균 효과가 있다는 장점이 있다.

㉡ 열처리법의 단점은 내열성 물질에만 적용된다는 것이다.

④ 열처리법에는 습열 멸균, 건열 멸균 두 종류가 있다. 건열 처리 시 습열 처리보다 높은 온도에서 장시간 처리한다(내열성 아포 멸균 시 주의한다).

㉠ 건열멸균은 유리 기구, 내열성 물체, 165[℃], 90분 이상 처리가 가능하다.

㉡ 습열멸균은 끓이는 가압증기를 사용하는 압력증기멸균 또는 고압증기 멸균(autoclave)이라 한다.

㉢ 자비법은 끓는 물에 견디는 물체의 멸균, 영양세포(vegetative cell) 멸균법이고 내열성* 아포(endospore)는 살아남을 수 있다.

⑤ 가압증기 멸균법은 약 15[lb/inch^2], 121[℃], 15분 정도 멸균하며 아포까지 사멸이 된다.

㉠ 멸균기(sterilizer)는 높은 열과 압력으로 세균을 죽여 없애도록 만들어 놓은 기기이다.

㉡ 멸균기의 종류로는 가압증기 멸균기, EO gas 멸균기, 화학 증기 멸균기, 건열 멸균기, 비드(beed) 멸균기 등이 있다.

02 의료기기의 멸균과 소독

1. 멸균과 소독

멸균은 미생물이나 균류를 완전히 제거하는 것을 의미하고 소독은 전염을 방지할 목적으로 병원균을 죽이는 것이다. 일반적으로 같은 뜻으로 쓰이는 경우가 많으나 본래의 의미를 알아두는 것이 좋다.

(1) 멸 균

멸균(sterilization)은 모든 미생물을 완전히 사멸제거하고 무균의 상태로 만드는 것이다. 주로

* 아포(Endoscpore) : 포자낭 아나에서 만들어지는 포자이다.

열(증기, 건열)이 이용되지만 감마선 또는 산화에틸렌가스(Ethylene Oxide Gas : EOG) 등의 여러 물질도 이용된다(그림 1-7).

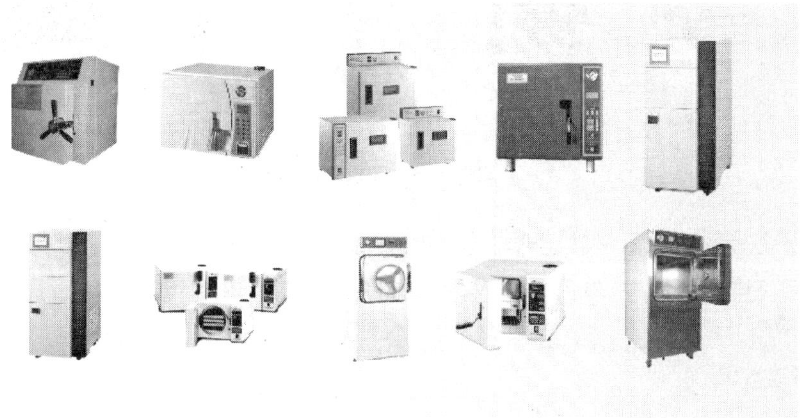

그림 1-7 • 멸균기

(2) 소 독

대상물질에 병원성 미생물을 사멸시켜 그 잠재적인 감염능력을 소실시키는 것이다. 소독(disinfection)을 위해서 여러 물질이 이용되지만 포자를 형성하는 세균에 대하여는 반드시 유효한 방법은 아니다. 소독에 영향을 주는 요인으로는 소독 시간, 주변의 수분과 온도가 있다.

2. 멸균소독법의 종류

멸균소독법에는 고압증기 멸균, 자불소독, 건열소독, EO Gas멸균, 자외선 살균 등이 있다.

(1) 고압증기 멸균

고압증기 멸균(auto clave)을 이용하여 챔버 내를 2기압 이상으로 가압하고 내부의 증기의 온도를 120[°C] 이상으로 상승시키기 때문에 그 환경에서 15~20분간 유지하면 모든 미생물은 아포를 포함하여 사멸한다(그림 1-8).

① 일반적인 멸균공정 : 예비 진공(pre vacumm), 증기공급, 멸균, 증기 배기, 건조의 순이다.
② 예비 진공에 의해 멸균효과가 높아진다. 건조멸균에 비해 온도도 낮고, 시간도 짧은 것은 미생물의 사멸효과에 대한 수분의 존재 유무 때문이다. 습열 쪽이 건열보다도 온도가 낮아도 시간적으로 짧고 멸균효과는 신속하다.

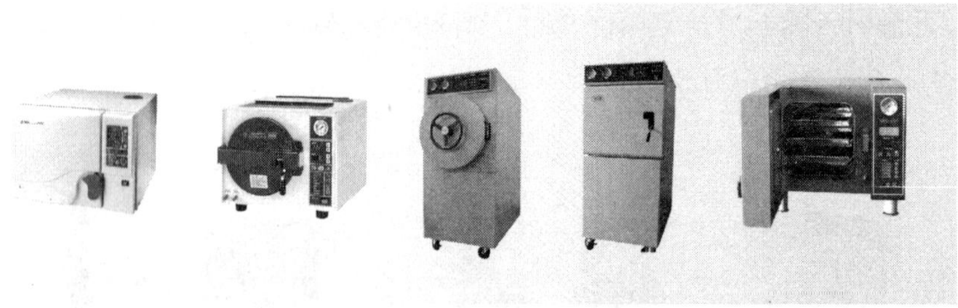

그림 1-8 • 고압증기 멸균

③ 작용순서는 미생물 구성 단백의 응고변성, 효소계의 불활성으로 되어 있다. 금속성 수술기구의 전부와 유리제 기구, 리넨 류는 고압증기 방법에 의해 멸균한다.

(2) 자불소독

주사기, 메스, 가위, 고무를 소규모로 소독할 수 있다. 소독법 중 끓는 물속에 넣어 소독하는 방법이다.

① 온도가 100[°C]를 넘지 않으므로 단시간에서 균 전부를 사멸시키는 것은 불가능하여 멸균법으로서 신뢰성이 높지 않다. 그러나 병원성 이지만 내열성인 균은 적으므로 10~20분 끓임으로서 대부분의 병원균을 사멸할 수 있다.

② 아포를 형성하지 않는 균은 1분 정도 끓이면 활성을 잃는다.

③ 바이러스도 짧은 시간 끓임으로서 무력화시킬 수 있다. 그러나 아포가 있는 균은 가열에 강하므로 불활성화시키기 위하여 장시간 동안 끓여야한다.

(3) 건열소독

유리기구, 도기제품 등의 멸균에 이용되며 건열멸균기를 이용한다. 열을 이용하여 병원체를 사멸하는데 160[°C]에서 30분에서 1시간 정도 유지하며, 작용순서는 미생물 구성단백의 응고변형, 산화작용으로 되어 있다(그림 1-9).

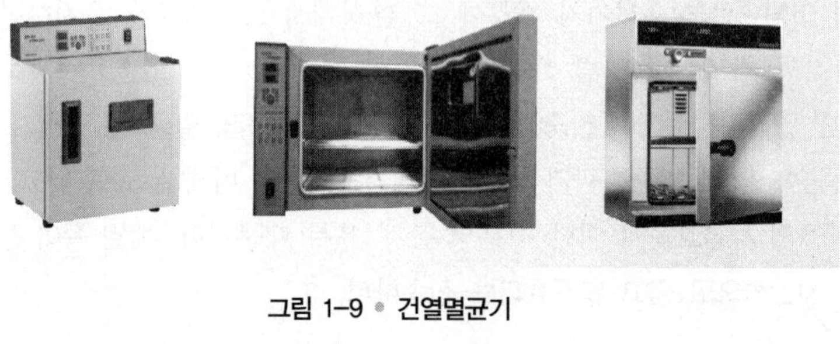

그림 1-9 • 건열멸균기

(4) EO Gas 멸균(Ethylene Oxide Gas-산하 에틸렌 가스)

고열에 견디지 못하는 기구에 이용하는 멸균법이다. 현재 널리 보급되어 있고 작용순서는 미생물 구성 단백질의 알칼리화와 이에 따른 효소계의 파괴에 의한다(그림 1-10).

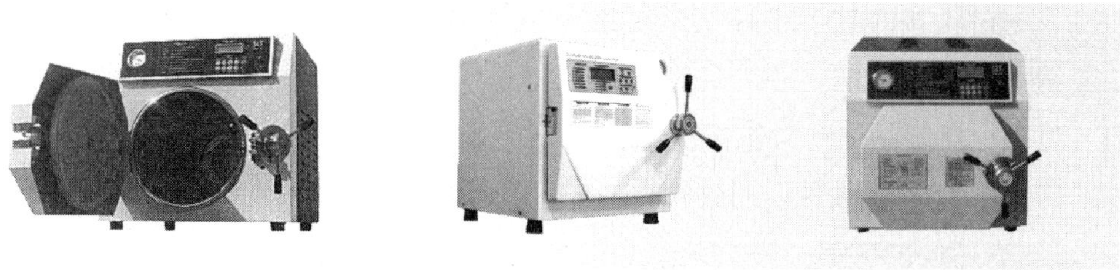

그림 1-10 • EO Gas 멸균기

① EOG 멸균의 장점 : 고압증기 멸균과 비교하여 저온에서 살균이 가능하고 장치도 간단하다.

② EOG 멸균의 단점 : 멸균 시간이 길고 멸균조건의 일정화가 어렵고 EOG의 독성이 강하여, 잔류가스에 의한 부작용을 막기 위해 멸균 후 충분한 환기(aeration)가 필요하다.

③ EOG 멸균의 공정 : 공기의 배기 및 가습, EOG 도입, 멸균공정, 공기 배기, 공기세정 등의 순서이다.

④ EOG 멸균법 : 장기간 노출될 경우 복막암, 백혈병, 선천성기형 등이 학회에 보고된 바 있다. 따라서 작업환경 농도를 일정치 이하로 유지하는 것이 바람직하며 이를 위해서 환기조건 등에 충분한 주의가 필요하다.
멸균 종료 후에 EOG를 다시 공기 중으로 내보내면 국부적으로 고농도의 부위가 나타날 우려가 있으므로 사람이 없는 곳으로 방출한다.

예 1. 미국에서는 8시간 평균(8-hr TWA, Time Weighted Average)으로 1[ppm]으로 규제되고 있고 단시간 한계는 15분간 5[ppm]으로 되어 있다.
2. 일본에서도 일반 고압가스 보안 규칙에 의해 이에 준한 값이 채용되고 있다.

⑤ 포름알데히드 가스소독 : 고압증기멸균이 불가능한 각종 광학기기나 마취기, 인공호흡기 등의 소독에 사용된다.

㉠ 작용순서 : 단백질 응고를 변질시켜 불활성화 시키는 것이다. 밀폐한 용기(formalin box)에 에프겐 과립을 소독하려는 기구와 같이 봉입한다.

㉡ 영양형 세균*에는 효과적이지만 아포형 세균에 대하여는 효과가 의문시되고 있으며, 침투성, 확산성이 없고 표면밖에 살균이 되지 않는다. 대형기기에 대하여는 포르말린을 가열, 기화해 순화시켜 이용하는 방법도 있다(포름알데히드 가스 강제 순환법).

* 영양형 세균 : 아포균이면서도 아포를 형성하지 않는 세대 및 일반의 비아포 세균을 가르킨다.

㉢ 포름알데히드 가스 : 강한 자극의 냄새가 있고 농도에 따라 그 자극증상이 다르다. 장기간 흡입에 의해 기관지염, 천식증상이 일어나며 비강 내에 암이 발생한다는 보고도 있다.

㉣ 포름알데히드 가스의 안전기준 : 8-hr TWA로 1[ppm]이며 단시간(15분) 노출한계로는 2[ppm]이다.

⑥ 약제에 의한 소독

㉠ 약 종류에 따른 작용법 : 소독약의 종류에 따라 다르지만 다음과 같다.

ⓐ 염소계 소독약을 사용한다.

ⓑ 과산화수소는 산화작용을 한다.

ⓒ 산 알칼리는 과수분해 알코올류이다.

ⓓ 석탄산, 크레졸, 포르말린액은 단백질응고를 일으킨다.

ⓔ 수은화합물은 미생물구성 단백질과의 결합작용이다.

㉡ 소독약을 이용하는 데 중요한 것은 유효한 사용 농도를 엄격히 준수하는 것이며 또 온도, 시간도 중요하다. 에탄올, 클로르벤젠, 요오드포름 등이 주로 이용된다.

⑦ 자외선 살균 : 물, 공기의 살균에 사용된다. 자외선의 살균작용은 자외선의 조도와 조사하는 시간 그리고 파장에 비례한다.

㉠ 파장은 2500~2600[Å]이다.

㉡ 수술실 내의 살균이나 수술용 손 씻는 물의 살균에 사용된다.

㉢ 전자의 경우는 자외선은 투과력이 낮기 때문에 살균대상 표면에 부착물이 붙어 있으면 살균효과가 낮아지므로 주의가 필요하다.

㉣ 살균 등에 그늘이 되는 부분은 살균은 되지 않으므로 살균대상물의 위치에 유의한다(그림 1-11).

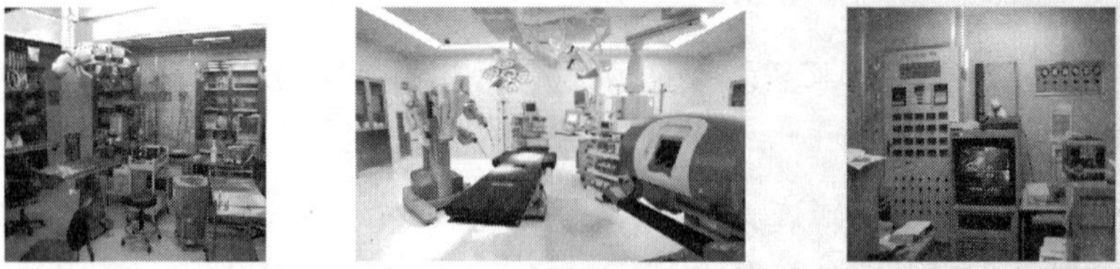

그림 1-11 • 수술실 및 수술실 감시반

㉤ 자외선에 의한 미생물 살균은 효모, 곰팡이, 세균에 따라 그 효과들이 다르며, 같은 세균이라 하더라도 균주나 균종에 따라 달라진다.

3. 대표적인 의료기기의 멸균소독법

기기의 크기 종류에 따라 **포름알데히드 가스 소독**, **EOG 멸균** 등을 이용한다.

① **대형 기기** : 인공호흡기, 마취기 등의 **대형 의료기기는 포름알데히드 가스 소독이 많이 이용되며** 소독기는 이러한 대형기기를 수용할 필요가 있다. 대형의 포름알데히드 소독기가 없는 경우에는 소독제에 의한 소독을 한다.

② **인체에 부착되는 프로브류** : 고압증기 멸균 또는 EOG 멸균이 가장 효과적이다. 이것이 불가능한 경우는 **포름알데히드 가스 소독**을 하지만 아포에 대하여는 효과가 의문시되고 있다.

③ **광학기기** : **EOG 멸균**이 효과적이다. 불가능하면 **포름알데히드 가스 소독**을 한다.

④ **액체가 통하는 튜브류** : **고압증기멸균** 또는 **EOG 멸균**을 한다. 그 외의 경우는 **멸균된 일회용**(disposable) **제품을 이용**한다.

⑤ **호흡회로** : **EOG 멸균** 또는 **포름알데히드 가스 소독**을 한다. 환자의 경우 대형기기에서 설명한 것처럼 대형기기와 함께 하는 경우가 많다.

03 의료용 소독세척기

소독은 **병원미생물을 활동하지 못하게 하거나 제거하여 감염을 방지하는 일**을 한다. 즉, 활성을 잃게 하는 것으로서 미생물을 모두 죽이는 것이 아니다. **미생물을 모두 죽이는 것은 멸균**이다.

의학사상 소독법은 1860년대에 J. 리스터가 외과학에서 처음 사용했으며, 후에 코흐가 전염병에 응용한 것에서 시작되었다. 오늘날 사용되는 소독법은 **이학적**(理學的) 소독법과 **화학적** 소독법으로 나눌 수 있다.

1. 소독방법

(1) 이학적 소독법

이학적 소독법에서 가장 많이 쓰이는 것은 **열**이며, **자외선**과 **방사선 응용법**, **여과법** 등이 쓰인다.

① 열처리 소독의 구체적인 방법에는 사람 및 동물의 사체 또는 종이나 천의 소독에 쓰이

는 소각처리법, 실험기구 · 의료기구의 멸균에 쓰이는 건열멸균법(乾熱滅菌法), 식기 · 소형천 등의 소독에 쓰이는 자비(煮沸)처리법, 가장 안전한 멸균법으로 알려진 고압증기멸균법 등이 있다.

② 자외선은 주로 공중이나 표면에 존재하는 미생물에 대해 효과가 있는데, 침구 · 책 등의 일광소독의 살균효과는 자외선에 의한 것이다. 경우에 따라서는 살균등(殺菌燈)을 이용하기도 한다. 한편 여과법은 안선한 물 · 공기의 공급에 이용된다.

(2) 화학적 소독법

화학적 소독법은 소독약을 써서 살균하는 방법으로 크레졸 비누물, 계면활성제(界面活性劑), 할로겐계 소독약, 알코올류 등이 쓰이며, 그밖에 가스 상(狀)으로 작용하는 것과 생석회 · 하제석회(煆製石灰) 등이 사용된다.

2. 의료용 소독세척기

물속에 수 [kHz]~수 100[Hz] 범위의 강력한 초음파를 발사해 세척물에 파장을 일으킨 뒤 발생하는 반발력을 이용하여 살균 및 오염물질을 제거하고 의료기기를 세정할 수 있다.

① 내부 자동 운반장치에 소독할 의료기구를 얹고 노즐로 세척수를 분무하여 소독과 세척을 하는 방식이 주로 사용된다.

② 최근 자외선이나 다른 살균 방법을 동시에 적용하는 기기들도 연구되고 있다(그림 1-12).

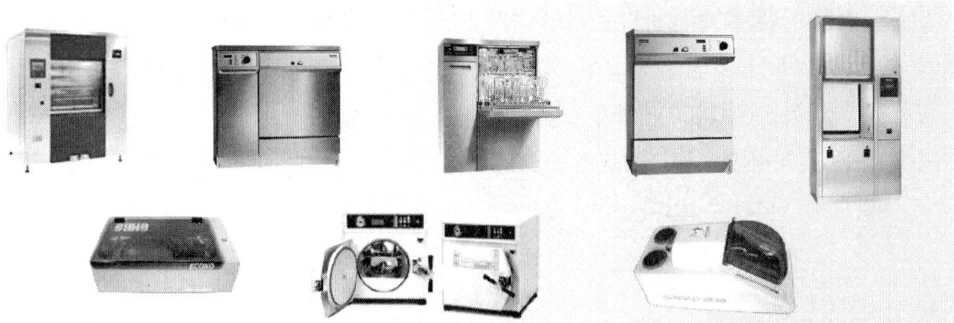

그림 1-12 • 의료용 소독세척기(medical sterilization washer)

제 2 장

병원설비 의료기기

01 겔 건조기
02 공기청정기
03 냉동용 질소가스 분무기
04 심부온열치료기
05 분만검진대
06 생물학적 안전 캐비닛
07 신장 · 체중 측정기
08 액체질소 보존용기
09 연무 후드
10 자동정제분류포장장치
11 청정작업대
12 현미경
13 혈액가온기

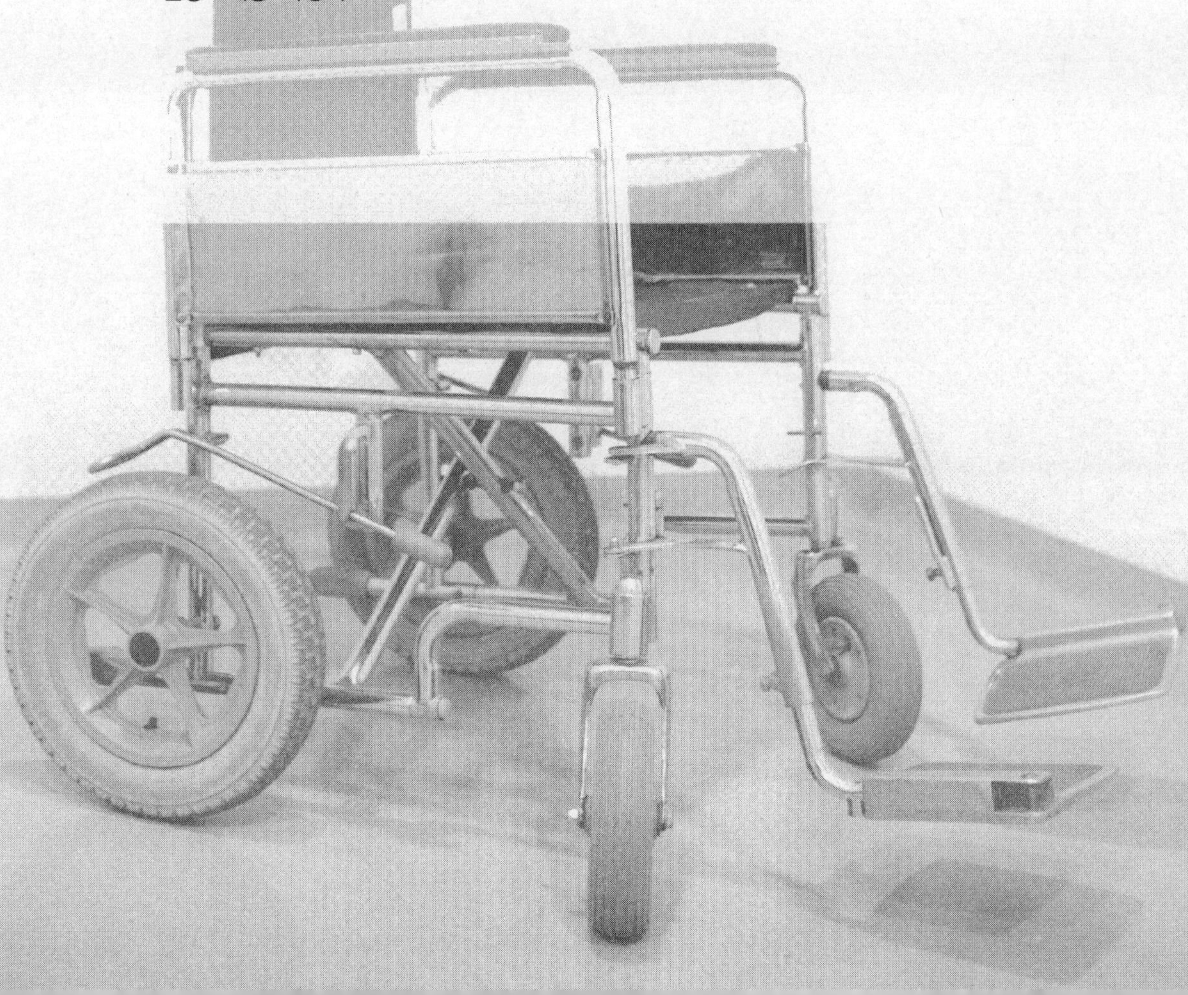

01 겔 건조기

겔 건조기(gel dryer)는 플레이트에서 열을 가하면 비닐이 녹아 붙고, 아래쪽에서는 진공으로 제습, 건조가 되는 작용원리를 이용한다. 뉴클레오티드, RNA, 아미노산, DNA, 단백질 등의 분석 시 분리단백질(gel형태)을 건조 상태로 장기간 보관을 하고자 할 때 사용하는 기기이다. 겔 건조기는 히터, 진공펌프, 온도 조절, 시간 조절 타이머 등으로 구성되어 있다.

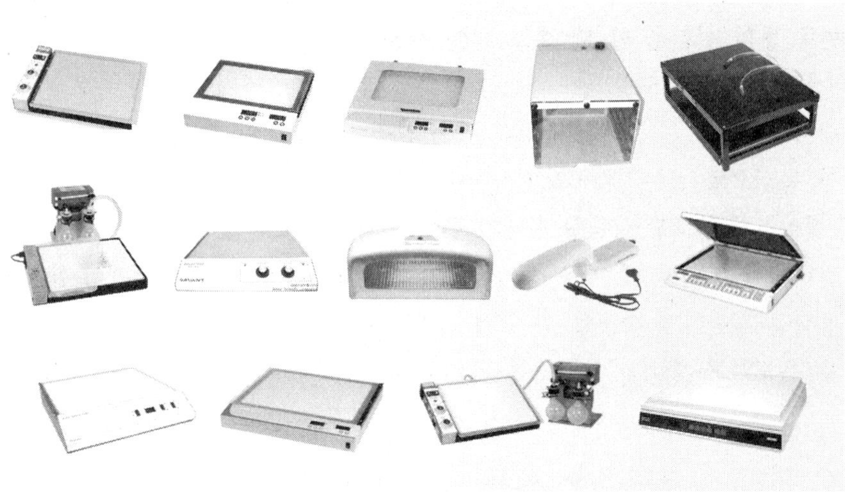

그림 2-1 • 겔 건조기

① 겔 건조의 진공 수준은 보통 나트륨 황산(SDS)의 농도에 의해 결정되는데, 최대 10[%] SDS의 농도와 표준 사이즈 겔에 의해 진공 펌프에 따라 결정하게 된다.

② 진공 겔 드라이어는 여러 작은 형식의 겔 건조에 이상적인데, 최대 온도 90±2[℃] 단위로 설정된 800[W] 가열 요소에 의해 생성된 열을 발산하며, 건조 시간을 진공 펌프가 5시간 최대 1분 단위로 설정할 수 있도록 타이머를 조절할 수 있다.

③ 장비가 고가이지만, 반대로 겔 건조기는 진공 시스템에 편리하고 경제적인 효과를 제공하여 실용적이다.

④ 장치에 장착되어 있는 마이크로프로세서는 온도와 시간을 조절하고 각 매개 변수는 자체 LED 디스플레이에 표시되며, 진공 homogeneously 겔 건조 기능을 실행하여 수분을 제거하면서 겔은 기본 판에서 가열된다.

⑤ 실리콘 고무 커버를 사용하고 마스크를 지원하는 기능이 있는데, 재질의 경우 주조해서

만든 알루미늄이다. 사용자 친화적인 컨트롤 패널은 강도가 높은 스테인리스로 구성되어 있고, 쉬운 수송을 위해 매우 가벼운 재질로 구성되어 있다.

⑥ 겔을 건조시키고 배양할 때 사용되는데, 겔은 사용되는 분야에 따라 조금씩 다르지만, 여기서 겔은 시험용으로 화학작용을 시험할 때 사용하는 것이다.

⑦ 주위에서 흔하게 사용하는 장비가 아니고, 가장 많이 취급하는 기관이나 공공장소의 경우 실험실이나 연구소 및 국가 부설 연구소에만 취급되는 상비이다.

⑧ 국내에서는 생산되지 않고 외국 생명공학 관련 기기나 장비를 전문으로 취급하는 기관에서 생산하여 수입에 의존하고 있는 실정이다.

⑨ DNA와 RNA를 분석하여 염색체의 색 유무 상태와 야광에 투시되는 유전자 색을 보거나 분석반응 등의 실험을 할 때 주로 많이 사용된다.

⑩ 겔 건조기의 경우 모방되어 출시한 장비가 많은데, 건조기라 해서 주로 과학적이고 범죄수사 목적으로 사용하는 것보다는 손 건조기나 발 건조기 등 피부미백이나 미용이나 성형 목적으로 쓰는 것과 오인하거나 혼동하는 경우도 많다.

⑪ 겔 건조기가 구조상 사각형 형태의 구조로 되어있는 만큼, 시료나 샘플을 내부에 넣고 관찰하거나 분석할 때 매우 용이하고 유전학이나 분자생물학 관련 실험이나 실습 때 유용하고 간편하게 사용할 수 있어, 창의적이고 진취적인 과학의 흥미를 자극하여 관심을 유도하고 증대하는데 높은 기여를 하고 있다.

02 공기청정기

여러 가지 오염물질이 포함된 공기를 신선한 공기로 정화시키는 장치이다. 공기 중의 먼지, 꽃가루, 곰팡이 포자 등을 여과하고 담배연기와 휘발성유기화합물들을 제거하여 건강관리에 도움이 되고, 특히 알레르기나 천식환자에게 유용하다. 오염된 공기를 팬으로 흡입하여 내부 필터로 세균이나 미세 먼지들을 집진하여 탈취하거나 정화한다(그림 2-2).

(1) 공기청정방식

정화 방식에 따라 필터식, 이온식, 전기집진식, 워터필터식으로 나눌 수 있다.

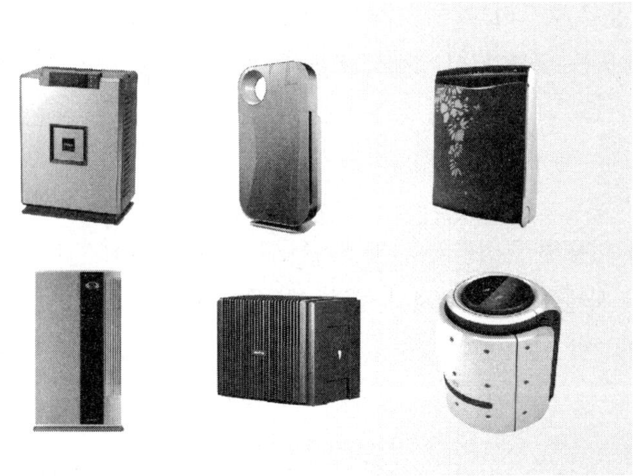

그림 2-2 • 공기청정기

1) 필터식

가장 주류가 되고 있는 방식으로, 선풍기나 에어컨과 같이 팬을 이용해 공기를 흡입한 후, 필터로 정화하여 정화된 공기를 다시 배출하는 방식이다.

① 보통 HEPA라는 미세한 부직포의 필터로 미립자를 집진 및 여과하며, 냄새의 경우는 활성탄을 이용해 흡착하는 방법을 사용한다.

② HEPA Filter(High Efficiency Particulate Air Filter Unit) : 고효율 입자 공기필터를 의미한다.

㉠ 표준 사양은 0.3[㎛]크기의 입자를 99.97[%] 이상 포집 가능하다.

㉡ 초기에 공기 중 방사능 입자를 제거하기 위해 개발되었으나 현재는 정화된 공기가 필수적인 산업체 등의 크린룸, 의료계, 반도체 공장 등에서 넓게 사용되고 있다.

2) 이온식

전극을 일정한 거리로 띄워놓고 고전압을 부과해 공중에서 이온을 방전시켜 공기 중의 미립자에 부착시키고, +극에 끌어 당겨 입자를 제거하는 방식이다.

소비 전력이 작고 조용하다는 장점이 있지만, 팬이 없어서 시간이 오래 걸리고 넓은 곳에서 사용할수록 효과가 떨어진다.

3) 전기집진식

강력한 집진력을 가진 집진판으로 오염된 공기를 정화하는 방식이다.

이 방식을 사용하는 공기청정기를 음이온정화기, 또는 무필터 정화기라고 한다. 팬과 같이 사용되고 유지비용이 적으며 미세먼지가 많은 곳에서 큰 효과를 내지만, 집진효율은 HEPA 등의 필터를 이용하는 것보다 떨어지고 제품의 내부가 쉽게 더러워지므로 주기적인 청소가 필요하다.

4) 워터필터식

물의 흡착력을 이용해 오염물질을 제거하는 방식이다. 물에 전기적 성질을 가해 집진력을 높이는 방식과 물 자체를 샤워시켜서 사용하는 방식이 있다.

집진만 가능하고 냄새를 제거할 수 있는 기능이 없지만 물을 이용하므로 추가비용은 들지 않는다.

03 냉동용 질소가스 분무기

질소가스를 저장해 두었다가 필요에 따라 분무하는 기기이다. 목표조직을 냉동하여 괴사시키기 위해 일반적으로 -50[℃]정도의 온도를 사용하며, 정확한 분사가 이루어지지 않으면 주위의 정상세포까지 괴사되기 때문에 떨어뜨림(drop), 뿌리기(spray), 탐촉자(probe)의 3가지 방법을 사용해 치료한다(그림 2-3).

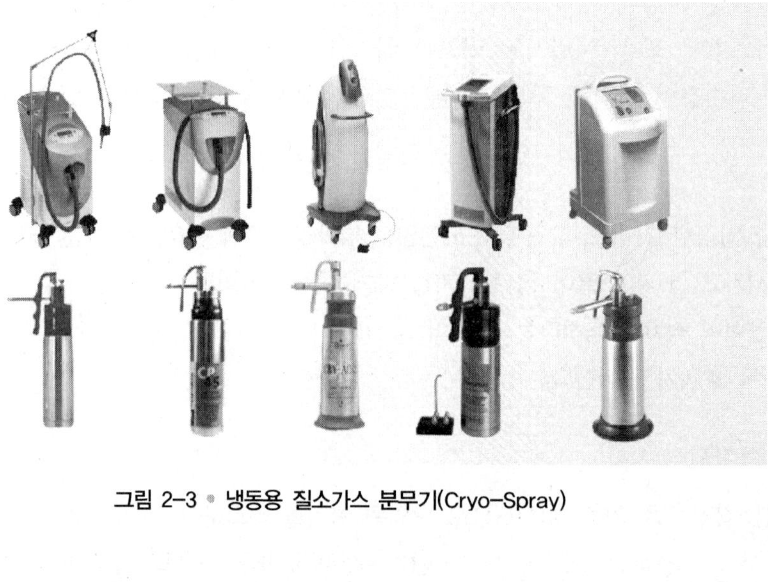

그림 2-3 • 냉동용 질소가스 분무기(Cryo-Spray)

① 또한 분사하고자 하는 부위, 크기에 따라 팁(tip)을 다양하게 교체하고, 압력을 변화시킬 수 있다. 이 질소 가스는 최저 -196[℃]까지 냉동될 수 있다.

② 성형외과, 피부과에서 주로 사용하는 장비로 바이러스성 사마귀(viral wart), 화학선 각화증(actinic keratosis), 연성종양(molluscum) 등의 피부질환에 효과가 있다.

③ 치료 후 부작용으로 수포(blister), 탈모(alopecia), 미열(low fever) 등이 일어 날 수 있으며, 수포는 20[%]의 은질산염(silver nitrate)으로 생성을 최소화할 수 있다.

04 심부온열치료기

1. 심부온열치료기

0.3~0.5[MHz]의 고주파를 피부 깊숙이 투입하면 회전운동, 뒤틀림, 충돌 운동 등에 의해 생체 열에너지로 변환되어 조직의 온도를 상승시켜 세포의 기능을 증진시키며 혈액순환 촉진, 림프순환 향상, 셀룰라이트 제거, 지방분해, 피부 재생력 강화 등의 효과를 준다. 즉, 심부에 온열을 자극하여 수축되어 있는 근육을 풀어주고 기혈 순환을 돕는다(그림 2-4).

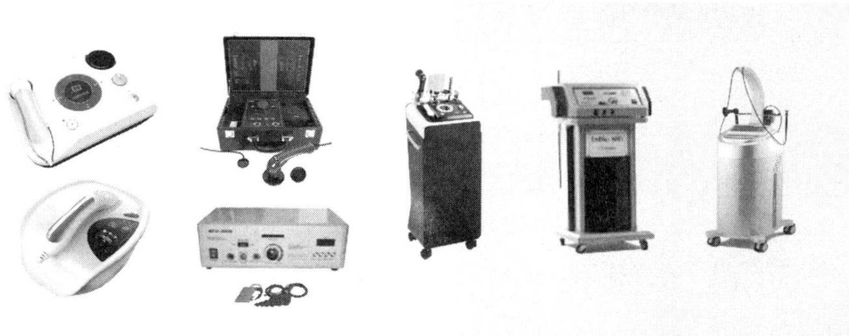

그림 2-4 ◦ 심부온열치료기

2. 심부열의 효능

심부에 열을 가하여 지방 제거, 콜라겐 생성 촉진 및 혈액과 림프계 순환 촉진 등을 돕는다.

① 세포활성화 : 셀룰라이트를 제거한다.

② **콜라겐 생성 및 촉진** : 표피와 진피의 경계(1차 반사)에서 반사되는 전자기파의 성질을 이용하여 인위적인 상처를 유도하고, 상처의 회복에 따르는 **콜라겐 합성을 통해 주름을** 개선한다.

③ **혈액순환촉진** : 동맥 및 모세혈관의 확장으로 인해 혈류량이 증가하여 **혈액순환 촉진 및** 신진대사가 증가한다.

④ **림프순환촉진** : 모세혈관의 정수압 증가로 **독소 노폐물** 등이 배출된다.

3. 응용범위

헬스케어나 피부관리 등 폭 넓게 사용된다.

① **비만관리** : 지방조직의 **용해 연소를** 돕는다. 등(스트레스완화, 근육이완), **복부**(이뇨작용 활발, 내장지방 분해), **하체**(관절 인대 이완, 노폐물배출, 지방 셀룰라이트 분해), **가슴**(탄력 증가) 등에 이용한다.

② **얼굴축소** : 근육을 이완시키고 **지방분해, 탄력을 증가**시킨다.

③ **두피관리** : 모발생성을 촉진시키고, **탈모를 방지**한다.

④ **여드름** : 피지의 분비조절과 각질제거에 효과가 뛰어나며, **피부재생**에 도움을 준다.

05 분만검진대

검진상황의 민감성을 고려하고 **분만의 모든 단계에서 안락함과 효율성을 제공하여 환자가 걱정하지 않고 편안하게 치료받을 수 있도록** 해준다. 누운 자세뿐만 아니라 앉은 자세에서도 산부인과 처치를 수행함에 도움이 될 수 있다. 이 구조는 비뇨기과의 처치를 수행하는 것이 가능하게 하고, 긴급 상황에서는 처치 테이블로도 적용할 수 있다(그림 2-5).

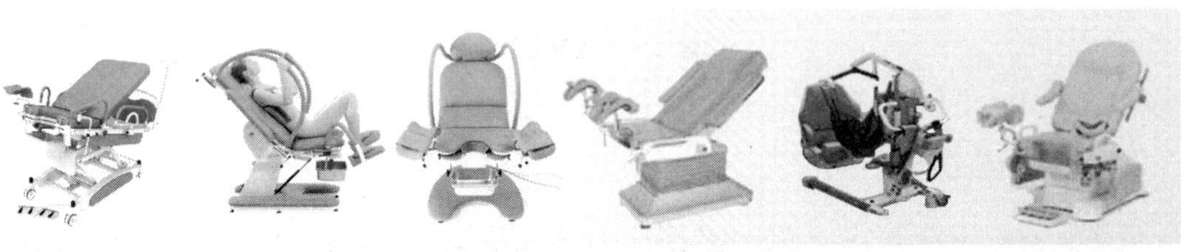

그림 2-5 • 분만검진대

① 분만검진대는 쾌적함과 환자의 만족을 위한 의료기기이다. 유동적인 포지션은 산모들이 원하는 자세를 편안하게 조절하는 것이 가능하도록 해준다.
② 진통, 분만, 회복의 단계를 한 분만대에서 할 수 있도록 인체공학적으로 설계된다.
③ 전동식으로 좌석 높이 조절과 등받이 경사를 제어할 수 있다.
④ 실린더는 소음을 줄여 매우 쾌적한 처치 상황을 제공한다.
⑤ 이음매가 없는 커버는 청결을 유지하기 쉽다. 이로써 산모가 편안하게 분만을 하도록 해준다.

06 생물학적 안전 캐비닛

대상물과 작업자를 모두 보호하기 위한 생물학적 재난 방지용 장치이다. 실험의 안전성을 위하여 특별히 설계되는 장치이다. 방사성 물질에는 취약하나, 청정작업대와 마찬가지로 헤파(High Efficiency Particulate Air : HEPA)필터를 사용하여 공기 중 병원균 오염 차단 효과는 탁월하다. 생물학적 안전 캐비닛(Biological safety cabinet : BSC)은 Class I , Class II , Class III 로 분류된다(그림 2-6).

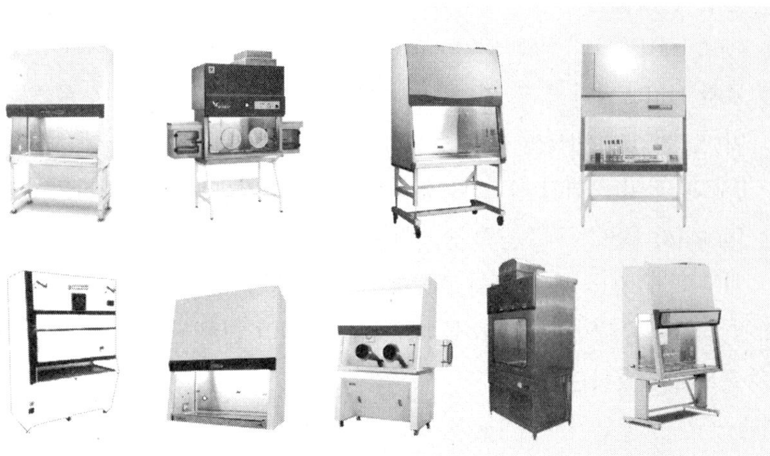

그림 2-6 ◦ 생물학적 안전 캐비닛

① Ⅰ급 : 실험실에서 사용하는 연무후드와 그 동작원리가 같다. 그러나 연무후드라 할지라도 HEPA 필터로 배기시키면 Ⅰ급 생물학적 안전 캐비닛(BSC)으로 간주한다. Ⅰ급 BSC는 작업자와 환경을 보호하나 샘플은 보호하지 못한다. 앞쪽 패널이 열린 상태에서

캐비닛으로 유입된 공기는 내부 표면을 거쳐 HEPA 필터를 지나 배출구(덕트)를 통하여 배출되기 때문이다.

㉠ Ⅰ급과 Ⅱ급 장치 : 전면을 열고 닫을 수 있도록 설계되어 있어, 실험자와 실험환경을 보호할 수 있도록 설계되었다.

㉡ Ⅲ급 : 밀폐형으로 입구와 출구 모두 공기 출입 시 필터로 여과되어 실험자와 실험환경을 매우 안전하게 보호할 수 있도록 되어있다.
전기소각로, 가스버너, 소형 원심분리기 등을 사용할 수 있고, 작업자 안전을 확보하면서 독성 화합물 취급, 방사선 동위원서 취급, 동물 실험 등에 이용될 수 있다.

② Class Ⅱ BSC : 크게 Type A, Type B1, Type B2, Type B3 등으로 분류되고 작업자, 환경, 샘플 모두를 보호한다.

㉠ Type A 캐비닛 : 발암성 화학 약품, 고 방사능 물질, 독성물질은 사용할 수 없고 멸균포장(sterile packaging)에 주로 이용된다. 오염된 공기가 HEPA 필터를 거쳐 70 [%]는 재순환되고, 30[%]는 실험실 내부에 배출되기 때문이다.

㉡ Type B : Type B1, Type B2, Type B3로 분류된다.

ⓐ Type B1 BSC : 독성물질, 방사성 핵종, 소량의 미생물을 다루는데 적합하다. 캐비닛 내부로 30[%]의 공기를 재순환하고, HEPA필터를 통해 실험실 밖으로 70[%]의 공기를 배출시킨다. 또, 오염된 충만실의 음압이 유지되기 때문에 작업자의 안전이 보장된다.

ⓑ Type B2 BSC : "전체배기(total exhaust)" 캐비닛이라고도 한다. 오염된 공기 모두를 HEPA필터 통과 후 환기 시스템을 사용, 실험실 외부로 방출시키기 때문이다. 항암제, 방사선 핵종, 항종양, 독성 화학약품을 다루는 데 사용된다. Type B1 BSC과 같이 오염된 충만 실에 음압이 유지되기 때문에 작업자의 안전이 보장된다.

ⓒ Type B3 BSC : 극소량의 방사성 핵종, 독성 화학물질을 다룰 때 사용할 수 있다. 내부로 오염공기 70[%]를 재순환시키고 30[%]를 외부로 배출한다.

③ Class Ⅲ BSC : 유지비용이 많이 들고 섬세한 작업이 힘든 단점이 있으나 작업자와 환경을 최고 수준으로 보호하는 기기이다.

㉠ 배출 공기는 고압 증기 멸균기 등을 사용하여 이루어질 수 있다. 내부가 완전히 밀폐되어 작업대 포트에 있고 부착된 튼튼한 고무장갑을 통해서만 작업한다.

㉡ 작동을 할 때는 일반적으로 다음의 순서대로 시행한다.

ⓐ 자외선 멸균기를 끄고 송풍기와 캐비닛 조명을 켠다.

ⓑ 정화시스템을 5분 정도 작동, 시청각 경보 기능과 공기 흐름 경보기를 점검한다.

ⓒ 의심 위험 물질이 있다고 판단될 때 멸균을 시행하여 사용한다.

ⓓ 사용이 끝난 후 내부의 불필요한 항목을 멸균한다. 만약 의심이 되면 자외선 소독기를 사용하고 정화시스템을 5분 정도 가동한 후 송풍 시스템을 끄고 사용을 완전히 정리한다.

③ BSC : 저장고로 사용해서는 안 되며 캐비닛 제작업체의 지침서를 캐비닛 근처에 비치해야 한다.

㉠ 작동 교육을 통해 능숙하게 작동할 수 있어야 하고 언제나 지침서를 준수해야 작업 지역에 안전을 보장받을 수 있다.

㉡ BSC 종류에 대한 설명과 필요조건은 미국 위생재단 기준(National Sanitation Foundation Standard) No.49에 기록되어 있다.

07 신장 · 체중 측정기

신장과 체중을 주기적으로 체크하고 측정함으로써 자신의 건강상태를 체크하여, 신장에 맞는 체중을 유지하고 비만도를 검사하고 측정하여 확인할 수 있다(그림 2-7).

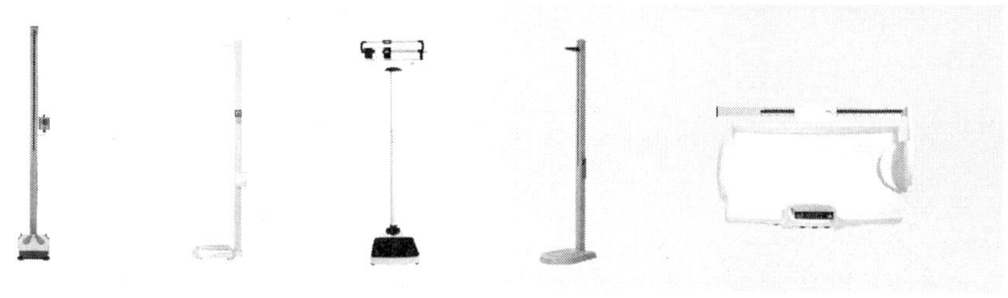

그림 2-7 ◦ 신장체중측정기

비만도 자동측정기는 첨단의 광학식 정밀측정방법을 적용하여 신장, 체중, 비만도를 디지털 화면으로 신속 정밀하게 자동 측정하여 주는 측정기기이다. 표시방법은 디지털 방식으로 본인은 물론 누구나 간편하고 정확히 읽을 수 있다(표 2-4).

표 2-4 ◦ 주요 사양 및 측정범위

구분 / 항목	측정범위	오차범위	비 고
신장	90~200[cm]	±0.1[cm]	리니어 스케일 측정방식
체중	10~200[kg]	±0.1[kg]	로드셀 측정방식
비만도	[%]		공식에 의해 자동표시

1. 신장 · 체중 측정기의 특징

① **측정시간 단축** : 측정기 발판 위에 올라가 서서 기다리면 **자동 측정**된다.

② **첨단기능으로 신뢰성 및 안정성 확보** : 광학식 리니어스케일과 로드 셀 내장으로 신속, 정확히 측정된다.

③ **간편한 표시방법** : 디지털 방식으로 남녀노소 누구나 간편히 읽을 수 있다.

④ **남녀구분 측정기능** : 간편한 Switch 조작으로 남녀 비만도를 구분 측정한다.

⑤ **프린터 기능** : 측정 기록지의 기록으로 효과적으로 비만을 관리한다.

2. 소아 신장 · 체중계

초음파 방식으로 정확하게 신장을 측정하고 BMI를 간편하게 체크함으로써 매일 자라나는 아이의 성장변화를 효과적으로 관리할 수 있다(그림 2-8).

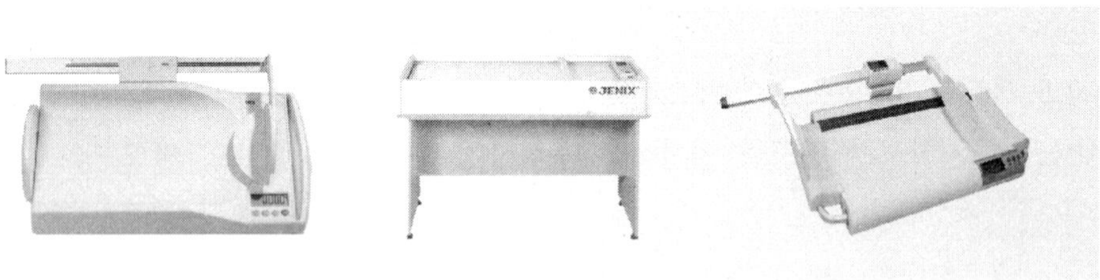

그림 2-8 • 소아 신장 체중계

(1) 특 징

성인보다 키가 작고 몸무게가 적은 것을 고려하여 소아에게 적합한 형태로 설계되었다.

① 어린이 성장관리용 신장 체중계이다.

② **초음파 방식으로 간편한 신장 측정이 가능하다.**

③ 체중, 신장 측정 후 BMI 자동표시를 해준다.

④ 소아/청소년 표준 성장도표를 제공한다.

⑤ 보기편한 대형 LCD디스플레이로 되어있다.

(2) 사용범위

보통 만 15세까지의 아동이 사용하기 적합하다.

① **체중** : 4～150[kg]

② **신장** : 50～200[cm]

표 2-5 • 소년 표준 성장도표

연령	남아				여아			
	체중 [kg]	신장 [cm]	체질량 [kg/m²]	머리둘레 [cm]	체중 [kg]	신장 [cm]	체질량 [kg/m²]	머리둘레 [cm]
출생 시	3.41	50.12		34.70	3.29	49.35		34.05
1~2개월	5.68	57.70		38.30	5.37	56.65		37.52
2~3개월	6.45	60.90		39.85	6.08	59.76		39.02
3~4개월	7.04	63.47		41.05	6.64	62.28		40.18
4~5개월	7.54	65.65		42.02	7.10	64.42		41.12
5~6개월	7.97	67.56		42.83	7.51	66.31		41.90
6~7개월	8.36	69.27		43.51	7.88	68.01		42.57
7~8개월	8.71	70.83		44.11	8.21	69.56		43.15
8~9개월	9.04	72.26		44.63	8.52	70.99		43.66
9~10개월	9.34	73.60		45.09	8.81	72.33		44.12
10~11개월	9.63	74.85		45.51	9.09	73.58		44.53
11~12개월	9.90	76.03		45.88	9.35	74.76		44.89
12~15개월	10.41	78.22		46.53	9.84	76.96		45.54
15~18개월	11.10	81.15		47.32	10.51	79.91		46.32
18~21개월	11.74	83.77		47.94	11.13	82.55		46.95
21~24개월	12.33	86.15		48.45	11.70	84.97		47.46
2~2.5세	13.14	89.38	16.71	49.06	12.50	88.21	16.34	48.08
2.5~3세	14.04	93.13	16.29	49.66	13.42	91.93	16.01	48.71
3~3.5세	14.92	96.70	15.97	50.10	14.32	95.56	15.76	49.18
3.5~4세	15.91	101.30	15.75	50.43	15.28	99.20	15.59	49.54
4~4.5세	16.97	103.80	15.63	50.68	16.30	102.73	15.48	49.82
4.5~5세	18.07	107.20	15.59	50.86	17.35	106.34	15.43	50.04
5~5.5세	19.22	110.47	15.63	51.00	18.44	109.40	15.44	50.21
5.5~6세	20.39	113.62	15.72	51.10	19.57	112.51	15.50	50.34
6~6.5세	21.60	116.64	15.87	51.17	20.73	115.47	15.61	50.44
6.5~7세	22.85	119.54	16.06	51.21	21.95	118.31	15.75	50.51
7~8세	24.84	123.71	16.41		23.92	122.39	16.04	
8~9세	27.81	129.05	16.97		26.93	127.76	16.51	
9~10세	31.32	134.21	17.58		30.52	133.49	17.06	
10~11세	35.50	139.43	18.22		34.69	139.90	17.65	
11~12세	40.30	145.26	18.86		39.24	146.71	18.27	

(3) 측정방식

체중에는 스트레인게이지 방식, 신장에는 초음파 방식을 이용하여 측정한다.

1) 체중 : 스트레인게이지 방식

물체가 외력으로 변형될 때 변형을 측정하는 측정기이며, 물체에 부착시켜 측정한다.

① 합금선은 인장방향의 변형을 받으면 길이가 증가하여, 단면적이 감소되어 전기저항이 증가하는데 그 증가분을 측정한다.

② 저항측정은 원리적으로는 전기저항 측정기(wheatstone bridge)를 사용한다.

2) 신장 : 초음파 방식

위치 인식 대상물에 부착된 송신기로부터 발신되는 초음파의 짧은 펄스를 천장에 달린 수신기들이 수신하여, 펄스 도달 시간의 삼각 측량법에 의해 이동 시간을 측정한 후 위치를 계산한다.

08 액체질소 보존용기

액체질소의 저장과 운반, 분배용으로 사용된다. 다양한 탈퇴장치(withdrawal devices) 액세서리 사용으로 보다 쉽게 액체질소를 분배할 수 있다(그림 2-9).

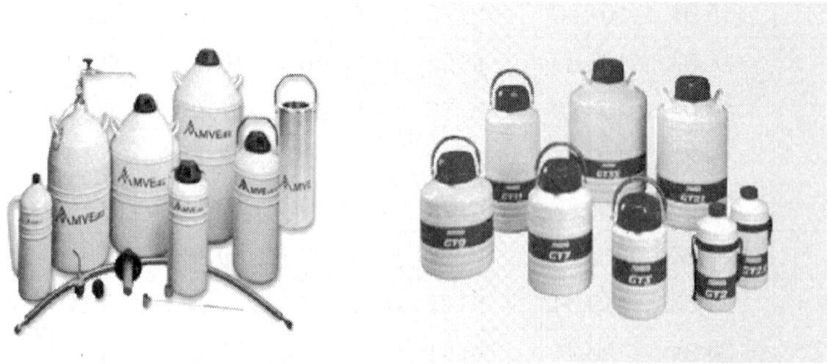

그림 2-9 • 액체질소 보존용기

위험물질 국제운송관련 협약 ADR, IATA-OACI의 요구사항에 맞게 제작되어 모든 종류의 운송수단에 적합하고 견고한 밀봉이 가능하므로 액체 질소 소모율을 획기적으로 줄일 수 있다(그림 2-10).

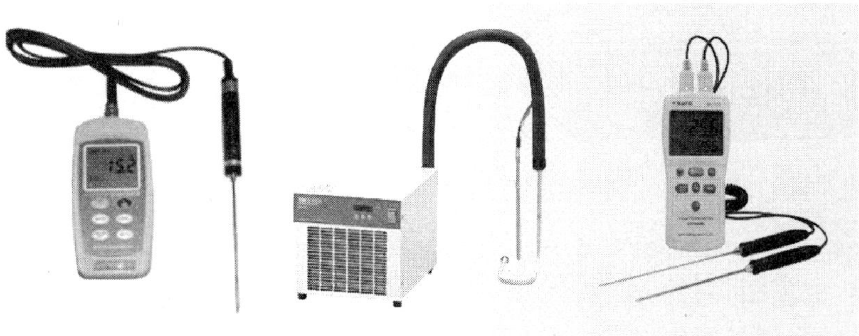

그림 2-10 • 액체질소 보존용기 계기판

① biogenic 액체 질소 보존용기 : 액체 질소는 온도가 매우 낮으며 취급에 있어서 주의를 요하는 만큼 용기도 안전해야 한다. 이에 따라 액체 질소용 특수 용기를 제작하여 사용한다.

㉠ 튼튼한 경량 알루미늄 구조를 사용한다.

㉡ 높은 강도의 목 튜브는 액체 질소의 손실을 줄일 수 있다.

㉢ 쉽게 액세스할 대형 목 영업을 저장하거나 샘플을 검색할 수 있다.

㉣ 잠금이 간편하고 유지 보수가 좋은 디자인이다.

㉤ 고급 화학 진공 유지 시스템 : 뛰어난 진공 성능을 위해 설계되었다.

㉥ 쉬운 검색과 제품의 삽입을 위한 용기이다.

㉦ 고급 단열 시스템은 최대의 열 성능을 제공한다.

② 와튼 액체 질소 저장 용기 : 테일러-와튼의 액체 질소 용기로 견고하고 가볍게 제작되어 최장의 냉동저장일수를 가능하게 해준다.

㉠ 목에 복합 재료를 사용하고 가벼운 알루미늄 컨테이너 구조이다.

㉡ 증발속도가 낮으며, 가벼운 무게의 액체 질소는 다공성 물질에 흡수된다.

㉢ 샘플 가스의 단계에 보존된다.

㉣ 모든 선박, 국제 규제 물자 수송의 위험물 관리기준을 준수하여야 한다.

③ 극저온용 데이터로거 : 온도에 민감한 생물학적 물질을 운송하기위한 완벽한 기술을 의미한다.

㉠ 줄기세포와 생물제제들의 운송 및 보관에 있어서 필요한 모니터링과 검증 작업을 수행할 수 있다.

㉡ 데이터로거는 계측에서 압력, 온도, 유량 등의 변수를 아날로그로 입력했을 때 이를 변환기에 의해 디지털량으로 변환하여 자동 기록하는 것을 의미한다.

09 연무 후드

1. 연무 후드의 사용

연무 후드(fume hood)는 자극성 연기(fume)나 유해 가스 등이 나타나는 약품을 이용하여 실험할 때 유해가스를 안전하게 배출시키는 역할을 하며, 일반적으로 유해 화학 물질 시험, 연구, 개발기간 동안 출시되는 실험실에 사용되는데, 산업용 응용 프로그램이나 유해 증기, 가스 또는 먼지가 생성될 때 장비를 사용한다(그림 2-11).

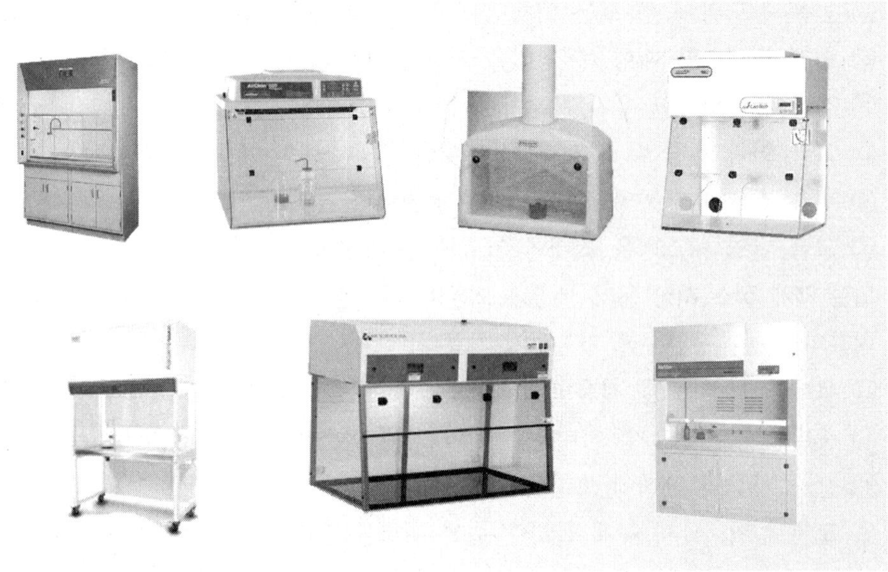

그림 2-11 ◦ 연무 후드

2. 연무 후드의 원리 및 사용법

연무 후드는 FDA의 의료기기 분류 중 class I 의 생물학적 안전 캐비닛(Biological Safety Cabinet : BSC)과 헤파(HEPA)필터를 사용하지 않는 차이점 외에는 동작 원리가 같다.

① 내열성이나 내식성이 우수한 내부 자재를 사용해야 하는데, 내부 팬이 2/3 정도 열린 문을 통해 바깥의 공기를 빨아들이고 동시에 그 공기를 외부로 방출하기 때문이다. 연무후드의 경우 작동 방식이나 동작의 원리는 순환이다.

② 두 가지 유형으로 캐비닛의 측면에서 유해가스를 안전하게 배출하거나 또는 건물 밖인 굴뚝이나 배출구로 자극성 연기나 유해 가스를 배출하여 여과를 통해 안전망으로 다시 공급된다.

③ 공기가 산화되거나 현재 작동상태에서 환기 장치 내에 제어할 필요가 있을 때는 배출이나 정화기능을 조절한다.

㉠ 환기 장치는 세 가지 기본 기능 중 하나 이상을 해결하기 위해 고안되어 연무 후드가 계량되었다.

㉡ 환기 장치 일부의 불특정 상태의 층류의 흐름은 캐비닛인데, 간단하게 다른 장치를 포함시켜 장착이 가능하다.

3. 연무 후드의 주의사항

연무 후드는 사용자가 원활하게 사용할 수 있도록 최대한 주의를 기울이면서 사용하거나 기능을 설정하여 진행해야 하며, 유해 화학물질 실험, 연구, 개발 또는 교육 기관과 공공기관이나 실험실에 사용된다.

이는 산업용 응용 프로그램이나 유해 증기, 가스 또는 먼지가 생성될 때 공개하는 데이터 통계 자료로 많이 응용되기도 한다.

① 연무 후드 한 쪽이 사용자에 의해 점유 공간으로 개방되고, 연무 후드 안에 공기가 잠재적으로 오염되기 때문에, 연무 후드에 공기의 적절한 흐름을 조절하거나 제어 및 통제하는 역할의 기능이 매우 중요하다.

② 연무 후드 작업은 연기 후드 내의 공기와 가스의 적절한 봉쇄에 초점을 두고 있다. 대부분의 연무 후드가 건물의 외관에 직접 공기를 배출하거나 정화할 수 있는 시스템을 배기통에 연결할 수 있도록 설계되어있다.

③ 연무 후드 및 환기 시스템 설계의 상당한 부분이, 연무 후드 및 지원 환기 시스템을 작동하는 데 사용되는 에너지 감소에 초점을 맞추어 설계하며 원리는 보일러를 가동할 경우 난방을 공급할 때 가스가 방출되기 전, 오염물질을 화력을 이용하여 연소시켜 에너지 효율을 최소화하는 방식으로 보일러를 제작하거나 설계할 경우, 기존의 연무 후드 방법을 활용하고 채택하여 소모되는 난방비용을 줄이고, 열효율을 극대화 하여 따뜻한 실내를 보다 저렴한 비용으로 만들어 준다.

10 자동정제분류포장장치

약제다발 커팅 장치(cutting system)와 자동 정제분류 포장장치에서 생산된 조제약품 패키지(package)를 보관하고 검출한다.

① 효율적인 적취를 위해 절단 및 적재가 용이하도록 고안된 기기로 JV-UPCE(절단장치)의 경쟁력 강화를 위해 필요한 제품이다(그림 2-12).

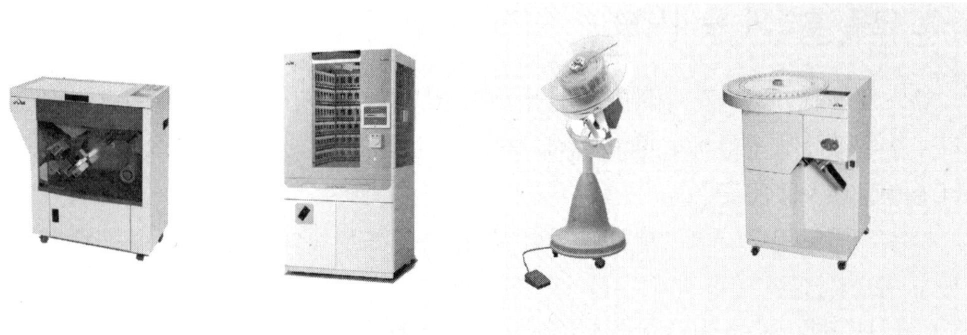

그림 2-12 • 자동정제분류포장시스템(ATDPS)

② 약제 자동 포장기의 포장지 절단장치는 전자동 또는 반자동 조제장비의 자체 절단장치로 절단 칼날의 정확성 및 단순화를 이루었다. 절단 날의 외형적 커버(cover)와 안전장치 기능을 함께 하도록 만든 포장기이다.

③ 약제 자동 포장장치 및 그 장치 카트리지(cartridge)의 카세트(cassette) 자동인식방법은 약품 탑재 카세트의 자유로운 위치 이동과 이에 따른 자동인식 프로그램 및 제어시스템(control system) 및 고정 카트리지(cartridge) 정보를 모두 활용할 수 있도록 고안된 시스템이다.

11 청정작업대

규정된 청정도에서 공기가 대상물에 직접 지나도록 만들어진 작업대로, 일종의 소형화된 클린룸이다.

1. 청정작업대

청정화된 공기가 내부 천정 면에서 작업대 하부로 수직 방출되는 **수직층류형**(vertical laminar flow type)과 작업자 정면으로 방출되는 **수평층류형**(horizontal laminar flow type)으로 나누어진다(그림 2-13).

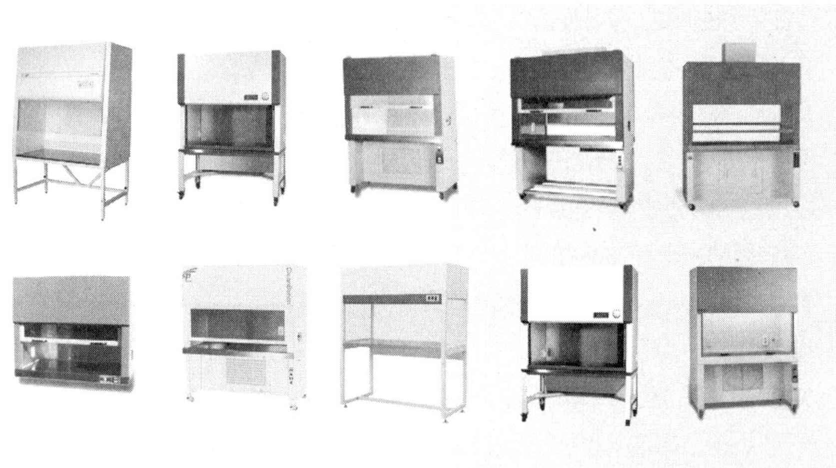

그림 2-13 • 청정작업대

① 청정작업대(clean bench)는 **생화학적 위험을 내포한 실험 대상물의 오염방지 차원을 넘어 검사자 보호를 위해 사용해야** 하는데, 보통 청정작업대의 경우 강화유리를 적용하여 충격에 강하고, 파손이 피해가 적도록 작게 부서져 피해를 최소화 하며, 자외선을 차단하여 피해를 방지하는 효과가 있다.

② 청정작업대는 **무균작업공간을 형성하는 장비**로서 주로 의학, 신소재 및 전자산업, 식품, 제약, 농업, 배양실 등 여러 분야에서 폭넓게 사용된다.

2. 청정작업대의 특징

청정작업대의 경우 계량화되어 작업공간을 형성하도록 외부몸체를 이루고 있는 외장 케이스와 송풍팬 그리고 프리-필터 및 필터로 이루어진다.

① 외장 케이스는 상기 작업공간을 형성하는 벽면 중 적어도 일측면을 제외한 2면 내지 3면이 개방부로 개방된다.

② 송풍팬은 외장 케이스의 아래쪽에 설치되며, 작업공간과 송풍팬 사이에 프리-필터가 설치된다. 송풍팬에 의해 외기가 압송되는 급기 덕트의 출구와 작업 공간 사이에 필터가 설치된다.

③ 작업공간의 바닥면을 이루는 작업 테이블의 상단에는 바닥커버가 착탈이 가능하도록 끼워져 있고, 바닥커버에는 급기 덕트를 통하여 배출된 외기가 통과할 수 있는 다중 통기공이 형성되어 있다.

④ 청정작업대 중 실험동물 관리용 다용도 청정작업대를 살펴보면, 정면에 높낮이 조절용 문짝이, 배면에는 분진 및 냄새 등을 포집하는 필터가 있다.

㉠ 작업부 하단에는 실험동물의 칼집 및 분비물, 털 등이 하단에 구비된 포집통에 쉽게 포집되도록 경사진 깔때기가 설치되어 있다.

㉡ 작업부 좌, 우측면에는 실험동물의 피부실험 등을 위해 털깍이를 할 때 털이 쉽게 바닥포집통으로 들어가고 실험동물이 미끄러지지 않도록 바닥판의 절반정도의 망이 좌우로 설치되어 있다.

㉢ 일반적인 냄새 및 분진발생 요인의 작업이 필요할 때는 좌, 우측에 털깍이망 뒤쪽에 청정작업대판을 바닥판의 절반정도로 설치한다.

㉣ 털깍이망과 청정작업대판을 고정 핀으로 연결되도록 하여 필요에 따라 쉽게 작업에 임할 수 있도록 구성되어 있다. 또한 3개의 송풍기를 사용하여 분진과 냄새정도에 따라 송풍능력(흡입력)을 달리하여 작업부의 청정도를 유지함으로써 작업자의 오염 및 건강을 보호할 수 있게 된다.

⑤ 청정작업대에 관한 연구사례가 보고된 바로는 외국에서 1984년도부터 시작하여 국내에 도입되었다. 국내에서 제작된 청정작업대는 전면이 개방된 박스형 본체가 있고, 본체의 상단에 형성되어 외부공기를 정화하여 본체내부로 흡입하는 흡입 필터가 있다.

㉠ 본체 내부 사이에 형성되어 본체의 상하부 공간을 분리하고, 흡입된 공기가 관통하도록 원형으로 뚫려있는 작업테이블 및 본체의 하단에 공기 배출구가 있다.

㉡ 내외 측에 각각 송풍팬 과 제어패널이 마련되고, 양측 면으로 순환흡입구를 형성한 부스본체가 있다.

㉢ 송풍팬을 작동시켜 흡입 되는 외기를 청정한 후 토출하도록 상기 부스본체에 토출

덕트가 결합된다. 이 토출 덕트는 위치 조정이 가능하도록 되어있다.

㉣ 토출 덕트의 일측 끝단에는 **청정공기에 대한 차폐벽이 형성**되어 있다.

㉤ 작업자의 신체 특정부위는 상기 커튼부에 의해 만들어진 작업 공간 내에 위치한다. 상기 부스 본체의 양측 면에 순환흡입구가 있다.

⑥ **청정작업대**의 경우 주로 실험실에서 사용이 되는데, **균 배양활성작업**이나 **곰팡이 비실리오스균, 대장균, 포도상 구균실험** 등에도 청정작업대가 쓰이는데, **무균실을 응용하고 축소화한 것이 바로 청정작업대**라 해도 무방하다.

㉠ 무균화 기술에는 **살균, 제균**(除菌)이 있다. 외부로부터 차단되어 있고 제균 기술이 응용되어 있는 것이 **무균실**이다.

㉡ 무균실은 **공기 중의 미생물이나 먼지를 고성능 공기여과기**(HEPA)로 제거한 방으로 식**품의 무균충전포장**이나 무균 포장에는 빼놓을 수 없는 설비이다.

㉢ 무균실은 미국에서 개발되어 발전해 왔다. 1961년에는 무균실에 관한 미국공군규격이 작성되어 여기에 표준 무균실이나 청정작업대(clean bench) 등의 청정도가 정의되었다.

㉣ 1967년에는 공기 중의 미립자수뿐만 아니라 세균수의 규정을 명시한 **항공우주국**(NASA) 규격이 발표되어, 이것이 **무균실 규격으로 전 세계에서 적용**하게 되었다.

㉤ 식품공장의 무균실에서 적용되어 있는 class 10,000은 입경 0.5[μm] 이상의 공기 중의 미립자가 1입방 [ft] 당 10,000개, 마찬가지로 입경 5[μm] 이상의 누적입자가 65개, 낙하균이 1평방 [ft], 1주간 당 6,000개의 수치로 되어 있다.

⑦ 식육가공품의 무균화 포장품을 만드는 공장에서는 일반적으로 Class 10,000 정도의 무균실을 설치하고 있다.

㉠ 미생물을 대상으로 한 본격적인 무균실은 식품회사에 따라서는 **수직류 방식, 수평층류 방식**을 적용하고 있는 곳도 있다.

㉡ 햄 등의 포장실은 공기조절기와 공기제균 필터를 설치하여 간이형의 무균실로 하고 있는 곳도 있다. 이 방식은 **무균실**(bioclean room) 내부를 양압에 의해서 외부의 오염된 공기가 포장실에 들어갈 수 없도록 하는 것이다.

㉢ 무균실에는 포장 재료를 반입하는 dust box를 설치해야 하며, 그 dust box에서 무균화 재료로 외장된 포장자재를 실내에 넣도록 한다. 이때 전실에서 골판지 등을 제거하여 공기로 먼지를 제거하고 70[%] 알코올을 분무하여 dust box에 넣어야 하는 지침과 방식이 세부화 되어 있어 청정작업대에서 실험을 진행할 때 지켜야 할 준수사항과 비슷하다.

12 현미경

현미경은 육안으로 관찰할 수 없는 물질이나 물체를 확대하여 보는 장치다. 종류에는 금속 현미경, 위상차 현미경, 적외선 현미경 등이 있다. 대표적으로는 광학 현미경이 있다. 최초의 확대경 사용은 스위스의 의사인 게스너이며 1590년 독일의 얀센 부자가 처음으로 렌즈를 이용한 현미경을 만들었다. 미생물을 최초로 관찰한 사람은 레벤후크로 알려져 있다.

1. 현미경의 발달

육안으로 관찰하기 힘든 작은 물체를 관찰하기 위해 확대시키는 광학기구이다.

① 가장 오래된 현미경에 관한 기록은 AD 1000년경 즉, 그리스와 로마시대의 렌즈의 사용부터 기록이 남아있다.

② 1664년에는 Robert Hook가 곰팡이의 자실체 관찰로 시작하였다.

③ 1684년에는 네덜란드 상인인 Anton van Leeuwenhoek가 현미경을 이용하여 세균을 관찰하는데 성공하였다(그림 2-14).

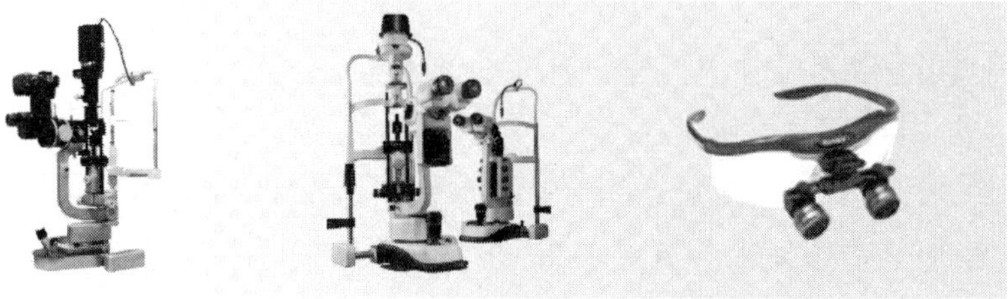

그림 2-14 • 각종 현미경(전자현미경, 광학현미경)

2. 현미경의 종류

일반적으로 대물렌즈와 접안렌즈를 사용하는 광학현미경 이며 넓은 의미로 전자선을 이용하여 사물을 확대하여 관찰하는 전자현미경을 포함한다.

(1) 전자현미경

가시광선보다 파장이 작은 전자를 사용하여 시료에 주사하고, 시료와 상호작용한 전자를 검출기로 측정하여 형상을 만든다. 오늘날의 전자현미경의 원형은 1932년경 독일의 E.루스카에 의해 완성되었다.

전자현미경은 투과 전자 현미경(The Transmission Electron Microscope : TEM)과 주사 전자 현미경(Scanning Electron Microscope : SEM)으로 분류할 수 있다.

1) 투과 전자현미경

전자총에 의해 전자빔이 만들어지고 전기장에 의해 시료로 가속된다.

① 자기장을 이용한 전자렌즈에 의해 형광판 이나 사진필름에 초점을 만들고 시료를 투과하며 시료의 원자 및 전자들과 상호작용을 한다.

② 상호작용한 전자빔은 검출기인 형광판이나 사진필름을 통해서 영상을 만들게 된다.

③ 확대율과 해상력이 좋아 세포조직 및 미세구조를 관찰할 수 있으며, 단백질과 같은 작은 구조도 관찰할 수 있다. 분해능은 0.2[nm]정도이다(그림 2-15).

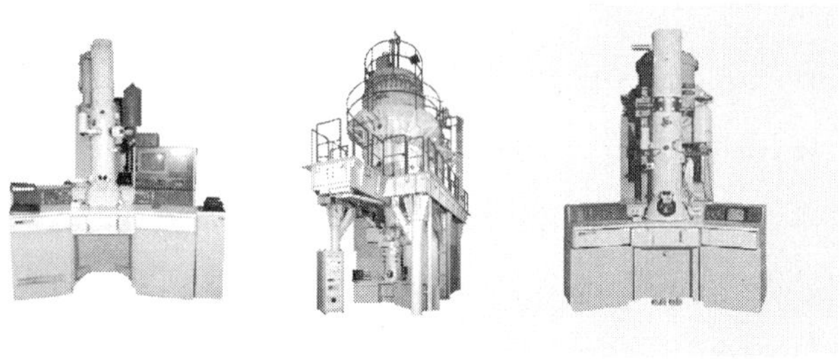

그림 2-15 • 투과전자현미경

2) 주사 전자현미경

투과현미경과 달리 시료를 투과하지 않고 시료 표면에 한 점을 초점으로 맞추어 주사한다.

① 표면에서 전자빔의 전자는 굴절되고 이차전자가 발생되어 표면에서 나온다. 이 이차 전자들을 검파기로 수집하여 음극선관을 통해 영상을 형성한다.

② 전자빔이 시료를 투과하지 않고 깊이에 따라 이차전자가 발생되므로 큰 시료를 입체적으로 관찰할 수 있다(그림 2-16).

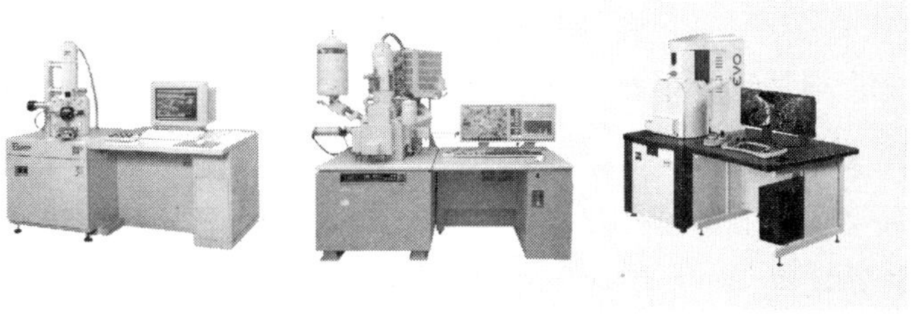

그림 2-16 • 주사전자현미경

(2) 광학현미경

대물렌즈와 접안렌즈 2개의 렌즈를 조합하여 미소한 물체까지 확대하여 관찰하기 위한 광학기계이다. 대물렌즈로 확대한 물체의 실상을 접안렌즈로 더욱 확대하여 관찰한다.

16세기 후반에 Z. Jansen이 발명하였다. 파장이 약 400~700[nm]인 가시광선 을 사용한다. 확대배율은 대물렌즈가 1~100배 정도이고, 접안렌즈가 5~20배 정도, 종합배율은 대물렌즈와 접안렌즈의 배율을 곱한 것으로 2,000배 가량 된다. 전자현미경에 비해 확대배율, 분해능에서는 떨어지지만 생물을 건조시키지 않고 산 채로 관찰할 수 있다는 특징을 가지고 있다. 가시광선을 사용하여 관찰하며 분해능이 낮다.

일반적인 생물현미경 외에 위상차현미경, 간섭현미경, 형광현미경, 자외선현미경, 실체현미경, 암시야현미경, 도립현미경, 금속현미경 등이 있으며 사용목적에 따라 다양한 종류의 현미경이 만들어지고 있다.

1) 실체 현미경

두 눈으로 표본의 실체적 관찰을 하는 현미경이다. 육안으로 가까운 곳에 있는 물체를 볼 때에는 두 눈이 다른 각도로 보기 때문에 입체감을 얻을 수가 있다.

① 보통 현미경에서는 두 눈의 접안렌즈를 사용해도 대물렌즈로부터의 광축이 하나이기 때문에 입체감을 얻을 수 없다.

② 실체현미경에서는 광축 사이에 약 15[°]로 벌어진 2개의 광속에 의해 정립한 확대상을 만들고, 이것을 각각의 눈으로 봄으로써 입체감을 얻을 수 있다(그림 2-17).

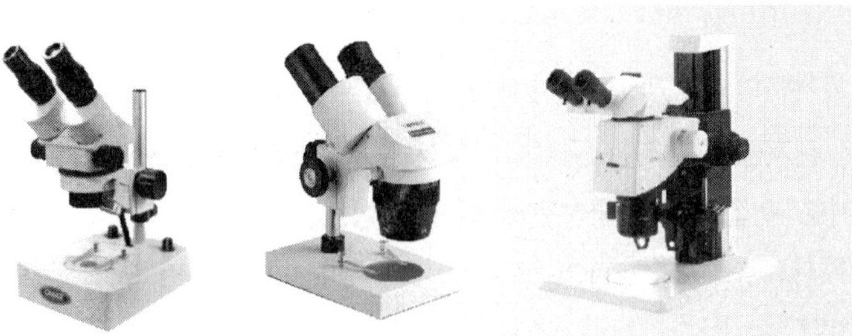

그림 2-17 • 실체현미경

③ 양식은 2개의 대물렌즈를 사용하는 것과 하나의 대물렌즈를 사용하는 것이 있으나 원리적으로는 같다.

④ 배율은 10~100배가 보통이며, 최근에는 줌(zoom)식으로 배율을 연속적으로 바꿀 수 있는 것이 있다.

2) 위상차 현미경

무색 투명한 시료라도 내부의 구조를 뚜렷하게 관찰할 수 있도록 한 특수한 현미경이다.

① 물질을 통과한 빛이 물질의 굴절률의 차이에 의해 위상차를 갖게 되었을 때 이를 명암으로 바꾸어 관찰하는 현미경이다.

② 시료를 염색하지 않아도 되므로 바이러스 등 살아 있는 시료를 관찰할 때 주로 사용된다(그림 2-18).

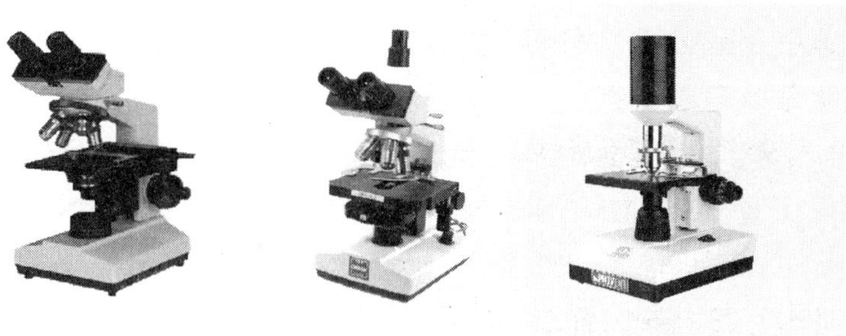

그림 2-18 ◦ 위상차 현미경

③ 보통 현미경은 물체의 명암이나 빛깔의 다름을 이용하여 관찰한다. 따라서 빛의 흡수가 같은 투명한 물체에서는 굴절률이 달라지는 부분이 있다 해도 일정한 밝기를 가지므로, 뚜렷하게 분간할 수가 없다.

④ 굴절률의 차이에 의한 두 빛의 위상차를 명암으로 바꿔 관찰하는 것이 위상차현미경이다.

⑤ 투과광 중에 입사광의 방향으로 나아가는 빛을 위상판(적당한 굴절률과 두께를 가진 투명판)을 통해서 다른 회절광보다 늦춤으로써, 위상차를 명암으로 고치고 있다.

(3) 공초점 현미경

가장 널리 이용되고 있는 현미경 형태로 특정 초점에서의 고해상도 영상을 구현하며, 깊이와 방향을 조절하여 스캔을 통해서 3차원 영상을 구현하고 있으며 내시경 형태로 발전되고 있다(그림 2-19).

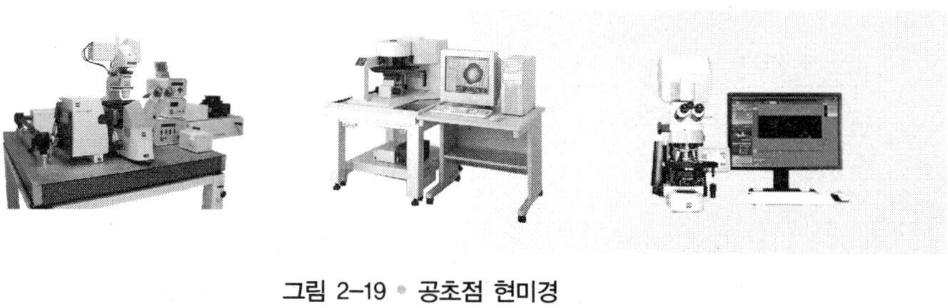

그림 2-19 ◦ 공초점 현미경

① 생물학, 물리학, 재료과학 분야에서 광범위하게 쓰이며 일반적인 현미경과는 달리 대물렌즈 뒤편에 바늘구멍을 두어 시료의 한 점에서 출발한 빛만이 통과하게 하여 명암비와 분해능을 높인 현미경이다.

② 한 번에 한 점만을 보기 때문에 시간 간격을 두어 이웃한 점들을 연속적으로 측정하여 이를 컴퓨터를 이용해 시각화하면 2차원 혹은 3차원 영상을 얻을 수 있다.

(4) 형광현미경

자외선에 의한 형광현상을 이용하는 현미경이며 세균학을 비롯하여 식료품이나 섬유 등의 감정, 법의학 등에도 이용된다.

① 자외선 발생장치와 광원필터를 사용하여 암실 또는 반암실 내에서 보통의 광학현미경에 의해 관찰하며, 개개의 시료에 따라서 적합한 형광색소를 선택한다.

② 접안렌즈 위에 눈을 보호하기 위한 자외선 필터를 놓고, 시료의 봉입제에는 발삼 대신에 유동 파라핀·물·글리세롤 등 그 자체가 형광을 갖지 않은 것을 사용한다(그림 2-20).

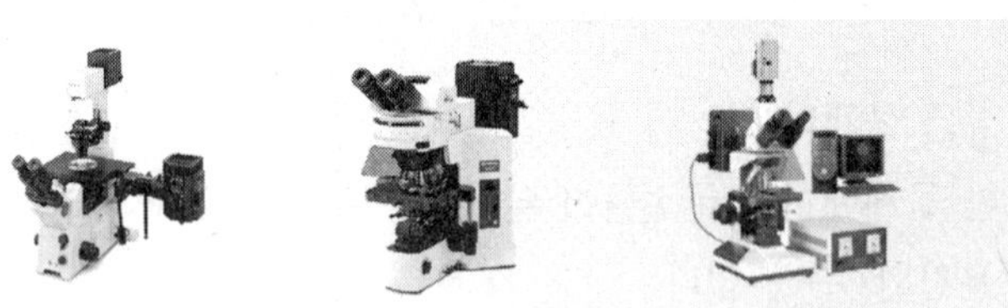

그림 2-20 • 형광현미경

③ 형광영상을 구현하는데 현미경을 이용하여 미세영상을 구현하고 형광발현에 필요한 특정 광원을 활용하여 기능적 영상을 동시에 구현하여 융합영상을 재현한다.

(5) 현미경으로 관찰

현미경이 물체의 상을 확대하는 방법은 물체와 가까이 있는 대물렌즈에서 받은 1차 확대된 실상을 눈과 가까이 있는 접안렌즈로 받아 확대하는 것이다(그림 2-21).

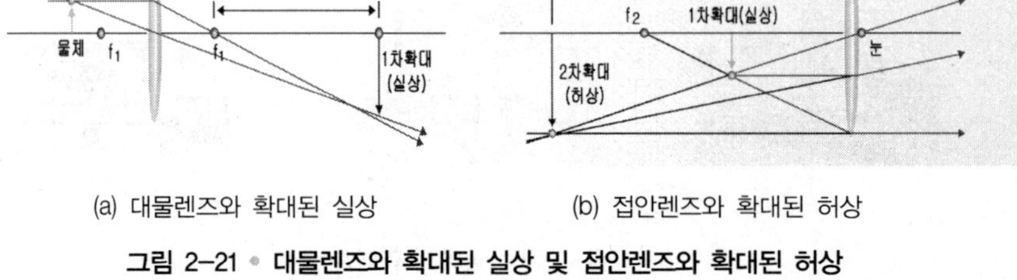

(a) 대물렌즈와 확대된 실상 (b) 접안렌즈와 확대된 허상

그림 2-21 • 대물렌즈와 확대된 실상 및 접안렌즈와 확대된 허상

① **현미경의 배율은 관찰하는 물체 원래 크기에 대하여 현미경으로 확대하여 보이는 크기의 비율**이다. 따라서 현미경 배율은 (식 2-1)과 같다.

$$현미경의\ 배율 = 접안\ 렌즈의\ 배율 \times 대물\ 렌즈의\ 배율 \quad (2\text{-}1)$$

② **현미경의 상의 이동** : 실물과 현미경의 시야에 나타나는 상은 사용하는 현미경에 따라 다르다. 일반적으로 **상 · 하 좌 · 우가 바뀌어 나타나므로 프레파라트**(preparat)를 왼쪽으로 움직이면 물체의 상이 오른쪽으로 이동한다. 또한 한 눈은 현미경의 상을 관찰하고 다른 눈은 관찰한 상을 그리는 데 이용한다.

③ **현미경의 구조** : 현미경의 구조는 작은 물체를 확대하는 만큼 매우 정밀하게 되어 있다. 크게 광학계와 기계계로 구분한다(그림 2-22).

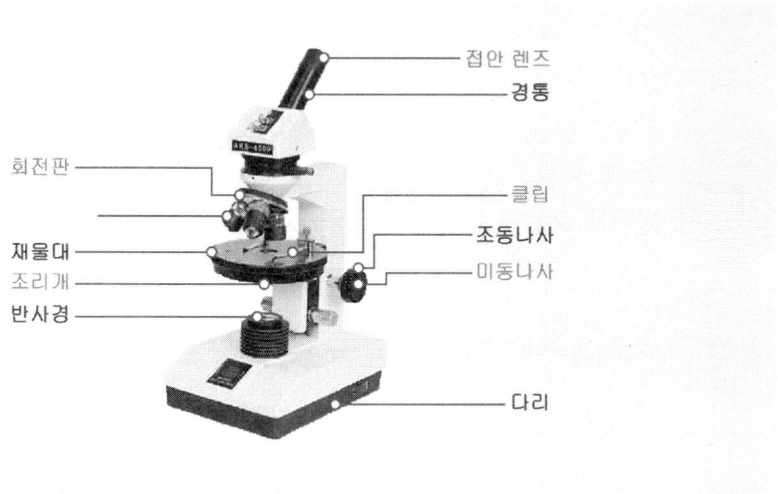

그림 2-22 ● 현미경의 구조

④ **광학계** : 접안렌즈, 대물렌즈, 조명장치 등으로 되어있다.

㉠ **접안렌즈** : 눈으로 들여다보는 렌즈로 **배율이 높을수록 길이가 짧다**. 대물렌즈에 의해 확대된 물체의 상을 다시 확대하여 눈으로 볼 수 있도록 해준다. <u>**오르토스코픽 접안렌즈, 호이겐스 접안렌즈**</u> 등 여러 가지 종류가 있으며 배율은 최고 20배 정도까지 있다. 또한 길이, 각도 측정에 따라 **측각 접안렌즈, 측미 접안렌즈** 등이 있다.

㉡ **대물렌즈** : 경통의 하단에 붙어 있으며 **관찰하는 물체의 1차상을 맺도록 하는 렌즈**이다. **프레파라트**에 접하는 **렌즈 배율이 높을수록 길이가 길다. 현미경의 성능을 결정하**는 가장 중요한 구성요소이며 정해진 금속통 내부에 고정되어 보호된다.

ⓒ 조동나사 : 프레파라트와 재물대 사이의 거리를 조절하여 상을 찾고 대강의 초점을 맞출 때 사용한다. 크기가 큰 원형의 나사형태로 되어있다. 조동은 움직임이 크다 라는 뜻이다. 재물대이동식 현미경에서는 조동나사의 위에 미동나사가 같이 위치하여 있고, 경통이동식 현미경에서 조동나사와 미동나사가 떨어져 경통 아래쪽에 위치하고 있다.

ⓓ 미동나사 : 초점을 정확하게 맞출 때 사용한다. 크기가 작은 원형의 나사형대로 되어 있으며 미동은 움직임이 작다 라는 뜻이다. 처음에 조동나사를 사용하여 대략적인 초점을 맞춘 후 정확한 초점을 맞추기 위하여 미동나사를 사용한다.

ⓔ 경통 : 접안렌즈와 대물렌즈를 연결하는 통으로 대물렌즈에서 굴절된 빛이 접안렌즈로 들어간다.

ⓕ 회전판 : 대물렌즈가 달려 있는 둥근 판으로 원하는 배율의 대물렌즈를 돌려서 고정 할 때 사용한다. 대물렌즈의 배율을 높이거나 낮추기 위해 돌리는 판이다.

ⓖ 재물대 : 프레파라트를 올려놓는 판이다.

ⓗ 조명장치 : 일반적으로 집광기, 반사경, 조리개로 구성되며 재물대 밑에 위치한다.

ⓐ 제일 아래에 위치한 반사경은 광원으로부터의 빛을 반사시켜서 조리개와 집광기로 보내는 역할을 한다.

ⓑ 평면과 오목면으로 구성되는데 저배율의 경우에 평면을 사용하고 고배율의 경우 오목면을 이용한다. 그러나 집광기를 사용할 경우엔 배율에 관계없이 평면을 사용한다.

ⓒ 조리개는 빛이 너무 밝거나 어두울 때 상이 분명하지 못하게 되는 것을 막기 위하여 반사경으로부터 받는 빛을 조절하는 역할을 한다(그림 2-23).

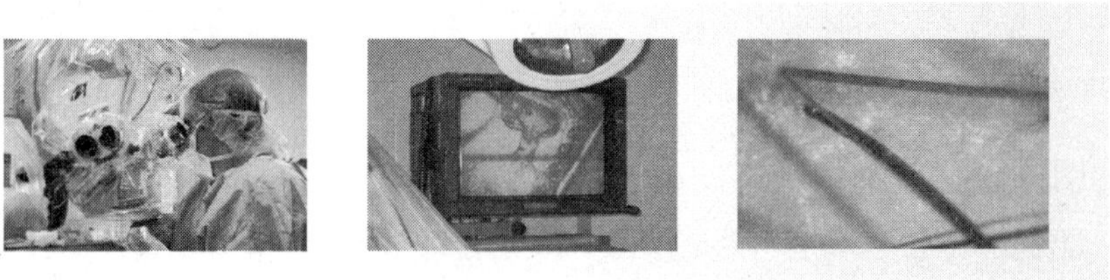

[그림 2-23 • 현미경을 이용한 수술 장면

13 혈액가온기

기증된 혈액은 4[℃]의 낮은 온도에서 보관된다. 보관되던 낮은 온도의 혈액이 환자에게 직접 공급되면 환자에게 위험한 **저체온증**(hypothermia)을 유발할 수 있다.

① 혈액가온기(blood warmer)는 수혈이 필요한 환자에게 공급하는 혈액을 가온하는 기기이다. 체내로 다시 유입되는 혈액을 가온하고 온도를 제어하는 기기로써 환자의 체온과 비슷한 온도로 혈액, 예외적으로 IV(Intravenous) 용액을 가온하여 공급할 수 있다. 혈액가온기는 히터에 혈액을 지나가게 하여 열전도에 의한 가온 원리를 이용한다. 급속으로 가온을 시켜 공급할 수 있게 하는 특징, 시간 당 3,000[ml]의 속도로 급속 수혈하는 특징을 가진 **가온기**(warmer)도 있다(그림 2-24).

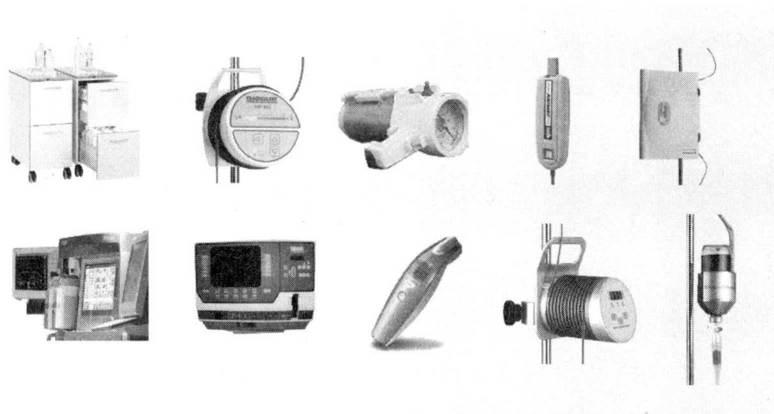

그림 2-24 ● 혈액가온기

② 혈액가온기의 경우 병원에서 주로 신생아 총 혈액량의 2배 정도를 교환 수혈해 준다. 냉장고에서 바로 꺼낸 차가운 혈액인 경우는 실온에 방치하거나 혈액가온기를 사용하여 온도를 올려 준 후 시행한다.

㉠ 무균적으로 시행하여야 할 때도 절대적으로 많이 쓰이기도 한다.

㉡ 4[℃] 냉장고에 보관된 혈액을 수혈함으로써 발생할 수 있는 체온감소를 예방할 목적으로 사용하는 장비이며 가온된 코일에 의해서 수혈세트가 가온되도록 되어 있다.

㉢ 체내로 다시 유입되는 혈액을 효과적으로 가온하고 유연한 온도 제어 기능을 제공하는데, 효율성으로는 연결된 장치를 통해 자동으로 온도를 감지하여 혈관으로 유입되는 혈류를 직접 가온하므로 효율성이 높고, 온도를 33~43[℃]까지 0.5[℃] 단위

로 유연하게 조절할 수 있다.

㉣ 손쉽게 언어를 변경할 수 있으며, 용도에 따른 다양한 튜브직경 제공도 포함되어 있다.

③ 안전성으로는 여러 개의 센서를 통해 혈액 순환로에서 온도를 감지하여 과열되는 것을 방지한다.

㉠ 자가 테스트 기능이 포함되어 있으며 알기 쉬운 인터페이스를 통해 이해하기 쉽도록 사용자 지침이 제공되기도 한다.

㉡ 혈액가온기에는 추가로 사용해야 하는 일회용품이 없는데, 열손실로 인해 환자의 체온이 떨어질 수 있는 경우라면 치료 방법에 상관 없이 모든 세트에 사용할 수 있도록 설계되었다.

③ 대량출혈 등에 의해 저체액성 쇼크에 빠진 환자에서 가장 중요한 치료는 수액 보충과 수혈이다. 그러나 짧은 시간에 많은 양의 수액이나 혈액성분을 투여하다 보면 체온이 저하 되는 합병증이 나타날 수 있는데, 이러한 합병증을 예방하기 위해 혈액가온기를 사용하게 된다. 가온뿐만 아니라, 압력을 가하여 빠른 속도로 혈액 등의 주입이 가능하도록 하는 등 저체액성 쇼크 치료에 있어서 꼭 필요하다고 할 수 있다.

㉠ 특이한 경우에 따라 혈액의 경우 보관할 때 높은 온도에 멸균 처리 되었더라도, 온도상승에 따라 혈액량에 따라 건조되거나 증발되는 경우도 많다. 이 경우 헤모글로빈의 존재성도 희미하고 그 능력을 상실한다. 차가운 곳에 잘 보관할 경우, 영구적으로 사용이 가능하게 유지할 수 있다.

㉡ 혈액가온기의 경우 병원뿐만이 아닌 헌혈이나 수혈이 가능한 장소나 공공기관에서도 많이 취급한다.

ⓐ 헌혈 후 샘플을 보관하거나 각 혈액형별로 추출한 대용량의 혈액을 보관하는 용도로 쓰이지만, 4[℃]이하에서 보관하는 것은 원칙이다.

ⓑ 차가운 혈액을 관리하는 것은 정맥 저체온증의 원인 중 하나이므로 의료 환자와 부상 피해를 방지하기 위해, 병원 및 응급 의료 서비스(EMS)는 정맥 주사(IV) 유체를 위한 휴대용으로 사용하도록 구비하는 것도 중요하다.

㉢ 혈액가온기는 차갑게 설정하고 유지할 수 있으며, 나라마다 차이가 있어 따뜻하게 유지하는 경우도 있다. 혈액가온기 장비의 구조는 가볍고, 일회용이며, 쉽게 전송 및 작동해야 한다.

㉣ 혈액가온기는 여러 분야에 적용되는데, 전쟁이나 불시에 위험한 상황에 도래했을 경우 군사 및 정부기관에 많은 도움이 된다. 휴대용 혈액가온기의 경우는 따뜻하게 유지할 수 있어서 환자에게 많은 도움을 준다.

제 3 장

병원설비 해외의료기기

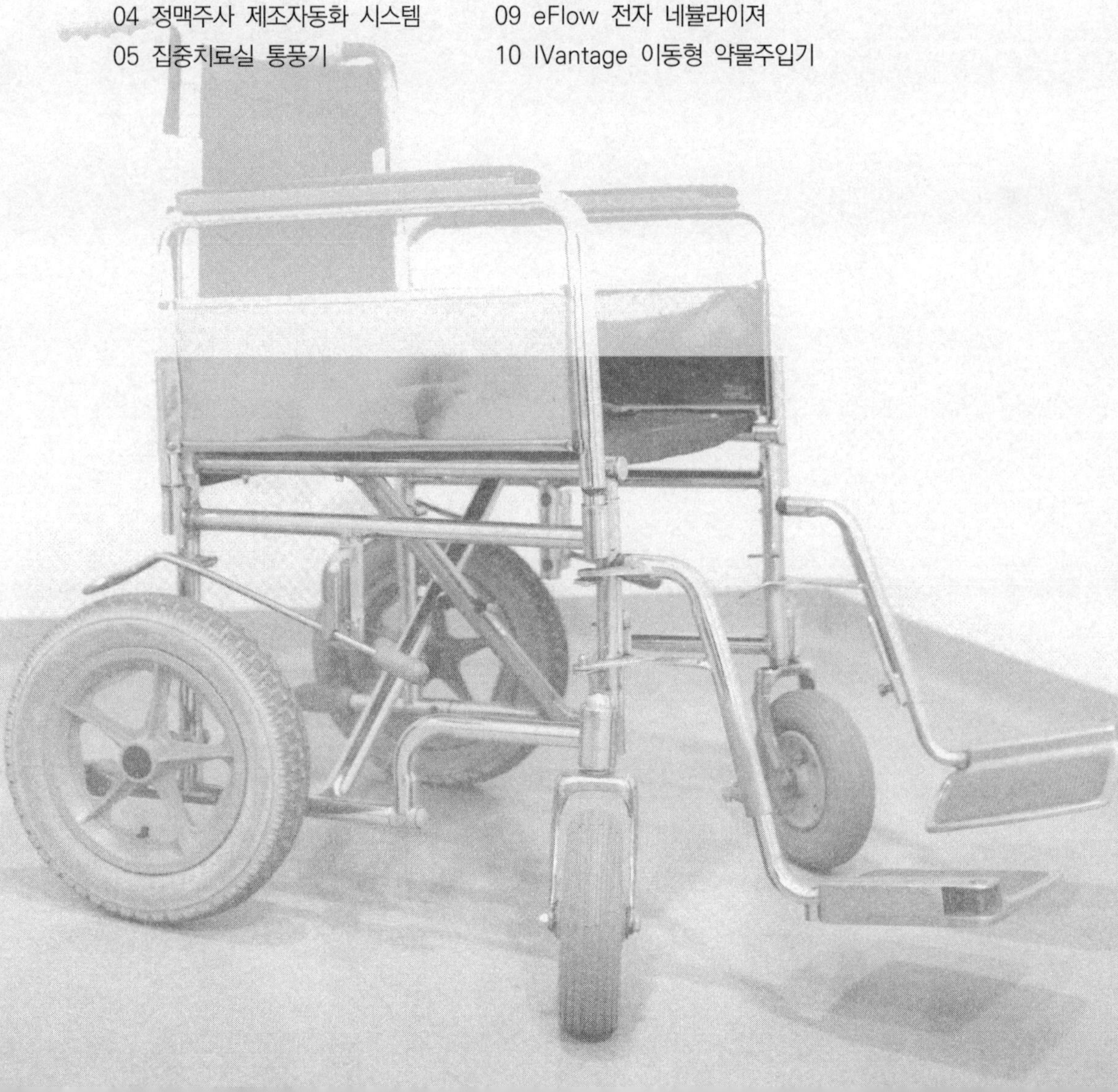

01 3차원 인체표시시스템

네덜란드 트웬테 대학교(University of Twente)의 연구진들이 외과의사들의 수술에 도움이 될 인간 신체를 3차원 지도로 구현하는 시스템을 개발하였다(그림 3-1).

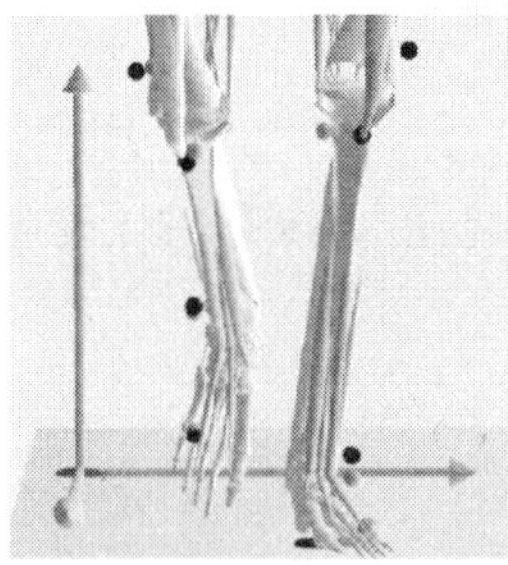

[그림 3-1 • 환자의 하체 3D영상 구현모습

① 'TLEM세이프(TLEMsafe)'라는 이름의 이 시스템은 인간의 하체 부분을 완벽하게 3D 영상으로 제공한다. 또한 이를 환자 개개인의 상태에 맞게끔 조절할 수 있어서, 수술 전에 외과 의사들이 수술을 시뮬레이션할 수 있도록 도와준다.

② 물론 수술 진행시에는 '자동 네비게이션 시스템'을 가동하여 수술의 정확도를 높여주기도 한다.

③ 콜로라도 대학(University of Colorado)의 연구진들은 외과 의사들에게 인체의 동맥을 3차원 지도로 볼 수 있게 해주는 시스템을 개발하였다. 이를 통하여 외과 의사들이 동맥의 어느 부분이 막혀있는지를 자세히 볼 수 있게 한다.

02 병원용/수술용 침대

세계 최대의 의료기기 전문회사인 스트라이커 메디컬(stryker medical)의 s3 병원/수술용 침대는 2009년 MDEA(Medical Excellence Awards)를 수상한 작품이다. 이 침대는 미시건주의 여러 디자인 및 공급 회사들과 스트라이커사가 공동으로 개발한 제품으로 병실에서의 활용도 및 환자의 편이성을 한층 제고한 제품으로 높은 평가를 받고 있다(그림 3-2).

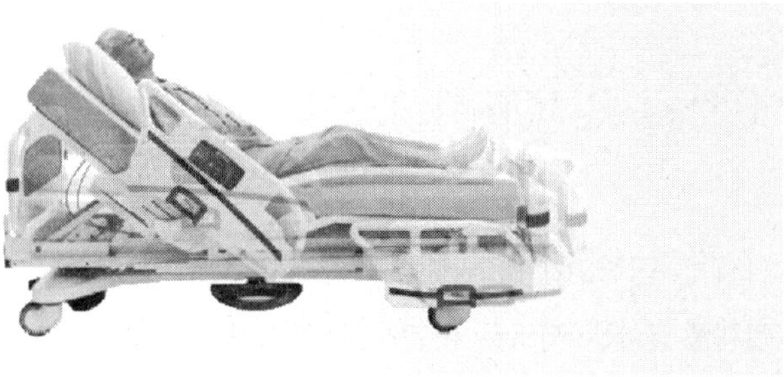

그림 3-2 • S3 병원/수술용 침대

① 측면 난간은 한손으로 조작할 수 있으며, 아이베드 어웨어니스(iBed awareness) 및 베드 엑시트 시스템(bed exit system)은 침대의 위치 및 환자의 위치를 모니터해 낙상의 위험을 줄이는 데 도움을 준다.

② 원터치 인베드 저울(one-touch in-bed scale)은 모든 위치에서 침대와 환자의 정확한 무게를 알려준다. S3의 오픈 아키텍처는 모든 표준 지지표면, 모든 형태의 정지마찰을 수용할 수 있고, 대다수의 간호사 호출 장치(nurse call) 및 네트워킹 시스템과 호환이 가능하다.

③ 접이식 프레임은 침대 헤드를 올렸을 때 실질적으로 변화가 없도록 신체의 중앙 부분에 가장 근접한 위치를 잡을 수 있게 해주기 때문에 환자가 위치를 조정할 필요가 없다.

03 전기침대 로봇

파나소닉(Panasonic)이 고령화 사회에 꼭 필요한 로봇 2 종을 선보였다. 환자나 노인들을 위한 머리 감겨주는 로봇과 침대가 휠체어로 변신하는 로봇, '로보틱베드(roboticbed)'이다(그림 3-3).

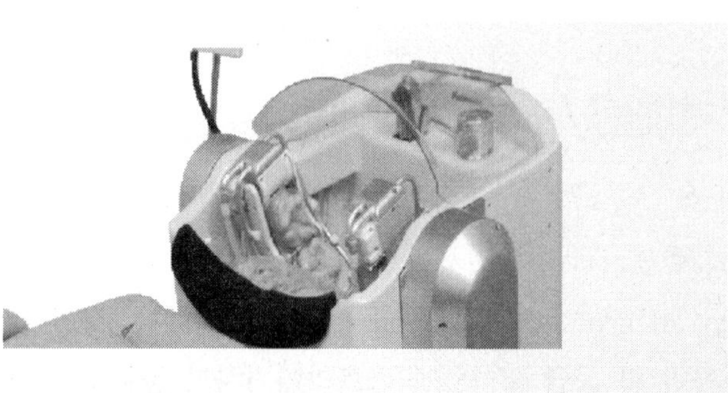

그림 3-3 • 머리 감겨주는 로봇

① 머리를 감겨주는 로봇은 이미 병원이나 의료 시설에 큰 도움이 되고 있다. 파나소닉의 로봇 핸드 기술을 이용하는 이 로봇은 16개의 손가락을 가지고 있다. 사람의 손가락으로 하는 것처럼 아주 능숙하게 머리에 물을 적시고 샴푸 거품을 씻어낼 수 있다.
② 로봇은 샴푸와 마사지를 할 때 사람의 머리에 가할 압력의 정도를 조정하기 위해 2개의 팔로 머리의 형태를 측정하고 기억하며 3차원으로 머리를 스캔한다.
③ 각각의 팔은 전원 감지 센서와 연결되어 움직이고, 압력, 마사지 움직임을 독자적으로 제어하는 3개의 모터가 달려있다.
④ '로보틱 베드'는 침대가 휠체어로 변신하는 로봇이다. 파나소닉은 신에너지 산업기술개발 종합기구(New Energy and Industrial Technology Development Organization : NEDO)와 공동 프로젝트를 통해 일상생활 속에서 로봇을 실제로 활용하기 위한 안전 기술과 가이드라인을 개발해오고 있다.
⑤ 로봇 기술에서 자사의 전문성을 이용해 모터 수를 줄이고, 부품을 변형시켜 새로운 전기 케어 베드의 구조를 단순화시켰다. 그 결과 사용자는 침대와 휠체어를 더 부드럽게 분리하고 재조합할 수 있게 되었다. 이로 인해 사용자와 간호인이 침대와 휠체어로 전환할 때의 위험과 부담을 더 줄일 수 있다.
⑥ 보조 바퀴와 공기압 지지를 채택해 간호인들에게 도움이 된다.
⑦ 음성 가이드와 LED 전등은 사용자에게 침대에서 휠체어를 분리할 때를 알려준다.
⑧ 휠체어에는 센서가 부착돼 다가오는 사람 또는 물체와의 충돌을 방지해준다.
⑨ 오래 누워 있는 환자가 욕창이 생기지 않도록 자동으로 환자의 몸을 뒤집어 주는 기능도 있다.

04 정맥주사 제조자동화 시스템

호주의 의료기기회사인 인텔리전트 하스피탈 시스템스(Intelligent Hospital Systems)에서 로봇을 이용한 정맥주사(IV) 제조 자동화시스템(Robotic IV Automation : RIVA)을 개발했다(그림 3-4).

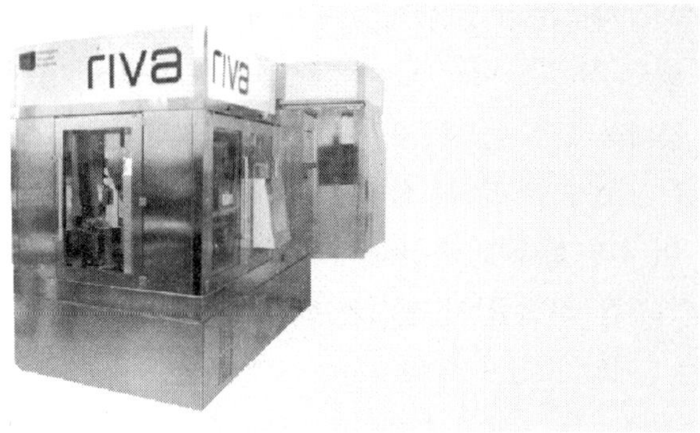

그림 3-4 • Robotic IV Automation

① RIVA는 로봇이 자동으로 정확하게 IV 주사기와 백을 제조해 주는 최첨단 시스템이다. 특히 병원약국에서는 이런 자동화 기기가 절대적으로 필요하다.

② 반복적이고 복잡한 IV 제조 과정을 자동화함으로써 실수와 오염 사고를 줄일 수 있게 되었다.

③ RIVA는 복용량 실수를 제거함으로써 환자의 안전성을 대폭 강화했다. RIVA로 환자의 안전성 문제뿐 아니라, 약사의 실수 또한 동시에 해결할 수 있으며, 약제의 효율성과 효과도 개선할 수 있다.

④ 병원약국들은 변화하는 규제환경에도 대응할 수 있다.

⑤ RIVA는 미국약전(United States Pharmacopeia : USP) 797 환경에서 IV 약제의 무균 합성과 관련된 많은 중요한 안전성 문제를 해결할 수 있다.

05 집중치료실 통풍기

컴팩트한 크기의 해밀턴 메디컬 인텔리전트(hamilton Medical Intelligent) ICU(집중치료실) 통풍기는 기능에 기능을 더하는 복잡한 트렌드에 거슬러 오히려 간편하고 단순한 사용법을 강조했다(그림 3-5).

① 무게가 9.5[kg]밖에 되지 않고 소음이 적기 때문에 병원 안에서 사용하기에 안성맞춤이다. 10.4[inch] 크기의 TFT 터치스크린이 장착되어 있는 이 통풍기는 독립적인 중앙 가스 및 전기 공급이 가능해 다른 곳으로 환자를 옮길 때도 번거롭지 않다. 의료종사자들의 일거리를 줄여주면서도 환자들의 안전과 편안함을 증진시킬 수 있다.

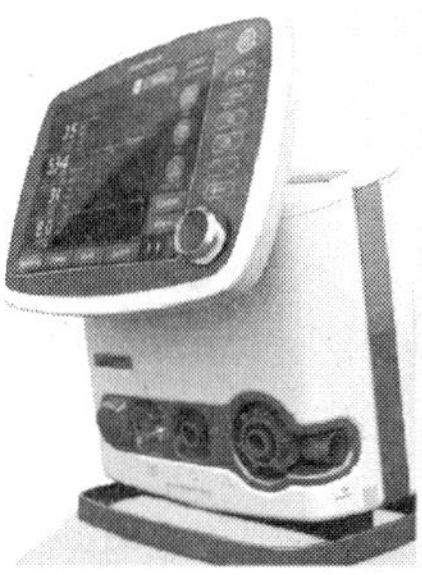

그림 3-5 • C2 통풍기

② C2 통풍기는 사용법이 간단하고 의료진들이 상황을 한눈에 알아볼 수 있도록 한 것이 특징이다. 복잡한 절차와 기능들을 최소화해 의료진들이 정확하고 빠르게 문제를 파악해 진단할 수 있도록 했다.

06 환자이송침대

보건의료 종사자가 근무 중에 부상당하는 많은 원인 중의 하나는 구급대원이 환자 이송용 침대를 들어 올리는 과정에서 허리를 다치는 것이다(그림 3-6).

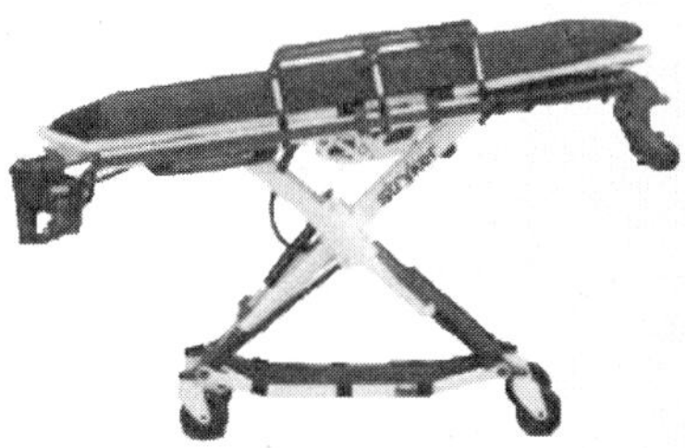

그림 3-6 • Power Pro XT 환자이송침대

① 최근 비만환자가 증가하면서 이 문제는 더욱 심각해져서 구급대원의 부족 현상을 초래하고 있다. 이러한 문제에 대응하여 Stryker EMS는 최초로 유압장치에 의한 환자이송용 침대를 시판하게 되었다.

② 이 환자이송장치를 이용하면 구급대원이 환자를 들어 올릴 필요가 없어져서 허리를 다치는 일을 방지할 수 있다.

③ 환자이송 장치는 자체 무게가 60[Kg]에 불과하지만, 300[Kg]의 환자까지 들어 올릴 수 있다. 환자를 올리는 속도는 응급환자의 경우 빠른 속도로, 그리고 일반 환자의 경우는 느린 속도로 올릴 수 있도록 두 가지 속도로 제작되었으며, 버튼을 누르는 것으로 환자 이송 후 침대가 원래의 높이로 돌아올 수 있도록 하였다.

④ 수작업으로 환자를 앰뷸런스에 싣는데 10~15초가 걸리지만 이 장치는 2.5초 만에 작업을 완료할 수 있다.

07 4세대 인공와우 보청기

어음처리기는 소리를 디지털 신호를 바꾸어 인공와우에 전달하고 인공와우는 전기신호로 바꾸어 청신경을 자극한다(그림 3-7).

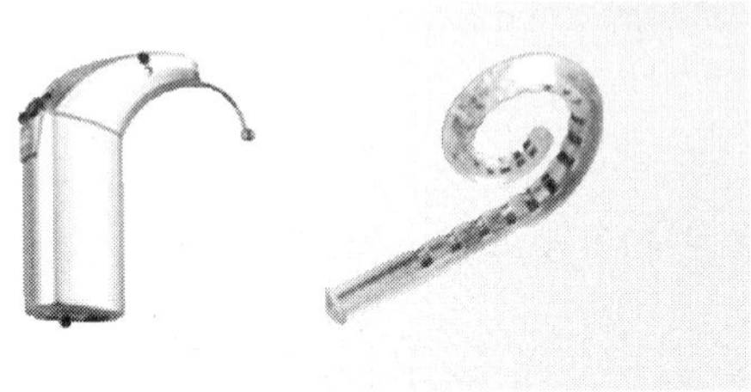

(a) 귀걸이형 어음처리기 (b) 인공와우

그림 3-7 • 귀걸이형 어음처리기와 인공와우

① 호주의 Cohlear회사에서 개발한 4세대 인공와우형 보청기이다. 기존 제품은 조용한 곳에서는 잘 들리지만, 시끄러운 레스토랑 같은 곳에서는 잘 들리지 않는다.

② 4세대 인공와우형 보청기는 사용자 정면에서 들리는 말 이외에는 모든 노이즈를 제거하는 beam-forming 기술을 이용하여 사용자의 가청범위를 극대화하였다.

③ 제품 출시 후 7,000명 이상의 환자가 극적으로 향상된 삶의 질을 경험하였으며, 그 중 20[%] 정도가 세 살 이하였다.

④ 선천성 청각장애로 태어났던 소아들은 이 보청기를 이용하여 정상적인 학교생활이 가능해졌다.

⑤ 4세대 인공와우형 보청기는 액체나 불순물이 침범하지 못하도록 디자인되어 신뢰도를 향상시켰으며, 기존 세대 제품인 digital signal processor(DSP) 칩 대신 speech processor chip을 사용하여 소요전력을 절반으로 줄였다.

⑥ 사용자는 3일에 한 번만 배터리를 교체하면 되어 편의성을 크게 향상시켰다.

⑦ 4세대 인공와우형 보청기는 4개의 부품으로 구성되어 있는데, 귀 뒤의 피부에 심는 전자부품과 달팽이관에 삽입되는 전극, 주변의 소리를 전기신호로 바꾸어 무선으로 전송하는 어음처리기와 임플란트의 성능을 테스트하기 위한 소프트웨어, 그리고 청각전문의의 컴퓨터와 어음처리기를 연결하는 연결선 등으로 되어 있다.

08 360[°] Fascia Closure Device

이 장치는 수술바늘 사고를 예방하고 수술의사의 손이 피로해지는 것을 방지하는 효과를 가지고 있다. 미국 외과의사회에 따르면 수술바늘 사고의 59[%]는 근막을 꿰맬 때 발생한다(그림 3-8).

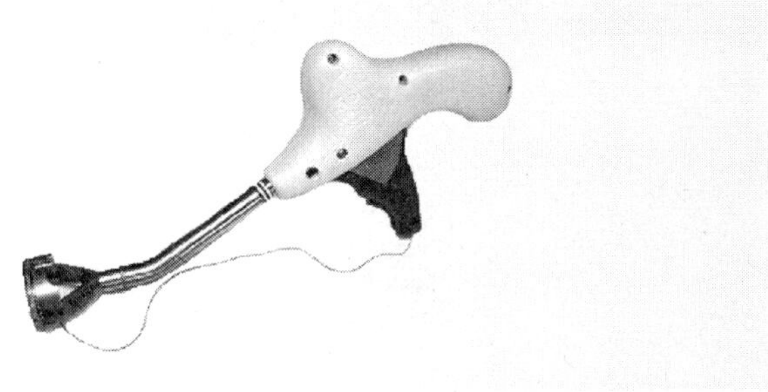

그림 3-8 ◦ 360[°] Fascia Closure Device

① 360[°] Fascia Closure Device 장치는 재사용이 가능한 바늘운동기와 일회용의 수술실 카트리지로 이루어져 있으며, 핸들을 이용한 두 손가락의 움직임을 기어운동에 의하여 360[°] 어느 방향으로라도 정확하게 봉합부위에 전달함으로써 꿰매는 방향과 손의 방향이 같지 않더라도 시술자가 편한 위치에서 작업을 할 수 있고, 또한 가위를 움직이는 것처럼 간단한 손의 움직임으로 수술바늘을 움직일 수 있으므로 손이 피로해지는 것을 방지할 수 있다.

② 수술바늘은 카트리지 속에 3/4바퀴 회전하여 장착되어 있으며 어떤 종류의 봉합사 에도 연결이 가능하도록 되어 있다.

09 eFlow 전자 네뷸라이져

진동막을 사용하여 약물을 농축함으로써 훨씬 빠른 시간 내에 원하는 양의 약물을 흡입할 수 있다. 또한 부피가 작고 사용이 간편하다는 장점도 있다.

① 코를 통하여 폐로 흡입해야 하는 약물은 네뷸라이져를 사용하지만 현재까지는 부피가 크고 비효율적이라는 문제점이 있다.

② 천식, 기관지 확장증, 기관지 폐색증, 결핵 등의 질병에서 일반적으로 네뷸라이져를 사용하는 경우 8-30분간 흡입을 해야 한다. 또한 하루에도 여러 번 흡입해야 하는 경우도 있어 환자들의 불편은 더 크다.

③ eFlow 네뷸라이져는 진동하는 박막을 이용하여 약물을 농축시킴으로써 8~30분간 흡입해야 할 약물을 단지 15~20번의 흡입만으로 대치할 수 있게 되었다.
이렇게 불편함을 크게 줄임으로써 이 제품은 특히 어린이들에게 사용이 편리하다(그림 3-9).

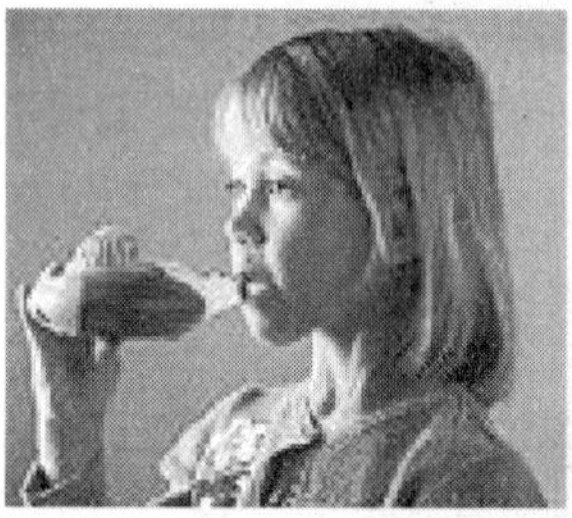

그림 3-9 • The eFlow 전자 네뷸라이져

④ The eFlow 전자 네뷸라이져는 모양과 외관에도 신경을 써서 쉽게 조립하고 쉽게 분해하여 사용하지 않을 때 저장이 용이하며, 인체공학적으로 디자인하여 사용이 간편하다.

⑤ 배터리로 동작할 수 있어 이동이 가능하며, 자동차의 전원으로도 사용이 가능하다. 가벼우며 환자친화적인 디자인 그리고 흡입효율의 증가로 환자들의 편의가 크게 향상되었다.

10 IVantage 이동형 약물주입기

병원에서 사용하는 의료기기가 구급차에서도 사용하려면 구급차 공간의 한계를 고려하여 부피가 작게 디자인하는 것이 필요하다. 또한 가정에서 사용하는 경우에는 고장이 나지 않도록 설계하여 기계에 익숙하지 않은 일반인이 사용하는 데 불편함이 없어야 한다(그림 3-10).

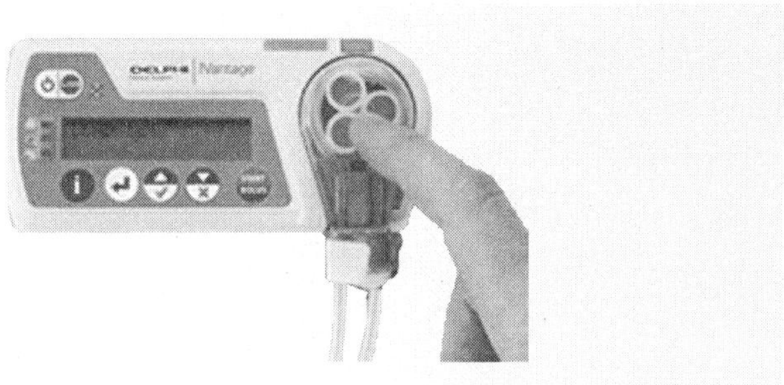

그림 3-10 ◦ IVantage 이동형 약물주입기

① Delphi Medical Systems Corp.(Troy, MI)은 IVantage 이동형 약물주입기를 만들어서 구급차와 가정에서도 사용할수 있도록 하였다.

② 약물주입기는 EC 32 모터를 사용하여 부피가 작고 배터리를 포함한 무게가 400 [g]에 불과하다. 튜브를 비롯한 모든 움직이는 부분은 일회용 카세트형태로 제작하여 본체에는 전자부품만으로 구성되어 있으므로 고장률이 적다는 점도 획기적이다.

③ 유체의 흐름이 역류하지 않도록 하는 안전장치를 도입하여 가정에서 사용해도 안전하다. 일반전원을 사용할 수도 있고, 22시간 작동할 수 있는 충전용 배터리를 사용할 수도 있다.

④ 침대, 휠체어, IV pole에 쉽게 부착할 수 있고, 가벼운 무게 때문에 허리나 어깨에 차고 다녀도 불편이 없다. 시간당 0.1[ml]부터 999[ml]까지 주입속도를 쉽게 조절할 수 있다.

제 4 장

병원설비 해외의료기기 기술

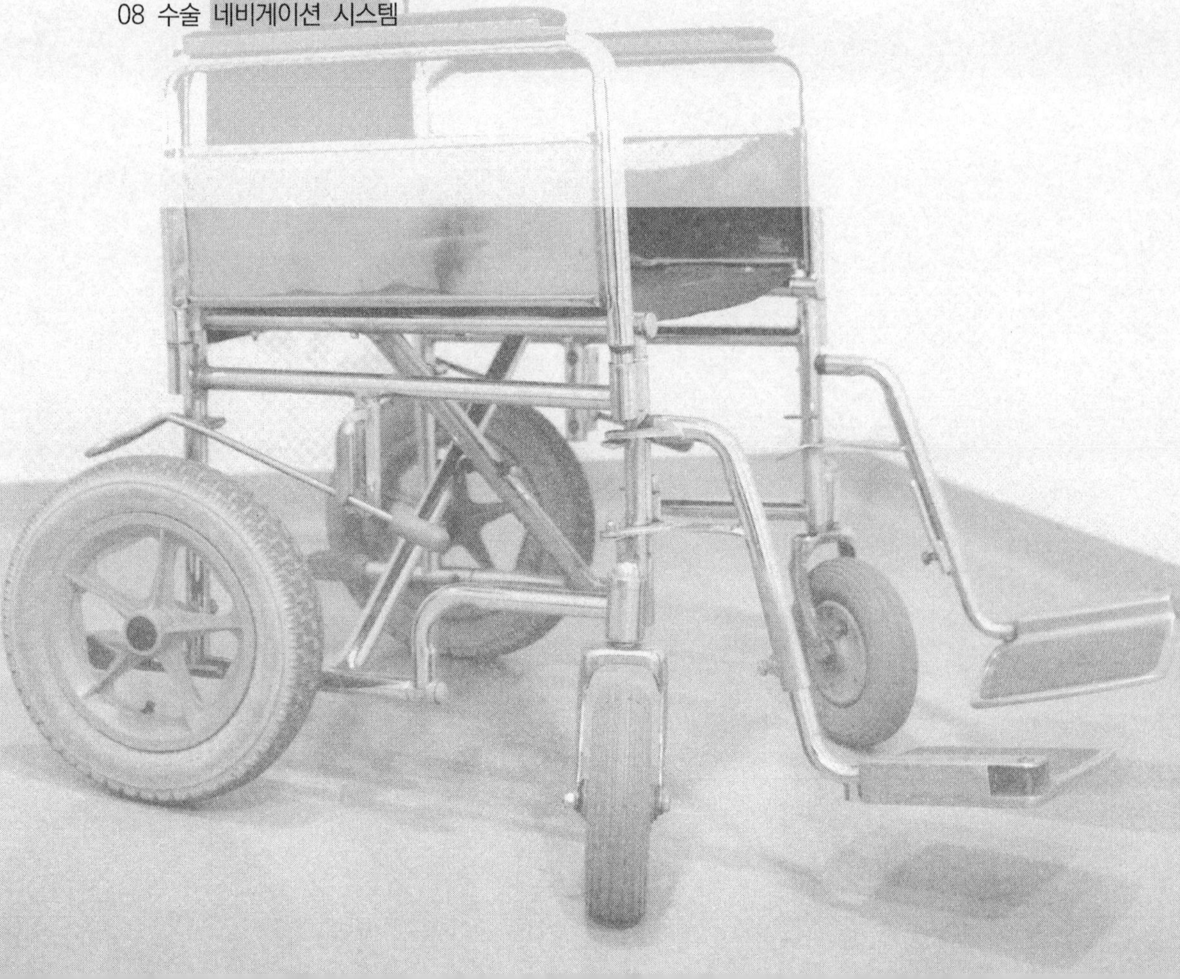

01 초저전력 외래환자 안내시스템 개발

일본의 후지츠연구소는 후지츠와 공동으로 전자종이를 이용한 외래환자 안내 솔루션의 실증실험을 수행하였다. 이 솔루션은 후지츠연구소가 개발한 컬러 전자종이와 무선 시스템을 탑재한 전자 카드홀더를 전자 카르테*와 연동시켜 외래환자 한 사람 한 사람에게 현재의 대기 환자 수 등의 정보를 제공하는 솔루션이다(그림 4-1).

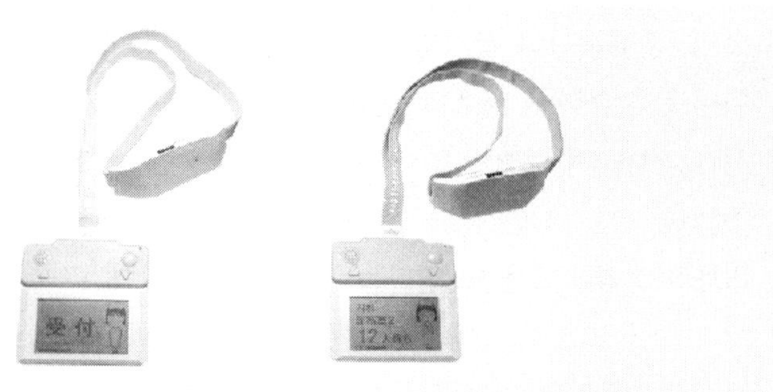

그림 4-1 • 전자종이 환자 안내 솔루션

① 환자 안내 솔루션 실증실험은 후지츠병원에서 실시되었으며, 이 솔루션을 실제 병원에서 운용하는 데 있어서 매초 10대 이상의 정보 제공을 실현하면서 전자 카드홀더의 충전은 일주일에 한 번 정도로 충분한 저소비전력을 실현하여 병원의 운용 비용을 크게 절감할 수 있음을 확인하였다.

② 최근 의료분야에 있어서도 정보화가 빠르게 진행되고 있으며 전자 카르테 등의 도입이 활발히 이루어지고 있다. 그 중에서도 환자들의 편의성을 향상시키기 위한 시스템도 개발되고 있어, 대합실의 대기 환자 수 등을 표시하는 안내 표시장치 등의 정보 시스템이 보급되고 있다. 종래의 안내시스템은 소비전력이 비교적 큰 대형 표시장치를 도입할 필요가 있어, 도입 후 병원의 운용 비용 증가가 문제로 지적되었다.

③ 병원의 운용 비용을 고려하면서도 환자 한 사람 한 사람에게 개별 정보를 제공하는 시스템의 개발이 요구되어 왔다. 후지츠 연구소에서는 환자가 IC 카드 진찰권을 누르는 것만으로 진찰 시간까지의 대기 환자 수나 진찰실까지의 경로 등을 실시간으로 표시하는 전자 카드홀더와 전자 카르테를 연동시킨 외래환자 안내 솔루션을 개발하였다. 이

* 전자 카르테 : 전자 진료기록

번에 개발된 솔루션의 주요한 특징은 다음과 같다.

㉠ IC 카드의 판독기능이 부착된 전자 카드홀더에 후지츠연구소가 개발한 저소비 전력형 컬러 전자종이를 탑재함으로써 개인휴대폰 시스템(Personal Handy-phone : PHS)은 무선랜 등의 휴대단말기에 비해 1/10 정도의 저소비전력을 실현하였다.

㉡ 의료용으로도 이용이 가능한 저송신 출력의 무선통신규격안에 준거하여 후지츠가 독자적으로 개발한 프로토콜을 추가함으로써 한 대의 무선 억세스 포인트로 매초 14대의 전자 카드홀더에 안내정보를 통지하는 것이 가능한 무선 발신시스템을 개발하였다. 실증실험을 통해 다음과 같은 평가 결과를 얻었다.

ⓐ 환자 안내 솔루션 실증실험에서는 전자 카드홀더의 평균 발신 간격이 4분이었으며, 전자종이의 탑재와 무선계 소비전력 제어에 의해 평균 소비전력을 0.1[W] 이하로 절감하여 저소비전력 동작이 가능함을 확인하였다. 이에 따라 장시간 동작이 가능하여 종래의 PHS 등을 이용하는 경우에는 매일 충전을 해야 할 필요가 있었던 반면, 이번 전자 카드홀더의 경우에는 일주일에 한 번으로도 충분하여 운영비용의 절감에 도움이 된다는 것을 확인하였다.

ⓑ 환자 안내 솔루션 실증실험에서는 한 대의 무선 억세스 포인트가 커버하는 대합실 내에서 이동하는 100대의 전자 카드홀더에 대해 개별적으로 변동하는 대기 환자 수 등의 정보를 10초 이내에 제공할 수 있음을 확인하였다. 이에 따라 대규모 시스템에도 충분히 적용이 가능하다는 것을 알 수 있다.

ⓒ 환자 안내 솔루션 시스템의 개발을 통해 종래의 대형표시 장치를 대체함으로써 에너지 절감에 의한 운용비용 삭감이 가능할 뿐만 아니라, 진찰까지의 대기환자 수 등의 상세한 정보를 환자들에게 제공함으로써 환자들의 불안감을 줄이고 병원 어디서라도 대기가 가능하기 때문에 환자들이 대기시간을 보다 효과적으로 활용할 수 있는 것도 장점이다.

02 듀얼 에너지 기술 〈스텔라 디텍터〉를 탑재한 CT

지멘스 헬스케어는 싱글소스 컴퓨터 단층촬영장치(CT)인 소마톰 데피니션 에지(SOMATOM Definition Edge)를 국내 출시했다(그림 4-2).

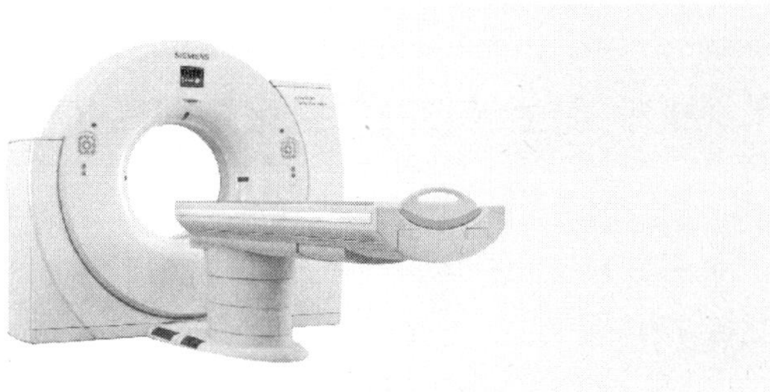

그림 4-2 ▪ 소마톰 데피니션 에지 CT

① **소마톰 데피니션 에지**는 일반적으로 0.3초 이상 걸리는 싱글소스 CT의 1회전 시간을 단축하여 0.28초 만에 가능하게 하였다.

㉠ 지멘스 헬스케어가 생산한 싱글 소스 CT중에서도 가장 빠른 촬영 속도이다. 이를 통해 중환자, 노인, 어린이 등 검사 시 움직임을 통제하기 힘든 환자들도 보다 간편하고 정확한 검사가 가능하며, **호흡을 멈추지 않아도 흉부 및 복부검사가 가능하다.**

㉡ 초당 23[cm]까지 영상이 획득 가능하여 8.5초 만에 2[m]의 신장을 가진 환자의 전신 촬영이 가능하고, **2초 안에 흉부 및 복부 검사가 완료** 된다.

② 데피니션 에지에서 **듀얼 에너지 기술을 적용**하여 싱글소스에서 듀얼에너지의 사용이 가능하게 되었으며, **저선량 솔루션**으로 스캔되는 신체 부문에 따라 실시간으로 관전류를 자동으로 조정하는 Care Dose 4D 시스템과 **환자정보와 검사에 따라 관전압을 자동으로 선택하여 주는 방법을 최초로 도입하여 환자가 받는 방사선을 최소화**하였다. 그리고 검사를 끝내고 추가적으로 적용이 가능한 **반복적인 영상재구성법인 SAFIRE를 제공하여 이미지의 개선 그리고 추가적인 방사선 피폭량의 감소의 가능성을 제공**한다.

③ 소마톰 데피니션 에지에 장착된 스텔러 디텍터는 **TrueSignal 기술로 영상의 신호 잡음비 (Signal-to-Noise Ratio : SNR)를 획기적으로 감소시킨 지멘스 헬스케어의 최신 기술로** 국내 CT 장비 중에는 소마톰 데피니션 에지에 처음 적용되었다.

④ **스텔라 디텍터**는 기존에 불가피하게 발생했던 전기적인 노이즈를 전기회로의 집적화를 통하여 전기적인 노이즈감소뿐만 아니라 데이터를 받아들이는 detector의 간섭현상을 최소화하여 기존에 불가능하였던 0.3[mm] 크기의 작은 조직에서도 고화질의 영상을 제공한다.

03 세계 최초 디지털 브로드밴드 MRI 시스템

필립스는 세계 최초 디지털 브로드밴드 MRI 시스템 '인제니아 MR(Ingenia MR)'를 국내 출시했다(그림 4-3).

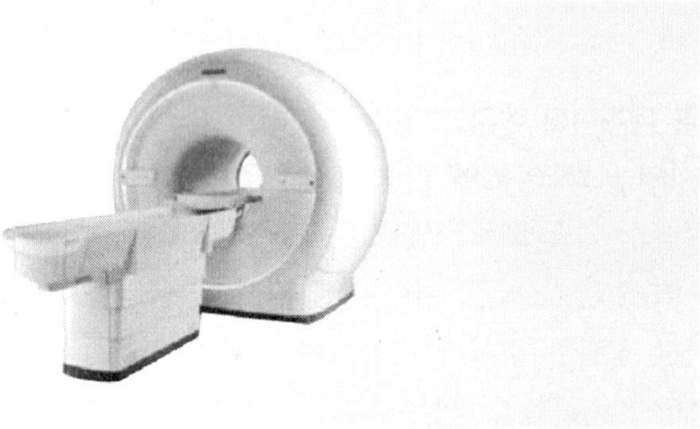

그림 4-3 • MR(Ingenia MR)

① 인제니아 MR은 RF 신호를 아날로그 방식으로 수신한 후 이를 케이블을 통해 전송하는 기존의 MR 시스템과 달리 코일에 내장된 마이크로칩에서 직접 RF 신호를 받아 디지털화하는 방식으로 개발된 MRI 시스템이다.

② 인제니아 MR은 디지털 접속을 유지한 상태에서 직접 RF코일의 신호를 디지털화해 이를 광섬유 케이블로 전송하기 때문에 신호전달과정에서 나타날 수 있는 신호 손실을 최소화하고 영상의 정확도를 결정하는 신호 대비 잡음 비(signal to noise ratio)를 최대 40[%]까지 향상시킨다. 이를 통해 신경 및 근골격계 등 기존에 MRI가 많이 쓰이던 분야 외에도 복부와 심장 등 보다 광범위한 인체 부위에서 선명한 진단영상을 제공할 수 있게 되었다.

③ 채널 수의 제한 없이 디지털 신호를 획득하고 전송할 수 있기 때문에 고가의 하드웨어나 소프트웨어의 업그레이드 없이 높은 채널 수의 코일을 적용할 수 있다고 전했다.

④ 회사는 인제니아 MR로 인해 의료기관들이 기존대비 현저히 낮은 비용으로 최첨단 임상기술을 보유할 수 있기 때문에 경쟁력을 강화할 수 있으며 투자 대비 경제적 효율성을 극대화할 수 있다고 설명했다. 아울러 넓은 신체 부위를 촬영할 경우 환자를 움직이거나 코일을 재조작할 필요 없이 간단한 코일 추가로 촬영할 수 있다고 덧붙였다.

04 심장의 뛰는 모습을 그대로 전달해주는 CT

GE헬스케어는 10일 '디스커버리CT750HD 프리덤(Discovery CT750HD FREEdom)'을 국내에 도입한다고 밝혔다(그림 4-4).

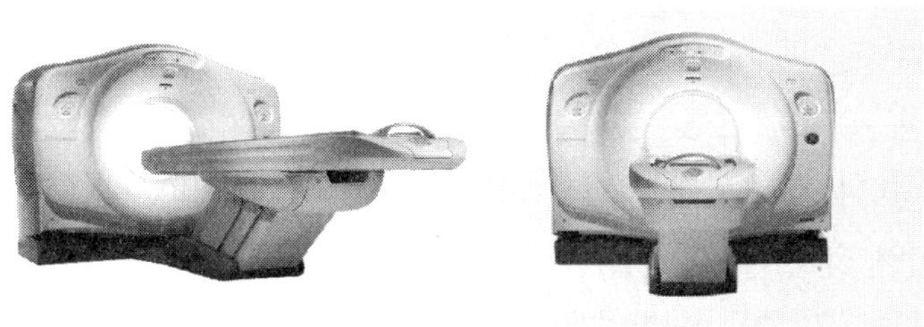

그림 4-4 • 디스커버리 CT750HD 프리덤

① 회사에 따르면 디스커버리 CT750HD 프리덤은 관상동맥의 움직임, 높은 심박수, **석회 인공 음영**(calcium blooming) 현상 등 기존에 정확한 심장 촬영을 방해했던 요소를 극복한 새로운 차원의 CT가 될 것으로 전망되고 있다. 심장과 주요 동맥에 발생하는 **심혈관 질환**의 경우 우리나라 사망원인 3위(2015년 통계청)에 해당한다. 이와 같은 질환은 CT 촬영을 통해 관상동맥을 보다 빠르고 정밀하게 영상화해 진단할 수 있다.

② 현재까지는 진단장비의 촬영 속도가 심장 박동 속도보다 느려 주변의 가는 혈관을 정확하게 촬영하는데 한계가 있었다. 그러나 회사 측은 최근 개발한 **프리덤 기술**(FREEdom, Fast Registered Energies & ECG)로 이러한 고질적인 한계를 극복할 수 있게 됐다고 설명했다.

③ 회사측은 프리덤 기술에 대해 **높은 해상도와 저선량 기술, 병변 구별에 탁월한 젬스톤 다중 에너지 기술**이 탑재돼 전세계 1000여 곳의 의료기관에서 사용하고 있는 디스커버리 CT750HD에 새롭게 장착된다고 전했다.

④ **스냅샷 프리즈**(snapshot freeze), **젬스톤 다중 에너지**(gemstone spectral imaging cardiac) 기술을 통해 프리덤이 기존 심장 CT 촬영의 패러다임을 바꾸는 혁명을 이뤄냈다고 주장했다.

⑤ 로랭 로티발 대표는 "**프리덤 기술은 의료진의 심혈관 질환 진단에 보다 확신을 줄 수 있는 솔루션으로 심혈관 진단영상 분야의 새로운 패러다임을 제시하는 신개념의 기술**이 될 것이다"라며 "앞으로 더 많은 국내 의료진이 프리덤을 신뢰하고 심혈관 질환의 조기 진단에 기여할 수 있게 되기를 기대한다"고 덧붙였다.

05 타액, 눈물로 혈당측정

미국 퍼듀 대학 나노기술센터 연구팀이 개발한 이 바이오센서는 타액, 눈물 등에 담겨 있는 포도당을 0.3[μM]까지 감지해 낼 수 있다. 이러한 민감도는 다른 진기화학 바이오센시를 훨씬 능가하는 것이다.

① 바이오센서는 그래핀*으로 만들어진 나노시트층, 백금나노분자, 포도당산화효소인 글루코스옥시다제 등 3부분으로 구성되어 있다.
② 나노시트 하나 하나는 몇 겹의 그래핀으로 이루어져 있다. 이 나노시트와 백금나노분자가 결합하면 전극이 형성된다.
③ 포도당산화효소가 백금나노분자에 달라붙으면 이 효소가 포도당을 과산화수소로 전환시키면서 전극에 신호를 발생시킨다.
④ 바이오센서는 포도당과 센서에 간섭을 유발할 수 있는 다른 물질들(요산, 아스코르빈산, 아세트아미노펜)을 구분하는 기능이 있다.
⑤ 이오센서는 특별히 혈당측정을 위해 만들어진 것이지만 이 기술 자체는 다른 질환들과 관련이 있는 화학물질을 감지해 내는 데도 사용될 수 있다는 것이 연구팀의 설명이다.
⑥ 이 센서에서 포도당산화효소를 글루타메이트 옥시다제로 바꾸면 파킨슨병과 알츠하이머 치매와 관련된 신경전달 물질 글루타메이트를 측정할 수 있고 에탄올 옥시다제로 바꾸면 혈중 알코올 농도를 측정할 수 있다.

06 선량 감소기술이 탑재된 CT

최신 선량 감소기술이 탑재된 컴퓨터단층촬영(CT)장비가 국내에 출시됐다. 도시바 제품의 국내 판매를 담당하고 있는 티아이메디칼시스템즈는 '160MSCT(Multi Slice CT) Aquilion Prime'을 국내에 출시했다고 밝혔다(그림 4-5).

* 그래핀 : 탄소의 동소체 중 하나이며 탄소 원자들이 모여 2차원 평면을 이루고 있는 구조이다. 각 탄소 원자들은 육각형의 격자를 이루며 꼭짓점에 탄소 원자가 위치하고 있는 모양이다.

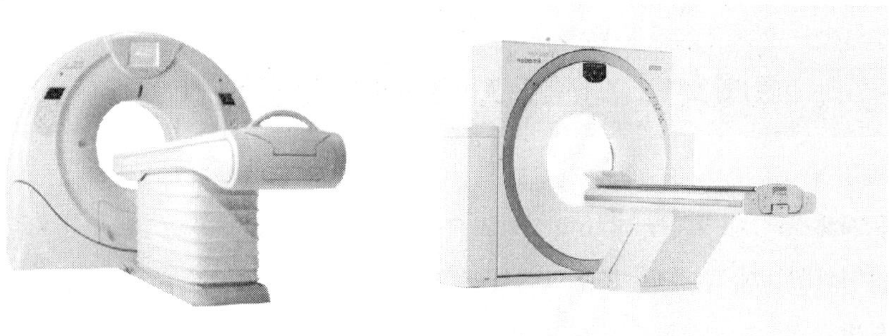

그림 4-5 • 160 MSCT(Multi Slice CT) Aquilion Prime

① 회사에 따르면 이 장비는 도시바의 최신 선량 감소기술인 에이다 3D(AIDR 3D), 슈어 익스포저(SUREExposure), 액티브 콜리메이션(active collimation) 등의 첨단 기술이 탑재됐다.

② 회사 측은 이 장비의 특징에 대해 기존 128 MSCT 대비 더 적은 선량으로 우수한 영상 획득이 가능하다는 점을 꼽았다.

이 장비에는 반복복원(Interative Reconstruction : IR) 기법을 활용한 소프트웨어 'AIDR 3D'와 촬영 부위 두께 · 구조에 따라 방사선량을 자동으로 조절하는 'SUREExposure' 기술이 탑재돼 화질개선 및 선량 대폭 감소가 가능하다는 것이다.

③ 장비는 AIDR 3D와 SUREExposure를 동시에 결합해 사용할 경우 최대 50[%]까지 잡음이 줄며 선량은 최대 76[%]까지 감소시킬 수 있다. 이에 대해 회사는 종전 단일 복원과정보이다. 추가되는 소요 시간이 30[%] 정도에 불과하다고 설명했다.

④ 장비는 1회전으로 160장의 이미지를 재구성 할 수 있으며 회전 시간이 0.35초로 짧아 신속한 검사가 가능하다는 장점이 있다.

⑤ 1회전으로 최소 0.5[mm]의 얇은 두께의 영상을 획득할 수 있기 때문에 2[mm]의 작은 병변까지 구별해 내 정확한 진단도 가능하다.

⑥ 회사의 한 관계자는 "특히 vHP(variable Helical Pitch)를 이용해 한 번의 촬영으로 심장과 흉 · 복부의 대동맥 등의 검사를 할 수 있어 중상위급 장비로 주목 받고 있다"고 전했다.

07 휴대용 라디오전자파 유방암검진기

영국 맨체스터 대학의 Zhipeng Wu교수는 라디오 전자파 기술을 이용한 휴대용 유방암검진기를 발명하였는데 컴퓨터 프로그램을 활용하면 유방암 종양을 악성 또는 양성을 분류할 수 있다고 한다.

① 라디오 주파수 또는 마이크로웨이브 기술을 이용하여 유방암을 검진하는 방법은 이미 미국, 캐나다 및 영국에서 시도되어 왔지만 영상을 획득하려면 수분이 걸리고 또한 병원 또는 특수한 장소에서 영상을 획득해야만 했었다.

② Wu교수는 라디오 주파수 스캐너 기술을 이용하여 실시간으로 환자의 유방 영상을 얻을 수 있을 뿐만 아니라 종양 유무도 간단하게 판별할 수 있다고 한다. 이 방법은 기존에 제시된 방법보다 빠른 시간 내에 영상을 얻을 수 있을 뿐만 아니라 최소침습적 방법으로 유방암을 검사할 수 있기 때문에 외과수술에도 적용이 가능하게 되어서 환자의 진료 대기시간을 많이 단축시킬 수 있고 또한 기존의 방사선유방촬영기를 대치할 가능성도 보인다. 또한 이 라디오 주파수 유방 촬영기는 가정에서 여성 자신의 유방 건강을 확인하기 위해서도 편리하게 사용할 수도 있다.

③ 특허를 받은 이 새로운 의료기기는 컴퓨터단층촬영기술을 이용하며 현재 휴대폰에서 사용하는 같은 주파수 대역을 사용하지만 휴대폰의 소모전력의 일부만으로도 기기의 가동이 가능하다.
따라서 이 새로운 의료기기는 비용이 저렴하고 인체에도 안전하여 작은 상자에 넣어 휴대가 가능하기 때문에 일반 가정에서도 쉽게 사용할 수 있다.

④ 현재 유방암 검진을 위해서 널리 사용되고 있는 방법으로 방사선유방촬영기를 사용하는 경우 검진 정확도는 60[%]정도로 낮으며, 전체 유방암 환자 중에서 20[%]는 50세 이하의 여성들이다. 유방암을 정확히 진단하는 일은 매우 중요한 사안인데 특히 조기진단 및 치료를 통하여 수천 명의 환자들의 생명을 구할 수 있다.

⑤ 기존의 방사선 유방촬영기는 조직의 밀도차이에 초점을 맞추지만, 라디오 주파수 유방암 검진기는 정상 유방 조직과 비정상 유방 조직 사이의 유전체 전도율의 차이에 주안점을 둔다.

⑥ Wu교수는 라디오 주파수 유방암 검진기에 환자의 유방을 고정시키면 바로 컴퓨터 화면에 영상을 얻도록 장치를 고안하였는데 종양 또는 비정상조직이 있으면 라디오 주파수에 대한 조직의 명암도 반응 차이로 인하여 붉은 색으로 나타난다.

⑦ 악성 종양 조직의 경우 조직 투과율 및 전도율이 상대적으로 높기 때문에 정상조직과는 다른 색깔로 표현된다. 이 기기를 사용하면 1초에 30장의 영상을 얻을 수 있기 때문에 현재로써는 세상에서 가장 빠르게 유방암을 검진 할 수 있는 능력을 가지고 있다.

⑧ Wu교수는 "이 기기는 휴대도 가능하며 실시간으로 영상을 얻을 수 있다. 따라서 실시간으로 영상을 얻을 수 있으면 검사 과정에서 종양 부위를 놓칠 가능성이 낮아진다." 라고 한다.

⑨ 다른 유방암 검진기는 피부와 기기 사이의 저항을 일치시키기 위해서 액체 또는 젤 형태의 물질이 필요하지만 우리가 발명한 시스템으로 이런 물질이 필요 없으며 여성이 브래지어를 착용한 상태에서도 촬영이 가능하다.

⑩ 앞으로 후속 연구를 수행해야 되겠지만 우리가 발명한 기기는 새로운 유방암 검진으로 활용될 가능성이 높다. 그리고 선진국 및 개발도상 국가들에서 이 기기를 사용하면 수많은 여성들이 혜택을 입을 것이다. Wu 교수는 전 세계적으로 여성의 평생 동안 유방암 발병 위험성은 9명의 여성마다 1명의 비율로 발생한다는 사실을 유념해야 한다."고 주장하였다.

08 수술 네비게이션 시스템

코오치대학 의학부 사토 다카유키 교수의 연구그룹은 JST의 산학연계사업의 일환으로 외과 수술 중에 절개해야 할 부분을 실시간으로 가시화할 수 있는 근적외 형광컬러카메라 시스템을 개발했다고 밝혔다(그림 4-6).

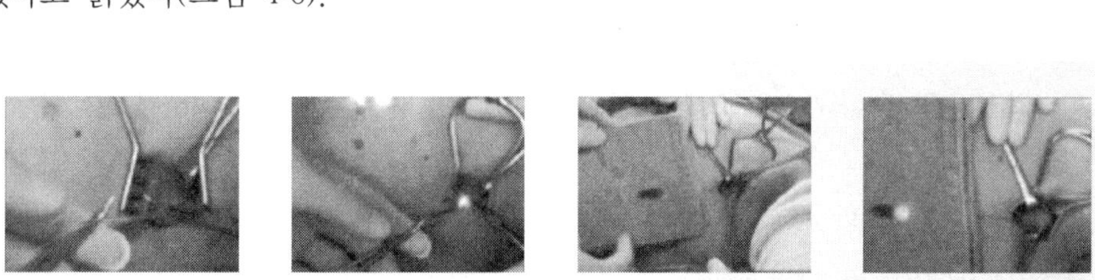

그림 4-6 • 수술 네비게이션 시스템으로 시술하는 모습

① 의료현장에서는 지금까지 수술 전에 방사선 화상법에 의해 육안으로는 볼 수 없는 임파관이나 임파류, 혈관, 혈류의 가시화를 수행해 왔으나, 특수한 환경에서 이루어지기 때문

에 수술 중에는 이용할 수 없으며, 환자의 신체에 부담을 주기 때문에 반복적으로 이용할 수 없다는 등의 문제가 있었다.

② 수술 네비게이션 시스템 연구그룹은 투과성이 있고 신체에는 영향을 주지 않는 근적외광*에 주목하여 인체표면에서 피하의 임파관이나 임파류, 연부조직 내혈관이나 혈류 등에 ICG를 투여하여 발생하는 근적외 형광상을 포착하였고, 이를 통해 이 화상과 동시에 임파관 등의 주변 조직을 가시광싱으로 추출할 수 있는 컬러 동영상장치와 영상처리장치로 구성된 수술 네비게이션 시스템을 개발하였다.

③ 의료현장, 특히 외과수술 현장에서는 절개해야 할 부위의 확실한 파악을 위해 환자의 체내의 상황을 효과적으로 알아낼 필요가 있다. 사람의 육안으로는 인체의 내부를 볼 수 없으나, 방사선이나 X-선은 인체의 내부까지 투과하기 때문에 CT 검사 등에 의해 인체의 심부 구조를 투영할 수 있다. 따라서 이전부터 수술 전의 방사선 화상법으로 각종 기관의 가시화가 수행되어 왔다.

④ 방사선을 취급하기 위해서는 특수한 환경이나 전문지식이 필요하다. 수술실 내부에서의 사용이 제한적이며 반복사용에 따른 환자의 신체적 부담을 무시할 수 없다. 연구그룹은 눈에는 보이지 않는 빛의 일종인 근적외광에 주목하여 수년전부터 근적외광을 투영하기 위한 특수카메라 개발에 착수해왔다.

⑤ 근적외광은 사람이 인식할 수 있는 가시광보다 약간 파장이 긴 광의 일부이지만 인체에는 전혀 나쁜 영향을 미치지 않으며 인체 내부를 파악할 수 있다.

⑥ 인체에 투여 가능한 검사시약인 ICG(Indocyanine Green)를 투여하여 보고 싶은 목적 부분에 760～780[nm] 파장의 근적외광을 조사하면 혈액이나 임파액 등에 들어있는 ICG가 여기되어 800～850[nm] 파장의 근적외 형광을 방출한다. ICG 여기조사광이나 그 근적외형광은 조직투과성이 높기 때문에 임파절이나 혈관류를 관찰하는 것이 가능하다.

⑦ ICG 형광은 인간의 눈에는 보이지 않는 파장대역이며 미량이기 때문에 특수한 촬영장치가 없으면 촬영할 수 없다는 문제를 가지고 있다. 따라서 이번 연구에서는 인체 표면에서 피하의 임파관, 임파류, 연부조직, 내혈관, 혈류, 혈관내벽에 ICG를 투여하여 발생하는 근적외 형광을 포착하여 그 가시화상과 주변조직 가시광상을 동시에 추출할 수 있는 컬러 동영상 촬영 장치와 화상처리장치로 구성되는 수술용 네비게이션 시스템을 개발하였다.

⑧ 수술 네비게이션 시스템 개발의 핵심기술은 다음과 같다.

㉠ 가시광, 근적외형광의 투과성을 독립적으로 제어할 수 있는 광학 필터기술, 가시광과 근

* 근적외광 : 가시광선의 적색보다 파장이 길고, 전파보다는 파장이 짧은 광을 적외광이라고 한다. 적외광은 사람의 눈으로는 볼 수가 없다. 근적외광은 적외광 중 가시광에 더 가까운 광이다. 극적외광은 가시광선에 가까운 성질을 가지기 때문에 눈에는 보이지 않지만 가시광선과 비슷한 성격의 광이다.

적외광을 동시에 촬영 가능한 촬상소자 기술, 촬상소자의 각 수광화소에서 읽어낸 신호를 처리하여, 가시광상과 근적외광상에 기반한 합성 화상을 나타내는 화상신호 생성용 신호처리 회로기술 등이다.

㉡ 수술 네비게이션 시스템 은 본래는 사람의 눈에 보이지 않는 근적외 형광을 가시광과 동시에 컬러 영상으로 추출하여 실시간 동영상으로 가시화 할 수 있는 특징을 가진 세계 최초의 기술성과이다. 이에 따라 수술시간의 단축, 수술 후 부작용의 경감, 암 적출 수술에서의 불안해소 등을 도모할 수 있다.

제 5 장

의료용품 및 의료소모품

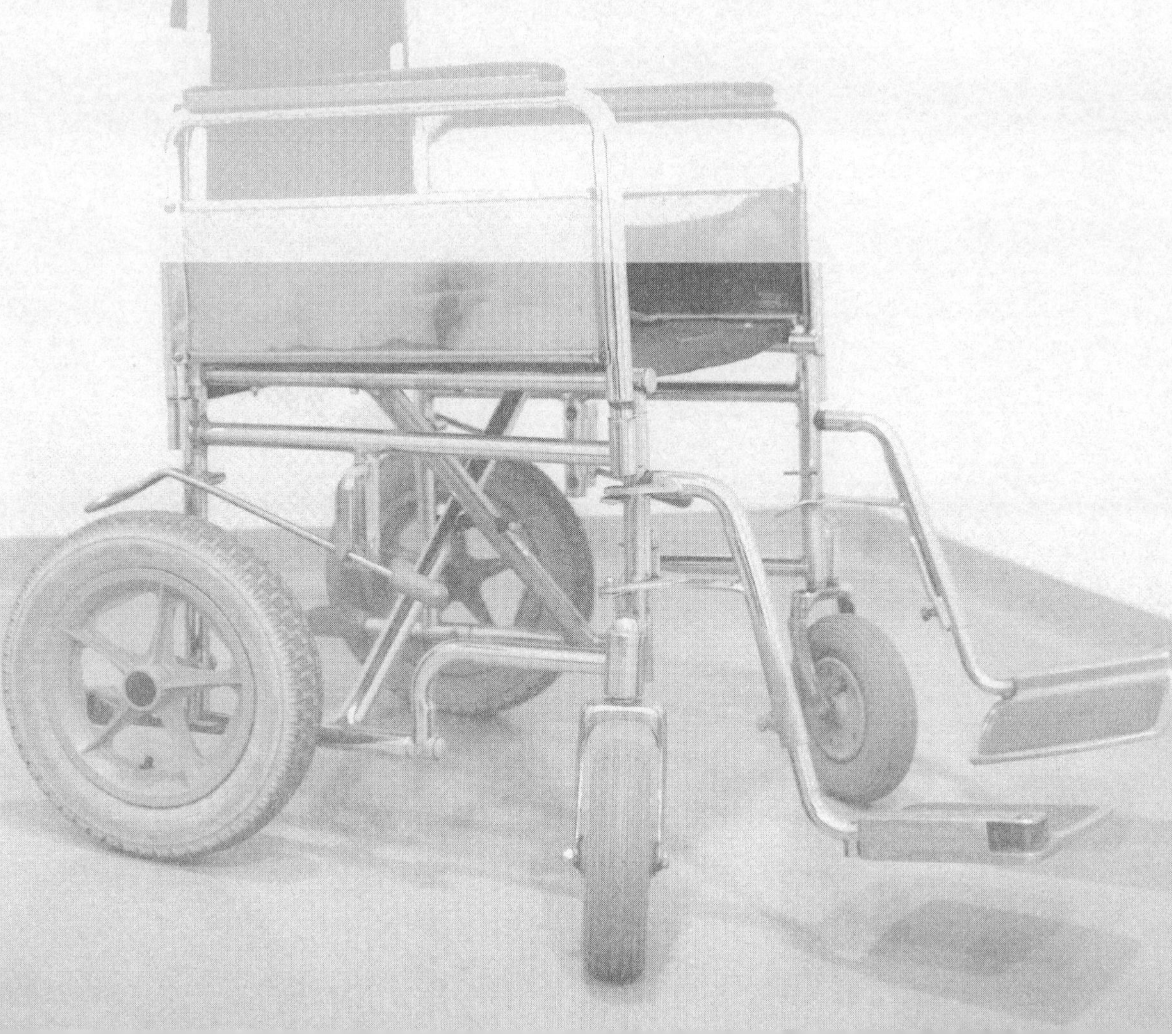

01 석고붕대

석고와 가아제의 혼합제품으로 정형외과에서 치료용으로 사용된다.

1. 목 적

석고붕대는 **골편을 정복된 상태로 유지, 고정 시키는 역할**을 하며 기형을 교정하고 방지한다. 연조직에 균일한 압박을 가하며 약한 관절을 지지하고 안정시켜서 환자가 조기에 움직일 수 있도록 하는 데 목적이 있다(그림 5-1).

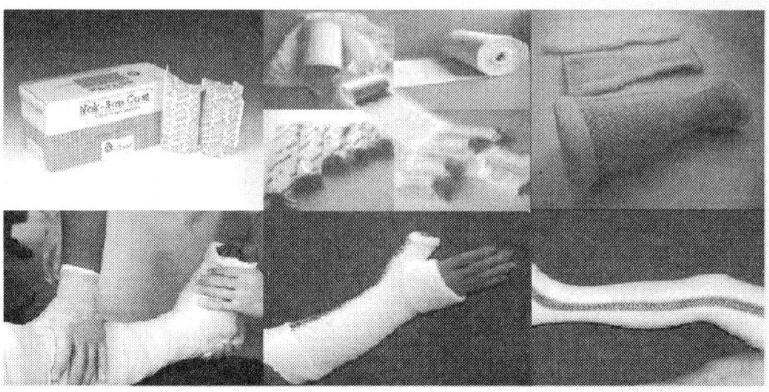

그림 5-1 ◦ 석고붕대

2. 종 류

석고의 재료와 석고 사용 부위에 따라 여러 가지로 나눌 수 있다.

(1) 재료에 따른 분류

석고의 재료에 따라 **소석고**, **비석고**로 나눌 수 있다.

① **소석고 : 석고로 만들어진 붕대로 가루형태의 무수성 석고결정체**이다. 젖었을 때 결정화되며 열을 내므로 석고를 섞는 물은 찬물이어야 한다. 15분이면 차가워지고 단단하게 결정화되고 석고를 완전히 건조시키는 데에는 24~72시간이 걸린다. 잘 건조된 석고는 희고 윤이 나며 단단하고 냄새가 없지만, 덜 건조된 석고는 회색을 띄고 축축함이 느껴

지며 곰팡이 냄새가 난다.

② 비석고 : 가볍고 단단하며 방수처리, 내구성, 피부문제가 적고 수욕이 가능하지만 비용이 많이 들기 때문에 자주 갈아야 하는 환자나 출혈이 있는 환자에게는 부적합하다.

(2) 부위에 따른 종류

석고 사용 부위에 따라 단상지 석고, 장상지 석고, 상박현수 석고, 단하지 석고, 장하지 원통형 석고, 체간부 석고, 둔부수상 석고 등이 있다.

① 단상지 석고 : 손가락 마디 관절의 손상이나 손가락뼈의 골절이 함께 있을 때에 사용하고, 손가락에 부목을 대 주어 단상지 석고와 연결한다.

② 장상지 석고 : 주관절의 원위부와 상완골 및 전박의 골절, 손목인대손상, 손뼈의 경미한 골절 치료 등에 사용한다.

③ 상박현수 석고 : 석고붕대에 환자의 목 주위를 둘러싼 고리를 연결하여 고정시킴과 동시에 견인의 기능도 포함한다. 단 석고붕대를 한 팔을 물체에 기대거나 올려놓는 등의 접촉을 해서는 안 된다.

④ 단하지 석고 : 발목이나 발의 골절 시 사용하며 발가락을 노출시켜서 감각, 운동정도, 순환정도를 조절할 수 있다. 발목관절은 90[°]를 유지하고 뒤꿈치가 해부학적으로 정상위치가 되도록 한다.

⑤ 장하지 원통형 석고 : 무릎과 원위부 대퇴골, 근위부 경골, 비골의 경미한 골절에 사용한다.

⑥ 체간부 석고 : 겨드랑이나 상부흉곽에서 시작하고, 압박 방지를 위하여 사용하는 것이 특징이다. 척추의 골절이나 탈구, 척추층만증이나 척추 수술 시에 사용한다.

⑦ 둔부수상 석고 : 석고붕대를 8자 붕대모양으로 감는 방법으로 둔부와 회음부의 청결을 위해서 사용한다. 선천성 고관절 탈구, 슬개골의 교정수술, 골반과 고관절, 대퇴부 골절에 사용한다.

⑧ 석고보조기법(cast brace) : 골절을 고정시키면서 관절운동을 할 수 있다. 대퇴골간 골절의 골격견인을 한 후, 몇 주 후에 사용한다. 조기 이상과 체중부하로 골절의 치유를 촉진시켜 재활기간을 단축시킬 수 있지만 대퇴부 모서리에 압력에 의해 욕창, 무릎의 부종이 생길 우려가 있다.

02 의료용 전극

피부의 표면에 전극을 부착하여 탐지되는 값을 기록하는 것이다. 그것은 세포에서 발생한 전기현상이 도체인 생체조직을 통하여 체표면에 전해져서 피부에 전위분포가 형성되기 때문에 가능한 것이다(그림 5-2).

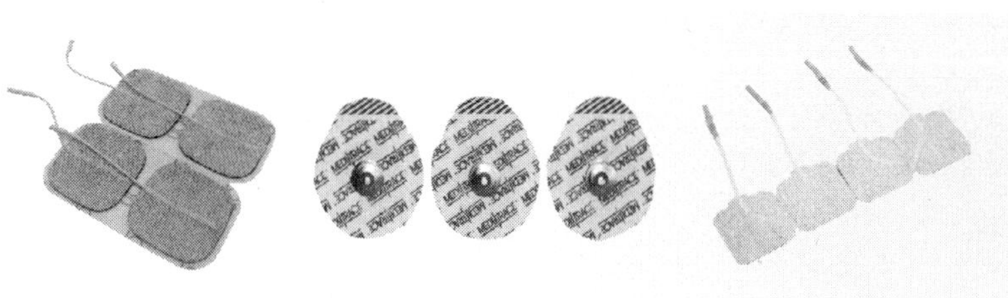

그림 5-2 • 여러 가지 의료용 전극

① 전극을 생체에 장착하여 생체전기현상을 유도하는 것을 유도법이라 한다. 유도법에는 생체 내 두 지점 간의 전위차를 유도하는 쌍극유도법(bipolar lead)과 생체 내 기준점과 임의의 불활성 지점과의 전위차를 유도하는 단극유도법(unipolar lead)이 있다.

② 단극유도법(unipolar lead)을 시행할 때 전장 내 임의의 한 점에 놓은 전극을 기록전극이라 하며 기준점에 놓은 전극을 무관전극이라고 한다. 또한 단극유도법에 의하여 절대전위측정이 가능하다.

1. 텔렉트로드

심전도용 생체신호 전달 센서를 텔렉트로드(ECG Electrode)*라 한다. 모든 Telectrode는 생체신호인 심전도를 감지하는 센서로서 심전도검사 시 사용된다.

① 최적의 감도능력을 가진 염화은을 감지소자로 사용하고 있으며, 점착소재로 하이드로겔을 사용함으로써 심전도검사 시 발생할 수 있는 동잡음(movement artifact)을 최소화하였다. 이것은 Gel 자체에 점착력을 매우 강화시켜 환자의 피부와 감지소자를 더욱 밀착시켜 흔들림과 떨림에도 강한 장점을 나타낸다.

② 인체무해성 강력접착제를 사용하여 땀과 열이 많이 발생하는 stress test나 24시간 holter monitoring에도 사용 가능하다(그림 5-3).

* 텔렉트로드 : Bio-protech사에서 생산하는 ECG를 telectrode라 한다.

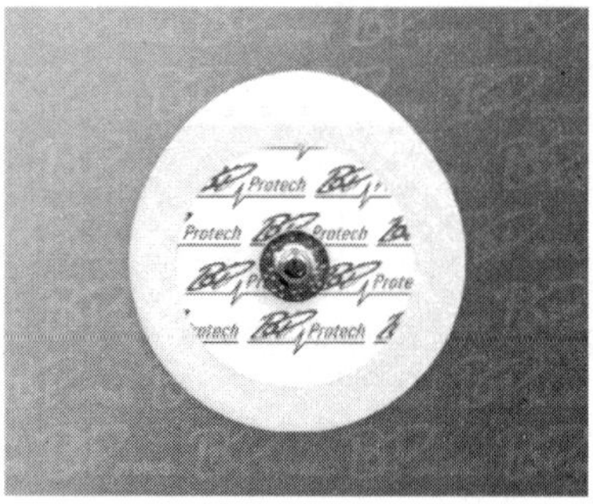

그림 5-3 ◦ 텔렉트로드 전극

2. 프로탭

Resting ECG electrode, 즉 일회용 심전도용 생체신호 전달 센서로서, 최장 1시간 이내로 심전도를 측정하는 센서를 프로탭 이라 한다.

① 최적의 감도능력을 가진 염화은을 PET지에 코팅하며 점착소재로 하이드로겔만을 사용하였다.

② Gel의 점착력만으로 환자의 피부에 부착되어야 하므로 점착력이 아주 우수한 겔을 사용하였고, 우수한 생체신호 전달을 위해 염화은(Ag/Ag(1)과 함께 카본잉크를 사용하였다(그림 5-4).

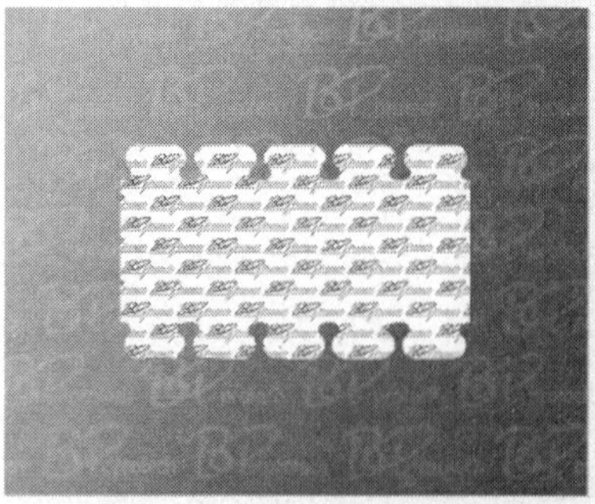

그림 5-4 ◦ 프로탭 전극

3. 프로네오

인큐베이터에서 미숙아의 심전도 측정을 위한 센서로서, 모니터로 연결되는 전선이 전극에 달려 있다. 전극에는 생체적합성 하이드로겔이 도포되어 있으며, 우수한 점착력과 전도성을 띤다.

① 염화은(Ag/AgCl)은 노이즈가 없는 우수한 심전도 파형을 제공하며, 전선은 AAMI(Association for the Advancement of Medical Instrumentation)색상코드화에 따라 흑색, 적색, 백색, 녹색으로 분류하여 피부 부착위치에 따른 모니터 연결이 수월하게 디자인되어 있다(그림 5-5).

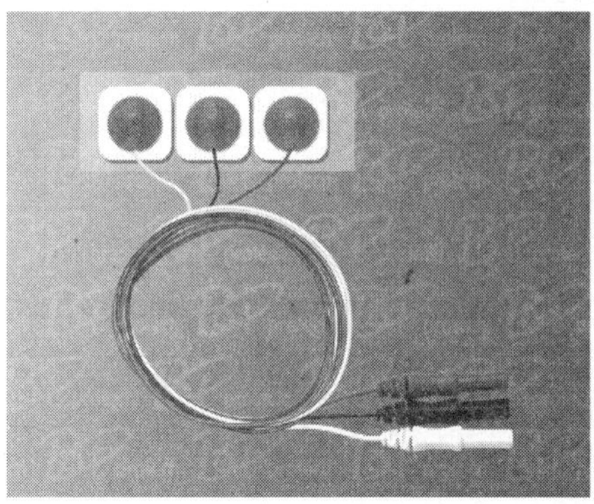

그림 5-5 ∘ 프로네오 전극

② 프로네오(Tab Resting ECG Electrodes) SR 모델은 모든 방사선검사에서 전극을 제거하지 않고 검사를 진행할 수 있다.

③ 겔이 부착된 모체의 재질은 부직포를 사용하여 땀의 발산이 용이하고, 착용감이 우수하다.

4. 프로플레이트

수술용 접지 패드는 프로플레이트(Electro-Surgical Grounding Plates)라 하며, 수술 중 사용되는 고주파 발생용 의료기기에 의한 감전 사고를 방지하기 위한 환자접지용 소모성 센서로서 모든 프로플레이트의 원자재는 엄선된 제품을 사용하여 위험성을 최소화하고, 전도성이 높은 겔(Gel)과 알루미늄 플레이트(Aluminum plate)를 사용함으로써 Gel의 점착력을 극대화하여 수술 도중에 탈착현상을 방지시켜 준다. 이러한 장점은 흔히 발생하는 '화상(Burn)'의 위험에서 환자를 보호해 주어 안전성을 매우 높여 준다(그림 5-6).

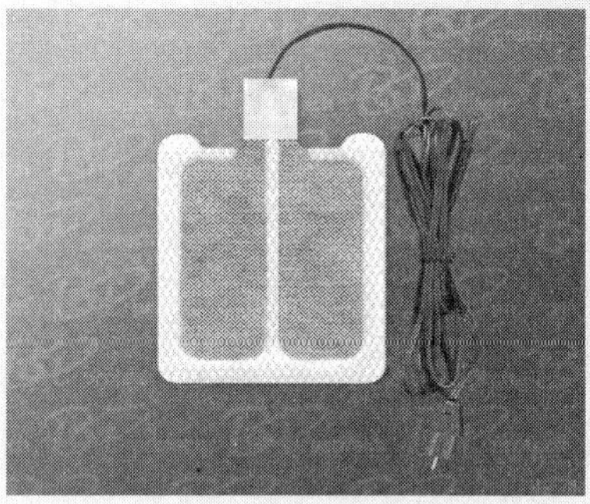

그림 5-6 ◦ 프로플레이트 전극

5. 프로텐스

저주파 치료용 전극인 Proteins tens electrodes는 경피신경전기자극치료(Transcutaneous Electrical Nerve Stimulation : TENS)기기와 연결하여 기기에서 발생된 저주파 전류를 전극을 통해 피부에 전달하여 근육의 통증을 완화시키거나, 신경재활치료를 하거나, 미용·비만치료 등에 사용된다(그림 5-7).

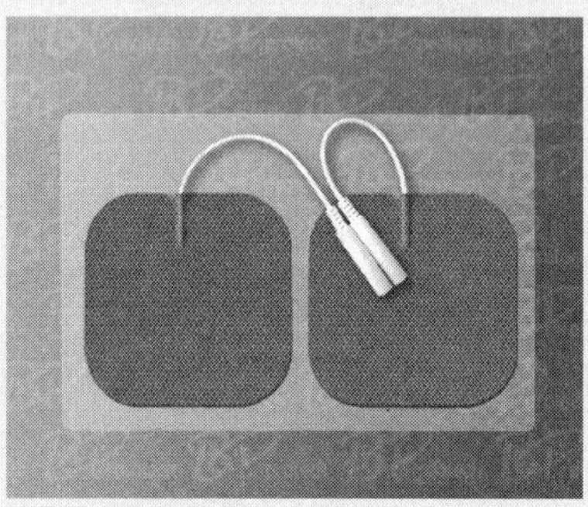

그림 5-7 ◦ 프로텐스 전극

Proteins tens electrodes는 다음의 장점을 갖는다.

① 찢어지지 않고 부드러움을 배가시키기 위하여 부직포를 사용하였다.
② 전선에 보강사를 추가하여 전선이 쉽게 단자에서 빠지지 않도록 디자인 설계하였다.
③ 고품질의 탄소섬유와 카본필름을 사용하여 전기적 저항을 최소화시켰다.
④ 강화된 Gel의 접착력은 많은 횟수 사용에도 견디도록 고안되어 있다.

6. 옥시프로

혈액 내 산소농도를 측정하는 센서로서 산소농도를 측정하여 측정용 계측기로 전송하는 감지 센서이다. 최적의 착용감과 측정정밀도를 갖고 있으며, 주요 모니터 제조사의 제품과 호환성을 갖고 있으며, 생체신호 측정능력을 최대화시키기 위해 고품질의 LED 센서를 사용한다.

① 생체적합성 점착제를 사용한 밴드를 채용하여 알러지 등의 피부반응성을 최대로 줄였다(그림 5-8).

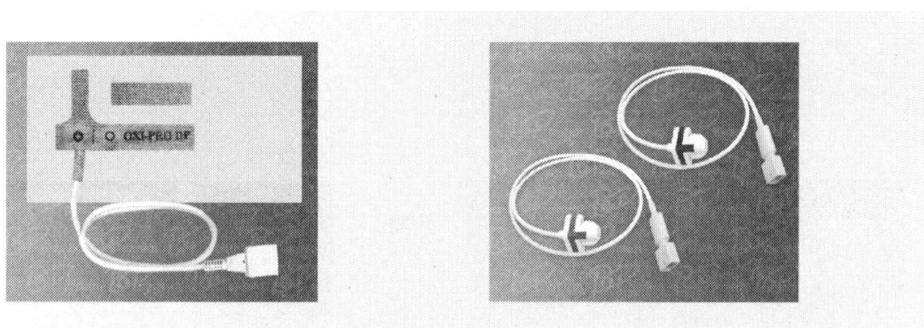

그림 5-8 ∙ 옥시프로(SpO₂ Sensors : SpO₂) 전극

② 4가지 유형의 밴드가 사용하는 환자의 체형에 맞도록 최적화 설계가 되어 있고, 전자파 간섭을 없애기 위해 전선 및 포토다이오드가 차폐(shielding) 처리가 되어 있다. 또한 커넥터 핀은 도금이 되어 있어 연결저항을 최대로 줄였다.

03 인체모형

신체 기관이나 골격, 근육 등을 모형으로 만든 것으로 실습이나 연구 또는 교육 목적으로 사용된다. 플라스틱이나 여러 가지 재료들로 다양하게 만들어지며 최근에는 실제 기증된 인체를 이용한 모형도 등장했다.

① **간, 심장, 폐 모형**(Liver, Heart, Lung model) : 인간 신체의 간과 폐를 실제와 유사한 모형으로 제작하여 세부적이고 구체적인 모습까지 묘사할 수 있어 실습 시 많은 도움을 준다.

② **골격 모형**(Artificial human skeleton) : 우리 신체의 가장 기본적인 골격계 모형이며 인체와 가장 근접한 모양으로 제작하여 인체에 대한 교육이나 실습 시에 유용하게 사용되고 있다.

③ **근육 및 신경, 혈관 모형**(Muscular, Neurovascular, Angio model) : 인간의 신체 내부의 세부적인 신경, 혈관, 근육들의 모형으로 인체를 보다 구체적인 부분까지 알 수 있으며, 중요 부위별로 분리가 가능하여 사용할 때 불편함을 최소화시켜 실습하기 편하고 이해가 쉽게 만들었다.

④ **신장, 위 모형**(Kidney, Gastric Model) : 인체의 신장, 위의 모형으로 반을 갈라 한 단면을 세부적으로 볼 수 있도록 제작하여 실습 시보다 이해가 쉽게 만들었다(그림 5-9).

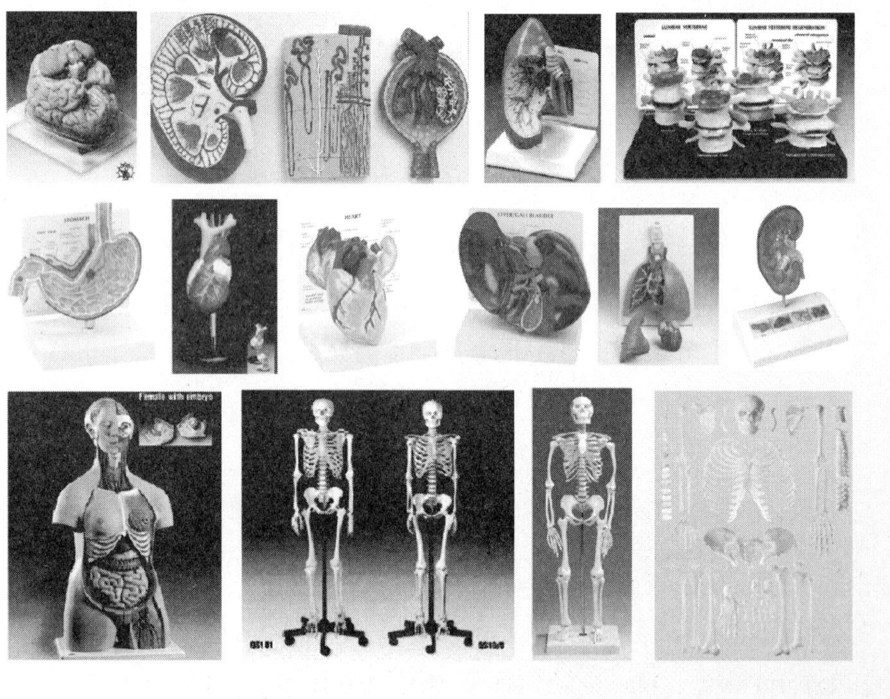

그림 5-9 ▪ 인체모형

04 임신진단시약

임신 여부를 판정하기 위하여 혈액 또는 소변을 이용하여 시행하는 생화학적 검사 이다. 난자와 정자가 만나 수정이 이루어진 후 만들어진 수정란은 자궁에 착상을 하게 된다. 착상 때가 되면 모체의 혈액 중에 인간 융모성 성선자극호르몬(Human chorionic gonadotropin : HCG) 농도가 상승한다.

인간 융모성 성선자극호르몬(HCG)은 태반의 영양막(trophoblast) 세포에서 만들어내는 호르몬이다. 이는 황체의 퇴화를 억제하여 황체에서 계속적으로 황체호르몬을 분비되도록 하여 임신이 지속될 수 있도록 해준다. 착상 후 약 2개월 정도까지 급격하게 분비 되다가 3개월 이후로는 낮은 농도로 분비된다. 이 호르몬 검출을 통하여 임신 진단검사를 할 수 있다.

1. 진단시약의 원리

혈중 또는 소변을 이용하여 인간 융모성 성선자극호르몬(HCG)을 검출하는 것으로 임신 여부를 간편히 알아볼 수 있다. 혈중 인간 융모성 성선자극호르몬(HCG)은 착상 시기(배란 6~12일 후)에 검출할 수 있고, 소변의 인간 융모성 성선자극호르몬(HCG)은 혈중에서보다 2~3일 후에 검출할 수 있다. 가정에서 소변을 이용하여 인간 융모성 성선자극호르몬(HCG)을 측정할 수 있는 간이 임신진단기기는 이보다 수일 늦게, 혹은 첫 생리가 나타나지 않은 시기 정도에서 검출할 수도 있다.

(1) 임신에 따른 진단

임신진단 방법이 없었던 옛날에는 임신부 몸의 변화들(생리의 유무, 입덧 등)을 통해서만 임신 여부를 알 수 있었지만 요즈음은 집에서도 간편하게 본인의 임신을 확인 할 수 있다.

① 임신여부를 빨리 진단할수록 본인과 배우자 모두 적절한 대응을 보다 빨리 할 수 있으므로 빠른 진단은 바람직하다. 가정용 임신진단시약은 많은 제품들이 시중에 나와 있지만 기본 원리나 사용법은 동일하다.

② 임신이 되면 몸에서는 임신상황에 맞는 몸 상태를 만들기 위해 수많은 변화들이 일어난다. 임신진단시약은 이 중에서 수정 후 약 7일부터 분비되는 HCG호르몬을 소변 중에서 감지해서 임신여부를 알려준다(그림 5-10).

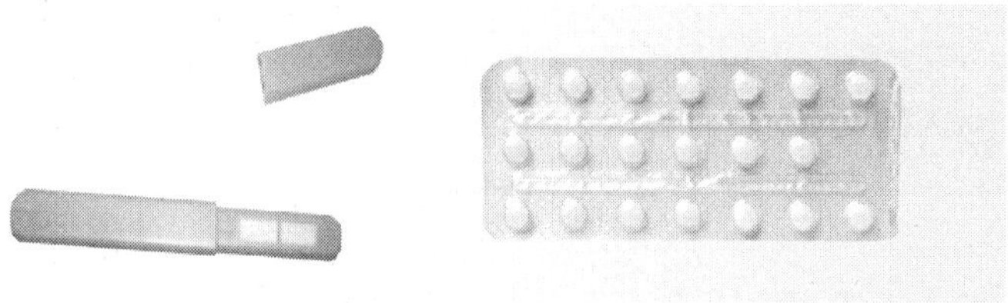

그림 5-10 ◦ 임신진단키트와 피임약

③ 진단가능 시기는 생리예정일 4~5일 전부터 진단이 가능하지만 개인에 따라 분비되는 HCG함량이 다르기 때문에 더 확실한 검사를 위해서는 생리예정일 이후가 좋다.
④ 생리예정일 전에 검사할 경우에는 아침 첫 소변을 사용하는 것이 좋다.
⑤ 임신 초기에 검사할 경우 아직 낮은 HCG호르몬의 농도 때문에 검출이 되지 않을 수도 있는데, 아침 첫 소변은 수면 중 몸 안에서 HCG가 모여서 농축되기 때문에 아침 첫 소변인 경우 검사가 더 잘 된다.

(2) 검사방법

혈중 인간 융모성 성선자극호르몬(HCG)은 혈액 검체를 뽑은 뒤 검사실에서 검사한다. 혈중 인간 융모성 성선자극호르몬(HCG)은 대개 면역검사법(Immunoassay)을 이용하여 검출한다. 면역검사법은 인간 융모성 성선자극호르몬(HCG)에 특이적으로 결합하는 항체를 이용하여 항원 항체 반응을 일으킨 후 이를 여러 표지자를 이용하여 측정한다. 표지자의 종류에 따라 입자면역검사법, 효소면역검사법, 화학발광면역검사법 등의 여러 종류가 있다.

1) 검사에 따른 검출방법

소변 인간 융모성 성선자극호르몬(HCG)을 검출하는 간이 임신진단기기는 대개 면역크로마토그래피(Immunochromatography) 방법을 이용하여 검출한다. 이 방법은 검체를 주입부에 넣으면 모세관 현상에 의해 측방으로 이동하여 반응 부위에 있는 항체와 결합한 후, 표지자가 부착된 항체가 추가로 결합하여 표지자가 내는 발색 반응을 눈으로 관찰하게 된다(그림 5-11).

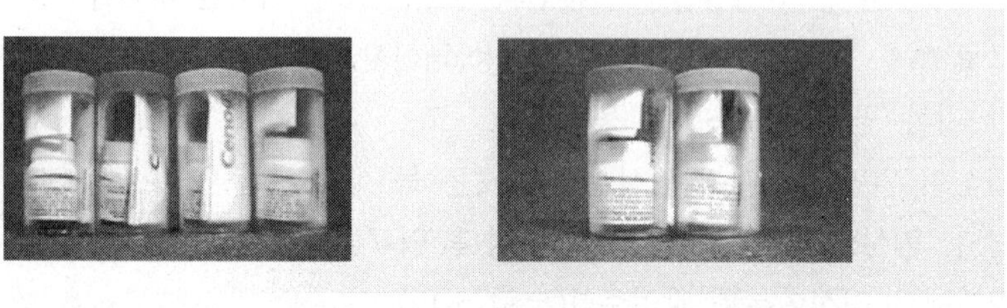

(a) Widal test (b) VDRL/STS Test Control SET

그림 5-11 ◦ 진단 검사 시약

① 사용방법 : 임신진단시약의 흡수부위를 아래 방향으로 한 채로 소변이 충분히 적셔질 정도로 5초 이상 흡수시킨다. 깨끗한 용기에 미리 받아서 사용해도 좋고, 흐르는 소변을 이용해도 된다. 다만 받아 놓은 지 오래된 소변보다는 신선한 소변 사용을 권장한다. 소변을 묻힌 후 3~5 분후 판정한다.

② 주의사항 : 임신진단시약은 임신여부를 보조적으로 검사하는 제품이므로, 임신의 최종 진단 확인은 반드시 전문의의 판단에 따라야 한다.

㉠ 결과판정 : 소변을 적신 후 5분 이내에만 인정된다. 시간이 많이 지난 후에 검체선에 빨간 줄이 나온 경우는 임신으로 인정하지 않는다. HCG호르몬의 양이 너무 적은 경우, 실제로는 임신이지만 검체선에 빨간 줄이 나오지 않을 수도 있다.

㉡ 임신이 의심되면 일주일 후 새로 검사가 필요하다. 빨간선이 흐리거나 가늘게 나왔더라도 분명히 세로로 된 선이 나왔다면 임신으로 볼 수 있다. 임신이더라도 호르몬 농도가 낮은 경우 흐리게 나올 수 있다. 그러나 선이 명확하지 않고 보일 듯 말 듯 매우 흐린 경우에는 다시 검사하는 것이 좋다(그림 5-12).

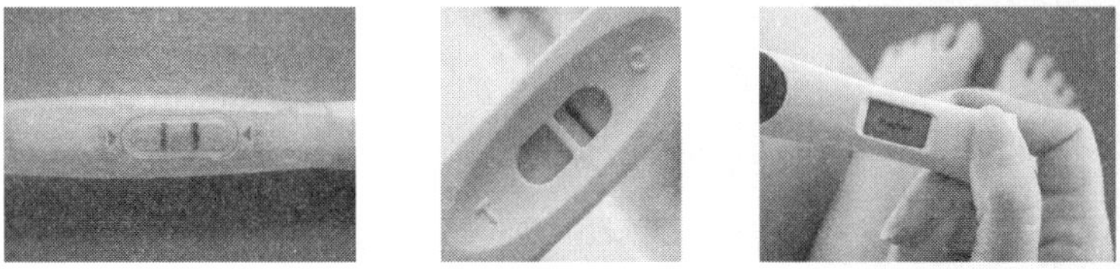

그림 5-12 ◦ 임신진단 결과

2) 임신진단의 원리

임신의 진단을 내리는 일은 어렵지 않다. 불확정의 경우는 임신의 증후는 있으나 확실하지 않은 것으로서 임부 이외의 경우에도 다른 질환으로 인해 나타나는 수가 있다. 대개는 자각적이고, 생식기 이외에 임신초기부터 나타나는 증세이다. 즉, 입덧, 유방의 변화, 빈뇨 및 피부변화 등을 들 수 있다.

① 생식기에 나타난 변화 : 임신 때에 생식기에 나타나는 변화인데, 임신 이외의 상태에서도 있을 수 있는 것이다. 대부분 겉으로 드러나는 징후이다. 그 중 손 꼽을 수 있는 것은 월경이다. 복부의 융기, 자궁형상의 변화, 자궁이나 질의 점막이 보라색으로 변색한다(리비도 착색). 그 외에 태동감, 임신반응양성, 기초체온의 고온지속 등이 있다.

② 수정란 변화 : 수정란은 자궁벽에 착상되어 착상된 배의 세포막에서는 융모성생식선자극호르몬이 분비된다. 이것이 소변으로 배출되어 수정 후 7-9일이면 검출이 가능하다. 융모성

생식선자극호르몬이 단클론항체와 결합한다는 원리를 이용한 것이다. 임신진단키트는 막대모양의 것이 많다. 아침에 일어난 후 첫 소변을 받아 시약에 몇 방울 떨어뜨린 후 3~5분이 지나면 임신 여부를 알 수 있다(그림 5-13).

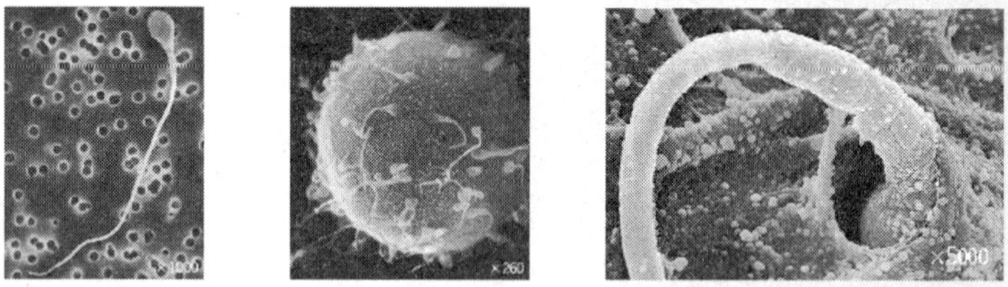

그림 5-13 ▪ 수정과 착상

③ 임신 판명여부 : 임신 초기에도 진단이 가능하여 정확도는 95[%]이상이다. 임신 여부를 쉽게 알 수 있지만 자궁외 임신 일 경우에는 충분한 양의 융모성생식선자극호르몬이 분비되지 않으므로 임신이 아닌 것으로 판명될 수 있다.

3) 여성의 생리주기

임신진단 시약을 사용하기 전 여성의 생리 주기에 관해 알아둘 필요가 있다. 여성의 생리주기의 경우 생리 출혈을 하는 날을 생리주기 첫째 날로 계산한다. 4~5일 걸쳐 출혈을 하고 그 후 미숙한 난포를 성숙시켜 14일째 날에 성숙한 난포는 난자를 나팔관으로 내보낸다. 이를 배란이라 하며 배란 후 자궁내막이 비후하여 정자와 난자가 결합한 수정란이 자리를 잘 잡도록 하지만, 남성의 정자와 만나지 못하면 28일째 다음날 출혈이 생기게 된다(그림 5-14).

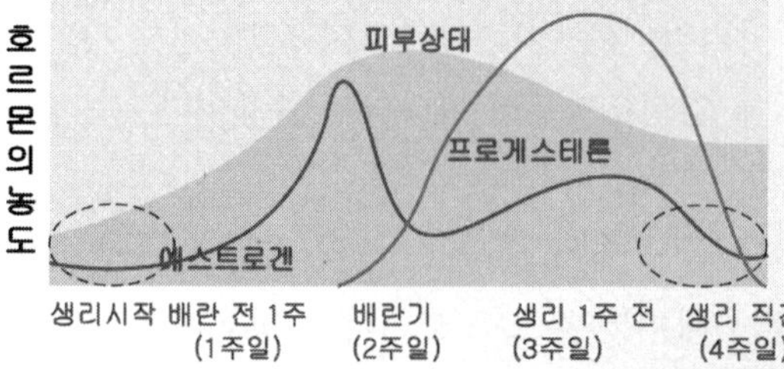

그림 5-14 ▪ 호르몬과 생리주기

① 생리주기의 임신여부 : 보통 28일간을 정상적인 생리주기라 하지만 약간씩은 차이가 있다. 임신진단시약은 성관계 후 7일 후 또는 생리예정일 약 7일 전인가를 확인하고 실시한다. 난자와 정자가 수정 후 약 7일 전후에 소변으로 나오는 융모성생식선 자극호르몬이라는 호르몬의 유무를 측정해서 임신을 판단하는 방법으로 양성반응이면 임신, 음성반응이면 비임신을 의미한다.

② 임신판독 다양성 : 음료수를 섭취하지 않는 아침 첫 소변이 가장 정확도가 높으며 술, 항우울제를 복용하거나 폐경기에 가까워지거나 불규칙한 생리를 가진 여성이라면 판정이 잘못되는 경우가 있다.

㉠ 배란측정시약은 여성의 배란기간을 예상하기 위해 소변에 있는 황체호르몬의 유무 및 대략적인 양을 측정하는 시약이다.

㉡ 황체호르몬이 있는 양성으로 판단되면 40시간 이내 배란이 일어난다는 것을 예상할 수 있다.

㉢ 아침 첫 소변을 버리고 깨끗하고 건조한 용기에 소변을 용기에 담아두고 소변을 떨어뜨려 정확히 5분에 판독하여야 하며 5분 경과된 결과는 인정하지 않는다.

㉣ 임신을 한 소변이나 병적으로 융모성생식선 자극호르몬이 많은 소변을 사용하면 판정에 지장을 줄 수 있다.

㉤ 배란 진단은 기초체온법을 같이 이용하면 배란일을 더욱 정확히 알 수 있다.

㉥ 임신 초기에 태아의 뇌나 심장이 형성되는 가장 중요한 시기이므로 임신 여부 및 임신기간 등을 조기에 판단하여 약물, 음주, 흡연, 방사선 조사 등에 피해가 없도록 하기 위해 중요한 진단기구이다.

3) 사후 피임약

성교 후 72시간 내에 고용량의 호르몬제를 복용하여 배란을 방해하거나 수정란의 착상을 차단하는 방법이다.

① 생리적으로 고용량의 호르몬에 노출되는 것이기 때문에 응급의 상황에서만 사용하여야 하기 때문에 일반적인 피임법으로 남용되어서는 절대로 안된다.

② 주의사항 : 한 번의 생리주기 중 한 번만 사용할 수 있다. 반복하여 사용 할수록 효과가 감소한다.

③ 한 번 사용한 응급 피임약은 한 번의 성관계만 보호해주며 이후의 성관계에 대해서는 피임 효과를 기대할 수 없다.

㉠ 응급피임약 : 예상치 못한 성관계로 인한 원하지 않는 임신을 막아줄 수 있으나 성병으로부터 보호해 주지는 못한다.

ⓐ 생리 예정일에서 5일 이상 생리가 지연된 경우, 정상 생리보다 양이 적거나 생리 기간이 짧아진 경우, 응급 피임약 복용 후 3주가 경과해도 생리가 시작하지 않는 경우에는 반드시 전문의를 통해 임신이 아닌지 확인해야 한다.

ⓑ 사후피임약은 고용량의 호르몬제(황체호르몬의 일종인 레보놀게스트렐 1.5[mg])로 배란을 방해하거나 수정란의 착상을 차단함으로써 임신을 막는다.

ⓒ 1알을 사용하는데, 성관계 후 24시간 내 먹으면 피임 가능성이 95[%]에 이르고, 48시간과 72시간 내 복용할 경우 85[%], 58[%] 정도의 확률로 피임이 가능한 것으로 알려져 있다.

ⓛ 피임약의 원리 : 계획하지 않은 임신을 막으려면 피임을 해야 한다. 원치 않는 임신을 하여 낙태를 선택하게 된다면 생명윤리적 문제는 여성의 몸과 마음에 많은 상처를 남기게 될 수 있다.

ⓒ 피임을 하는 방법 : 수정과 착상을 막는 피임도구들과 먹는 피임약, 정자나 난자가 나오지 못하도록 하는 영구적 수술방법(정관수술, 난관수술) 등이 있다.

ⓡ 먹는 피임약 : 난자가 성숙하지 않도록 배란을 억제하는 방법이다. 여포 호르몬인 에스트로겐은 다른 여포가 성숙되어 배란되는 것을 막기 위해 뇌하수체 전엽에서 분비되는 여포자극호르몬을 억제한다.

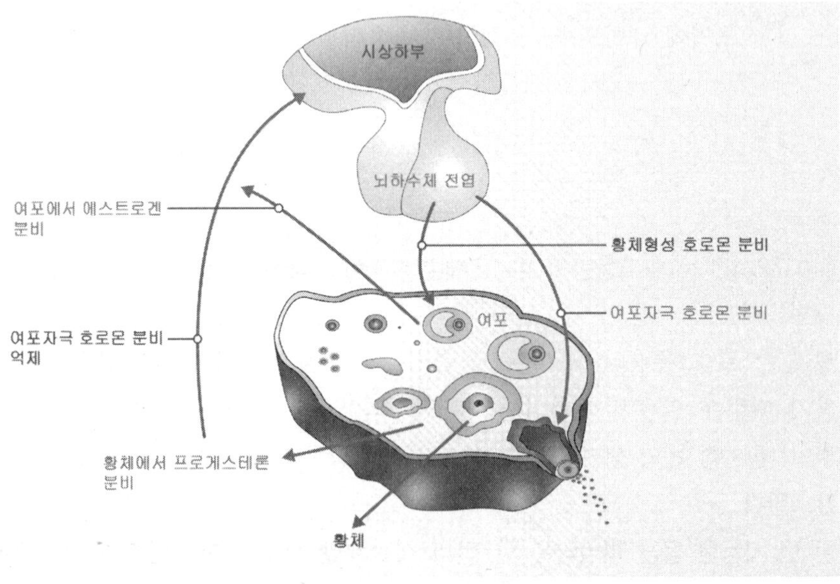

그림 5-15 • 호르몬과 월경 주기

ⓜ 황체에서 분비되는 프로게스테론은 배란과 여포 성숙을 억제한다. 따라서 에스트로겐과 프로게스테론이 분비되면 여포가 성숙하지 못하므로 난자가 형성되지 않는다.

만약 형성되었다 하더라도 배란을 억제하므로 수란관까지 들어온 난자와 정자가 수정되지 않게 된다. 때문에 먹는 호르몬은 이 두 호르몬이 합성되어 있다(그림 5-15).

③ 수정과정 : 여성은 태어날 때 이미 난소 속에 난자가 될 세포(제1난모세포)가 여포에 싸여 들어있다. 여성이 자라 사춘기가 되어 성호르몬이 분비되면 제1난모세포는 난자로 성숙하여 배란이 된다. 이 때 제1난모세포가 들어있던 여포는 점점 커져 성숙하게 된다. 이 여포로부터 여포호르몬인 에스트로겐이 분비되어 배란 때 1개의 난자만이 나오도록, 또 다른 난자가 성숙하지 않도록 한다. 난자가 배란되면 나팔관을 통해 수란관으로 보내진다. 이 때 수란관에서 정자를 만나게 되면 수정이 된다.

④ 배란과정 : 난자가 배란되고 나면 여포는 퇴화되어 황체를 형성하게 되는데, 황체에서는 황체호르몬인 프로게스테론이 분비되어 임신이 되기 위해 수정란이 착상하기 좋은 자궁 상태를 만든다. 프로게스테론이 나오면 자궁벽은 두꺼워져 수정란을 기다리는데, 만약 난자가 수정되지 않았다면 착상을 위한 두꺼운 자궁벽은 필요 없어지게 된다.

⑤ 월경과정 : 프로게스테론의 수치가 급격히 줄어들면서 준비했던 자궁벽 세포들이 탈락하게 되는데, 이것이 여성이 한 달에 한 번 마법에 걸린다는 월경이다. 월경을 하고 나면 다시 여포가 성숙하여 배란을 하도록 하는 생식주기가 시작이 되는데 이 기간은 약 28일이다.

⑥ 사후 피임약 효과 : 여성의 몸 안에 있는 황체에서 나오며 프로게스테론과 형태는 유사하나 기능이 반대인 프로제스틴의 일종인 레보노게스트렐이 주성분이다. 이 약은 배란기에 성관계를 한 뒤 72시간 내에 12시간 간격으로 한 알씩 2회 복용하면 원하지 않는 임신을 막을 수 있다. 우리나라의 경우에는 의사의 처방이 있어야만 구입이 가능하다.

㉠ 사후 피임약 작용원리 : 레보노게스트렐이 자궁벽을 탈락시킴으로 난자와 정자가 만나 수정된 수정란이 자궁벽에 착상되지 못하도록 하는 것이다.

ⓐ 수정은 되었으나 착상이 안 되면 임신이 되지 않기 때문에 그것을 이용한 피임약으로 성관계 후 될 수 있으면 빨리 먹어야 최대의 효과가 있다.

ⓑ 사후피임약을 24시간 이내에 복용한 경우 피임효과가 95[%]나 되지만, 48시간 이내 복용한 경우 [85]%, 72시간 이내 복용한 경우는 65[%]로 피임의 효과가 현저히 떨어지기 때문에 72시간 이내 복용하도록 하는 것이다.

ⓒ 수정란이 착상이 되었다면 프로게스테론의 수치가 높아져 사후피임약의 영향을 받지 않아 효과가 없다.

4) 먹는 피임약의 주성분과 복용법

먹는 피임약은 난자가 성숙되지 않도록 하여 배란을 억제하는 피임방법이다. 여포호르몬인 에스트로겐은 다른 여포가 성숙되어 난자가 배란되는 것을 억제하기 위해 뇌하수체 전엽에서 나오는 여포자극호르몬(FSH)을 나오지 못하도록 한다. 황체에서 분비되는 프로게스테론은 배란이 되지 않고, 여포도 성숙되지 못하게 하는 역할을 모두 담당한다(그림 5-16).

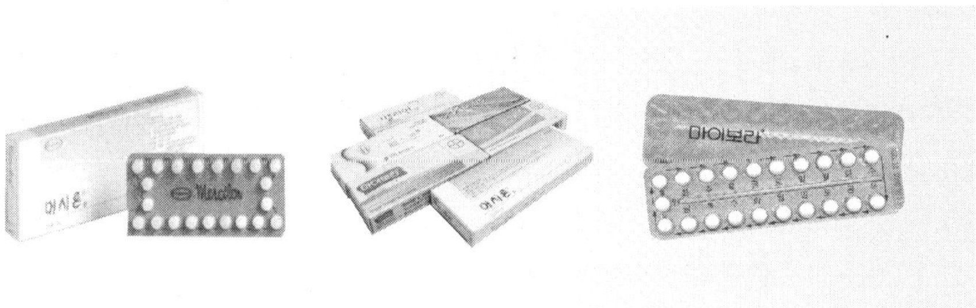

그림 5-16 • 먹는 피임약

① 피임약의 합성 : 프로게스테론만으로도 피임의 역할을 할 수 있지만 에스트로겐과 함께 사용하면 피임 효과가 높아지기 때문에 먹는 피임약의 성분에 이 두 호르몬이 모두 들어가 있다. 임신이 되었을 때 또 다른 태아가 임신되지 않는 이유는 체내의 에스트로겐과 프로게스테론 수치가 높게 유지되어 배란을 억제하기 때문이다.

② 피임약의 효과 : 먹는 피임약은 월경이 시작하자마자 먹어야 효과가 있다. 월경을 시작하였다는 의미는 이제 다시 여포를 성숙시켜 그 속에 들어있는 제1난모세포를 성숙시킨다는 것이다. 만약 이 시기를 놓쳐 여포가 성숙되면 그 때부터 피임약을 먹어도 배란이 일어날 수 있기 때문에 주의하여야 한다. 이런 의미에서 먹는 피임약은 하루라도 잊지 않고 먹어주어야 하는 단점이 있다.

③ 유의사항 : 먹는 중간에 한번 빠지게 되면 여포자극호르몬(FSH)이 분비될 수 있고 그로 인해 여포의 성숙이 일어나면 그 이후 피임약을 빠지지 않고 먹는다고 해도 배란이 일어날 수 있다.

ⓐ 하루 정도 빠진 것으로 인하여 100[%] 배란이 된다고 할 수는 없다.

ⓑ 혈액 내에 에스트로겐과 프로게스테론의 농도가 높이 유지 되어 있을 가능성이 높기 때문이다. 그래서 피임약 먹는 것을 잊었다면 12시간 안에 복용을 해야 호르몬의 수치가 유지될 수 있다.

④ 복용방법 : 사람들이 저마다 차이가 있기 때문에 먹는 피임약을 피임방법으로 사용하였다면 장담할 수는 없는 일이므로 피임약을 빠지지 말고 날마다 복용하는 것이 중요하다. 그래서 먹는 피임약에는 날마다 잊지 않고 먹을 수 있도록 요일이 표시되어 있다.

⑤ 피임약의 영향 : 먹는 피임약은 주로 한 번에 21알이 포장되어 있다.

㉠ 생식주기가 28일인데 21알이 포장된 이유는 21일째 복용 후 7일간은 휴약 기간이기 때문이다.

㉡ 복용을 멈추게 되면 며칠 안으로 월경을 하게 되는데 월경여부와 상관없이 계속 피

임을 하길 원한다면 다시 정확히 7일 후에 피임약을 복용하면 된다. 그렇게 되면 월경을 시작하여 여포가 성숙되기 시작해도 이전 피임약과 다시 복용하는 피임약의 영향으로 피임의 효과는 지속된다.

⑥ 복용의 권장사항 : 피임약을 복용하고 있는 동안에는 성분으로 들어있는 프로게스테론 때문에 월경을 하지 않게 된다. 수학여행이나 중요한 시합 등을 앞두고 여성들이 생리를 연기해 보고자 먹는 약도 피임약이다. 그러므로 월경을 연기하고자 하는 여성은 월경예정일 약 1주일 전에 피임약 복용방법과 마찬가지로 하루 한 알씩 같은 시간에 빠지지 말고 복용한다.

05 전자청진기

진료자료를 디지털화하여 컴퓨터로 분석이 가능한 전자청진시스템을 가진 의료기기로써 기존의 청음 방식에만 의존하던 일반 청진기보다 훨씬 유용하게 사용될 수 있다. 기존 청진기는 심장의 움직임을 혈관을 통해 귀로만 듣는 데 비해 전자청진기(Electro Stethoscope)는 귀로 들은 후 컴퓨터 분석 시스템을 통해 눈으로 보고 분석할 수 있다.

① 청진음을 무선 송신을 통해 여러 사람이 들을 수 있도록 하여 보다 정확한 진단을 할 수 있다. 음을 증폭하기 때문에 옷을 벗지 않아도 된다(그림 5-17).

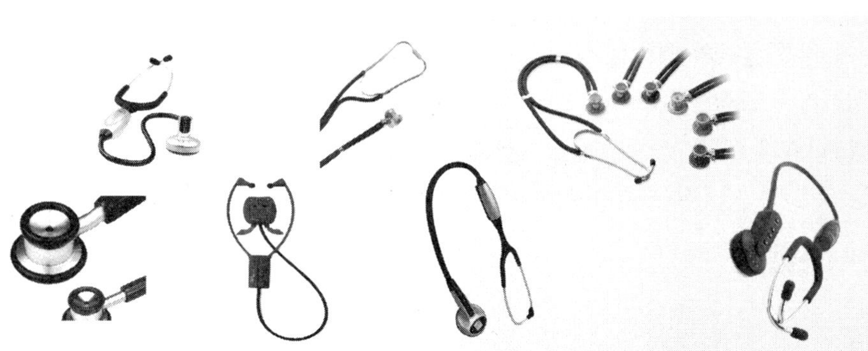

그림 5-17 • 전자청진기

② 작심, 게싱(Chest Piece) : 환자의 심폐음의 검출을 위한 접촉부이다.

③ 피에조폴리머(Piezopolymer) : 필름 형태의 접촉형 마이크로필름을 이용하여 피부표면에서 떨리는 인체 내부의 음을 공기층 없이 직접 청음 할 수 있어서 음의 소실과 생리신호의

왜곡 문제없이 크고 선명한 음을 들을 수 있다.

④ 제어부(Control Part) : 진단 부위별로 Bell, Diaphram, Wide 모드가 있다. 16레벨 볼륨조절로 미세한 소리까지 증폭이 가능하고 모드의 상태, 배터리 교체시기의 확인이 가능하며, 종료할 때 마지막 볼륨과 모드를 저장할 수 있다.

㉠ Bell Mode : 심장판막이 열리고 닫히는 소리, 혈류가 역류되거나 외류로 인해 발생하는 소리를 진찰하며, 주파수대역 20~200[Hz] 대역의 소리를 들을 수 있다.

㉡ Diaphram Mode : 폐음과 장이 움직이는 소리를 들을 수 있으며, 주파수대역200[Hz]~1K[Hz] 대역의 고 주파수 대역을 들을 수 있다.

㉢ Wide Mode : 복부진단용으로 사용한다.

⑤ 일반 청진기와의 비교 : 전자청진기가 보다 진보된 형태로 나왔으나 가격이 더 비싸다.

㉠ 일반 청진기 : 잡음이 심하고 높은 대역의 소리를 잘 구별 할 수 없어서 의사의 판단에 따라 환자의 질병을 측정하므로 오진 확률이 많다.

㉡ 전자 청진기 : 잡음이 적고 높은 대역의 소리를 들을 수 있어 오진 확률이 적고 옷 위에 대고 진찰할 수 있어 편리하지만, 일반 청진기에 비해 가격이 비싼 단점이 있다.

06 카테터

혈전에 의해 혈관의 역학적 상태가 불안정하거나 동맥혈이 계속적으로 필요한 경우, 저혈압이 심하거나 조직관류(Tissue Perfusion)나 산소포화(Oxygenation)정도를 계속 사정해야 하는 경우, 쇼크 상태, Vasoactive Drug(혈관의 수축이나 확장에 작용하는 약)나 Vasodilator (혈관을 확장)를 사용하는 경우 지속적인 혈역학적 상태를 관찰하기 위해 이용한다(그림 5-18).

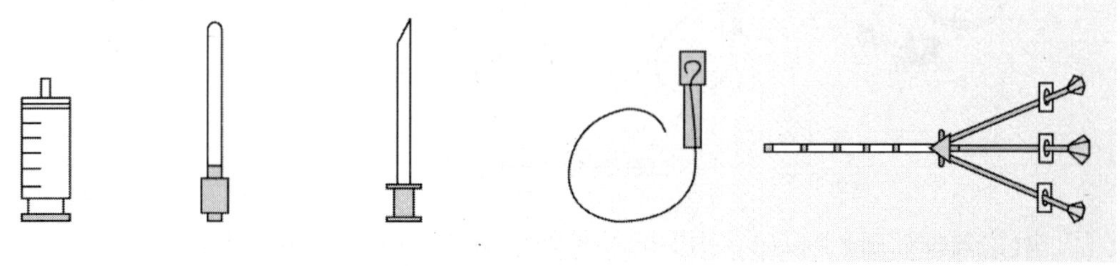

(a) 실린더 (b) 확장기 (c) 가이드바늘 (d) 가이드 와이드 (e) 단계형 카테터

그림 5-18 ◦ 카테터(Catheter)의 대표적 구조

요도 혹은 혈관에 삽입하는 일종의 길고 얇은 융통성을 가지는 관으로, 주로 형상기억합금을 이용해 온도에 의해 관의 확장을 제어한다. 보조적인 기구가 더해진 카테터들은 식도, 위의 압력의 계측 및 호흡기 계통의 생리학의 윤곽을 그리기 위하여 오랫동안 사용되어 왔다.

식도, 위 압력측정법으로부터 평가된 흉막 압력과 복부 압력은 호흡을 위한 근육의 기능, 그리고 횡격막 마비에 대한 처치를 위해 매우 유용하다.

1. 카테터의 원리

고대 이집트인들이 갈대숲으로부터 카테터(Catheter)를 만들었다고 전해지고 있다. 카테터는 원래 플러그와 같이 삽입기구로 언급하고 있다. 고대 그리스인들은 방광을 비우기 위해 요도를 통하여 금속관을 끼워 넣었다.

그 후 금속관은 카테터로 알려지게 되었다. 카테터는 유액, 실리콘 또는 유동체의 통행에 대한 채널 역할을 하며, 내과용 의료장치들을 체내로 삽입하기 위하여 테프론 재질로 만들어진 융통성 있는 관이다.

2. 카테터의 종류

카테터의 주요 형태는 관 모양이며, 신장성이 있다. 특히, 카테터는 혈관 조영술 이나 혈관 성형술 에서 주로 많이 사용하며 심장 또는 심장주변 정맥들과 동맥에 초음파 진행을 위해서 사용되기도 한다(그림 5-19).

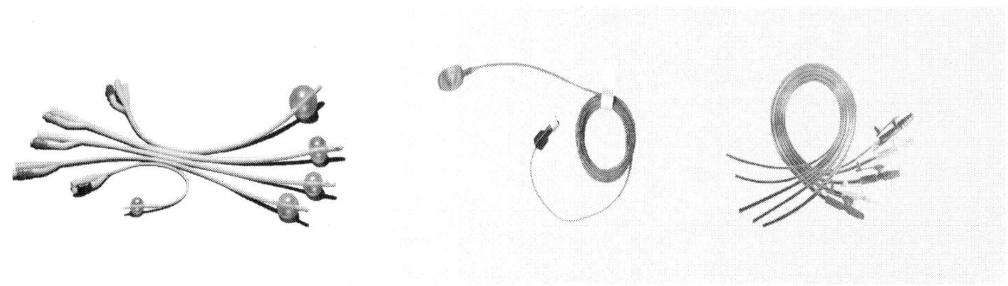

그림 5-19 ◦ 카테터

① 가장 유명한 신장 카테터들은 Foley 카테터로 1930년대 이후 사용하였으며, 이 카테터는 끝에 부풀릴 수 있는 풍선과 같은 기구를 갖추고 있다.

㉠ 소변 제어력이 없는 환자들에게 사용되고, 위독한 환자들, 그리고 외과수술 후 방광 배수로서 Foley 카테터를 쉽게 사용할 수 있다. 이들은 실리콘 또는 고무유액으로 만들어진다.

ⓛ 카테터의 끝부분에 풍선장치를 부착하는 타입, 즉 카테터를 안전하게 장착해 놓고 바깥쪽에서 부풀릴 수 있는 장치가 있는 것이 Ballon 카테터이다.

② 1934년까지는 Foley 카테터들이 주류였다. Foley 카테터는 오늘날까지 사용되고 있다. 또한 2~3개의 배출구를 가지고 있는 기능성 카테터가 사용되기도 하는데, 1개는 배출구막으로 소변 출구로 사용되며, 또 다른 것은 풍선모양으로 부풀리는 타입도 있다.

③ 기구의 사이즈는 5[cc]~30[cc]까지 다양하며 필요 용도에 따라 활용할 수 있다.

㉠ 데이비드 세리단은 1940년대 현대적인 기능방식을 도입한 카테터를 발명하였다.

ⓛ 플라스틱 기관을 활용한 방식의 카테터는 지금까지 외과수술에 일상적으로 사용하고 있다.

제 6 장

의료용품 해외의료기기

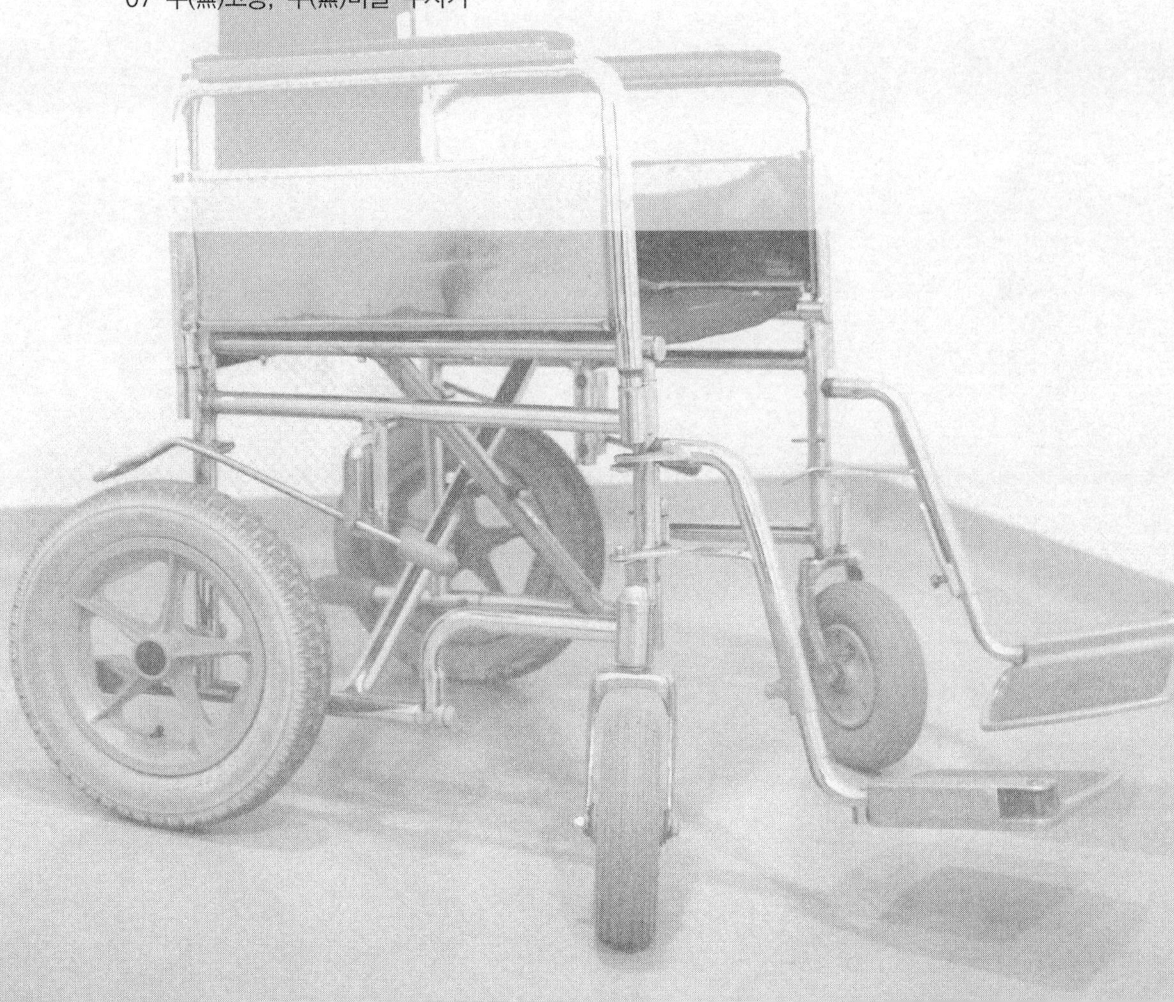

01 바늘없는 주사기

크리스토퍼가 선보인 프로젝트 '메디돔(MediDome)'은 바늘 주사기를 새롭게 재탄생시킨 제품이다. 이 제품은 바늘 주사기로 인한 상처자국과 바늘 및 약물 주입에 따른 공포감을 없애는 데 목적을 두었다.

① 환자에 약물을 주입하는 시간과 과정을 단순화하고 그 속도도 한층 높인 제품이라 할 수 있다. 이 제품의 미학은 부드럽고 친근하며 덜 위협적인 형태에 있다.

② 메디돔은 독특한 덮개로 근육 내 혹은 피하 주사로 인한 혈관 파열을 방지해준다(그림 6-1).

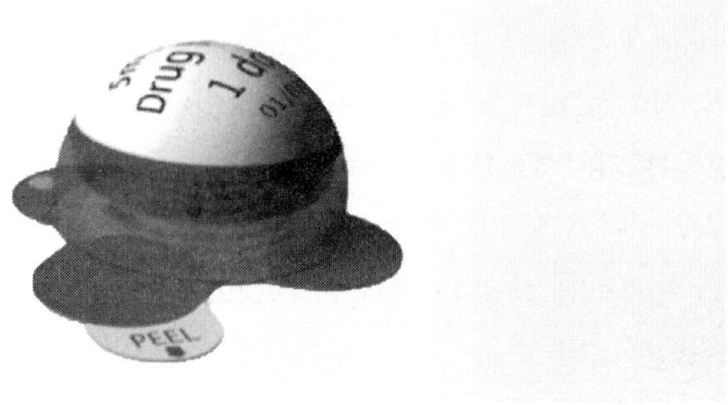

그림 6-1 ∘ 바늘 없는 주사기

③ 특허 받은 일회용 방식이기 때문에 두 번 이상 사용할 수 없어 주사기와 바늘을 타인과 공유할 가능성이 없다.

④ HIV(에이즈 바이러스) 혹은 혈액에 따른 질병을 전파할 가능성이 없다.

02 상처감염 붕대

상처가 감염되었는지 알아보기 위해 드레싱(dressing)을 정기적으로 갈아주는 것은 아프기도 하고, 오히려 세균이 침투할 기회를 제공함으로써 상처를 더 악화시키기도 한다. 연구진들이 드레싱을 갈지 않아도 감염이 되면 색깔이 변하는 새로운 드레싱 및 반창고 재질을 개발했다(그림 6-2).

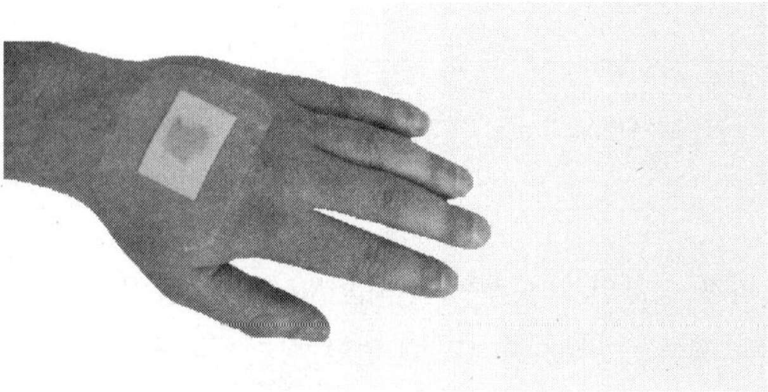

그림 6–2 ● 상처감염 붕대

① 건강한 피부와 치유된 상처는 보통 5이하의 pH 값을 보인다. 산성에서 염기로 변해가면서 pH 값이 5보다 올라가면 상처 치유과정에서 합병증이 나타난 것이다. "pH 값이 6.5~8.5면, 감염이 종종 나타나며 지시염료가 자주색으로 변한다."고 EMFT 팀의 Sabine Trupp 박사는 밝혔다. 이런 방식으로 상처 치유과정을 방해하지 않으며 드레싱이 정기적으로 상처를 점검할 수 있다.

② 연구진들은 지시염료를 개발하면서 이 염료가 드레싱이나 반창고의 재질에 붙어있어도 상처에 스며들지 않도록 화학적으로 안정된 상태를 유지하게 했다. 또한 지시염료가 pH에 따라 민감하게 반응하며 분명한 색상의 변화를 보이도록 했다.

③ 연구진들은 이미 드레싱의 프로토타입을 생산했고 초기 테스트는 성공적이었다고 한다. 이제 연구진들은 한발 더 나아가 드레싱에 광학 센서 모듈을 통합해 pH 값을 측정하고, 그 결과를 읽을 수 있도록 할 생각이다. 이렇게 하면 pH 값을 정확하게 읽을 수 있어, 상처가 어떻게 치유되는지에 대한 정보를 제공할 수 있다.

03 의료용 테스트지

혈액형, 임신여부 판단과 당뇨검사를 위한 소변검사 등 각종 바이오 정보를 검사하는데 전 세계적으로 테스트 종이가 널리 사용된다. 또한 물의 오염도를 검사하는데도 이런 테스트 종이 시스템이 사용된다. 그런데 이러한 테스트가 정확한 결과를 얻으려면 대개 액체를 묻힌 후 정확하게 일정 시간이 지나야 한다. 너무 일찍 혹은 늦게 관찰하면 결과가 부정확 해진다.

대부분 사람들은 이를 보완하기 위해 스톱워치를 사용하곤 하지만, 테스트 종이를 사용하는 모든 사람들이 스톱워치를 가지고 있거나 그런 기기 사용에 능숙한 것은 아니다. 이 문제를 해결하기 위해 펜실베니아 주립대학교(PSU) 과학자들이 테스트 종이 자체에 타이머를 부착한 제품을 개발했다(그림 6-3).

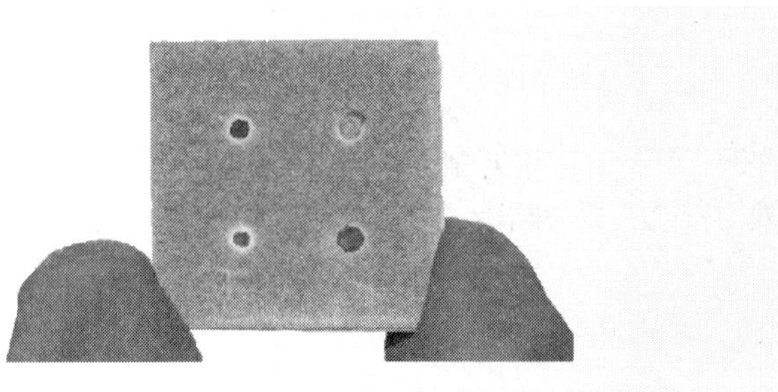

그림 6-3 • 의료용 테스트지

① 펜실베니아 대학교의 스콧 필립스(Scott Phillips)와 노혜란은 테스트지에 염료와 파라핀 왁스를 처리하여 빌트인 타이머를 개발했다.

㉠ 시료가 종이 위에 묻으면 일부는 기존처럼 시약과 반응하고, 또 다른 일부는 염료와 섞이면서 왁스의 마이크로채널을 통과하는 것이다.

㉡ 테스트 종이의 가장 바닥 층까지 왁스를 통해 액체가 흘러 들어가면 종이에 있는 점 부분의 색이 변하면서 시간이 다 되었음을 알려준다.

② 측정할 수 있는 시간의 길이는 1분부터 2시간까지 꽤 스펙트럼이 넓으며, 이는 왁스가 얼마나 사용되었느냐에 따라 달라진다. 이 시스템은 또한 시간이 다 되었을 때 소리를 내거나 빛을 내는 방법으로 응용될 수도 있다. 색깔이 있는 점을 제외한 나머지 부분은 테스트 결과를 보여주는 역할을 한다.

③ 개발자들은 혈액을 한 방울 떨어뜨려 혈당이나 콜레스테롤을 측정하는데 사용되는 CHEMCARD 테스트지에 타이머를 적용해 보았다.

㉠ 혈액을 종이에 묻힌 뒤 정확히 3분이 지나면 테스트 결과는 100[%] 정확했지만 시간이 달라지면 결과 값은 정확도가 거의 절반 수준으로 떨어진다.

㉡ 스톱워치 대신 CHEMCARD 테스트에 타이머를 사용했을 때는 결과가 97[%] 정확했다. 이는 스톱워치를 사용했을 때보다 실제로 더 높은 정확도이다.

④ 타이머 부착 테스트 종이는 타이머에 배터리나 별도의 관리가 필요하지 않고, 자동으로 시작한다는 점 이외에도 습기 반응 속도가 일정하다는 장점이 있다. 기존의 테스트지에는 대기의 습도에 따라 액체와 종이 위의 시약이 반응하는 속도가 다르다.

⑤ 스톱워치로 정확한 시간을 측정했음에도 불구하고 실제로는 테스트 결과가 나타날 준비가 되지 않은 경우가 있다는 뜻이다. 하지만 자동 타이머 테스트지는 액체가 왁스를 통과하는 속도와 시료에 반응하는 속도가 같기 때문에 결과를 보이기 위한 타이밍이 정확하다.

04 흉터치료 상처 밴드

'스칼어웨이(ScarAway)' 실리콘 상처 밴드는 비외과적인 방식으로 비대성 흉터, 여드름 등의 흔적을 평평하게 가라앉도록 해주는 흉터치료에 효과적인 제품이다(그림 6-4).

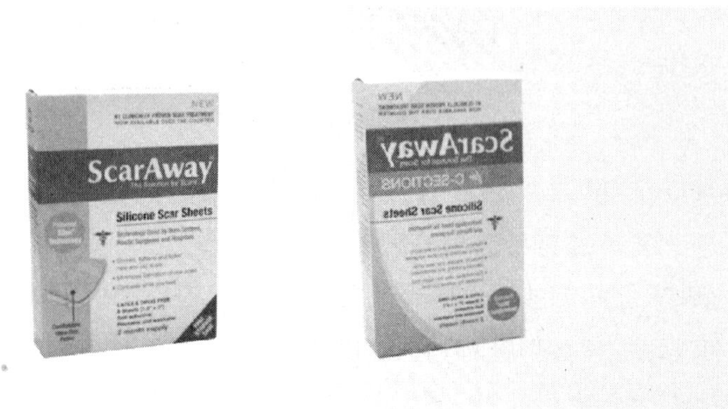

그림 6-4 ◦ 흉터치료 상처 밴드

① 스카어웨이는 기존에 병원, 화상치료센터, 성형외과 등을 통해서만 사용할 수 있었던 특허 받은 실리콘 기술을 적용해 집에서도 효과적으로 흉터를 흔적 없이 치유해 준다.
② 독특한 통기성을 지닌 유연한 불투명 섬유재료로 제조되어 흉터를 가려주면서 동시에 치유시켜주는 흉터용 치료제품이라 할 수 있다.

05 스프링 작동 무(無)바늘 주사기

의료기기 업체 유엘코프는 미국 파마젯(PHARMA Jet)사가 개발한 바늘 없는 주사기 '스트라티스(stratis needle-free injection)'를 국내에 독점 판매한다고 밝혔다(그림 6-5).

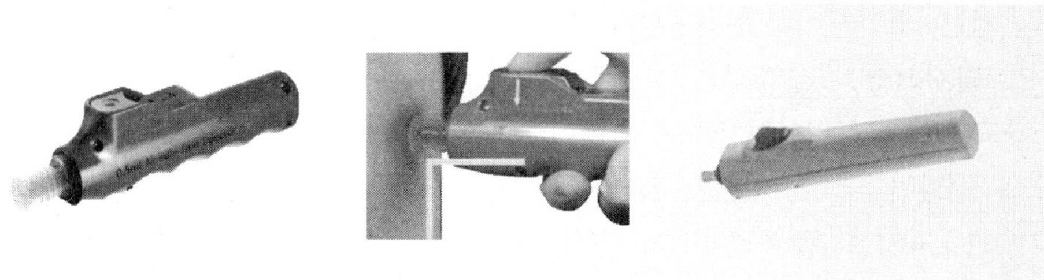

그림 6-5 ◦ 스트라티스

① 회사에 따르면 이 제품은 소형 무동력으로 스프링을 작동시켜 주사기에 생긴 압력만으로 피부에 주사하는 방식이다. 이러한 구조는 기존 가스(Gas)를 이용한 한정적 용도의 무바늘 주사기와 차별되는 시스템이다.

② 회사 관계자는 "이 제품이 도입된다면 주사기로 인한 감염사고로부터 해방될 것"이라고 전했다.

06 팔에 붙이는 인슐린 패치

앞으로는 당뇨병 환자가 인슐린 주사 대신 팔에 붙이는 피부패치를 통해 인슐린을 주입할 수 있게 될 전망이다(그림 6-6).

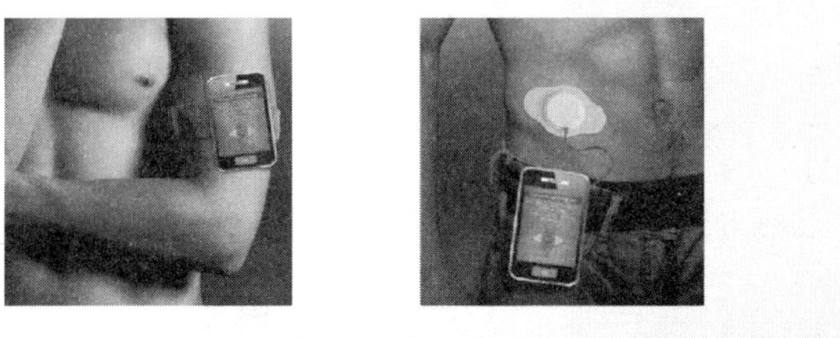

그림 6-6 ◦ U-Strip 부착 모습

① 미국의 피부패치 전문기업인 미국의 트랜스더말 스페셜티스(Transdermal Specialties) 사가 개발한 이 인슐린 패치는 인슐린의존형 당뇨병 환자 100명을 대상으로 실시된 임상시험에서 주사만큼 신속하고 효과적으로 인슐린을 혈액 속에 전달하는 것으로 밝혔다고 영

국의 일간 데일리 메일 인터넷판이 보도했다.

② 유-스트립(U-Strip)이라고 하는 이 인슐린 패치는 500여명의 당뇨병 환자를 대상으로 보다 규모가 큰 임상시험이 진행될 예정이며 앞으로 3년 안에 영국에서 사용될 수 있을 것으로 전망된다고 이 신문은 전했다. 이 패치는 팔 윗부분에 붙인 뒤 그 위에 휴대전화 크기만한 음파발생기를 가까이 대고 버튼을 누르면 음파가 피부의 땀샘과 모낭을 열어 불과 몇 초 만에 인슐린이 직접 혈관으로 들어가게 된다.

③ 약물을 방출하는 피부패치는 폐경 여성을 위한 호르몬 패치, 금연보조제 패치 등의 형태로 널리 사용되고 있지만 소분자로 이루어진 약물의 경우만 가능하다. 이런 패치는 약물이 서서히 피부를 통해 체내로 흘러들어 간다.

④ 인슐린처럼 분자가 큰 약물은 피부 통과가 어렵기 때문에 음파의 자극을 통해 피부의 구멍을 열어주어야 한다.

⑤ 유-스트립 인슐린 패치에는 며칠 분량의 인슐린이 들어 있다. 이 패치에는 또 컴퓨터 칩이 장착되어 있어 의사가 환자의 필요에 따라 1회 분량을 정확하게 조절해 입력시킬 수 있도록 되어 있다.

⑥ 인슐린 패치는 24시간 착용이 가능하며 방수기능이 있어 착용한 채 목욕이나 샤워도 가능하다.

07 무(無)고통, 무(無)바늘 주사기

메사추세츠 공과대학교(MIT)는 렌츠 힘을 이용한 '바늘 없는 주사기'를 개발했다고 홈페이지를 통해 최근 밝혔다(그림 6-7).

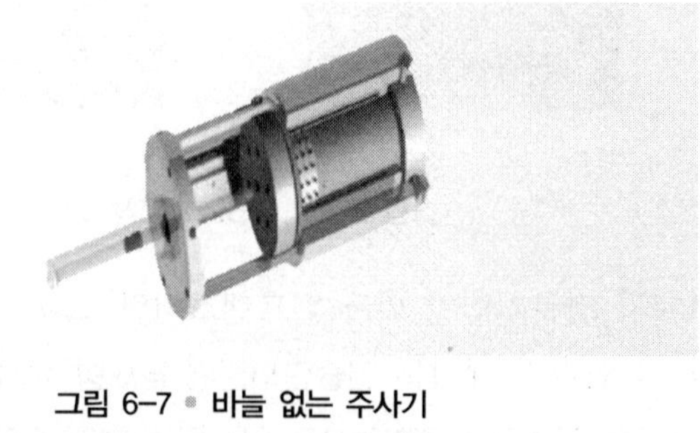

그림 6-7 • 바늘 없는 주사기

① MIT에 따르면 이번에 개발한 주사기는 주사침을 대신해 로렌츠힘(자기장 속에서 움직이는 전하에 작용하는 힘)의 강한 압력으로 피부 속 혈관에 약물을 순식간에 주입하는 방식이 도입됐다.

② 그간 약물 주입은 주사침이 피부를 뚫고 들어가 혈관에 약물을 직접 투여하는 방식이었다. 이러한 방법은 오염된 바늘로 인한 2차 감염 등의 문제를 야기시켰다.

③ 이번에 개발된 바늘 없는 주사기는 피부 속 혈관까지 약물을 전달하며 신경을 건드리지 않기 때문에 고통을 전혀 느끼지 않는다.

④ 바늘 없는 주사기의 구조는 일반 주사기와 비슷하다. 피스톤 운동으로 약물을 밀어내는 방식으로 여기에 작고 강력한 자석을 배치했고 자석 위를 코일로 둘러쌌다. 주사기에 전기적 힘이 가해지면 주사기 내부에서 만들어진 자기장이 피스톤을 밀어낸다.

⑤ 약물이 마치 제트 분사기처럼 뿜어져 나와 피부 속 혈관까지 약물을 전달한다. 약물이 받는 압력은 100[Mpa](Mega Pascal)이며 이를 속도로 따지면 무려 1초에 314[m]를 이동할 수 있을 정도다.

⑥ MIT는 바늘 없는 주사기를 망막 치료와 내이 치료 과정에 시범 도입해 이용 중이다. MIT는 바늘 없는 주사기를 이용해 새로운 치료법도 개발할 수 있을 것으로 기대하고 있다.

제 7 장

안과 관련 의료기기

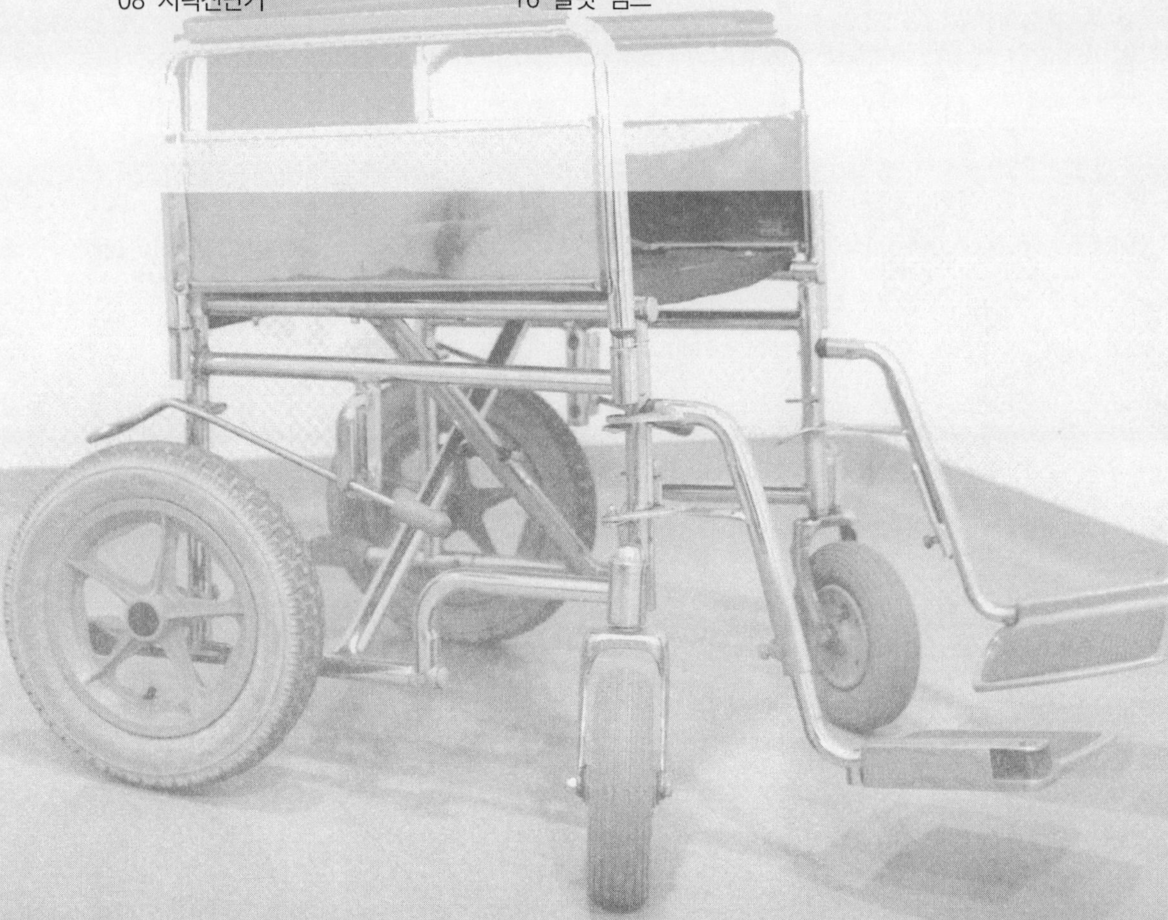

01 각막곡률계

각막 전면의 곡률반경을 측정할 때 사용하는 기기로써 크기, 위치를 알고 있는 어떤 물체가 각막으로부터 반사되어 결상된 상의 크기와 형태를 측정해 곡률반경을 계산하여 얻은 결과로 난시, 콘택트렌즈 착용으로 인한 각막의 변화여부와 같은 각막이상 상태를 진단하는 기기이다.

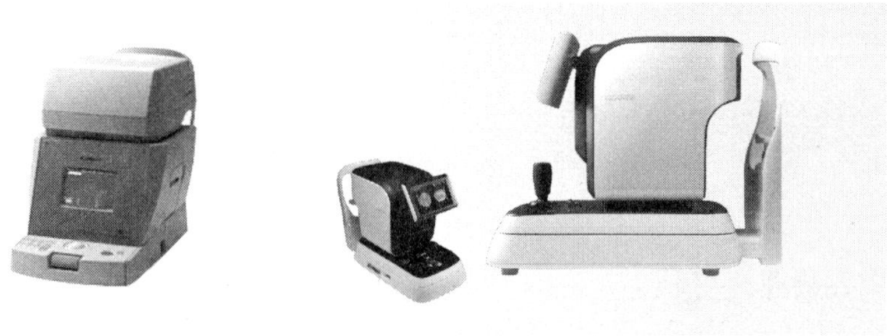

그림 7-1 • 각막곡률계

상의 배율은 $\frac{h'}{h}$ 이고 식 (7-1)과 같이 곡과 같이 곡률반경을 얻을 수 있다. 여기서 h는 물체의 크기, h'는 상의크기, m은 배율이다.

$$\frac{h'}{h} = \frac{f'}{x} = \frac{-r}{2x} \quad (7\text{-}1)$$
$$r = 2mx$$

1. 각막곡률계 형태

각막곡률계(Keratometer)의 형태는 다양하지만 대표적인 각막곡률계의 구조는 화살의 과녁판과 같은 형태이다. 오목한 동심원에 검은색의 띠를 그리고 중심부에서 관찰구를 통하여 각막에 비춰지는 반사된 원의 형태를 직접 보거나, 카메라로 촬영하여 반사된 각각의 동심원에 대해 처리함으로써 곡률에 대한 결과를 얻을 수 있다(그림 7-2).

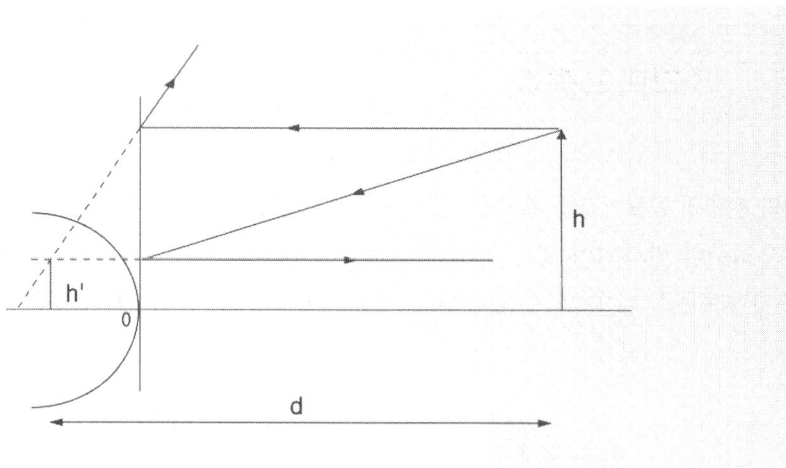

그림 7-2 • 각막곡률계

2. 각막곡률계 근점

눈에서 근점은 최대한의 조절을 했을 때에 확실하게 볼 수 있는 외계의 1점이며, 이 근점 까지의 거리를 측정하는 것이 옵터미터이다. 일정한 시표(視標)를 먼 곳에서 차츰 눈에 접근시켜 시표의 윤곽이 희미해지는 점과 시표를 눈에서 차츰 멀어지게 하여 시표가 확실한 점을 측정해 양자의 평균 값을 나타낸다.

즉, 각막곡률반경을 측정하고 각막난시 측정과 동시에 부정 난시의 각막이상여부를 검사한다. 또한 난시안경의 결정에 있어 참고자료로 활용이 가능하다.

(1) 곡률반경 측정

각막 표면의 곡률반경 그리고 주경선의 방향을 알기 위해서 검사한다. 반사계, 각막계, 안구계 등이 사용된다.

① 각막이 구면렌즈이며 일종의 볼록한 반사면이므로 둥근 상을 비추면 각막 뒤에 상이 맺히게 된다. 각막의 일정한 거리에 있는 발광 물체로 부터 나오는 빛이 각막 전면에 의해 반사상이 생기며 이 상의 크기를 측정하면 곡률반경이 된다. 상의 크기는 각막의 곡률반경에 비례한다.

② 생리적 수정체 난시와 각막 후면난시의 실제 각막 굴절률과 케라토미터 각막굴절률이 다르다.

③ 안방수의 굴절효과가 있고 정간거리에 의한 굴절효과가 다르고 케라토미터에 의한 각막 측정면적이 동공면적보다 작기 때문에 생기는 수치로 인해 측정 시 시선이 각막 전극에

서 머물 때도 있다.

④ 각막이 구면 원주라는 가정 하에 진행하므로 라식 등 무정형 각막은 측정이 부정확할 수 있다.

(2) 각막곡률계 렌즈의 특징

각막곡률계에 의한 타이트한 렌즈의 특징은 움직임이 충분하지 않다는 것이다. 가파른 렌즈는 각막 꼭지점을 덮고 있다가 눈을 깜박이는 순간 안구을 눌러 일시적으로 시력이 좋아질 수 있다.

① 눈을 깜박일 때 움직임이 없거나 매우 적다(0.25[mm]보다 적다).

② 옆을 보거나 위를 볼 때 움직임이 없거나 매우 적다(0.25[mm]보다 적다).

③ 각막의 곡률이 작으면 곡률반경이 크고 상의 크기가 크며, 각막의 곡률이 크면 곡률반경이 작고 상의 크기가 작다.

표 7-1 • 원추각막의 단계

단계	내용
1단계	㉠ 안경으로 완전히 교정된다. ㉡ 굴절난시의 경도가 증가한다. ㉢ 각막곡률계 마이어의 찌그러짐이 나타나지 않거나 약간 나타난다. ㉣ 정상적인 각막곡률계 측정치이다. ㉤ 진단의 어려움이 있다.
2단계	㉠ 각막곡률계 측정치 : 45~50D ㉡ 명확한 각막의 왜곡이 있다. ㉢ 굴절난시가 증가한다. ㉣ 1~4D의 각막 가파름이 있다.
3단계	㉠ 각막곡률계 측정치 : 50~55D ㉡ 안경교정시력의 저하한다. ㉢ 마이어의 왜곡으로 각막곡률 측정의 어려움이 있다. ㉣ 5~10D의 각막 가파름이 있다. ㉤ 검영법 검사와 안저검사 시 그림자가 나타난다. ㉥ 각막이 얇아진다. ㉦ 줄이 나타난다. ㉧ 명확한 원추 모양이다. ㉨ 사진각막계 상의 원이 상비측에서 넓어지고 하이측에서 좁아진다.
4단계	㉠ 각막곡률계 측정치가 55D 이상 ㉡ 3단계 징후가 심해진다. ㉢ 각막 정점부의 반흔이다. ㉣ 몬손씨 징후가 나타난다.

(3) 시력개선 여부

검사 시 빨리 회복하는 이점도 있고 시간이 지날수록 열감이나 쏘이는 듯한 불편함이 있다. 눈을 깜박일 경우 시력이 좋다가 다시 흐려진다. 검영기 반사에서 불규칙한 변형이 관찰된다. 이는 띠 모양의 주변부 퍼짐현상이 발생한다. 유연성이나 눈물로 인해 예상 값 보다 큰 굴절력이 필요하다. 각막곡률계의 마이어상이 휘어져 보일 수 있다.

① 각막 혼탁 여부 : 각막 혼탁이 올 경우 더불어 각막침윤, 각막 내피세포의 이상 등을 검사하고, 플루레신으로 각막에 염색되는 부분에 의한 시간 검사를 한다. 또한 윤부 혈관이 각막 내로 침범했을 경우, 그 정도에 의해 외견상 각막의 직경으로 기록한다. 필요한 경우 장기간 PMMA 콘택트렌즈를 착용했던 환자 등 각막의 지각을 검사해 본다.

② 각막 난시 유무 : 최근에 콘택트렌즈를 많이 착용하게 되면서 콘택트렌즈의 베이스 커브를 특정 하는데 있어서 없어서는 안 될 필수품이다. 이 기기는 각막의 부정 왜곡을 측정하여 각막난시의 유무를 확인한다.

02 검안기

시력장애를 검사하기 위하여 망막을 보기 위한 장비로써 렌즈와 광원으로 구성되어 확대시켜 볼 수 있는 장비이다. 또한 시력을 측정하거나 눈의 상태를 검사하는 장비이다. 작은 거울을 통해 강한 빛을 눈으로 비추면 빛은 망막에 반사되어 검안경의 작은 구멍으로 빠져나간다.

검안경의 구멍을 통해 망막 등 눈 속의 구조물을 관찰하며 검사자는 망막 · 시각신경원반 · 혈관 · 황반 · 맥락막 등을 확대된 상으로 볼 수 있다(그림 7-3).

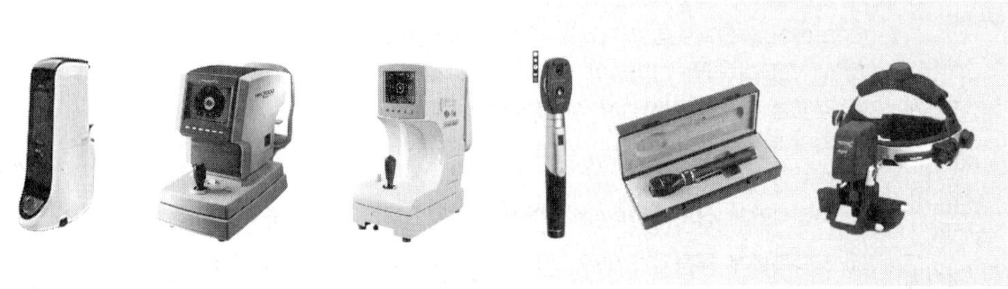

그림 7-3 • 검안기(opthalmoscope)

1. 검안기의 특징

눈의 망막 , 각막, 방수, 수정체, 초자체 등을 검사하는 장비이며 망막을 자세히 관찰 할 수 있다. 밝은 빛과 넓은 시야를 제공하여 진찰이 용이하다.

(1) 눈의 기능

눈은 빛의 자극을 받아 물체를 볼 수 있고 인체의 빛을 감지하는 감각 기관이다. 시각정보를 받아 뇌로 전달하며 이를 위하여 눈의 여러 구조물이나 근육들이 함께 작용한다.

사람의 눈은 각막의 위치마다 미세한 시력 차이를 나타낸다. 따라서 파면 분석 광기술을 적용해 다점 측정이 가능하도록 했다. 다점 측정을 하면 동공으로 열려 있는 광 경로의 평균 시력을 산출하게 되므로 보다 편안한 안경 처방 값을 얻을 것으로 기대하고 있다.

(2) 검안기 측정

누구나 안경을 쓰든 안 쓰든 한번쯤 검안기를 통해 시력을 측정해 본 적이 있을 것이다. 검안기에 얼굴과 눈을 맞추고 특정 점을 측정해 시력을 측정 하는 것이 일반적이다.

1) 망막인식 구성

대개 시력을 결정하는 각막과 수정체의 표면이 균일할 것으로 생각하지만, 대부분의 사람들 눈은 각막 상태가 미세하게 울퉁불퉁하다. 망막인식은 안구 배면에 있는 모세혈관의 구성이 지문과 같이 평생 변하지 않는 특성을 이용하는 것이다.

2) 망막 패턴

망막 패턴을 읽기 위해서는 아주 약한 강도의 연필 지름만한 적색광선을 안구에 투시해, 망막에 있는 모세혈관에 반사된 역광을 측정해야 한다.

① 홍채인식은 이에 비해 자연스러운 상태에서 영상을 얻어 망막인식에 비해 효율적이다.

② 망막·홍채인식은 검안기에 눈의 초점을 맞추고 5초 이상 눈을 뜨고 주시해야 하는 불편함이 있고, 시스템 가격이 비싼 단점이 있다.

(3) 고부가가치 제품

검안기는 시력을 측정하거나 눈의 상태를 검사하는 기구이다. 반대로 자동검안기는 환자가 눈을 렌즈에 가까이 대고 점이나 사물이 움직이는 것을 보는 동안 자동으로 눈을 검사하는 장비이다. 때문에 정교하고 미세한 기술이 적용되는데, 대당 가격은 1500만원 수준의 고부가가치 제품이다.

1) 자동검안기

시력측정에 있어 최상의 기술을 바탕으로 인공수정체 혹은 백내장에 적합한 별도의 측정방식을 지원하여 자동으로 눈의 상태를 판단하여 측정하며, 콘택트렌즈 홀더를 이용하여 하드 콘택트렌즈의 곡률반경을 측정하기도 한다.

2) 밝기 조절기능

눈의 상태에 따라 동공의 크기에 변화를 주고 자동 운무기능은 조절량을 최소화하여 더욱 정확하게 측정 할 수 있도록 도와준다. 현대인의 시생활 환경에 부응하는 다양한 검사기능과 편의기능, 인체공학적으로 설계된 디자인이 검안 성능과 경제성을 동시에 만족시키고 있다.

(4) 다양한 검안방법

최근 검안기의 경우 피검안의 동공 크기를 고려하여, 피검안의 굴절력, 난시력, 난시축 등 다양한 시력정보를 계측할 수 있는 자동 검안기 및 이를 이용한 검안 방법이 개시된다.

2. 검안기 연산장치

자동 검안기는 피검안의 망막에 측정광의 광점을 형성하며, 또한 피검안의 동공 영상을 형성하기 위한 측정광 을 발생시키는 광원 광학계이다.

측정광이 망막에 광점을 형성한 후 망막에서 반사되어, 피검안의 각막을 통과한 신호광을 다수의 신호광으로 분할하여 검출하는 제1결상 광학계이다.

측정광이 피검안의 동공에 투영되어 형성되는 피검안의 동공 영상을 검출하는 제2결상 광학계로 및 상기 제2결상 광학계에서 검출된 피검안의 동공 영상을 분석하여 동공의 형태 및 크기를 산출함으로써 동공 영역을 결정한다.

(1) 제1결상 광학계

검출된 다수의 신호광 중에서 신호광이 형성하는 상점의 전체 영역이 상기 산출된 동공 영역 내에 모두 포함되는 상점만을 선별하고, 선별된 상점들을 이용하여 시력 정보를 산출하는 연산장치를 포함한다.

(2) 연산장치 정확도

검안기의 경우 레이저 빔을 이용 백내장 수술에 필요한 안축장 길이를 정확히 측정하여 기존 방법보다 최소 5배 이상 정확하다. 비접촉 방식으로 점안 마취가 필요 없기 때문에 환자의 불편을 최소화하면서 감염과 각막의 손상이 없다.

(3) 계산방법

선진국형 최첨단 고가 장비로 미국 및 선진 유럽에서는 오래전부터 일반적으로 사용하는 장비이다. 백내장 수술에 필요한 각막 굴절 검사와 전방각 검사는 물론 정확한 백내장 수술에 필요한 렌즈 계산을 내장된 컴퓨터에서 최신의 방정식을 이용하여 정확하게 빠르게 계산한다.

3. 자동검안기

컬러 모니터를 사용하여 보다 실제에 가까운 화면을 제공함으로써 더욱 빠르고 쉽게 측정을 할 수 있도록 도와준다. 무엇보다 인공 수정체 혹은 백내장에 적합한 별도의 측정방식을 지원하여 까다로운 눈의 상태를 판단하여 측정한다.

(1) 콘택트렌즈 홀더

하드 콘텍트렌즈의 곡률 반경을 측정 할 수 있다. 기기를 일정 시간동안 사용하지 않을 때 자동으로 전원이 차단되어 기기의 과열을 방지하고 전기소모를 줄인다.

3단계의 밝기 조절 기능은 눈의 상태에 따라 동공의 크기에 변화를 주며 자동 운무 기능을 조절력을 최소화하여 더욱 정확하게 측정을 할 수 있다.

1) 각막 주변부 측정

4개의 점을 통해 각막 주변부를 측정할 수 있는 기능을 가지고 있으므로 하드 콘텍트 렌즈 처방에 도움을 준다. 그리고 기기의 포커스가 눈에 적당히 일치되었을 때 버튼을 누르지 않고도 자동으로 측정이 진행되어, 이때 한 번에 찍히는 횟수를 메뉴에서 선택할 수 있다. 모두 측정된 후에는 자동으로 검사 결과 값이 출력이 되는 등 다양한 기능이 탑재되어 있다.

2) 오토 포커싱 방법

피검안에서 반사된 검안링의 평균직경과 조리개를 이동시켜 주변광을 차단한 후, 얻어낸 검안링의 평균직경을 비교하여 오토 포커싱이 이루어지도록 검안기를 이동시킨다.

3) 주광원 형태

검안기에서 검안링의 평균직경과 조리개 작동 후에 검출되는 검안링의 평균 직경을 이용하여 오토 포커싱이 이루어지도록 하는 것으로, 피검안의 각막에서 반사된 링 형상의 검안링 이미지에서 평균 직경을 검출하는 과정과 조리개를 사용하여 주광원만으로 이루어진다.

4) 직경 검출과정

검안링 이미지에서 평균 직경을 검출하는 과정과 상기 된 두 개의 검안링 평균직경을 비교하여 그 차를 검출하고, 상기 평균직경의 차이가 미리 설정된 오차 값 이내면 포커싱을 중단한다.

오차 값을 벗어나면 평균직경의 차이만큼 조리개 작동시의 검안링 검출 값이 검출되는 방향으로 검안기를 이동시키는 과정을 반복하여 수행함으로써 이루어지게 된다.

03 검영기

눈의 굴절상태를 검사하기 위하여 광원을 눈 속에 방사하여 망막 표면의 조사부의 움직임, 집중광에 의한 반사를 관찰하는데 사용하는 기구이다. 즉, 동공과 안구에 광원을 투사시켜 망막에서 나온 광선속이 모이는 상점(눈의 원점 및 근점의 위치를 탐색하여 눈의 굴절상태를 측정하는 기구)이다(그림 7-4).

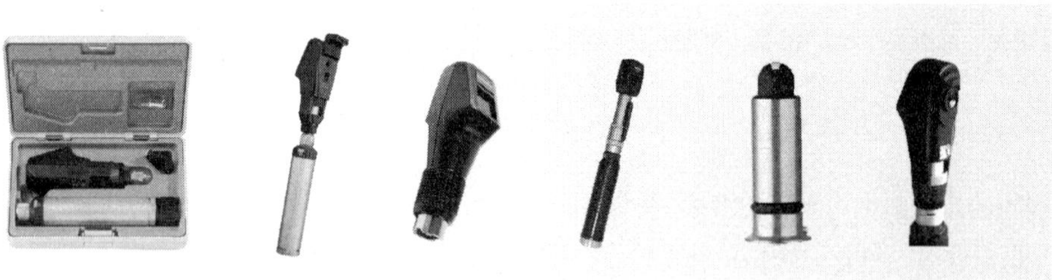

그림 7-4 • 검영기

① 검영기는 본체와 조명계로 구성되어있으며 배터리를 구동전압으로 사용한다. 조명계에서는 광선속(Luminous Flux)을 사용하여 빛이 눈에 입사하여 동공으로부터 망막에 도달하는 경로를 보여준다.

② 검영기의 경우 두 가지로 분류된다. 스트리크형(Streak) 검영기와 스폿형(Spot) 검영기 2가지가 있으며 검영기의 특성은 표 7-2와 같다.

표 7-2 • 검영기 특성 분류

비 고	특 성
스트리크형(Streak) 검형기	• 광선속이 선조이며 그 성질을 바꿀 수 있고 회전할 수 있다. • 난시 및 정확한 축 판별이 가능하다.
스폿형(Spot) 검영기	• 광선속이 선조가 아닌것 또는 성질을 바꿀 수 없다. • 원형이라 난시 축 검사가 어렵다

③ 측정방법은 피검자의 눈의 상태에 의한 방법과 망막상의 측정부위에 의한 분류 그리고 측정위치에 의한 분류 세 가지로 나누어진다(표 7-3).

표 7-3 ■ 검영기 측정방법 분류

분 류	비 고	내 용
피검자의 눈의 상태	정적 검영법	정적굴절력을 측정하는 데 사용 : 원용안경 처방
	동적 검영법	정점굴절역을 측정하는 데 사용 : 근용안경 처방
망막상의 측정부위	중심와 검영법	선조광을 중심와에 들여보내 반사되어 나오는 반사광을 측정하는 법이다
	유두 검영법	시신경유두 부근에서 반사광을 측정, 오차가 크다
측정위치	이동식 검영법	검사자가 앞뒤로 이동하면서 검사하는 방법 (고도 근시에 사용)
	고정식 검영법	피검사자와 검사자의 거리를 고정시켜 판부렌즈를 사용함, 렌즈 중화법, 정위치 검영법

④ 검사자는 피검사자와의 거리 50~67[cm]을 떨어져 앉아 검영기 렌즈를 사용하여 피검사자의 안구를 향하여 선조광을 노출시켜 동공을 통과하여 망막에서 반사되어 나오는 반사광을 기준으로 검사한다.

⑤ 반사광을 검안기에 적용시켜 검안기 내의 렌즈에 반사광이 맺히는 각도에 따라 피검사자의 안력을 확인 할 수 있고 피검사자에게 맞는 렌즈를 선택할 수 있게 된다. 이로 인해 피검사자의 원시, 난시, 근시를 판별할 수 있고 피검사자에게 적합한 시력교정을 제안할 수 있다. 원점의 위치의 경우는 다음과 같다.

㉠ 원시는 눈 뒤의 유한거리이다.

㉡ 근시는 눈 앞의 유한거리이다.

1. 검영기의 적용범위

기준규격은 눈의 굴절상태를 검사하기 위하여 광속을 눈 속에 방사하여 망막표면의 조사부의 움직임, 집중광에 의한 반사를 관찰하는데 사용하는 기구에 대하여 규정한다.

검영기는 눈의 굴절상태를 검사하기 위하여 빛을 눈 속에 방사하여 망막표면의 조사부의 움직임, 집중광에 의한 반사를 관찰하는데 사용하는 기구로서, 본체와 조명계로 구성된다.

① 조명계 : 빛이 환자의 눈에 어떻게 들어가는지 보여준다.

② 관찰계 : 빛이 환자의 동공으로부터 통과하여 검사자의 망막에 도달하는 경로를 보여준다.

(1) 스트리크형 검영기

동공에서 안저에 입사시키는 광선속이 선조이며, 그 광선속의 성질을 수속, 평행, 발산으로 연속적으로 바꿀 수 있고 또한, 그 선조 광선속을 회전할 수 있는 검영기이다.

스폿형 검영기는 동공에서 안저에 입사시키는 광선속이 선조가 아닌 것 또는 그 광선속의 성질을 바꿀 수 없는 검영기이다.

1) 검영기 규격

전기·기계적 안전성에 관한 시험이 필요하다. 누설전류, 내전압, 접지저항, 과열, 전원입력, 전압 및 에너지제한, 외장 및 보호덮개, 내충격, 방수·방습, 기계적강도, 기타 구조적 안전시험 등은 식품의약품안전처장이 별도로 고시한 의료기기의 전기·기계적 안전에 관한 공통기준규격에 적합하여야 한다.

2) 전자파 장애 규격

전자파장애에 관한 시험의 경우 전자파전도, 전자파방사의 시험기준은 방송통신위원회의 관련 고시에 적합하여야 한다. 시험방법은 전파연구소의 관련 고시에 적합하여야한다.

성능에 관한 시험으로는 광학적 성능 스트리크형 검영기 및 광원상의 결상위치를 연속적으로 변화할 수 있는 스폿형 검영기의 광학적 성능은 수속 광선속의 광원상 위치 시험방법으로 시험했을 때 검영기의 중심부에서 피검자쪽 방향으로 200[mm] 이내에서 결상해야 한다.

2. 검영기 시험방법

시험 검영기의 대물렌즈와 광원까지의 거리를 최소로 조정함과 함께 검영기의 피검자 눈쪽에 정점 굴절력 +7D를 갖는 검안용 렌즈를 장착해서 검영기의 광원상을 광축과 직각인 벽면에 결상시켰을 때의 검안용 렌즈의 뒤쪽 정점과 벽면까지의 결상거리를 측정한다.

(1) 선조 광원상 회전

시험방법으로 시험했을 때, 선조 광원상에 심한 편심이 없어야 한다. 다만 스폿형 검영기는 제외한다. 시험 검영기의 대물렌즈와 광원까지의 거리를 조정하여 검영기의 광원상을 광축과 직각인 벽면에 결상시켰을 때 광원을 회전시켜서 조사한다.

(2) 구조 기능시험

일반 검영기의 구조 및 기능은 다음과 같다. 각 부의 구조는 모두 양질의 재료를 사용하고,

가공 조립을 정성껏 하고 튼튼해야 한다. 또한 각 부의 도장 및 도금은 강고하며 퇴색, 탈락, 녹 및 부식이 발생하지 않아야 하며 각 부는 보통 상태에서 작동이 원활하고 확실하게 작동할 것이 가장 중요하다.

(3) 광학적 구조 및 기능

1) 광학계 내면반사

광학계는 실용상 지장을 주는 해로운 내면반사 및 미광이 없어야 한다. 광학부품은 흐림, 곰팡이, 접착제, 조각 및 은분 들뜸이 없고, 실용상 해로운 기포, 모래눈, 그을음, 오염, 먼지, 반사방지막의 흠 및 얼룩 등이 없어야 한다.

① 측정을 위해서 피검안에 넣는 광선속은 눈에 해를 주지 않아야 한다.

② 스트리크형 검영기의 광원상의 결상위치는 대물렌즈 또는 광원을 움직임으로써 연속적으로 변화시킬 수 있다.

2) 광원상 시험방법

스폿형 검영기의 광원상의 결상위치는 본체에서 무한원으로 결상하거나 또는 발산 광선속으로서 본체 뒤쪽에 결상하고, 결상위치는 고정식으로 한다. 구조, 기능 및 겉모양 시험은 완성품에 대하여 육안으로 검사하고, 각 항목에 적합하여야 한다.

(4) 검영시 주의점

반사광선이 순식간에 이동하기 때문에 움직임을 주의하여 확인해야 한다. 또한 렌즈의 도수를 바꿀 때는 일정 간격을 유지하여야 하며 측정 시 양안의 시선을 가리지 않고 검사거리를 일정하게 유지하는 것이 중요하다.

04 눈 마사지기

전통중의학의 경락학(약침요법)과 마사지이론을 토대로 개발되어 눈 주위의 중요 경혈을 자극하여 혈액순환을 촉진시키고 신경세포가 활성화되어 근육의 탄력이 향상되고 시야가 선명해지고 눈이 밝아지게 된다.

눈 마사지기는 마사지기능과, 공기압, 온열기능이 결합되어 혈액순환을 촉진시켜 눈 주위를 상쾌하게 하고 눈의 피로를 완화시키는 기능이 있다(그림 7-5).

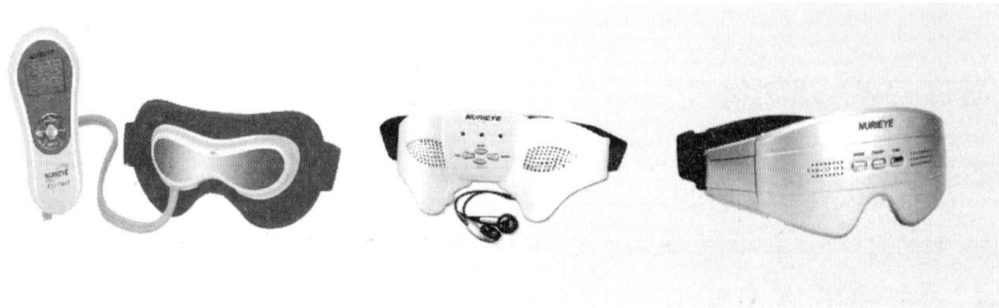

그림 7-5 • 눈 마사지기

1. 눈 마사지기 특징

근육이 수축되거나 이완되는 과정에서 조금씩 움직이는데, 뼈와 뼈 사이를 메우고 있는 근육과 근막이 움직이면 자연히 뼈도 자리를 찾아 움직인다. 그러므로 얼굴의 경혈을 눌러 자극을 주면 경직된 근육이 풀어지면서 다시 자리를 잡게 된다.

눈 부위 근육 역시 처음부터 눈에 보일 정도로 근육이 크게 움직이지는 않지만, 작은 변화가 도미노처럼 큰 효과를 일으키면서 꾸준히 지속적으로 자극을 주면 눈에 띄는 변화가 자연스럽게 나타난다(그림 7-6).

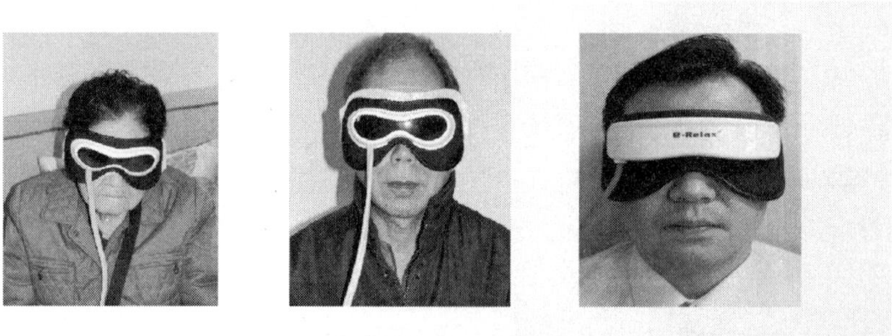

그림 7-6 • 눈 마사지기와 사용모습

(1) 눈 마사지기 주요 기능

① 눈 마사지기의 경우 진동기능, 온열기능, 주무름 기능, 안마기능 등 이 있다. 피로에 지친 눈을 위해서 사용하는 기구이므로 일상안팎으로 광범위하게 분포되어서 가정에서도 쓸 수 있다.

② 눈 마사지기는 전통중의학의 경락학과 마사지 이론을 토대로 개발되어 22개의 지압봉이

눈 주위의 중요 경혈을 자극하여 혈액순환을 촉진시키고, 신경세포가 활성화되어 눈의 피로가 완화되어 근육의 탄력이 향상되어 시야가 선명해지고 눈이 밝아지게 된다.
또한 혈색소 생성을 촉진하여 눈 주위 다크써클을 개선하고, 노폐물을 방출하여 색소침전을 방지한다.

③ 경락의 활성화로 두통 및 불면증 완화에도 큰 도움을 준다.

(2) USB 눈 마사지기

컴퓨터 USB포트에 연결한 뒤 스위치를 켜면 진동 마사지 효과를 볼 수 있어 모니터를 자주 보는 직장인들에게 알맞다. 열안마기도 USB 포트에 연결하면 제품이 발열되어 안마기로 사용할 수 있다.

2. 신경세포 활성화

신경세포를 활성화시켜 눈의 피로가 완화된다. 그리고 눈 주위 근육의 탄력이 향상되어 시야가 선명해지고 눈이 밝아지게 된다. 혈색소 생성을 도와서 피부색을 개선해주며 색소침전을 방지한다. 경락을 활성화시켜 통증 완화에도 큰 도움을 준다.

(1) 음이온 방출

보통 해변, 폭포수 근처, 솔숲과 같은 자연환경 속에 있는 것처럼 공기를 상쾌하게 하고, 환경과 사람과의 온기를 증가시키는 기능이 접목된 것도 있다.

① 공기압의 경우 공기가 들어간 부드러운 쿠션이 눈 주변을 누르면서 안마작용을 한다. 이러한 압력방식이 눈의 피로를 완화시켜준다.

② 온열찜질의 경우 온열찜질을 함으로써 혈액순환을 촉진시키고 눈 근육의 피로를 완화시켜준다. 원하는 온도로 자유롭게 선택할 수 있다.

(2) 눈의 피로와 시력감퇴 개선

마사지의 경우 15개의 마사지 모드가 긴장완화와 상쾌한 기분을 선사시켜 준다.
단일마사지 모드와 순환마사지 모드로 선택이 가능하게 되어 있는 것처럼 이런 다양한 기능들이 총체적으로 접목시켜, 눈의 피로와 시력감퇴 등을 개선시키는데 효과가 있다. 일상 속에서도 많이 쓰이고 있다.

05 망막전도

1. 망막전도

망막전도(Electroretinogram : ERG)는 눈의 망막에 광(光)자극을 주어 이때 발생하는 활동전압을 유도 및 증폭하여 기록하는 검사를 의미한다(그림 7-7).

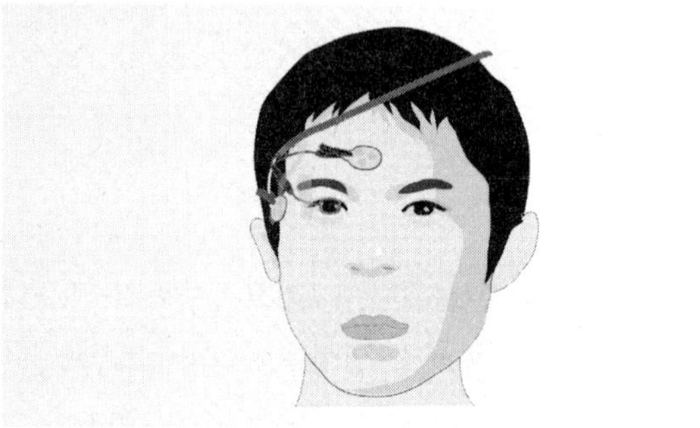

그림 7-7 • 망막전도

(1) 망막신경의 자극

망막신경은 스스로 활동전위를 발생시키지는 않지만 빛에 의해 자극을 받으면 전위를 발생시킨다. 따라서 망막에 매우 짧은 시간 동안 빛을 비추면 탐사전극(망막의 내측면 또는 각막 위에 부착)과 기준전극(관자놀이, 이마 혹은 귓불) 간에 일시적인 전위차의 변화를 관찰할 수 있다.

이와 같이 망막에서 진행 중인 전기적인 활동전위를 측정하는 것을 망막전도라고 하며 그림 7-8은 활동전위의 망막전위라 한다. 망막전위의 크기는 약 100[μV]이며, 주파수 특성은 약 500[Hz] 정도이다.

망막의 추상체나 간상체의 기능과 관계가 있으며 그 파형의 차이를 분석하여 주로 각막혼탁, 백내장, 홍채유착, 유리체 혼탁으로 안저를 검사할 수 없는 안질환의 진단이나 예후판정에 응용된다.

1) 망막의 주요 기능

망막은 위치에 따라 그 두께가 다른 얇은 막으로 안구의 가장 안쪽을 덮고 있는 투명한 신경조직이다. 안구 안으로 들어온 빛은 망막의 내층을 지나서 시세포에 감지된다.

빛이 들어오면 망막 시세포의 시색소에 흡수되고 이는 전기적 에너지를 발생시킨다. 이는 망막 내층에서 증폭되어 뇌로 전달된다. 이 과정을 통해 인간이 사물을 볼 수 있다.

2) 망막의 광자극

망막에 광자극을 주었을 때 발생하는 활동전압을 유도·증폭하여 기록한 곡선이다.

① 망막의 원추세포나 간상세포의 기능과 관계가 있으므로 그 파형의 차이를 분석하여, 안저를 검사할 수 없는 안질환의 진단이나 예후판정에 주로 응용된다.

② 망막박리·망막색소변성·당뇨병성 망막증·시신경장애 등의 검사에 쓰인다. 검사가 까다로운 히스테리성 흑내장·사맹 등의 진단, 유아나 백치 등의 검사에도 이용된다.

3) 망막의 기록

망막에 광자극을 줄 때 생기는 비교적 시간 경과가 완만한 전기적 반응을 기록한 곡선이다.

① 사람의 경우 한쪽 전극을 각막에 두고 보조전극을 안구 뒤쪽 깊숙이 떨어진 부위에 두어 기록한다.

② 동물의 경우에는 안구에 전극을 넣기도 하고 박리망막을 이용하여 기록하기도 한다.

(2) 광자극 원리와 검사

광자극으로는 강력한 크세논섬광램프를 쓴다. 측정은, 전기적으로 차폐된 암실 내에서 피험자가 암순응상태로 된 후 실시한다.

① 측정된 망막전위에는 잡음의 혼입상태가 많으므로 생리현상 데이터처리용 컴퓨터를 사용하여 산술평균값을 구하여 명료한 파형을 얻는다.

② 망막전위계는 망막기능을 전기적으로 측정하는 것이므로 망막질환의 특수검사에 쓸 수 있다.

1) 망막전도 전위

망막전도에 대해서 다시 상기시켜 눈에 광자극을 주었을 때 망막에 발생하는 전위변화를 기록한 것이다. 광자극으로 최초로 나타나는 진위변화는 척추동물은 각막 쪽이 마이너스, 무척추동물에서는 플러스파로서 나타나는데, 감각세포의 수용기 전위의 집합으로 고찰되고 있다.

2) 후점막 자극

후점막을 냄새로 자극하였을 때 발생한 전위를 기록한 것은 후전도, 곤충의 촉각을 냄새로 자극하였을 때 발생하는 전위를 기록한 것은 촉각전도라고 하며 냄새의 유효성을 검지하는 데 사용된다. 그러나 이들 전위변화는 많은 종류의 세포활동의 집합이므로, 감각기관 내의 특정세포의 활동을 조사하기 위해서는 미소전극법 등 다른 수단에 의한 관찰이 필요하다.

2. 눈의 구조와 빛에 대한 반응

눈은 물체의 형태와 모양, 색 등을 받아들이는 수용기와 빛에 의한 수용기의 화학적 변화에 의해 생성된 전위를 뇌로 전달하는 신경계로 구성되며 외부환경에 대한 정보를 제공해 주는 복잡한 구조물이다.

(1) 눈의 구조

망막전위의 측정은 망막내측이나 각막에서의 활성전극(특수 콘택트렌즈)과 관자놀이 등의 표준전극 사이의 전위차를 증폭하여 기록하며 눈의 구조는 다음과 같다(그림 7-8).

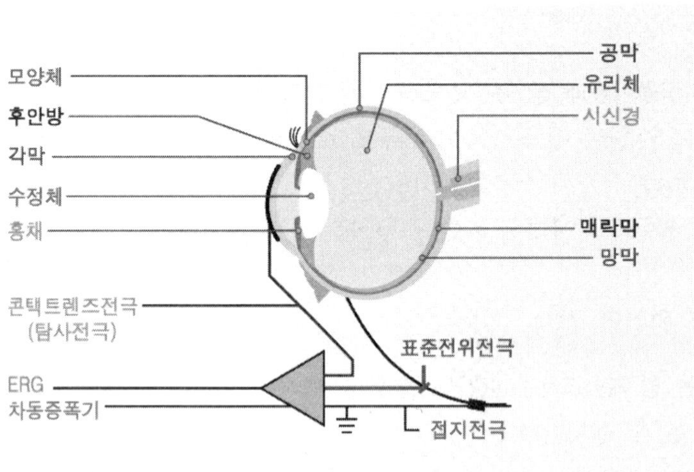

그림 7-8 ◦ 안구의 수직단면과 망막전도의 측정원리

① 공막 : 눈의 흰자위 부분으로 0.2~2[mm]의 두께이며 강한 결합조직막으로 안구를 보호하는 섬유성 막이다.
   ㉠ 안구의 가장 바깥쪽에 있으며 하얗고 튼튼하다.
   ㉡ 눈이 둥근 모양을 유지하는데 있어 중요한 역할을 하며 충격으로부터 보호하는 역할을 한다.
   ㉢ 눈이 움직이는 것을 조절하는 근육이 연결되어 있으며 조직이 매우 치밀하다.

② 맥락막 : 공막 내측에 있는 검은막 이다. 안구 내막에 끼어있는 맥락막 으로 다량의 색소가 있어, 카메라의 내부를 검게 칠하는 것과 마찬가지로 안구 속을 어둡게 만들어 준다.
   ㉠ 맥락막에 접하고 있는 내막이 망막이다. 망막에 둘러싸여있으며, 액체상태의 투명한 초자체가 있다.
   ㉡ 초자체의 앞면은 평평한 접시 모양으로 움푹 들어가 있고, 그 앞에 수정체가 있다.

ⓒ 수정체와 모양체 및 홍체 근부와의 사이에 강을 후방이라고 하여 전방과 후방에 방수가 들어 있다.

ⓓ 혈관막으로 혈관이 풍부하며 0.2~0.5[mm]의 두께가 얇은 어두운 갈색의 막으로 색소세포가 있어 암실처럼 빛을 차단하는 기능을 하며 망막 내면을 덮고 있다. 이에 동공으로부터 빛이 들어오지 않도록 하는 기능 그리고 안구에 영양분을 공급하는 역할을 한다.

ⓔ 넓게 분포한 혈관으로 안구 내에 영양을 공급시키며 앞 끝에 있는 모양체근은 원근조절에 관여한다.

ⓕ 맥락막의 바깥 부분은 공막의 안쪽면과 결합되어 있다.

ⓖ 맥락막의 안쪽 부분은 망막의 색소층과 결합되어 있다.

ⓗ 안구 뒤쪽의 시신경이 나오는 부분에는 맥락막이 분포하지 않으며 시세포 또한 적은데 이를 맹점이라 한다.

③ 망막 : 안구의 가장 중요한 부위로서 물체의 상이 맺히는 부분이다.

ⓐ 두께는 약 3[mm]이며 질서있게 배열된 시각감수체 세포와 수평세포, 양극세포, 무축색세포, 신경절세포 등의 신경세포로 구성되어 있다.

ⓑ 안구의 가장 안쪽에 있는 신경조직으로 안구 내로 들어온 빛은 망막 내층을 지나서 시세포에서 감지된다.

ⓒ 망막의 뒤에는 중심와라고 하는 시력이 가장 좋은 부분이 있다.

ⓓ 시각감수체 세포에는 원추세포와 간상세포가 있는데 원추세포는 색깔을 인식하는 역할을 하며 간상세포는 명암을 구분하는 역할을 한다.

ⓔ 망막에는 황색을 띤 원형부 황반이 있는데 이곳에 상이 맺히면서 사물이 명료하게 보이게 된다.

④ 수정체 : 무색 투명한 볼록렌즈 형으로 되어 있어서 여기에서도 빛이 굴절된다.

ⓐ 수정체는 모양체근의 작용에 의하여 얇게 되거나 두껍게 되는 작용이 있다. 이 수정체의 작용에 의해서 보는 물체의 원근에 따라 망막에 그 영상의 초점을 맞출 수가 있다.

ⓑ 수정체는 망막에 초점이 맞도록 빛을 굴절시키는 중요한 조절작용을 해주고 있다.

ⓒ 홍채 바로 뒤에 있는 탄력성을 가진 투명한 물체로 양면이 볼록렌즈 모양으로 돌출되어 있어서 광선을 굴절시키는 역할을 한다.

ⓓ 초점을 조절하여 상을 망막에 맺히도록 해준다.

⑤ 초자체 : 수정체와 망막 사이의 공간에 들어 있는 무색투명한 젤리형의 조직이며 안구의 내압을 일정하게 유지시키는 역할과 수정체에서 망막에 이르는 광선의 통로 역할을 한다. 안구에서 대부분을 차지하고 있으며 그 탄성과 형태를 유지하도록 해준다.

⑥ 안방수 : 수정체 전면의 공간(안방)에는 안방수가 있어 홍채와 수정체의 좁은 틈새로 전안방과 후안방의 물질이 서로 교환될 수 있다.

㉠ 안방수가 눈 밖으로 빠져나가지 못하면 안압이 정상보다 높아지는데 이는 녹내장의 원인이 된다.

㉡ 후안방을 채우고 있는 투명한 액체로 림프액과 비슷하다. 후안방의 모양체 또는 홍채에서 분비되며 대부분 모양체 정맥으로 흘러간다.

⑦ 각막 : 백색의 딱딱한 막으로 안구를 형성하며 안구 내 조직을 보호한다. 그리고 그 조개껍질의 입구 부분이 각막으로, 빛은 먼저 이곳으로 지난다.

㉠ 각막은 구면으로 되어 있기 때문에 밖으로부터의 빛을 굴절시킨다. 따라서 이 구면이 일그러질 경우 눈으로 들어오는 빛이 흩어져 물체를 뚜렷하게 볼 수 없게 된다.

㉡ 각막을 통해 빛은 홍체에서부터 빛의 양이 조절되어, 그 중앙의 동공을 통해서 수정체에 도달하게 된다.

㉢ 각막 건조의 문제점

ⓐ 각막이 건조하면 각막이 흐려 보이지 않게 된다.

ⓑ 외막의 앞 부분은 무색 투명한 각막으로, 각막은 외막 전체의 약 1/14을 차지하고 있다.

ⓒ 외막의 뒷 부분은 백색 불투명한 강막으로, 소위 백안이란 얇고 무색투명한 결막을 통하여 보이는 강막 이다.

ⓓ 강막은 외막의 약 13/14을 차지하고 있다.

표 7-4 ◦ 눈의 각 부위의 구조와 기능

구 조	기 능
공막	안구의 가장 외측에 있는 하얗고 튼튼한 막이다(눈 흰자라고 하는 부분).
각막	공막에 연결되어 안구의 정면에 위치하며, 두께는 약 1[mm] 의 투명한 막임 빛을 투과시키는 렌즈의 기능을 한다.
홍채	각막을 통해서 갈색으로 보이는 부분 중심에 동공이 있고, 외부로부터 안구로 들어오는 빛의 양을 조절한다.
모양체	모양체근이라 하는 근육이 있고, 그것의 움직임에 의해 수정체의 두께를 변화시켜서 안저에 확실한 상을 맺게하는 기능을 한다.
맥락막	공막의 내측에 있는 검은 막, 동공으로부터 빛이 들어오지 않도록 하는 기능과, 안구에 영양을 공급하는 역할을 한다.
망막	물체의 상이 맺히는 부분 망막의 뒤에는 중심와라 하는 시력이 가장 좋은 부분이 있다.
수정체	양볼록렌즈의 형태를 하고있고, 초점을 조절해서 상을 망막에 결상시키는 기능을 한다.
초자체	안구내의 대부분을 차지하고 있고 마치 투명한 젤리같은 형태 와 같다. 안구의 형태와 탄성을 유지하는 기능을 한다.

⑧ 우리의 눈은 안구, 시신경, 그 외의 안검(눈꺼풀)이나 누선과 같은 안구부속기로 이루어져 있다.
⑨ 신생아의 안구 크기는 직경이 약 17[mm] 밖에 되지 않으나 3세가 되면 약 22[mm]이고 그리고 성인은 약 24[mm] 정도로 자라게 된다(표 7-4).

(2) 안구의 구조와 기능

인간의 안구는 지름이 25[mm] 정도의 조그마한 구형을 하고 있으나, 이 조그마한 안구는 대단히 복잡한 조직으로 되어 있어서 인간의 감각기중에 가장 정교한 것으로 알려져 있다.

우리들의 눈은 안구와 시신경, 거기에 안구를 보호하고 안구의 기능을 보조하는 눈꺼풀, 결막, 안근 등으로 되어 있다.

1) 눈꺼풀의 특징

눈꺼풀은 속눈썹과 더불어, 밖에서 눈으로 들어오는 이물질을 막는 중요한 역할을 하고, 결막은 각막을 보호하고 누기에는 눈물을 만드는 누선이 있다. 늘 눈물로 각막과 결막을 촉촉하게 적셔 각막이 건조하지 않도록 하는 중요한 일을 하고 있다.

2) 홍채의 특징

수정체와 각막 사이에 존재하는 격벽구조로 수축성이 있으며 눈에서 검은자위에 해당한다.
① 홍채의 기능은 조리개 작용이며 이 조리개 작용으로 동공에 따라 청색, 청록색, 다갈색, 다색 등 여러 가지이다. 중심에 동공이 있고 외부로부터 안구로 들어오는 빛의 양을 조절해준다.
② 중막은 외막과 내막에 끼어 있는 맥락막으로 다량의 색소가 있어서, 카메라의 내부를 검게 칠하는 것과 마찬가지로 안구 속을 어둡게 만들어준다.

3) 초점 고정

물체의 원근에 따라 망막에 그 영상의 초점을 맞추는 것은 수정체의 작용이 아니고 안구를 둘러싼 외안근, 즉 4개의 직근과 2개의 사근의 작용에 의하여 안축의 길이를 길게, 또는 짧게 조절하여 초점하여 맞춘다는 설을 주장하는 학자는 미국의 안과의사 페퍼드 박사이다.
① 수정체를 통하여 망막에 도달하는 빛은 초자체를 통과하게 된다고 설명한다. 망막은 두께 1[mm]미만의 매우 얇은 막으로 되어 있고, 그 중에는 명암, 색체를 느끼는 시세포가 포함되어 있다.
② 초점 고정 원리 : 망막의 중앙 부분을 황반부 그 중심부를 중심와라고 한다. 망막의 중심와

가 시력과 가장 관계가 깊은 부분이라서 그 부분에 초점이 맞을 때 가장 잘 보이는 것이다.

맥락막은 망막에 영양을 주는 중요한 조직이다. 전방 및 후방에 고인 액체는 각막 및 수정체에 영양을 공급하면서 노폐물을 눈 속에서 운반해 내는 역할을 하고 있다.

③ 초점의 시각현상 : 안구에는 각막과 수정체라고 하는 2개의 렌즈가 있어서 이 2개의 렌즈 작용에 의하여 망막의 중심부에 초점이 맞아, 물체의 상이 맺어지는 것이다. 그렇지만 망막에 물체의 상이 맺어졌다고 해서, 그것으로 물체가 보인다고 속단해서는 안 된다. 물리적 작용에 의해 망막에 결상된 것이 생리적 자극으로서 다시 시신경으로 전해져 뇌에 전달되어, 시각중추에 도달한다는 과정을 거쳐, 비로소 물체를 보는 시각현상이 일어난다.

4) 시력의 정의

시력은 물리적 작용과 생리적 과정을 거쳐 생긴다. 근시는 주로 눈의 통광계 장치의 하나인 수정체의 굴절상태의 이상에 의해서 일어나는 것이며, 근시에는 안축의 길이의 변화에 의한 것도 있다.

(3) 시각전도로

① 외부에서 눈으로 들어오는 광선은 각막, 안방수, 모양체근에 의하여 자유롭게 변화되어, 광선을 망막의 한 점에 접합시키는 역할을 하는 수정체와 초자체를 통과하여 망막에 그림 7-9와 같이 도달한다.

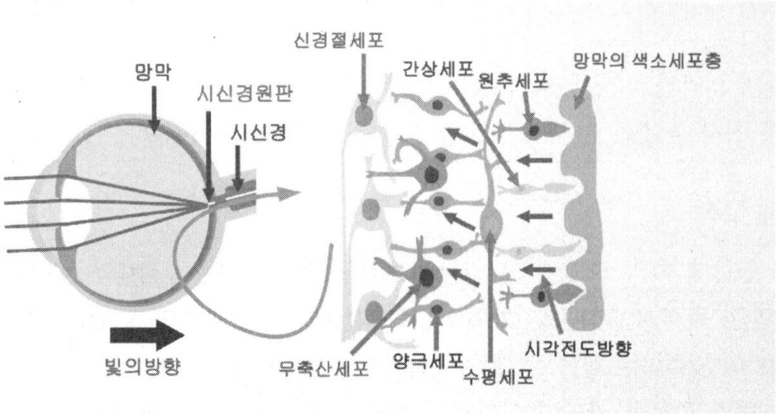

그림 7-9 • 망막에 도달하는 빛과 시각의 전도방향

② 외부로부터의 광선은 이들 투명체의 굴절률에 따라 알맞은 굴곡 형태로 망막에 투사된 후 다음과 같은 순서로 그림 7-10과 같이 우리의 뇌로 전달된다.

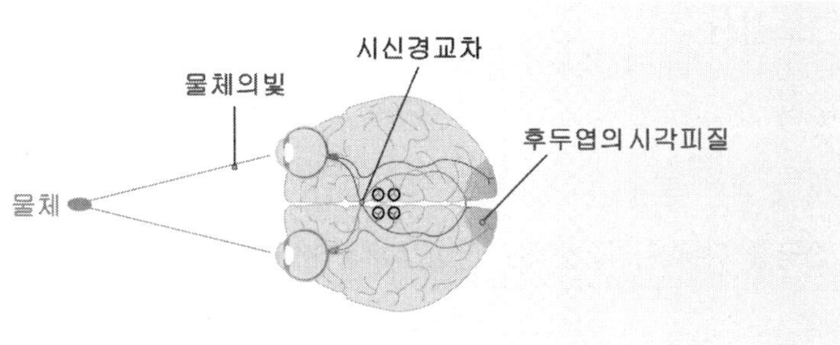

그림 7-10 • 대뇌피질에서의 신경전도로

③ 빛은 망막의 제1신경원인 시세포층(원추세포와 간상세포)을 자극하여 흥분시킨다.

④ 제2신경원인 양극 신경세포층은 원추세포와 간상세포에서 오는 흥분을 받아 시신경절세포로 자극을 전도한다.

⑤ 자극은 제3신경원인 시신경절 세포층의 축색을 통해 망막 내부를 통과 후 시신경 원판에 모인 후 안구 밖의 시신경과 연결된 대뇌의 후두엽피질(Brodmann 영역)에 도달하여 시각 충추의 시각피질에 투영된다.

⑥ 우리의 뇌는 이러한 경로를 통해 망막에 맺혀진 상을 분석하여 물체를 인식하게 된다.

⑦ 광수용기의 시감각 신호는 이극세포(수평세포에 의해 수평통합됨)를 지나 신경절세포(아마크라인세포에 의해 수평통합됨)의 축삭돌기(시신경)을 따라 안구를 빠져 나간다.

⑧ 시신경은 시신경교차를 거쳐 시상으로 전달되고 여기서 연접을 이루며 시냅스후세포로 시감각 신호를 전달하게 된다. 시각 신호는 궁극적으로 대뇌 후두엽으로 전해져 물체에 대한 정보를 분석하게 된다.

⑨ 광수용기 전위와 수평세포 전위는 과분극 일과성 전위이지만, 이극세포로 전달되면서 과분극 또는 탈분극 일과성 전위로 바뀌며, 아마크라인세포에서는 탈분극 일과성전위로, 그리고 신경절세포에서는 탈분극 활동전위로 바뀌어 시신경을 따라 나간다.

⑩ 시신경교차와 시감각 전달의 경우 각 안구에서 나오는 시신경 중 외측 시신경은 같은 방향의 시상으로 전달되어 후두엽까지 전달되지만 내측 시신경은 시상으로 전달되기 바로 전에 반대쪽 안구의 내측 시신경과 서로 교차하게 된다.

⑪ 교차하는 부위를 시신경교차라 한다. 이렇게 교차를 통해 시감각 신호가 후두엽까지 전달되면 대뇌 각 반구 내의 후두엽에서는 같은 시상을 맺게 된다.

⑫ 안구에서 받아들인 자극을 시각중추로 전달하는 역할을 한다. 굴절 매개체 광선이 눈에 들어와 망막에 상을 맺기까지의 중간에 있는 물질을 굴절매체라고 한다.

3. 망막전도검사

(1) 검사방법

피검사자의 동공을 고정시킨 후 그림 7-11과 같이 국소마취 점안제를 넣고 망막전도검사용 콘택트렌즈 전극을 끼우며 기준전극은 양미간이나 이마에 붙인다.

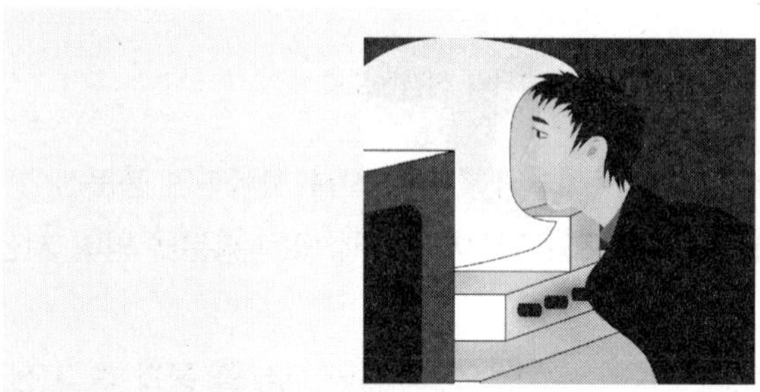

그림 7-11 • 망막전도검사

환자의 질환에 따라 명반응, 암반응 망막전도검사를 실시하는데 특히 주의할 점은 환자의 눈 깜빡임을 방지해야 하며 측정은 여러 번 하는 것이 아니고 1~2번에 결과를 얻어야 한다(그림 7-12).

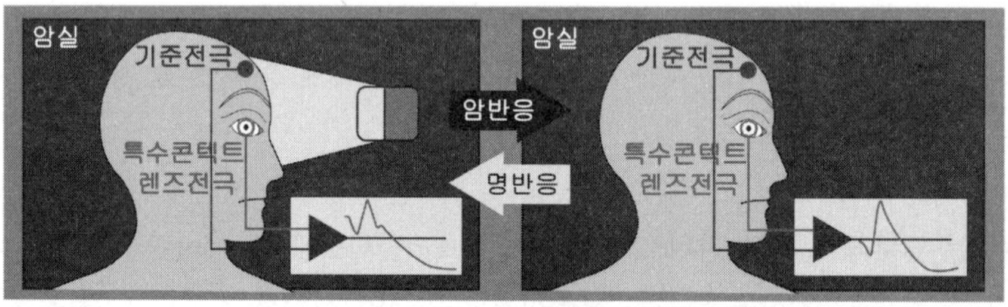

그림 7-12 • 일반적인 명반응 암반응의 망막전도 검사방법

1) 환자의 자각증상 여부

환자의 자각증상을 고려하여 여러 가지 검사가 필요하게 되어 망막박리의 경우 시력손실과 망막박리 진행을 방지하기 위해 즉각적인 검사가 필요하게 된다.

검사하기 전 우선 자각증상에 대한 내용을 확인한다. 증상의 발생 시기와 빈도 및 심한 정도를 확인하고 비문증(날파리증) 및 광시증 등의 동반된 증상 여부에 대해 조사를 한다.

2) 외반부 전안부 검사 관찰

외반부 및 전안부를 검사하여 세극 등 현미경을 통하여 전안부와 유리체의 앞부분을 평가할 수 있다. 결막에 감염성 질환이 있는지 확인하여 과거에 수술을 받은 이력에 의해 눈 상태에 의한 결막의 반흔, 검구유착 또는 공막누름조각의 노출 등이 있는지 관찰한다.

① 홍채의 이상 여부 : 홍채의 이상 여부나 수정체의 혼탁이나 위치 이상을 확인한다. 대부분의 열공망막 박리에서 앞 유리체의 색소상피세포가 관찰되는데 이것은 망막열공을 통하여 유리된 망막색소상피세포이다.

㉠ 구심성 동공장애 여부를 확인한다. 이는 망막박리로 인한 망막손상이 영구적이어서 기능적 예후가 나쁠 가능성을 염두해 두어야 한다.

㉡ 다음으로 안저검사를 통해 망막박리의 범위와 모양을 알고 존재하는 모든 망막열공을 찾아내어 황반과 시신경유두 및 안저의 이상소견을 기술하고 상세히 파악한다.

② 도상검안경검사 : 도상검안경검사 및 세극등을 이용한 안저검사 등이 시행된다. 더 나아가 특수검사를 통해 수정체, 유리체 또는 각막의 혼탁으로 안저를 적절히 관찰할 수 없을 경우에는 망막의 기능적 측면을 간접적으로 파악하기 위하여 망막전위도검사를 시행한다.

㉠ 넓은 안저시야를 한 번에 볼 수 있으나 확대 배율이 적으며 거꾸로 보인다.

㉡ 검사자는 쌍안도상검안경을 쓰고 대물렌즈를 환자의 눈 앞에 둔 후 검사한다.

3) 초음파 검사

안구의 해부학적인 이상을 파악하기 위하여 초음파검사를 시행한다.

① 매체혼탁으로 안저가 보이지 않을 때 도움이 되는 검사법들로 시유발전위검사나 레이저 간섭계 또는 안와의 전산화 단층촬영, 핵자기공명검사 등을 들 수 있다.

② 망막박리의 진단과 수술방침 등을 결정함에 있어서 가장 유용하게 이용되는 대표적인 검사는 앞서 언급한 두 가지의 검사들이다.

(2) 명순응과 암순응

인간의 빛 수용은 망막의 중심부에 있는 원추세포와 간상세포가 주로 관여하는데 밝은 곳에서는 원추세포가, 어두운 곳에서는 간상세포가 광각에 관여한다.

밝은 곳에서 어두운 곳으로 옮기면 처음에는 거의 아무것도 보이지 않으나, 어둠에 익숙해지면 점차 어슴푸레하게 보이게 되는데 이러한 어둠에 대한 감각의 순응을 암순응이라 하고, 반대로 밝기(광)에 대한 광각의 순응을 명순응이라 한다(그림 7-13).

이와 같이 이는 빛에 대해서는 망막의 감도를 내려 많은 양의 빛을 받아들이고, 어둠속에서는 감도를 올려 빛에 반응해 나가는 생체 조절기구의 작용이다.

1) 명순응에서 암순응 이행

일반적으로 명순응 상태에서 암순응으로의 이행에는 수십 분을 필요로 하지만, 암순응 상태에서 명순응으로의 이행은 몇 분이면 완료한다.

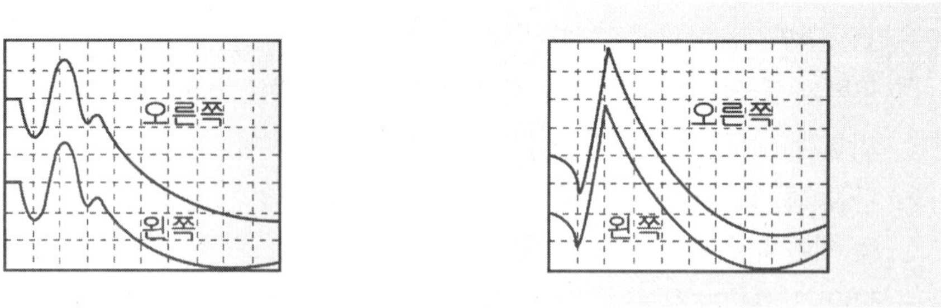

(a) 정상명반응 (b) 정상암반응

그림 7-13 • 명순응과 암순응시의 정상적인 망막전위도

임상적으로는 광각은 인지할 수 있는 최소의 강도, 즉 암순응 상태에서 빛의 자극 역치를 측정함으로써 검사한다.

2) 암순응과 명순응의 과정

암순응을 시작 후 단시간 내에 진폭의 변화가 나타나지만 약 15분 후에는 거의 변화가 없다. 하지만 야맹증 환자의 경우 장시간의 암순응 시 망막전도 파형의 진폭에 증가가 발생한다. 명순응의 경우 어두운 곳으로부터 밝은 곳으로 갑자기 나왔을 때 점차로 밝은 빛에 순응하게 되는 것이다. 이 때 처음에 잘 보이지 않다가 시간이 어느 정도 지나면 정상적으로 보인다.

예 영화관에서 밖으로 나왔을 때 명순응을 경험하게 된다. 밝은 곳에 있다가 어두운 곳으로 갈 경우 시각성립이 되지 않는다. 어두운 곳에서 시각성립이 될 때까지 과정을 암순응 과정이라고 한다.

① 암순응의 로돕신 재합성 : 암순응과정을 거치는 동안 로돕신의 재합성을 통해 시각이 성립된다.

㉠ 어두운 곳에 순응된 상태에서 빛이 강한 밝은 곳으로 나오면 눈이 부셔 잘 보이지 않는다. 원추세포에 의해 시각이 성립되려면 명순응과정이 필요하다.

㉡ 강한 빛에서 간상세포의 로돕신이 완전히 분해되는 과정에서 일시적으로 많은 에너지가 방출되어 시신경이 너무 많은 자극을 받아 눈이 부셔 앞을 보지 못하는 것이다. 이렇게 간상세포의 로돕신이 분해되어 없어지는 과정이 명순응과정이다.

② 암순응 과정 : 암순응의 경우 밝은 곳에서 어두운 곳으로 들어갔을 때, 처음에는 보이지 않던 것이 시간이 지남에 따라 차차 보이기 시작하는 현상이다. 처음에는 원추세포가 주로 작용하여 감도를 약 10배로 증가시키지만, 암순응이 진행됨에 따라 간상세포의 감도가 높

아져서 원추세포를 대신하게 된다. 암흑적응이라고도 한다.

③ 암순응계 측정 : 암순응은 암순응계로 측정할 수가 있는데, 암순응곡선에는 어두운 곳에 들어가서부터 7분쯤 경과된 곳에 굴곡점이 생긴다. 이것을 콜라우시의 굴곡점이라고 한다. 처음에는 망막시세포의 원추세포가 주로 작용하여 감도를 약 10배로 증가시키지만, 암순응이 진행됨에 따라 간상세포의 감도가 높아져서 원추세포를 대신하게 된다.

④ 간상세포 순응 : 간상세포의 순응으로 감도는 약 1만 배로 증가한다.

㉠ 암순응이 완료되기까지는 45분 정도 걸리지만, 반대로 어두운 곳에서 밝은 곳으로 나갈 때 눈부심이 없어지는 데는 1~2분 밖에 걸리지 않는다. 암순응은 간상세포 안에 있는 시홍이 어두운 곳에서 서서히 합성되는 시간과 일치한다.

㉡ 어두운 곳에서는 시홍이 합성되어 간상세포에 모여서 그 작용을 민감하게 한다. 비타민 A는 시홍의 합성에 중요한 성분이 되므로 부족할 때 야맹증에 걸리기 쉽다.

(3) 일반적인 망막전도 파형

복잡한 파형을 이루고 있다. 빛을 비추기 시작하고 나서 잠시 후 작은 각막측음성파(a파)가 나타나고, 이어서 양성의 큰 파(b파), 조금 하강하여 다시 완만한 양성파(c파)로 이어진다. 빛을 없애면 잠시 간격을 두고 양성파(d파)가 나타난 후에 기선으로 되돌아간다. 후에 에테르마취를 이용하여 [ERG]를 PⅠ, PⅡ, PⅢ 3요소로 나누었다. 망막전도 파형을 구분하면 그림 7-14와 같다.

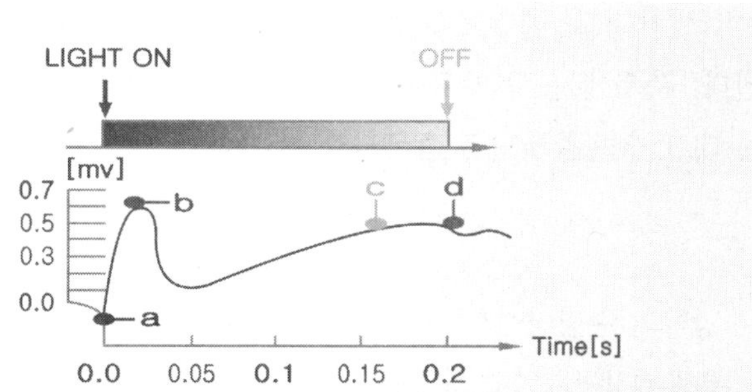

그림 7-14 • 척추동물의 자극에 대한 망막전도 파형

1) 파형의 변화

PⅠ은 시간 경과가 느린 양의 변화로 c파에 해당하며 PⅡ는 일어나는 것이 빠른 양의 변화로 맨 처음 부분은 b파이고 뒷부분은 PⅠ과 함께 c파를 만든다. PⅢ는 시간 경과가 가장 빠른 음의 변화로a파에 해당된다.

빛이 사라진 후 각 요소는 기선으로의 복귀 합성으로 d파가 생긴다. a파는 시세포의 수용기전위, b파는 망막 내의 신경아교세포인 뮐러세포에서 발생하는 전위, c파는 색소상피세포에서 발생하는 전위이다. b파는 각 성분 중에서도 쉽게 보이는 것이기 때문에 망막감도의 지표로서 임상적으로 사용된다.

① a파 : 주로 광수용기 신경원인 간상체와 추상체 세포로부터 발원되는 전위를 나타낸다.
② b파 : 주로 쌍극신경세포층으로부터 발원되는 전위를 나타낸다.
③ c파 : 광수용기가 끝나는 부분인 색소상피층에서 발원되는 전위를 나타낸다.
④ 자극이 끝나는 부분 : d파는 a, b파형 성분의 끝부분의 응답과 관련이 있다. 자극광의 강도가 약할 경우 b파만이 기록되나 자극광이 강해지면 a파와 율동양소파가 기록되며 b파의 진폭도 증가한다.
⑤ 일반적으로 망막전도 : a파, b파 및 율동양소파만이 측정된다. 이는 c파는 a파와 b파 후에 긴 시간 동안의 자극에 대하여 망막이 반응하는 것을 DC증폭기로 기록하는 파로서 a, b파의 기록과 c파의 기록은 시간적으로 0.5초 차이이지만 빛에 의한 자극으로 환자의 눈이 깜빡거리게 됨으로써 사실상 c파의 정확한 파형을 볼 수 없기 때문이다.
⑥ b파의 대부분 : 양극신경세포의 활동을 반영하고 있지만 파형의 일부분은 신경절 세포들에 의한 영향을 반영하고 있다.

2) 파형측정과 관찰

안구의 앞 · 뒤쪽에는 전극이 양인 몇 [mV]의 정지전위가 있어서 망막에 빛이 들어오면 몇 백[V]의 전위변동이 생기는데, 이것을 기록하는 장치를 망막전위계라 하며, 망막전도는 [ERG]로 나타내기도 한다. 측정에는 각막 표면 마취하에 콘택트렌즈형의 전극을 장착하고, 다른 쪽의 전극을 귓불에 대고, 차동증폭기로 증폭시키면서 브라운관 오실로스코프로 관찰한다.

3) 신경절 세포

신경절 세포들은 망막의 수렴성 때문에 양극신경 세포들의 수보다 작다. 망막의 신경절 세포의 세포체는 탈분극을 통해 축색돌기를 따라 뇌까지 이동하는 전파특성을 지닌 활동전위를 발생시킨다.

① 시세포의 기능이 비정상적이면 모든 파형이 비정상적으로 나타난다는 점을 염두에 두며 각 파형의 발생원을 숙지하는 것도 중요하다(표 7-6).

표 7-6 ◦ 망막전도 파형과 발생원

망막전도 성분	발생원
a파	시세포
b파	쌍극신경세포
율동양소파	무축색세포
c파	망막색소상피

(4) 시각신호 메커니즘

인간의 시각신호처리 메커니즘을 이해하기 위해서는 시각신호의 발생과 그 전달계통을 공학적인 아날로그 모델로 바꾸어서 그 속에서 신호의 흐름을 분석하는 것이 필요하다. 망막에 여러 가지 종류의 광자극을 시켜서 그 반응을 관찰함으로써 시각계의 신호 전달 양상을 분석하여 개발된 시각 모델의 타당성을 검증하여야 한다. 빛이 망막을 자극하면 안정전위에 활동전위가 추가된다.

1) 각막의 전기자극

각막에 전극을 놓아 기록을 하는데 전극과 각막 사이의 간격은 식염수로 접촉을 시켜 주고, 이마에는 중성전극을 대준다. 망막이 빛에 의해 자극을 받으면 낮은 전압이 증폭되어 역전류 검출관 전면에 형상화된다.

① 빛의 자극 : 망막은 각각 암순응과 명순응 후에 빛으로 자극한다. 이런 자극 후 일정 잠복기를 지나 처음에 a파가 음성 동요로 나타나며 양성 동요는 b파가 나타난다.

㉠ a파는 광수용체의 활성도를 반영한다.

㉡ b파는 내과립층에 있는 세포로부터 나오는데 망막이 빛에 의해 자극을 받으면 세포들이 탈분극화되어 b파가 생겨난다.

㉢ 뮐러세포의 세포 내 기록반응은 b파와 밀접한 관련이 있다.

㉣ b파는 보통 가장 큰 a파보다 1.5배 이상 크다.

㉤ 전체 반응기간은 보통 250[msec] 이하이다. b파는 명순응 시 75~200[μV]이다. 망막전위도는 망막 외층의 전체적인 반응이다.

② 자극으로 인한 망막 상태 : 망막의 순응상태나 순응에 사용된 빛의 색깔, 그리고 자극에 사용된 빛의 강도와 색깔에 따라 다양하다.

㉠ 어떤 질환이 신경절세포층, 신경섬유층 또는 시신경 내에 국한될 경우 망막전위도는 정상이다.

㉡ 망막이 광범위하게 손상되거나 광범위한 질환이 있는 경우 망막전위도는 정상보다 낮게 나오며, 전체 망막이 손상되면 망막전위도는 기록되지 않는다.

③ 굴절면에 투과한 빛의 작용 : 굴절면을 통해 일단 눈으로 들어가는 빛은 각막에 의해 굴절된 후 방수를 지나 다시 수정체에 의해 굴절이 된다.

㉠ 각막의 전면이 주된 눈의 굴절면이라, 각막의 굴절력이 43[D](디옵터)* 정도인 것을

---

* 디옵터 : 기호 Dptr 또는 D로 표시한다. 안경의 상에 꼭지점거리를 나타낸 수치의 역수를 의미한다. 즉, 어떤 안경의 꼭지점거리가 0.2[m]라면 굴절도는 5D이다.

감안하여 수정체의 전면과 후면의 경우 모두 볼록면이다. 양면이 모두 유사한 굴절률을 갖는 액체 내에 잠겨 있기 때문에 각막보다 굴절력이 작다.

㉡ 광학적으로 수정체는 일련의 농축된 단백질들로 구성되어 있어 굴절의 총 지수는 각각의 단백질보다 더 크다.

㉢ 젊은 사람 눈에서는 눈의 조절에 의해 수정체의 두께와 만곡도를 변화시켜 굴절력으로 19-33[D]디옵터까지 변화시킬 수 있다.

4. 임상적 응용

망막전도는 다음과 같은 병을 진단하는 데 매우 유용한 검사법이다.

(1) 당뇨병성 망막증

당뇨병은 체내 인슐린의 절대량이 부족하거나 그 작용이 부족하여 혈당량이 높아진 상태가 장기간 계속됨으로써 신장, 신경, 망막과 전신의 크고 작은 혈관들을 침범하여 만성 합병증을 일으키는데, 당뇨병성 망막병증은 당뇨병 환자의 약 반수 이상에서 발생하며 실명을 일으키는 가장 큰 원인이다.

1) 당뇨병 합병증

당뇨병은 미세 혈관계에 병변을 일으키는 대사성 질환으로 눈을 포함한 혈관, 신장, 신경 등 전신 조직에 광범위한 합병증을 초래한다. 특히 눈에서는 시력에 별 영향을 미치지 않는 가벼운 경우에서부터 심한 당뇨망막 병증과 같은 실명에 이르는 치명적 질병까지 유발 시킬 수 있으며 당뇨환자의 60 [%]에서 눈의 이상을 발견 할 수 있다.

2) 실명의 주요 원인

이중 실명의 주요 원인을 빈도별로 나열하면 당뇨망막병증, 백내장, 녹내장 순이다.

① 당뇨 망막병증은 25세 이상에서 시력 손상을 일으키는 가장 흔한 원인으로, 이 병은 망막 신생혈관의 유무에 따라 비증식성 당뇨망막병증과 증식성 당뇨 망막병증으로 나누고, 이들은 다시 가벼운 혹은 중등도 및 심한 및 아주심한의 총 4단계로 분류하여 각 단계별로 치료방법 및 예후가 달라진다.

② 정확한 조기 진단과 정기적인 검사를 통한 경과 관찰 및 치료를 받아야만 실명에 이르는 상활을 예방할 수 있는 질병이다.

㉠ 제1형 당뇨병 : 처음으로 진단 받은 후 5년 이내에 검사를 해야 한다. 소아당뇨병이라

고도 하며 인슐린을 전혀 생산하지 못하여 발생하는 질환이다.

㉡ 제2형 당뇨병 : 인슐린이 상대적으로 부족하여 발생하는 제2형 당뇨병(성인 당뇨병)은 처음 진단 시 이미 망막병증이 동반될 수 있으므로, 처음 진단 시 반드시 안과검사를 받아야 한다.

ⓐ 모든 당뇨환자는 당뇨망막병증소견이 없더라도 적어도 1년에 한번은 안과검사를 시행하여야 한다.

ⓑ 제2형 당뇨병은 인슐린 저항성(Insulin resistance)이 특징이며, 혈당을 낮춰주는 역할을 하는 인슐린의 기능이 약화되어 세포가 포도당을 효율적으로 연소하지 못하는 것을 의미한다.

ⓒ 제2형 당뇨병은 식단의 서구화에 따라 고지방, 고단백의 식단을 섭취하며 스트레스나 운동 부족 등의 환경적 요인이 큰 작용을 하는 것으로 보이나, 이 밖에도 특정 유전자의 문제나 수술, 감염 등에 의해서도 발병할 수 있다.

3) 비증식성 망막병증

가벼운 비증식성 망막병증은 6~12개월 간격, 중등도 망막병증은 3개월 간격으로 추적 관찰해야 하며, 황반부 부종이나 증식성 망막병증은 1~3개월 간격으로 주의 깊게 관찰하여야 한다.

① 사춘기와 임신기 : 당뇨망막병증의 발생과 진행이 촉진되므로 주의 깊은 관찰이 필요하며, 임신 시에는 임신 전 혹은 첫 3개월 초기에 안과 검사를 받고, 매 3개월 마다, 또 출산 후 3개월 이내에 추적 관찰을 시행해야 한다.

② 당뇨 망막증 환자의 예방법 : 당뇨 망막증이 있는 환자는 없는 환자보다 우선 혈당조절을 더 잘하여야 한다.

㉠ 보통 공복 시 혈당은 120[mg/dl] 미만, 식후 혈당은 180[mg/dl] 미만으로 조절하면 50[%] 정도의 진행을 막을 수 있다고 한다. 그러므로 가장 중요한 것이 철저한 혈당 조절이다.

㉡ 고혈압이 있는 경우는 혈압조절을 잘해야만 출혈 등의 합병증을 예방할 수 있으며, 비만 조절 및 금연도 중요한 예방법의 하나이다(그림 7-15).

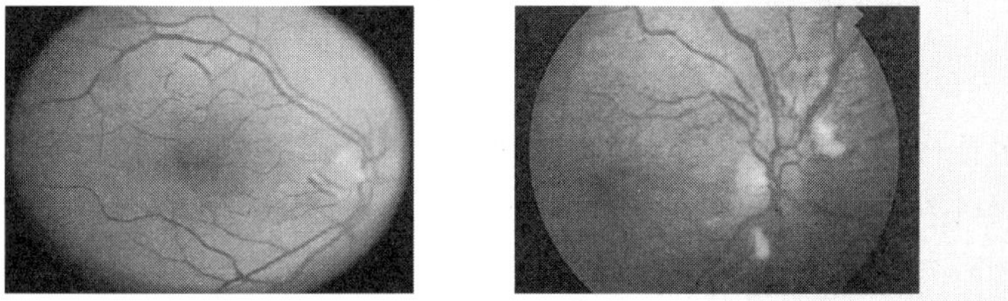

(a) 정상망막 (b) 당뇨병성 망막증

그림 7-15 • 정상망막과 당뇨병성 망막증 비교

② 임신에 따른 망막증 : 만약 임신을 한 경우는 망막증의 발생 및 진행정도가 빠르기 때문에 철저한 검사가 필요하며, 3개월 마다 꼭 안과 정밀 검사를 받아야 할 정도로 당뇨병 합병증으로 인한 안구의 망막증 증상 발병으로 인해 자칫 실명의 위기가 있다.

③ 비증식 당뇨망막증 : 매우 심한 비증식 당뇨망막증이나 증식 당뇨망막증 초기에는 범안저 관응고술을 시행하여야 하는데, 이때는 환자의 전신상태, 협조정도를 고려하여 치료시기를 결정한다.

㉠ 보통 한눈에 4회 정도로 나누어 시행하며, 1~2주 간격으로 시행한다.

㉡ 레이저 치료는 시력에 큰 영행을 주지 않는 주변부 망막을 레이저로 조사하여 시력을 유지하는 중요한 부분인 황반부를 보존하는 치료방법으로 당뇨망막병증의 진행 및 합병증을 예방할 수 있는 시술이다.

4) 황반부종

황반부종으로 인한 시력저하가 있을 시에는 황반 부종에 대한 국소 레이저 치료를 할 수 있다. 최근에는 황반 부종에 대한 레이저 치료가 효과가 없는 경우에는 유리체강내로 스테로이드 주입술을 시행하여 많은 시력 호전을 기대 할 수도 있다.

① 황반 주종으로 인해 시력저하가 일어나거나 신생혈관의 출혈로 인하여 검은 점이 날아다니는 듯한 비문증 증상이 생길 수 있으며 심할 경우 실명위험까지 있다(그림 7-16).

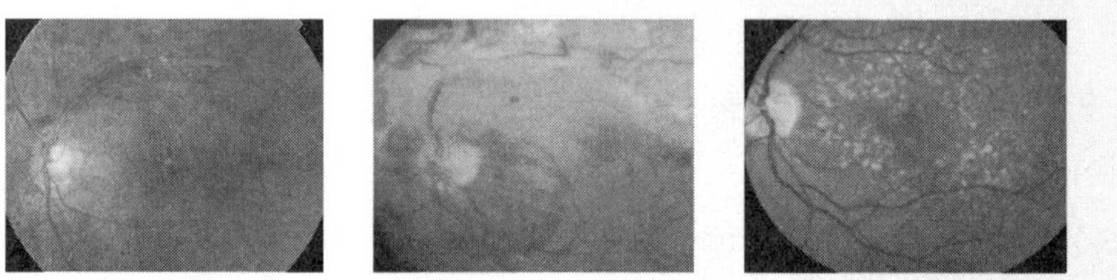

그림 7-16 ∘ 황반부종

① 합병증 치료와 예방 : 무엇보다도 레이저 치료를 할 수 없을 정도로 심한 당뇨망막병증 이나 망막 전막, 유리체 출혈 등이 동반되고 심각한 시력저하가 있는 환자에서는 유리체 절제술을 통한 수술적 치료를 시행 할 수 있다. 물론 단순한 출혈이나 망막전막 등은 수술로 제거 후 시력이 호전되는 경우도 있으나, 대부분 아주 심한 경우에는 수술 후에도 시력 회복이 어려운 환자들이 많으므로, 시력이 안보여서 오기보다는 시력이 좋을 때부터 정기적 검사를 통해 심한 합병증을 예방하는 것이 가장 중요하다.

(2) 당뇨병성 망막증

당뇨증세가 오랫동안 지속될 시에는 신장, 신경, 망막과 전신의 크고 작은 혈관들을 침범하여 만성합병증을 일으키게 되는 위험한 질환이다. 당뇨병 환자의 절반 이상에서 눈을 침범하여 당뇨병성 망막증을 일으키게 되어 이러한 당뇨병이 원인이 되어 생기는 망막증을 당뇨병성 망막증이라고 한다.

1) 출혈 위험성

망막에 분포하는 혈관의 이상으로 출혈을 일으키거나, 혈관내의 지방 성분을 망막내로 유출시켜 망막부종이 생기거나, 쉽게 출혈을 일으키는 비정상적인 신생혈관을 발생시켜 시력저하를 가져오는 경우가 있다. 혈당조절이 잘 안되거나 고혈압치료가 잘 안되었을 때, 임신, 사춘기, 신장질환, 고지혈증이 동반되어 있는 경우에 당뇨망막병증의 위험이 증가한다.

당뇨조절이 잘 되었다 하더라도 15년 이상 당뇨병을 앓게 되면 많은 수의 환자에게 당뇨망막병증이 발생하게 된다. 황반부종으로 시력저하가 발생하게 된다.

① 주요 증상 : 당뇨병성 망막증의 주된 증상은 시력 장애라고 해도 과언이 아니다. 망막증에서의 시력감퇴는 대부분 서서히 나타나고 발생하려면 많은 시간이 지나야 한다.

㉠ 망막증이 발생하여 망막의 출혈이나 사출물이 국소적으로 생겨도 초기에는 거의 중심시력이 영향을 받지 않으므로 그대로 지나치는 경우가 많다는 것이다.

㉡ 약간의 시력감퇴나 출혈 등에 의한 비문증(눈앞에 검은 점이나 날파리 같은 것이 어른거리는 증상)이 나타나도 대개는 나이 때문이라고 생각하고 그대로 지내는 경우가 많다(그림 7-17).

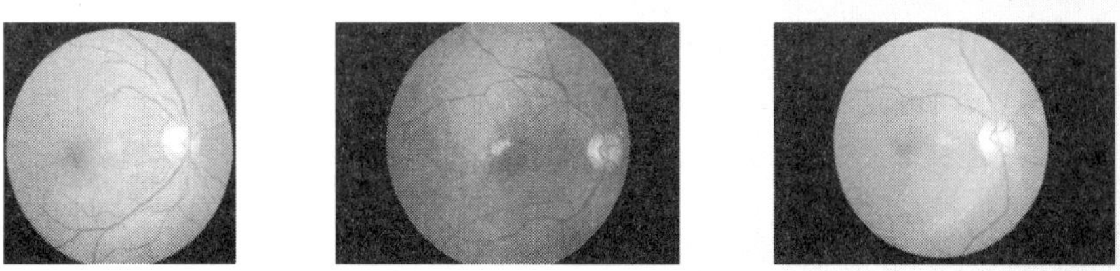

(a) 정상안저 (b) 당뇨병성망막증 (c) 고혈압성 망막증

그림 7-17 ◦ 단층촬영으로 관찰한 망막증

② 위험인자 : 당뇨병성 망막증의 위험인자는 당뇨병 이환기간, 혈당 조절치, 고혈압, 흡연 등이다. 당뇨병은 진단을 받은 지 10년이 되면 발병 하는 일이 많은데, 대략 절반 정도의 사람에게서 망막증이 발생한다.

㉠ 혈당조절이 좋은 사람도 망막증은 발생하나 조절이 좋은 사람과 나쁜 사람과는 예

후가 다르다. 초기에는 자각증상이 없으나 자극증상이 나타나면 망막증은 진행된 상태이다.

㉡ 자각증상은 시력저하와 보이는 상태에 변화가 일어나는 것이다.

③ 추가적인 합병증 : 성인병의 대표적 질환의 하나인 당뇨병은 다뇨, 다식, 다음이 특징이며 인슐린의 절대적 혹은 기능적 부족에 의한 대사 장애를 일으켜 당뇨 및 고혈당증이 나타난다. 이러한 대사 장애가 오랫동안 지속되면 눈, 신장, 신경계, 심맥관계 등에 합병증을 일으키게 된다.

2) 망막합병증의 안구발병

당뇨병의 망막합병증이 눈에 발병하면 완치는 거의 불가능하므로 치료의 목표는 증상의 개선 및 합병증 예방이다.

특히 근래 내과적 치료의 진보로 당뇨병이 고쳐짐에 따라 눈에 대한 합병증은 더 많이 발생하고 그런 합병증으로 당뇨병성 망막증, 백내장, 외안근 마비, 홍채 모양체염, 시신경염 등이 나타날 수 있다.

① 비증식형과 증식형 : 당뇨병성 망막증은 사진기의 필름에 해당되는 망막의 혈관에 병변이 시작되며 비증식형과 증식형으로 진행한다. 증식형인 경우는 대부분이 실명하는 경우가 많고 일반적으로 망막증의 빈도는 전체 당뇨병환자의 25[%] 정도이다.

② 약년형 당뇨병 : 유병기간이 10~15년 이상이면 75[%] 이상에서 발생하며 성인형 당뇨병은 유병기간이 16년 이상일 경우 60[%] 이상에서 발생하여 유병기간이 망막증의 발생에 중요한 인자로 알려져 있다. 이와 같이 유병기간이 길면 망막증의 발생빈도가 높아지기 때문에 망막증에 대해서 일생동안 세밀한 안저소견의 기록과 보존이 필요하다.

③ 당뇨병 진단 이후 과정 : 당뇨병이 진단된 후에는 안과적 병변유무에 관계없이 대개 1년에 한 번 정도 안과에서 안저검사를 받는 것이 최선책이며 일단 망막증이 발생하였다면 3~6개월마다 안저검사 및 형광안저촬영을 통해 진행정도를 확인하여 치료방법 및 시기를 결정하는 것이 가장 중요하다.

④ 눈의 합병증 발생 : 당뇨병 때 나타나는 눈의 합병증은 망막증, 백내장, 외안근마비(사시), 시신경염(시신경위축), 녹내장, 굴절 이상, 결막하 또는 초자체출혈 등이 있고 이 중에서 가장 흔하고 사회적인 문제가 되는 것은 망막증과 백내장이다.

㉠ 망막 : 카메라의 필름에 해당하는 곳이며 우리 몸에서 신진대사가 가장 왕성해질 수 있게 일어나는 조직의 하나로 전신상태의 변화에 민감해질 수 있게 반응하게 된다.

㉡ 망막증 : 당뇨병으로 인하여 미세혈관이 막히는 등 순환장애가 생기게 되면 망막에 저산소증이 유발되고 이것이 기본이 되어 망막증이 발생해질 수 있게 되는 것이다.

⑤ 대내외적 사례 : 국내에서는 아직 정확한 통계는 없지만 미국을 비롯한 선진국의 경우에는 새로 발생하는 실명의 10[%]가 당뇨병에 의한 것으로 실명의 원인 중 으뜸을 차지하고 있어 큰 사회적인 문제가 되고 있을 정도로 심각하다.

⑥ 망막증의 발생 : 당뇨병의 이환기간이 가장 큰 요인이 되고 있어 당뇨병의 이환기간이 10년 이상인 경우에는 50[%] 이상, 그리고 15년 이상인 경우에는 80[%] 이상의 환자들에서 나타난다.

3) 망막의 모세혈관 장애

당뇨병의 초기에는 망막의 모세혈관의 장애로 인한 저산소증과 이에 따르는 혈관의 확장이나 혈액 또는 혈액성분이 혈관 밖으로 새어 나오게 되는 비증식성 망막증으로 시작되어, 시력의 변화는 망막의 중심부에 있는 황반에 이상이 생겨야 비로소 느끼게 된다.

① 망막증의 초기 : 시력의 변화가 없기 때문에 그대로 지나치기가 쉬우며 망막증이 더 진행되어 혈관이 파열되거나 새로운 혈관이 생기며 초자체에도 혈액이 스며들게 되고 또는 망막이 이탈되는 증식성망막증으로 발전할 수 있다. 이때에는 뚜렷한 시력의 장애가 생기는데 이 시기에 적절한 치료가 이루어지지 않는 경우에는 실명에 이르게 되는 것이다.

② 유리체 출혈 : 신생혈관이 터져서 출혈이 발생하여 유리체 출혈이 생긴다.

㉠ 당뇨망막병증은 당뇨병을 앓은 기간이 길수록 그 빈도가 증가하기 때문에 처음 당뇨병을 진단 받았을 때부터 주기적으로 확인하여야 한다.

㉡ 당뇨망막병증은 두 눈에 대칭적으로 발생한다. 초기에는 비증식 당뇨망막병증이라 하여 망막출혈, 망막혈관이상, 망막부종 등의 소견을 나타내며 더 진행하면 증식 당뇨망막증이라 하여 신생혈관으로 안구 내로 출혈을 일으키고, 망막박리를 일으키기도 한다.

③ 당뇨병의 유병 기간 : 당뇨병의 유병 기간이 비교적 긴 환자에게서 망막에 병변을 일으키는 병으로서 당뇨가 잘 조절되어도 완전히 예방할 수 없는 경우가 대부분이다.

㉠ 당뇨병성 망막증은 성인 실명의 주된 원인이므로 주기적인 안과 검진과 적절한 진단, 치료가 필요하다.

㉡ 병변의 진행 상태에 따라서 비증식성 망막증과 증식성 망막증으로 나눌 수 있다.

ⓐ 비증식성 당뇨병성 망막증 : 면화반, 망막출혈, 망막부종 등의 병변이 망막에 생기는 경우이다.

ⓑ 증식성 당뇨병성 망막증 : 망막에 신생혈관이 생성되어 유리체 출혈등의 합병증을 초래하는 상태이다.

㉢ 황반부 부종으로 시력저하가 발생하거나 망막출혈, 신생혈관 등의 병변의 진행 소견이 있으면 레이저 치료가 필요하다.

㉣ 레이저에 의한 범안저 광응고술로도 병의 진행을 막지 못하는 경우 유리체 절제술 등의 치료가 필요할 수도 있다.

④ 대외적 연구 사례 : 당뇨병성 망막증은 골수신경 손상으로 골수에 있는 혈관내피전구세포라는 줄기세포가 비정상적으로 방출되기 때문이며 이유는 골수는 매일 수면 중 혈관내피전구세포를 혈액 속으로 방출하며 골수를 떠난 이 줄기세포들은 혈관계에 발생한 손상을 수리한다.

4) 골수신경 손상

당뇨병이 발생하면 골수신경이 손상되면서 혈관내피전구세포의 방출 패턴이 달라지는데, 이 줄기세포가 가장 필요한 시간인 수면 중에 비정상적으로 적게 방출된다는 사실이 동물실험을 통해 확인되었다. 당뇨병이 발생하면 골수에서 잘못된 혈관을 수리하는 줄기세포를 제때에 방출하지 못한다.

① 혈당상승 요인 : 혈당이 높으면 망막병증의 진행이 가속화되므로, 가능한 망막병증의 진행을 둔화시켜야 한다.

㉠ 당화혈색소가 1[%] 상승할 경우 당뇨망막증의 진행이 37[%] 정도 빨라지며 신장에도 무리가 가게 된다. 그러나 당뇨조절이 너무 과도하게 되어 저혈당이 생기게 되는 경우도 망막병변을 악화시키므로 저혈당도 조심해야 한다.

㉡ 열량이 높은 음식이나 당 성분을 먹었을 경우, 그리고 스트레스를 받았을 경우에 혈당 수치가 상승하게 된다.

② 단백뇨 당뇨병 환자 : 125/75[mmHg] 이하로 혈압을 조절하는 것이 중요한데, 1[mmHg]의 혈압 상승은 1.1[%]의 당뇨망막증 진행을 가속화시키는 것으로 알려져 있다.

㉠ 하루 1갑(20개피)의 담배를 흡연하는 환자의 경우 그렇지 않은 환자에 비해 약 300[%] 빠른 당뇨망막증 진행률을 보여준다.

㉡ 간전 흡연의 경우에도 약 25[%] 정도 당뇨망막증의 진행을 가속화 시킨다. 당뇨망막증의 치료를 원한다면 절대적인 금연이 필요하다.

③ 항체치료 결과 : 항체치료로 아바스틴, 루센티스 등의 항암제로 개발된 주사제를 망막에 직접 주사함으로써 당뇨 망막증를 일으키는 원인 물질인 VGF의 생성을 차단해 질병의 치료와 시력의 향상을 도모하는 치료방법이다. 항체 치료 6개월 이후의 임상실험 결과를 보면 약 92.5[%] 환자에게서 시력 안정 효과를 보였으며, 약 38[%] 환자는 시력이 향상되는 결과를 보였다.

④ 항체치료 장·단점 : 비증식성 당뇨망막증의 경우 6개월간 추적관찰 결과 시력 교정이 관찰되었으며, 망막 중심부의 황반 두께 및 황반부피가 감소하는 결과를 보였다.

㉠ 증식성 당뇨망막증의 경우 6개월의 추적관찰 결과 약 80[%]의 신생혈관이 일부 혹은

완전 소실되는 결과가 관찰되었으며, 초자체 출혈에 효과가 있는 것으로 관찰되었다.

㉡ 1년에 3-4회 정도 꾸준히 주사제를 투여하여야 하며, 1회 항체 치료 시 비용이 비싼 단점이 있다.

(3) 당뇨병의 현재 추세

세계적인 추세로 당뇨성 망막증의 경우 실명으로 고생하는 전 세계 3900만 여명 인구의 5[%]에 달할 정도로 무서운 질병이다. 산업화된 국가에서 직업 연령대가 20~65세인 성인을 대상으로 실명의 주된 원인으로 점점 자리매김하고 있다.

1) 증가원인

당뇨성 망막증으로 인해 잃은 시력을 다시 회복할 수 없다. 정기적인 건강관리를 하지 않고 있는 경우, 은퇴 연령인 경우 및 소수민족 배경이 있는 사람들은 위험이 큰 것으로 간주할 정도이다.

① 당뇨성 망막증에 노출된 사람들의 수는 해마다 증가하는 추세이다. 현재 전세계 2억 2천만명 이상의 사람들이 당뇨병을 앓고 있을 정도로 최근 몇 년 동안 개발도상국에서 엄청난 수로 증가했다.

② 당뇨병 환자의 약 절반 정도는 어느 정도의 당뇨성 망막증에 걸려 있다. 당뇨병을 앓은 지 15년이 지날 경우 이들 중 약 10[%]는 시력 저하를 겪게 되고 2[%]는 실명된다.

2) 발병원인의 궁금증

당뇨병성 망막증이 왜 생기는지 의문을 품게 될 수도 있다. 당뇨병 초기부터 혈당조절이 잘 안되거나 고혈압이나 콩팥이상이 동반되었을 때 발생한다.

① 당뇨병의 발병연령이 이를수록 그리고 당뇨병을 오래 앓을수록 당뇨망막병증의 위험성은 더욱 증가한다.

② 당뇨조절을 잘 하더라도 10년 이상 당뇨를 가진 사람의 50[%]에서 망막의 혈관에 손상이 있다.

3) 취학연령대 원인

취학연령대인 10대에 당뇨가 발생하면 당뇨망막병증이 빨리 오며 급속히 진행되는 경우가 많다.

① 당뇨병의 치료법이 향상되면서 당뇨병 환자의 수명이 연장되고 이로 인한 합병증의 발생 빈도는 오히려 증가하게 되었다. 따라서 당뇨병성 망막증도 점차 증가하는 추세에 있다.

② 주요증상으로는 망막 혈관이 변화되어 출혈을 일으키고 결국에는 심각한 시력 장애를 유발하는 무서운 질환일 정도로 재앙을 일으킬 수 있다.

(4) 백내장

눈의 수정체에도 혼탁이 생겨 눈 속으로 빛이 잘 통과하지 못해 물체가 흐려져 시력이 떨어지게 되는 것으로 노화현상으로 유발되는 노인성 백내장이 가장 많으며 그밖에 당뇨, 포도막염, 외상 등에 의해 발생한다(그림 7-18).

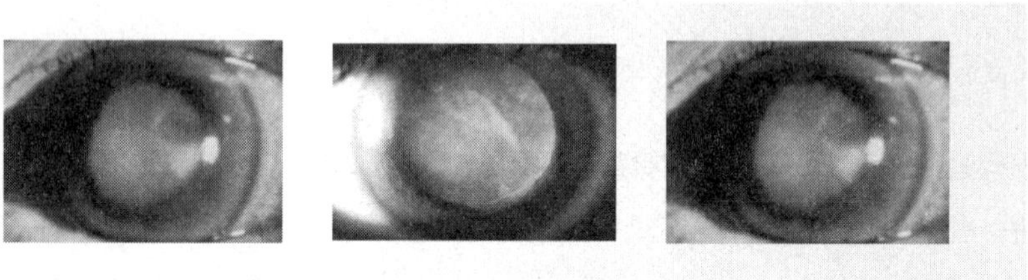

그림 7-18 ◦ 백내장

1) 눈의 수정체의 원인

눈의 수정체는 투명한 구조물로서 빛을 통과시켜 망막에 상이 맺히게 해준다.

① 백내장 : 수정체가 혼탁해지는 질병이다. 수정체에 특정한 단백질들이 뭉치게 되면 수정체가 혼탁해진다. 이러한 단백질 덩어리들이 점차 커지게 되면서 수정체를 통해 들어오는 빛의 경로를 왜곡시키거나 차단하여 시력이 저하되게 된다.

㉠ 선천적인 백내장 : 거의 원인 불명이며 태아 때 발생되어 감염되거나 대사 이상에 의한 발병 또는 유전적 이상으로 발생한다.

㉡ 후천적인 백내장 : 나이가 들면서 발생하는 노년 백내장이 대표적이며 염증이나 외상 또는 전신 질환에 의해 발생하기도 한다.

㉢ 백내장은 커다란 폭포, 심한 호우 등을 의미하는데 이는 백내장에 걸린 사람들이 폭포를 통해 앞을 보는 것처럼 앞이 뿌옇게 보인다고 표현하는 것에서 유래되었다.

② 노화 연관성 : 백내장은 노화와 관련이 있다. 40-50대에서 주로 백내장이 시작되지만 60대가 될 때까지 특별한 시력저하를 일으키지는 않는다. 그 밖에도 안구 외상, 당뇨병, 스테로이드의 복용, 방사선 치료 등에 의해 백내장이 발생할 수 있다.

㉠ 유아에서는 백내장이 선천적으로 존재할 수도 있고, 임신 중 모체의 톡소플라즈마, 거대세포바이러스, 매독, 풍진, 단순헤르페스바이러스 감염에 의해서 발생할 수도 있다.

㉡ 아이들에게 탄수화물, 아미노산, 칼슘, 구리 대사에 장애가 있는 경우 이로 인하여 백내장이 발생할 수 있다(그림 7-19).

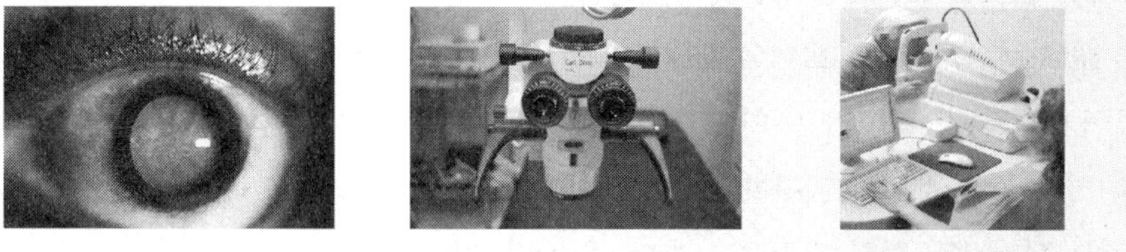

(a) 백내장 (b) 치료 장비 (c) 치료 장면

그림 7-19 ● 백내장과 치료 장비

③ 실명의 원인 : 백내장은 세계적으로 실명의 가장 중요한 원인으로 전체 실명의 원인 중 42[%]를 차지하고 있다.

㉠ 미국에서 백내장은 주로 노화에 의해 일어나며 65세 미국인의 절반 이상이 어느 정도의 백내장을 가지고 있다.

㉡ 아직까지 노화에 의한 백내장의 정확한 원인은 잘 알려져 있지 않지만 일부 과학자들은 수정체를 구성하고 있는 알파 결정이라는 단백질의 화학구조의 변화를 백내장의 원인으로 의심하고 있다.

④ 연구 사례 : 최근 연구에 따르면 알파 결정은 다른 수정체 단백질이 비정상적으로 뭉쳐서 백내장이 생기는 것을 예방하는 것으로 생각된다.

㉠ 백내장 발병의 유발요인에 대해서도 활발한 연구가 진행 중이다.

㉡ 강한 햇빛에 오래 노출되는 것, 흡연 등이 백내장의 유발인자로 알려져 있다.

2) 시력 장애원인

일단 건강한 사람의 눈에는 렌즈에 해당하는 수정체가 있는데 이 수정체가 투명하여 빛이 잘 통과되므로 망막에 선명한 상이 맺혀 물체를 잘 볼 수 있다. 하지만 수정체에 혼탁이 생겨 광선이 들어가지 못하고 이로 인해 시력 장애를 초래하게 되는 것을 백내장이라고 한다(그림 7-20).

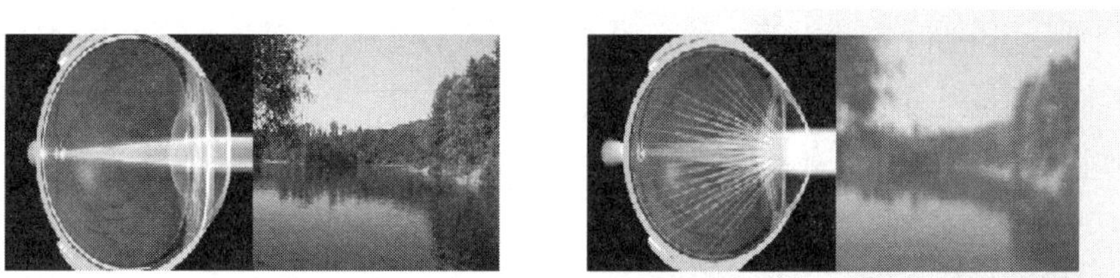

(a) 백내장이 없는 정상적인 눈 (b) 백내장으로 상이 흐려지는 눈

그림 7-20 ● 정상적인 눈과 백내장 시야 비교

① 선천성 후천성 원인 : 백내장의 원인은 크게 선천성과 후천성 원인으로 나눌 수 있다. 그 중 대부분을 차지하는 후천성 백내장에는 노인성, 외상성, 당뇨병성, 속발성 등의 종류가 있다. 나이가 많아짐에 따라 노인성 변화로 백내장이 오는 경우가 가장 흔하며, 그 외에 사고에 의한 천공성 외상(안구에 구멍이 뚫리는 상처)을 당했을 경우, 당뇨병과 같은 대사성 질환, 장기간에 걸친 자외선 노출이 원인이 될 수도 있다.

② 유의사항 : 안구에 다른 질환이 있는 경우, 혹은 전에 안구 수술을 받았던 경우, 산모가 임신 3개월 이내에 풍진을 앓거나 약물 복용으로 인해 선천성 백내장이 유발될 수 있다. 그리고 녹내장 등 원래 다른 눈병이 있거나 눈에 타박상 등 외상을 입는 경우에 발생하니 주의가 필요하다(그림 7-21).

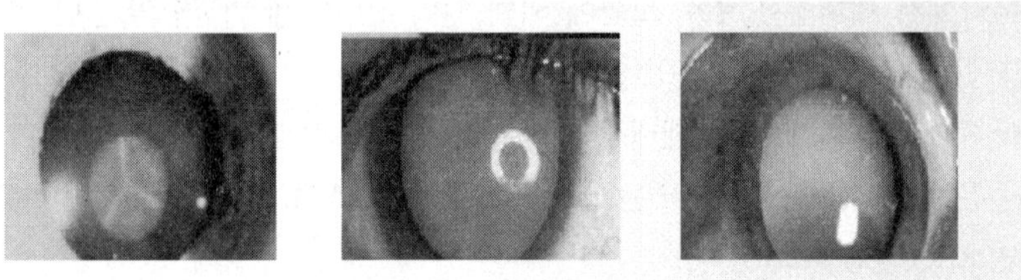

그림 7-21 • 녹내장 증상

③ 굴절기관의 발병 요인 : 눈의 검은자와 홍채 뒤에는 투명한 안구 조직인 수정체가 존재하여 눈의 주된 굴절기관으로 작용한다.

㉠ 눈으로 들어온 빛은 수정체를 통과하면서 굴절되어 망막에 상을 맺게 되는데, 백내장은 이러한 수정체가 혼탁해져 빛을 제대로 통과시키지 못하게 되면서 안개가 낀 것처럼 시야가 뿌옇게 보이게 되는 질환 이다.

㉡ 혼탁 부위에 따라 후극백내장, 후낭하피질혼탁백내장, 피질백내장, 층판백내장, 핵백내장으로 분류될 정도다.

3) 백내장의 요인

우리의 눈은 카메라 사진기와 비슷하여 각막은 사진기의 맨 앞부분의 보호 유리에 해당되어 안쪽에 카메라의 조리개와 같은 역할을 하는 홍채, 그리고 홍채 바로 뒤에 카메라의 렌즈에 해당되는 수정체가 있어서 이 수정체를 통과한 빛이 초점을 맺는 필름에 해당되는 망막이 눈의 뒷 부분 벽 안쪽을 감싸고 있다.

대부분 원인 불명의 발병이나 유전성 또는 대사 이상, 외상, 염증에 의해 발병한다.

① 백내장의 발병 분류 : 백내장은 카메라의 렌즈가 깨끗하지 못하면 사진이 잘 나오지 않듯이 흐리고 혼탁해진 수정체 때문에 빛이 망막에 사물을 선명하게 맺지 못하여 시력이 떨어지게 되는 질병이다.

② 백내장의 가장 흔한 원인 : 나이가 많아짐에 따라 저절로 수정체가 부옇게 되어 생기는 노인성이 제일 많고, 그 외에도 선천적으로 타고 날 때부터 생겨있는 선천성 백내장, 당뇨병 등 다른 질환에 합병증으로 생기는 백내장, 그리고 전문의의 처방 없이 안약을 남용한 경우에 올 수 있는 약물성 백내장이 있다.

③ 백내장 악화에 따른 문제점 : 백내장은 눈 안쪽에 있는 수정체가 부옇게 된 것이므로 아주 진행되어 실명에 까지 이른 경우가 아닐 경우 환자가 거울을 보아도 정상인의 경우와 별 차이를 구별할 수 없다.

㉠ 합병증으로 백내장은 서서히 진행되므로, 일상생활에 불편을 겪을 정도로 증상이 진행되었을 때는 수술을 받는 것이 좋다.

㉡ 백내장이 너무 많이 진행된 경우(성숙백내장)는 수정체가 딱딱해지므로 일반적인 초음파 유화술로 제거하기 어렵다. 이 경우 수술 방법이 복잡해지고 치료 기간이 길어지며 시력 회복도 늦다.

(5) 망막색소변성

망막의 시신경세포 중 흑백 및 명암을 구별하는 간상세포의 수가 점차로 줄어드는 질환으로 결국에는 모든 시세포에 장애를 일으킨다. 증상은 초기에 야맹증이 나타나고, 점차 시야가 좁아 보이는 시야의 협착이 진행되며 백내장, 녹내장, 원추각막, 근시 등이 동반될 수 있다. 광수용체와 망막색소상피의 변성으로 인하여 시력의 손상이 발생하는 질환이다.

유전 질환의 하나로서 창백한 시신경 유두와 심하게 가늘어진 망막혈관이 관찰된다. 막대세포가 파괴되어 황반으로 진행되면서 터널시야*가 나타나다가 중심 시력이 감소하여 결국 실명하게 된다. 망막 색소 변성과 청각장애가 수반하여 나타나는 질병을 어셔증후군(usher syndrome)이라 한다(그림 7-22).

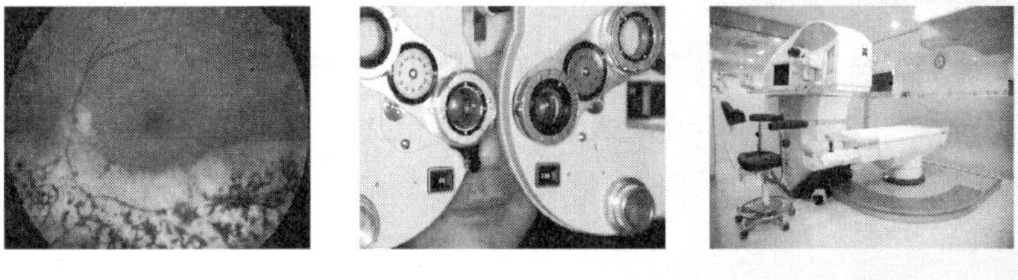

(a) 망막색소침착 (b) 검사중인 환자 (c) 검사 및 수술기기

그림 7-22 • 색소침착과 검사장비

* 터널시야(tunnel vision) : 녹내장은 일반적으로 시야 주변부에서부터 시야가 줄어들게 되며 이후 보이지 않는 부분이 조금씩 중심으로 이동하여 결국은 중심부의 시야만이 터널과 같이 남는다.

1) 어셔 증후군

현재까지 어셔 증후군에 대한 근본적인 치료법은 없다. 대비가 잘 되도록 굵고 진한 선이 그려진 종이에 검정색 사인펜으로 필기를 하도록 하며, 색안경이나 차양이 달린 모자로 햇빛을 차단하여 눈이 부시지 않도록 한다.

① 야맹과 시야협착장애가 나타나므로 흰지팡이 훈련을 조기에 실시하며, 진행성 질환이기에 점자를 익히도록 해야 한다.

② 광수용기의 손상과 망막 내 색소 상피의 장애로 인해 점진적인 시각 상실이 일어나는 망막 질환이다.

2) 야맹증 분류

망막색소변성의 초기질환상태인 야맹증의 경우 어두운 곳에서 잘 보이지 않는 증상이다. 망막의 시세포층은 광선을 감지하는 세포로 구성되어 있으며 색을 감지하는 추세포는 황반부와 중심에 가장 많이 있으며 명암을 감지하는 간세포는 중심부에는 없고 주변부 망막에 많으며 전 망막에 걸쳐 약 1억 2천만 개의 세포가 있다.

① 비타민 투여로 인한 예방 : 야맹증은 시세포 중에서 명암을 감지하는 간세포에 장애가 있을 때 발생하며 유전질환이나 비타민 결핍 등에 의해 발생할 수 있다.

㉠ 야맹증을 유발하는 대표적인 유전질환으로는 망막색소변성증이 있으며 유전되는 질환으로는 안저백점증과 오구치병과 맥락막 및 망막에 광범위한 병변이 있을 때 야맹증 상태가 된다.

㉡ 야맹증은 비타민 A의 결핍으로도 생길 수 있어서 비타민 A의 투여로 빠른 회복을 보인다. 하지만 최근 영양상태의 호전으로 비타민 결핍에 의한 야맹증은 아주 드문 질환이다.

② 유전질환 원인 : 야맹증을 보이는 대표적인 유전질환인 망막색소변성증은 아직 현재까지는 그 원인이 정확하게 밝혀지지 않은 진행성 망막 질환이다.

㉠ 망막색소변성증은 망막의 간세포와 추세포가 변성되어 발생한다.

㉡ 유전적인 이유로 점차 간세포와 추세포가 저절로 파괴되는 과정이 점차 진행되어 최종적으로는 시력을 잃게 되는 질환이다.

3) 야맹증 시작 단계

보통 10세 전후에 야맹증을 시작으로 시야 협착과 시력 저하가 나타나면서 최종적으로는 실명되며 일반적으로 그 진행은 수십 년에 걸쳐 서서히 일어나지만, 개인마다 그 속도의 차이가 있다. 원인을 알 수 없는, 유전자의 돌연변이로 일어나는 것으로 추정되고 있으며 가족 중에

2명 이상이 망막색소변성증인 경우가 50[%], 단지 1명인 경우가 50[%] 정도라고 보고되고 있다.

망막색소변성증이 한 집안에 2인에서 발생한 경우 우성, 열성, 반성, 격세 유전 등 다양한 형태로 나타나므로, 안과 전문의와 유전상담을 할 필요가 있다(표 7-7).

표 7-7 ▪ 망막색소변성증의 주요 증상

구 분	증 상
야맹증	망막 주변부에 분포하며 빛을 감지하는 간상세포의 퇴화로 발생한다. 명암의 대비가 약해져 밤에 사물 구분이 어렵다. 밝은 곳에서 갑자기 어두운 곳으로 혹은 반대로 이동할 때 주변 상황 적응이 둔해진다.
주변시야 상실	시야협착증으로 발생. 야맹증과 함께 시야가 점점 좁아진다. 부딪힘 현상이 잦고 주변 상황 파악이 둔해진다.
중심시력 상실	망막 중심부에 분포하는 추상세포의 퇴화로 발생. 물체의 모양이나 윤곽이 찌그러져 보인다. 대개 병의 후반부에 발생하나 합병증이 있을시 조기에 나타나기도 한다.
눈부심 현상	빛이 강한 경우 주변상황 판단에 장애를 느낀다.

① 의학 사례 : 국제의학계에 알려진 환자 수는 전체 인구의 0.03~0.05[%]선 이다.

㉠ 국내에는 약 1만~1만5000여명의 환자가 있는 것으로 추정되고 있다. 아직 특효약은 개발되지 않았다. 다만 합병증을 부분적으로 치료하거나 병의 진행을 늦추는 정도의 약물 치료가 병행되고 있을 뿐이다.

㉡ 최근 유전자 치료나 인공망막에 대한 연구가 진행되고 있으나 국내에는 아직 시작단계에 불과하다.

② 돌연변이 원인 : 유전자의 돌연변이로 일어난다는 견해가 지배적이다.

㉠ 우성, 열성, 반성유전 등 다양한 유전 성향을 보이는 것이 특징이다.

㉡ 우성 유전은 상염색체 중 한 쌍의 염색체 내 하나의 유전자에 돌연변이가 생겨 발생한다. 따라서 성별에 구별 없이 유전되며 부모 중 한 명이라도 환자일 경우 환자인 자녀가 태어날 확률은 50[%]이다.

③ 열성유전 원인 : 열성 유전은 성별에는 관계없으나 상염색체 한 쌍 내 2개의 유전자 모두에 이상이 생겼을 때 발생한다.

㉠ 보인자(환자는 아니지만 발병 유전자를 가진 사람)인 아버지와 어머니에게서 태어날 자녀가 환자가 될 확률은 25[%]이다.

㉡ 반성유전 : 한 쌍의 성염색체 중 X염색체에 이상이 있을 때만 발생한다. 즉 환자인 아버지와 정상인 어머니가 자녀를 낳으면 딸은 모두 환자가 되지만 아들은 모두 정상이다. 대부분 3가지의 유전성향을 보이지만 가끔씩 전혀 부모의 영향을 받지 않은 돌발성인 경우도 다수 있다.

(6) 야맹증

망막간상체의 기능장애로 광각이 약해지거나 암순응이 지연되어 밤이나 새벽 무렵에 시력이 크게 떨어져 눈이 잘 보이지 않게 되는 증세로서 선천적인 경우와 비타민 A의 결핍에 의한 것이 있다. 우리 눈은 정상적으로 밝은 곳에서 어두운 곳으로 들어갈 때 처음에는 보이지 않던 것이 점차 적응이 되면서 보이게 된다. 이는 망막의 시세포 변화에 의해 이루어지는 것으로 처음에는 감도가 높아진 망막의 원뿔세포에 의해, 그리고 이후에는 막대 세포에 의해 어두운 곳에 적응이 되어 나타나는 증상이다. 또한 야맹증은 밝은 곳에서 어두운 곳으로 들어갈 때 적응을 하지 못하거나 희미한 불빛 아래 또는 어두운 곳에서 사물을 분간하기 어려운 증상이다. 야맹증의 가장 큰 원인으로는 비타민 A의 결핍을 들 수 있다(그림 7-23).

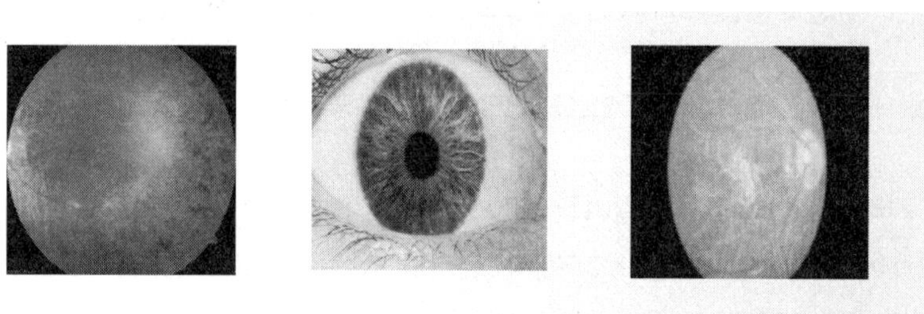

그림 7-23 • 야맹증의 증상

1) 안구 구성조직

안구를 구성하는 조직 중 망막은 감각기로서 빛, 색, 형태 등을 감지하여 뇌로 전달하는 역할을 하는데 안구 내로 들어온 빛은 망막을 구성하는 세포 중 하나인 시세포에 감지되어 빛 정보가 전기적 정보로 전환되고 시신경을 거쳐 뇌로 전달하게 된다.

① 시세포 : 다시 막대세포와 원뿔세포로 나뉘는데 막대세포는 물체의 명암을 구별하며 원뿔세포는 물체의 형태와 색을 인식하는 역할을 한다. 비타민 A가 부족하면 막대세포의 로돕신의 재합성이 어려워져서 야맹증이 발생하게 된다.

② 로돕신 : 빛에 의해 분해되는 시 물질로 계속 빛을 감지하기 위해서는 분해된 로돕신이 지속적으로 재합성되어야 한다. 유전성이 강한 눈병인 망막색소변성증이 발생한 경우 대낮에는 잘 보이지만 어두워지면 잘 보이지 않는 현상이 나타나서 망막의 간세포는 망막의 주변에 많아서 시야 검사를 하게 되면 주변 시야의 협착이 나타나게 된다. 이 병은 서서히 진행이 되기 시작하다가 눈의 실명으로까지 갈 수 있다.

③ 망막 조직 : 안구를 구성하는 조직 중 망막은 감각기로서 빛, 색, 형태 등을 감지하여 뇌로 전달하는 역할을 한다. 안구 내로 들어온 빛은 망막을 구성하는 세포 중 하나인 시세포에 감지되어 빛 정보가 전기적 정보로 전환되고 시신경을 거쳐 뇌로 전달된다.

④ 시세포 : 시세포는 다시 막대세포와 원뿔세포로 나뉘는데, 막대세포는 물체의 명암을 구별하며 원뿔세포는 물체의 형태와 색을 인식하는 역할을 한다.

㉠ 막대세포의 로돕신이라는 시물질이 빛에 의해 분해되는데 계속 빛을 감지하기 위해서는 분해된 로돕신이 지속적으로 재합성되어야 한다.

㉡ 비타민 A가 부족하면 로돕신의 재합성이 어려워져 야맹증이 발생할 수 있다.

2) 다양한 질환

야맹증을 일으키는 질환은 매우 다양하여 망막색소변성 또는 선천성 비진행성 야맹증 등이 포함된다. 이 중 선천성 비진행성 야맹증은 망막의 소견에 따라 정상 안저형 또는 비정상 안저형으로 나뉘며 비정상 안저형에는 오구치병과 흰점망막병증이 포함된다.

① 선천성 비진행성 야맹증 : 유전성으로, 더 악화는 되지 않으며 일반적으로 밝은 곳에서는 이상을 보이지 않으나 어두운 곳에서는 적응을 하지 못하거나, 적응하는 데 현저히 긴 시간이 필요하다.

㉠ 망막색소변성은 청소년기부터 천천히 야맹증과 시야협착이 진행되는 병으로 아주 진행된 후기에 주변부 시야가 좁아지더라도 중심부는 시력이 유지되는 경우가 많다.

㉡ 망막색소변성이 중심부까지 침범하면 중심시력도 감소한다.

② 망막색소 변성 질환 : 뇌회형맥락망막위축, 레프섬병, 무베타단백지방혈증 등도 포함된다. 한편 유전성 맥락망막위축 및 황반변성, 시신경염이나 녹내장 등 다양한 질환에서도 야맹증을 호소할 수 있다.

㉠ 비타민 A 부족으로 인한 야맹증을 제외하고 야맹증을 일으키는 질환 중에는 치료가 어려운 경우가 많다.

㉡ 선천성 비진행성 야맹증 및 망막색소변성, 맥락망막위축을 치료하는 것은 현재로서는 매우 어려운 일이다.

㉢ 굴절이상을 안경으로 교정하였을 때 환자의 증상이 호전될 수 있으며, 색안경 착용으로 눈부심을 감소시키고 빛이 산란되는 것을 감소시켜 색의 대비를 증가시키고 빛과 어둠에 적응하는 시간을 단축시켜 증상을 완화시킬 수 있다.

5. 검사시 주의점

① 환자가 눈을 깜빡거리거나 안구를 움직이면 인공산물이 발생될 수 있기 때문에 눈을 움직이지 못하도록 고정시켜야 한다.

② 측정 시 진폭의 감소를 막기 위해 광자극에 의한 검사는 1~2번에 결과를 측정해야 한다.

③ 잡음발생 시 콘택트렌즈 전극이 각막에 정확히 붙어 있는지 확인해야 한다.

④ 전해질 용액의 금속성분이 빛에 의해 광전효과를 발생시킬 수 있으므로 피부에 접촉되는 전극면을 검은색 종이나 필름 등으로 가려 준다.

(1) 추가적인 주의 사항

신체를 자유롭게 움직일 수 있도록 의사의 지시대로 협조를 해야만 수술에 성공적일 수 있다. 그렇기 때문에 안과검진 시 백내장 수술을 결정할 때 역시 다른 질환과 함께 고려하는 것도 중요하다. 무엇보다도 의사지시 없이 머리를 움직이거나 온몸에 힘을 줘서도 안 되며, 기침이 나올 경우 미리 알리는 것도 중요하다.

(2) 감염속도를 방지하기 위한 주의사항

기침 때문에 바이러스로 인한 감염 속도가 지속될 수 있기 때문이다. 거기다가 수술도중에 눈을 움직이거나 눈을 세게 감는 것도 피해야 한다.

세수나 샤워가 가능하여 식사 시 음식의 제한이 따로 없으나 과음을 해서는 안 된다는 사실을 유념해둬야 한다. 더불어 절대 손으로 눈을 비벼서는 안 된다.

6. 망막전도계의 조건

필터의 대역폭은 0.5~100[Hz]이며 증폭기 감도는 100[μV/div] 정도이고, 광자극은 명순응과 암순응 시 1.2[J]의 자극을 사용하며 시간감도는 20[msec/div]이다.

06 미세각막 절삭기

성공적인 라식수술을 위한 중요한 장비로서 레이저를 조사하기 전 각막을 절삭하여 각막편을 만드는 미세한 칼(Microkeratome)이다. 최신 각막절삭기는 기존의 160[㎛](Micro) 두께로 각막을 절삭하던 것을 110 [㎛](Micro) 두께까지 절삭하여 시술이 가능케 함으로써, 충분한 잔여각막을 확보하여 고도근시에서도 안전한 수술이 가능해 환자의 눈 상태에 가장 알맞은 절삭을 하게 되는 최첨단 '맞춤식 각막 절삭 시스템'이 구현 가능하다(그림 7-24).

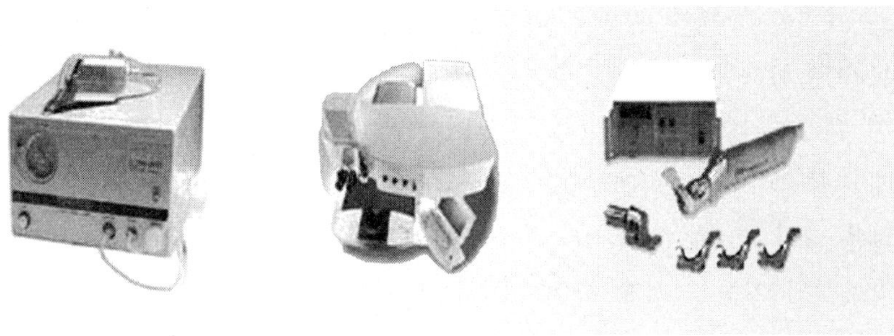

그림 7-24 ● 미세각막 절삭기

1. 미세각막 절삭기의 특징

일반적인 라식수술의 경우 미세각막절단기를 이용하여 재생이 되는 각막상피의 부분을 절편(뚜껑)을 만들어 젖힌 후 교정해야할 시력만큼 레이저를 조사하여 교정한다.

아이라식의 경우 인트라 기법을 이용하여 레이저로 절편을 만든 후 각막에 있는 높낮이를 정확히 측정하여 조사하여 불규칙한 굴곡을 제거하여 빛 번짐을 최소화 하여 질적인 높은 시력을 기대할 수 있다.

인트라를 이용하여 절편을 균일하고 정밀하게 절단하기 때문에 수술 후 회복이 빠르며 절단기에 의한 감염의 위험이 적어 안전성을 높였고 균일한 절단면에 의해 회복 후 깨끗한 각막상태를 유지할 수 있다는 장점이 있다(그림 7-25).

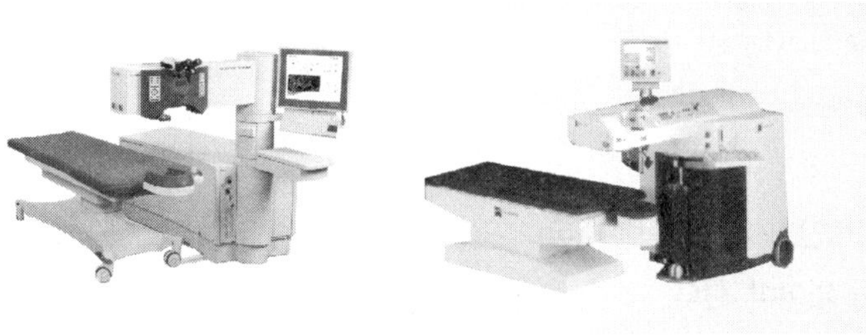

그림 7-25 ● 미세각막 절단기

(1) 미세각막절단기 주요 특징

① 환자마다 매번 새로운 헤드(head) 및 날(blade) 사용으로 소독이 불필요하고, 헤드일체형으로 손이 닿지 않아 매우 위생적이다.

② 깨끗하고 고른 절삭단면 생성으로 절삭속도가 빠르고 이물감이 없다.

③ 최대 110[μm]의 얇은 막을 형성함으로 얇은 두께의 각막에서도 안전한 수술이 가능하다.

④ 눈의 크기와 각막의 모양에 따라 링 사이즈를 조절할 수 있어 작은 눈 각막을 자르는 것도 가능하다.
⑤ 종전 헤드와 결합 시 생길 수 있는 날의 손상의 가능성을 해결할 수 있다.
⑥ 침대(bed)와 가장자리 마무리(edge margin)의 질이 향상되었다.
⑦ 칼날은 넓이 1[mm] 두께 100[μm]로 현재 사용되는 미세각막절삭기 칼날 중 가장 작고 각막조직의 이동을 적게 하여 깨끗하고 매끄럽게 각막을 절삭한다.
⑧ 사파이어 플레이트를 사용하므로 절삭과정을 수술자가 직접 보면서 수술 할 수 있고, 또한 사파이어 플레이트는 이물질이나 다른 감염으로부터 각막을 보호해주는 역할을 한다.

(2) 각막절편 무봉합수술

각막절편을 만드는 무봉합수술의 경우 미세각막절삭기를 이용하여 머리카락 두 개 정도의 두께로 각막절편을 만들고 그 아래의 각막판을 필요한 만큼 레이저로 깍은 다음 다시 절편을 원래대로 붙여 주는 무봉합수술이다.

① 양안 수술 시 약 20분 정도 시간이 걸리며, 만 18세 이상으로, −12디옵터까지의 근시나 −4디옵터*까지의 근시성 난시, 4디옵터까지의 원시에서 수술이 가능하다(그림 7-26).

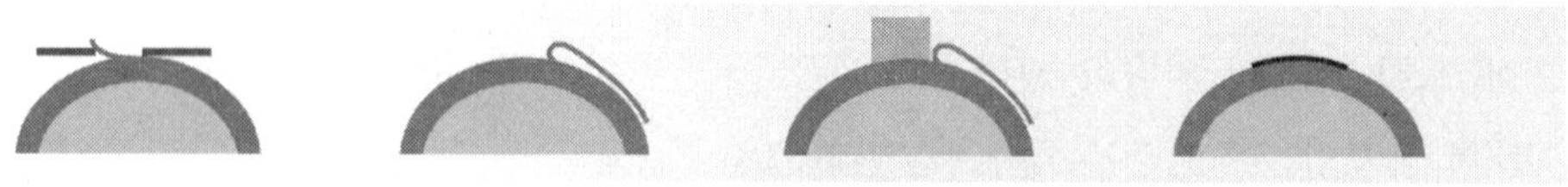

(a) 미세 각막 절삭기로 각막편을 만든다. (b) 각막편을 벗겨 낸다. (c) 레이저를 조사하여 굴절이상을 조절한다. (d) 벗겨낸 각막편을 제자리에 덮는다.

그림 7-26 ◦ 미세각막 절삭기의 수술과정

② 미세각막 절단기 유의사항 : 수유나 임신 중에는 수술을 할 수 없기 때문에 6개월 이내에 임신 예정이 없어야 한다.
  ㉠ 라식이 보편적으로 많이 이용되고 있으나, 각막의 두께가 너무 얇거나 각막이 너무 편평하거나 너무 돌출되어 있는 경우에는 어렵다.
  ㉡ -14디옵터 이상의 고도근시자의 경우 수술 후 각막의 두께가 너무 얇아질 가능성이 있어 이 역시 수술이 어렵다.
  ㉢ 동공이 비정상적으로 크거나, 눈이 너무 작거나, 헤르페스 각막염과 같은 재발이 가능한 각막질환, 백내장, 녹내장, 포도막염 등의 질환이 있을 때도 라식수술을 할 수 없다.

* 디옵터(diopter) : 안경의 굴전도, 안경 상쪽의 꼭짓점 거리를 미터로 나타낸 수치이다.

07 세극등 현미경

고배율의 현미경을 이용하여 의사가 직접 환자의 눈 상태를 확대 관찰하는 검사다. 고배율의 현미경이 부착된 세극등 현미경으로 눈을 관찰하는데, 양안입체현미경과 특수 조명장치로 되어 40배까지도 확대가 가능하다(그림 7-27).

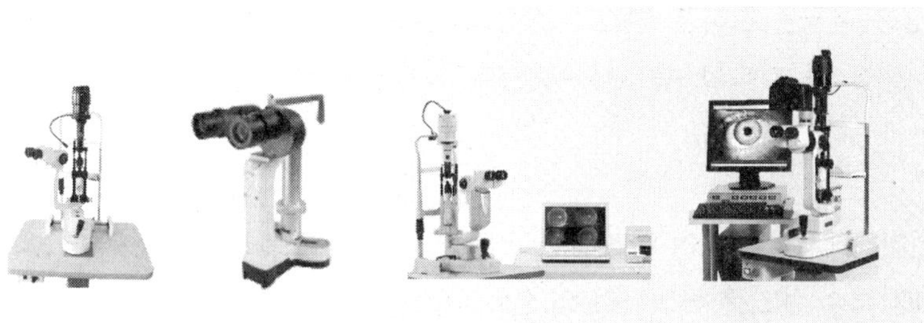

그림 7-27 ◦ 세극등 현미경

1. 세극등 현미경의 특징

과거의 세극등 현미경은 '세극등 현미경 도구' 자체로서의 역할 이였으나, 요즘의 의미는 두 기계의 조합형으로 이동이 용이한 유리판과 단순한 광학시스템이 결합된 복합적인 기계이다.

1911년 걸스트란드에 의해 만들어진 세극등 현미경은 1919년 헨커에 의하여 램프와 안광학적 렌즈의 결합으로 인해 개선되었다.

(1) 세극등 현미경의 역사

1926년 세극등 현미경의 세극등 부분이 휴대성이 용이하도록 개선되었고 1930년 루돌프 테일이 골드만이라는 회사의 지원을 받아 수평과 수직의 축으로 움직일 수 있게 개선되었다. 1938년에는 수평방향으로의 움직임에 조이스틱을 사용할 수 있도록 구현되었다.

1) 2차 대전 시기

세계 2차 대전 당시에는 안광학적 렌즈 부분에 현미경이 부착되어 혁신적으로 발전하였고 1950년 리트만이라는 회사가 골드만회사의 조이스틱과 컴버그 회사의 광학적 요소를 결합하였다.

2) 1970년대 시기

1976년 리트만 회사의 제품이 현대의 세극등 현미경 기초가 되었고 이때부터 할로겐 전구가 세극등 현미경에 부착되어 사용되어졌다.

(2) 세극등 현미경의 발전

세극등 현미경은 안과에서 사용하는 도구로서 안광학적 질환 및 건강상태를 확인하는데 사용된다. 세극등에 현미경이 결합된 장치로서 안구를 입체적으로 관찰할 수 있도록 설계되었다.

기본 구성은 세극등 현미경, 안압계, 전동테이블로 되어 있으며 기계의 발전으로 인해 안구의 영상을 촬영 및 기록할 수 있도록 카메라와 컴퓨터가 추가되어있다.

1) 미세각막 절단기의 기본적인 작동원리

세극등 현미경에서 발광하여 렌즈를 통과하면서 세극광으로 변환되며 이 광선이 안구에 투과되어 반사될 때 특수 렌즈를 투과하여 이 반사광을 증폭시킨다.

① 증폭배율은 10배에서 40배 사이로 증폭된다.

② 증폭된 반사광을 가지고 수정체, 홍체, 각막등의 이상 유무를 판단하며 안구에 투과되는 세극광의 입사각과 초점을 조절하여 눈꺼풀과 결막 그리고 공막의 질환도 확인할 수 있다.

③ 콘택트렌즈를 사용하여 안저상과 우각을 보다 정밀하게 관찰할 수 있다.

2) 틴들현상의 응용

1911년 스웨덴의 안과의사 A.굴스트란드에 의해 창시되었다. 주로 투명한 눈의 조직에 세로로 길고 가는 광속을 비추어서 이루어진 광학적 절단면을 확대하여 눈의 상태를 관찰한다. 조명계와 관찰계로 이루어져 있다.

① 틴들현상은 빛이 산란되는 정도가 입자가 클수록 커지는 것을 이용하여 미립자의 크기를 구하는 것이다.

② 빛의 파장과 비슷한 정도나 이보다 더 큰 미립자가 분산되어 있을 때, 빛을 조사하면 광선이 통로에 떠 있는 미립자에 의해 산란되어 옆에서 보면 광선의 통로가 밝게 나타나는 현상이다. 이로서 일반 현미경이 볼 수 없는 미립자의 크기나 위치를 파악할 수 있다.

(3) 추가적인 응용

조명 광속의 폭과 길이를 변화시키면서 관찰용 현미경과 함께 검사할 눈에 대하여 서로의 각도를 조절하여 눈꺼풀·결막·각막·전방·수정체·유리체를 검사할 수 있다.

① 부속장치를 사용하면 안저검사까지 가능하다.

② 안압계의 장착은 물론이고 전안부사진촬영, 전방심도, 각막・수정체의 두께측정에도 응용된다.

(4) 현미경의 개량

세극등현미경은 1911년 걸스트란드에 의해서 처음으로 만들어져서 초기에는 포크트, 케페, 콘베르그 등이 개량하고, 전후는 리트만, 루비, 골드먼 등에 의해 많은 의견이 나와, 임상, 연구 양면에서 형태학적 변화 관찰에 불가결한 것으로 되었다.

1) 개량원리

원리는 관찰하고자하는 부분을 세극등 으로부터 나온 가능한 광속으로 잘라(광절편, 슬릿상), 그 광절편의 윤곽을 초점을 맞춰서 명확하게 하고, 다시 쌍안현미경의 초점을 맞춰서 관찰해서, 병변의 존재, 상호관계 등을 알고자 하는 것이다.

2) 개량배율

배율은 통상 10~40배이다. 안검, 결막 등의 전안부, 각막, 전방, 수정체, 초자체 등의 중간투광체뿐 아니라, 콘택트렌즈의 사용에 의하여, 우각 및 안저 상의 상세한 관찰도 가능하다.

2. 세극등 현미경의 적용범위

규격은 안구 및 그 부속기를 확대 관찰하기 위한 슬릿 조명이 가능한 세극등 현미경에 대하여 규정한다. 이 규격에서 단위 및 수치는 국제단위계(SI)에 의한 것이다. 이 규격으로 이용하는 주된 용어의 의미는, 식품의약품안전처장(이하 "식약처장"이라 한다)이 별도로 고시한 의료기기의 전기・기계적 안전에 관한 공통기준규격으로 지정한다.

(1) 종합배율

대물렌즈, 변배 광학계 및 쌍안부를 포함한 세극등 현미경의 배율이다. 다만 명시거리 250 [mm]에 대상물을 놓을 때의 겉보기의 크기와 현미경으로 관찰할 때의 크기의 비로 표시한다.

① 좌우 광학계의 광축의 어긋남 정도로 상・하방향과 좌・우 방향으로 나누어서 각도로 표시한다.

② 배율 변경 방식은 변배에 의한 동초점차일 때 배율을 바꾸는 경우에 각각의 화상 위치의 차가 생긴다. 시도 눈금 오차는 접안통에 표시된 시도 눈금이 표시하는 시도와 접안렌즈에서 나오는 광선속의 시도와의 차이다.

③ 변배에 의한 상의 이동의 경우 배율을 바꿀 때마다의 각 상의 어긋난다. 좌·우 접안 돌출 차의 경우 좌·우 접안의 눈에 해당하는 부분의 높이가 다른 것이다.

(2) 긍정적인 시장효과

세극등 현미경 검사의 경우 눈꺼풀이나 각막 혹은 결막 및 공막, 수정체, 홍채 등 눈의 전반적인 상태를 실제로 눈으로 확인하는 검사로 과거 기저질환이 있었는지 현재 눈 상태로 수술에 적합한지를 확인하는 중요한 검사이다.

긍정적인 시장효과로는 FDA 인증을 통해 안경점용 의료기기의 한계에서 벗어나 안과용 의료기기 시장으로 사업 영역을 확대 할 수 있을 뿐만 아니라 해외 판매를 위한 주요 인증 절차가 마무리 되어 어김없이 지속적인 매출 및 영업이익의 성장세가 지속되어 많은 각광을 받고 있다.

08 시력진단기

안구의 빛 수용기로서, 빛 자극에 감응하여 그 자극을 중추신경계통으로 전달하도록 특수하게 분화된 구조물이다(그림 7-28).

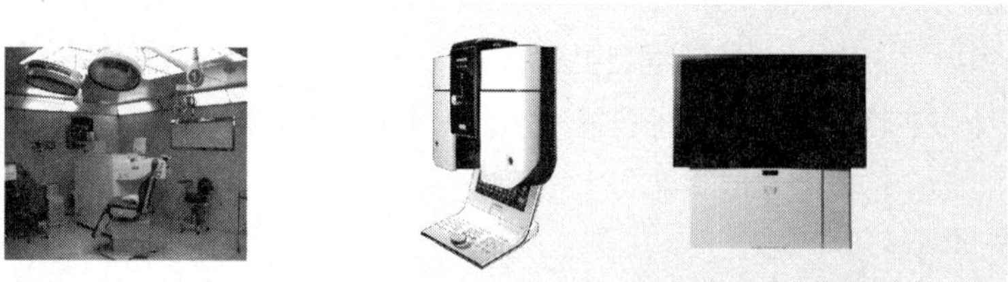

(a) 라식 레이저 수술실 (b) 시력진단기

그림 7-28 • 라식레이저 수술실 및 시력진단기

눈에는 망막과 초점을 맞출 수 있게 조절하는 수정체와 빛의 양을 조절하는 조리개, 홍채가 존재하는데 시력진단기(visual tester)에서 눈 속으로 초음파를 쏘아 눈 속의 여러 매질을 통과하면서 반사되어 나오는 일부 광선을 포집하여 시력을 파악한다.

1. 시력진단기 특징

시력 진단을 할 때에 약시의 주요 원인에는 사시, 굴절 이상(근시, 원시, 난시 등), 눈의 혼탁(백내장, 각막 혼탁)이 있다(그림 7-29).

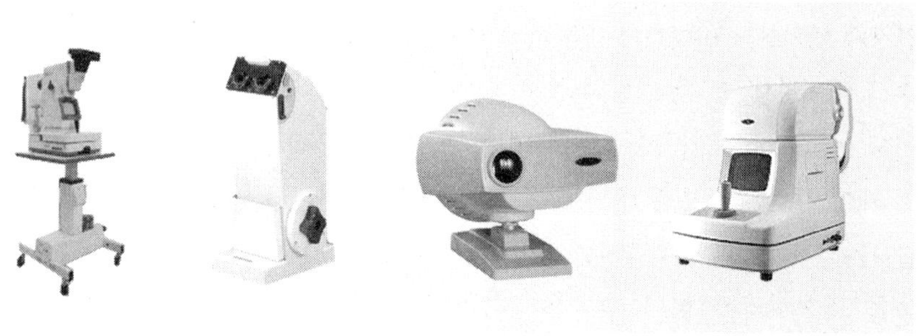

그림 7-29 • 시력진단기

(1) 사시와 약시

사시는 약시의 가장 흔한 원인으로, 어릴 적부터 사시가 있으면 물체가 두개로 보이기 때문에 돌아간 눈으로는 보지 않고 정상 눈으로만 보아 사시 눈에 약시가 생긴다. 또한, 양안의 굴절률(근시, 원시, 난시)에 심한 차이가 있으면 나쁜 쪽 눈으로는 보지 않아 그 눈에 약시가 생긴다. 이 경우 외관상 보기에는 두 눈의 차이가 없으므로 정밀 시력검사를 시행해야 한다.

또한 백내장 같이 눈 안의 구조에 혼탁이 있는 경우는 두 눈이 고르게 자극받지 못하여 약시가 생긴다.

1) 비수술적과 수술적 방법

비수술적인 방법과 수술적인 방법으로 나뉠 수 있다.

① 비수술적인 방법 : 안경, 콘택트렌즈가 있다. 콘택트렌즈는 소프트, 하드로 나눌 수 있는데, 그 중에서 소프트는 용도에 따라 1회 착용, 2주 착용, 장기간 착용렌즈가 있고 최근 젊은 층에서 컬러렌즈를 많이 사용하고 있다.

② 수술적인 방법 : 시력교정수술이라 하는데 크게 라섹, 라식, 안내렌즈삽입술 등이 있다. 라섹은 엑시머 레이저(excimer laser)로 각막의 표면을 교정하고 라식은 각막 층을 분리하여 깊숙한 곳을 교정하고 다시 덮어주는 방법이다.

③ 안내렌즈 삽입술 : 콘택트렌즈랑 느낌이 비슷하지만 보다 훨씬 작은 렌즈를 눈 속에 넣어주는 방법이다. 책을 볼 때 돋보기가 필요한 노안이 있는 장년, 노년층에서는 엑시머 레이저를 이용한 시력교정도 가능하며, 최근 다 초점 인공수정체를 이용한 백내장 수술이 결과가 좋아 많이 시술되고 있다.

2) 근접 시력진단기

시력진단기의 경우 소정의 시력 검사용 이미지를 출사하는 차트와 차트로부터 출사된 이미지를 반사하는 반사 거울, 반사 거울로부터 반사된 이미지가 피검자를 향하도록 빛의 경로를 변경하여 출사하는 회전거울을 포함한다.

① 피검자가 위치하는 바닥으로 초음파를 발생하여 바닥에서 반사된 초음파를 수신하는 초음파 송수신 처리모듈 및 초음파 송수신 처리모듈이 있다.
여기에 연결되어, 피검자의 눈높이에 따른 회전 거울의 회전 방향과 회전 각도를 포함하는 회전 제어 신호를 산출해 내는 데이터 처리모듈을 포함하는 회전벡터 연산장치를 포함한다.

② 근접 시력 진단기 본체 내부에 설치되어 데이터 처리모듈의 회전 제어 신호에 따라 회전 거울을 회전시키는 회전 수단을 포함하는 근접 시력 진단기이다.

(2) 시력진단기의 검사

광원, 복수의 시력 검사용 이미지들을 포함하는 차트 및 광원으로부터 나와 차트를 통과한 빛의 중간 경로를 변경시킴으로써 빛의 전체 경로가 차트와 피검자 사이의 실제 거리보다 길게 하는 광 경로 연장수단이 있다. 또한 사용자가 시력 측정을 위한 동작을 선택할 수 있는 동작버튼들이 있으며 차트에 포함되는 복수의 이미지들 그리고 각각의 이미지들에 부여되는 이미지 식별기호들이 있다. 또한 각 이미지들에 해당하는 차트 상의 위치를 규정하고 이미지 위치 데이터를 포함하는 메모리가 있다.

1) 차트 이미지

차트를 이동시키기 위한 차트 구동 수단이 있으며 동작선택 수단으로부터 입력된 신호에 해당하는 차트의 이미지를 출력하기 위한 화면 이 있다. 이 출력 수단은 피검자가 보이지 않는 위치에 설치되거나 또는 상기 근접 시력 진단기의 본체와 유선 또는 무선으로 통신이 가능한 장치로 형성되어 검안자가 시력 측정시에 상기 선택된 차트의 이미지를 보기 위하여 사용된다(그림 7-30).

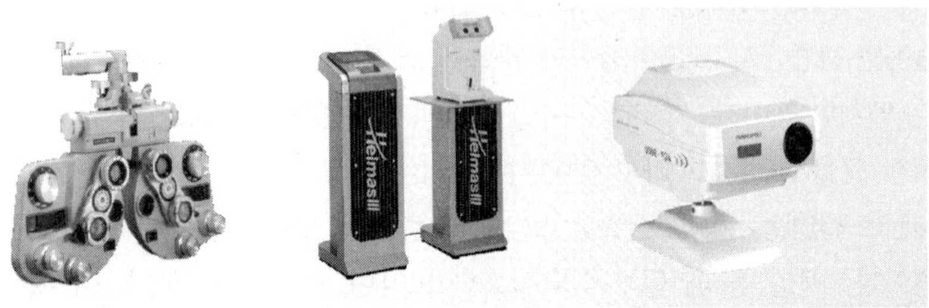

(a) 국절시력측정기 (b) 자동시력측정기 (c) 빔 타입 시력측정기

그림 7-30 ◦ 시력측정기

2) 동작수단

동작선택 수단으로부터 입력된 신호에 해당하는 차트 상의 위치로 차트를 이동시키기 위한 차트의 이동거리 또는 이동경로를 계산하고, 차트의 이동거리 또는 이동경로에 따라 차트 구동 수단이 제어신호를 차트 구동 수단으로 전송한다.

동작선택 수단으로부터 입력된 신호에 해당하는 메모리에 저장되어 있는 차트의 이미지를 화면 출력 수단이 출력하게 하는 제어신호를 화면 출력 수단으로 전송하는 제어 수단을 포함하는 것을 특징으로 하는 근접 시력 진단기이다.

3) 원점 초점방법

원점 초점은 전원을 켰을 때 차트 또는 마스크의 절대 원점 위치를 검출하는 위치 센서로 조절된다.

① 초기 전원이 인가되었을 때 스테핑 모터가 정지하는 원점 위치에서, 스테핑 모터의 구동 신호에 대응하는 스테핑 모터의 구동 패턴 정보를 포함하는 복수의 구동 패턴 정보를 저장하고 있다.

② 각 구동 패턴 정보에 대하여 위치 센서 동작 후 스테핑 모터가 정지할 때 까지 이동한 거리에 대한 정보를 포함하는 차트 및 마스크의 초기 위치와 관련된 원점 조정 데이터를 저장하는 메모리이다.

(3) 근접 시력진단기

전원이 다시 켜졌을 경우에 위치센서로부터 차트 및 마스크의 절대 원점 위치 신호를 받고 메모리로부터 절대 원점 위치에서의 스테핑 모터의 구동신호에 대응하는 스테핑 모터의 구동패턴 정보, 복수의 스테핑 모터의 구동신호에 대응하는 복수의 구동 패턴 정보 및 거리 정보를 판독해 낸다(그림 7-31).

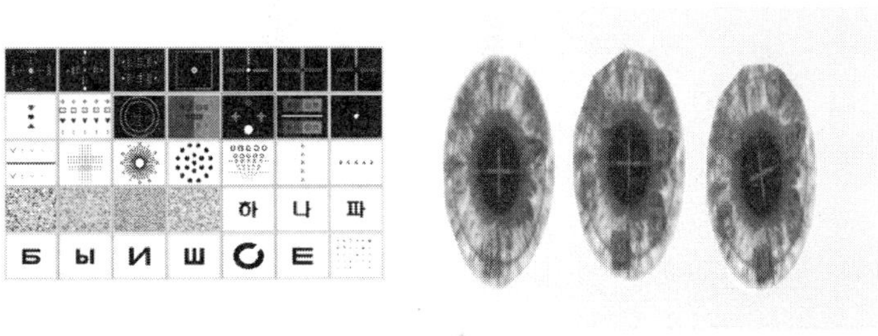

그림 7-31 ▪ 시력진단기를 이용한 안구검사

① 거리정보에 따라서 동작하고 있는 스테핑 모터의 구동 패턴을, 절대 원점 위치에서의 스테핑 모터의 구동 신호에 대응하는 스테핑모터 구동 패턴과 일치될 때 까지 스테핑 모터를 이동시키는 제어수단을 포함하는 것을 특징으로 하는 근접 시력 진단기이다.
② 현대에 와서 더욱 진보되어 장치의 내구성 및 안정성이 높고, 생산 비용이 낮은 LED 모듈을 포함하는 근접 시력 진단기가 개발되었다.
③ 근접 시력 진단기는 시력 검사용 빛을 출사하는 LED 모듈을 포함하는 광원 장치로부터 출사된 빛이 투과되어 시력 검사용 이미지를 출사한다.
④ 차트로부터 출사된 시력 검사용 이미지가 피검자를 향하도록 경로를 변경하는 투사 장치를 포함한다.

09 안구전도

1. 안구전도

눈에는 망막전도와 같이 자극에 대한 응답전위의 일시적인 변화 이외에도 각막과 망막 간에는 일정한 전위차(약 1[mV])가 존재하는데 이를 정전위라고 한다.

이 전위의 발생은 거의 대부분 망막색소상피가 기여하며 약 10[%] 정도만이 나머지 안구의 조직이 관여한다(그림 7-32).

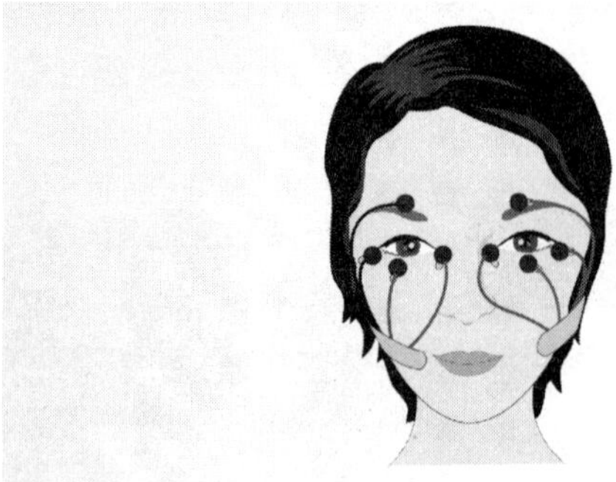

그림 7-32 • 안구전도

(1) 안구전도의 원리

어두운 곳에서 한 전극을 각막 위에 놓고 다른 하나의 전극을 코 또는 머리 부위에 놓으면 2개의 전극 사이에서 전위차가 발생하는 것을 이용한 것이다. 이때 안구에 더 강한 빛을 비추면 이 정전위가 더 증가되는데 이 전위를 발광전위라 한다.

1) 전위 생성

정전위와 발광전위를 합쳐 각막-망막전위라고 하며 각막의 전위는 망막의 전위에 비해 (+)전위를 가지며 망막은 각막에 비해 (-)전위를 갖는다.

① 전위차 기록 : 안구운동을 전기적으로 기록한 것이다. 망막을 사이에 두고 각막측이양(+), 공막측이 음(-)인 정지전위가 발생하고, 거기에 크기가 일정한 전기쌍극자가 존재한다. 안구의 수평운동 검출을 위해서는 눈시울과 눈초리에, 수직운동 검출을 위해서는 안검 상하에 각각 1쌍의 전극을 꽂아 전위차를 기록한다.

② 전위차 증폭 : 안구가 정면을 향하고 있을 때는 전위차가 없지만 회전하면 각막이 이동한 쪽의 전극이 다른 것에 비하여 좀 더 양(+)이 된다. 이 전위차를 증폭하여 기록하면 안구운동의 지표가 된다.
눈을 깜빡이면 큰 전위변동이 있고 또한 순수하게 수평운동만을 하더라도 상하방향에 유도전위가 나타나는 등 기술적으로 여러 가지 어려운 문제가 있다.

2) 척추동물의 안구

척추동물의 안구에서는 외부 자극에 대한 반응에 관계없이 언제나 각막측이(+), 후극부가(-)가 되는 것과 같이 전위차가 존재하기 때문에 내 · 외안각부에 전극을 붙여 두면 안구운동에 수반하는 전장변화를 일으킨다. 이것을 유도증폭해서 기록한 것을 EOG라고 한다.
안구전도(Electrooculogram : EOG)는 망막색소상피의 연구에 사용되고 베스트 황반변성증, 망막색소변성증등 망막기능의 임상적 검사에도 사용된다.

2. 안구전도 측정법

일반적으로 안구의 앞과 뒤쪽의 전위차를 직접 측정하는 것은 불가능하므로 실용적인 안구전도 측정 방식은 양안각 부근에 전극을 부착시켜 안구의 움직임에 따라 그 전위차를 측정하는 방식을 사용한다.

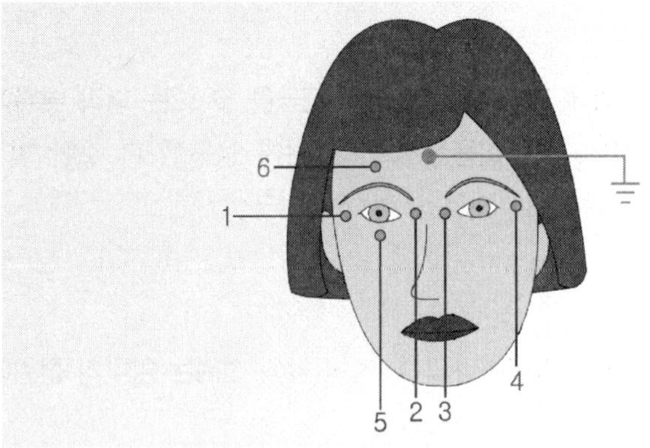

그림 7-33 ∙ 안구전도의 전극부착위치

전극부착위치(그림 7-33)에서 1번과 2번 전극, 3번과 4번 전극은 안구의 수평운동에 따른 안구전도를 측정하며 5번과 6번 전극은 안구의 수직운동에 대한 안구전도를 측정한다(그림 7-34).

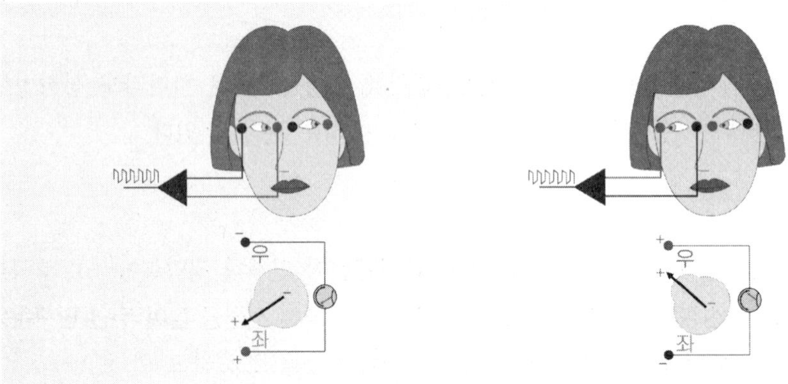

그림 7-34 ∙ 안구의 좌우 운동에 따른 전위측정 방식

(1) 전위측정방식

안구의 움직임에 대한 각막 망막전위를 기록하는 것을 안구전도라 한다. 안구의 상하 운동에 따른 전위 측정은 (그림 7-35)와 같다. 안구가위로 움직일 때는 이마 쪽이 양(+)의 전위를 띠며 코 쪽이 음(−)의 전위를 띠는 모습을 보여 주고 있다. 정면을 응시할 때는 일정한 쌍극자가 두 전극 간에 형성되며 이때의 안구전도 출력은 0이 된다.

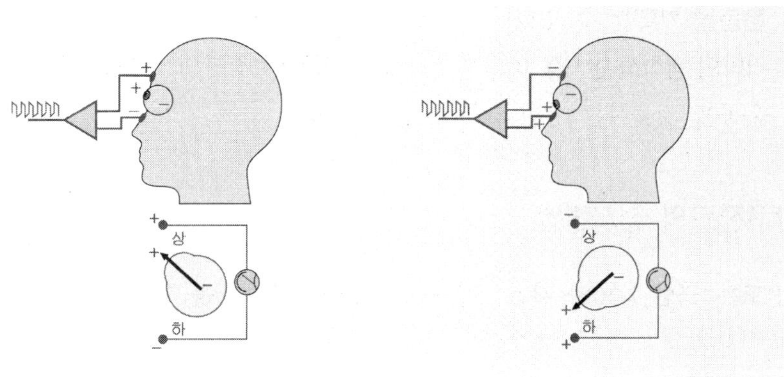

그림 7-35 ◦ 안구의 상하 운동에 따른 전위측정

① 졸음방지 시스템 : 안구전도 측정방법에 있어서 졸음방지 시스템도 중요하다. 사용자의 안구전도 값을 측정하기 위한, 적어도 하나의 안구전도 측정 장치와 상기 안구전도 측정 장치가 측정한 안구전도 값을 이용하여 사용자의 졸음 상태를 감지한다. 그에 따라 선택적으로 알람을 출력하도록 제어하는 졸음방지 장치가 있다.

② 졸음방지 장치 : 안구전도 값을 이용하여 사용자의 눈 깜박임 횟수를 측정하고, 소정의 구간 동안의 눈 깜박임 횟수가 기준횟수 이상인 경우 졸음 상태로 판단하여 소정의 구간 동안 안구전도 값의 변화율을 체크한다.

③ 수식 기준값 : 수식으로 계산되는 변화율의 기준값[STD] 초과 여부에 따라 사용자의 눈 깜박임 여부를 판단한다.

④ 안구전도 측정 장치 : 두 개의 안구전도 감지부를 포함하며, 안구전도 감지부 중 하나는 사용자의 눈 밑 부위에 접촉되고, 다른 하나의 안구전도 감지부는 사용자의 관자놀이 부위에 접촉되는 것을 특징으로 한다.

⑤ ID 태그장치 : 안구전도 측정 장치는 사용자를 식별하기 위한 ID 태그를 저장하고, 저장된 ID 태그와 측정된 사용자의 안구전도를 통신 인터페이스를 이용하여 졸음방지 장치로 전송한다.

⑥ 정지전위 측정 : 안구전도의 경우 망막의 정지전위를 측정하는 기술이며 결과로 인해 생기는 신호가 안전도이다. 주된 방법으로 안과진단과 눈자위 동작기록을 사용한다.
이는 개인의 시각적 자극들에 대한 반응을 나타내지 않는다.
㉠ 측정범위가 넓은 장점이 있으나 정밀도가 떨어진다. 출력 값은 근육과 눈꺼풀의 움직임에 크게 영향을 받으면서 주위 조명에 순응해야하며 임상에 많이 사용된다.
㉡ 안구의 정상전위를 이용하는 방법으로 안구전도를 측정한다. 이 방법은 안구를 사이에 두고 수평과 수직 방향으로 붙인 전극 간의 전위차를 증폭시키면 여러 방향에서 안구

운동을 기록할 수 있다.

ⓒ 각막의 광학적 반사를 이용하는 방법이 있는데 각막의 거울면 반사를 이용하여 안구 운동을 검출하는 방법이다. 예 안저 카메라

3. 안구전도의 검사방법

안구전도는 그림 7-36과 같은 검사를 실시하여 그래프를 얻는다.

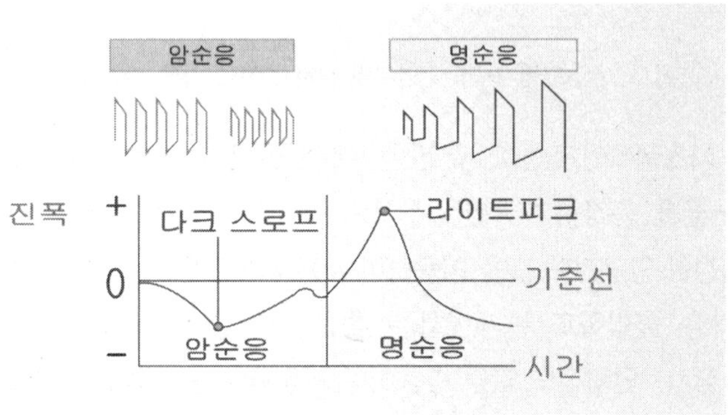

그림 7-36 • 암순응검사와 명순응검사를 통해 측정되는 다크 스로프와 라이트 피크

(1) 눈과의 거리

눈과 타깃(target)과의 거리는 1[m]로 하며 일정한 밝기의 실내등에서 수분 간 안구전도를 측정하여 기록된 안정된 진폭을 기준 값으로 설정한다.

(2) 암순응검사

암실에서 10~15분가량 암순응에 도달하도록 기다린 후 1분 간격으로 5~6회 관찰한다. 암순응 직후에는 일과성의 진폭의 증가가 나타나지만 점차 감소하여 10분 전후에서는 최저치의 진폭을 나타내고 다시 약간 증가하는데 이때 최저치를 다크 스로프(dark trough)라 한다.

(3) 명순응검사

15분간의 암순응검사 후 바로 실내등을 켜서 명순응을 실시한다. 역시 1분 간격으로 측정한다. 명순응 실시 후 망막전도의 진폭은 8분 전후에서 최대치를 나타내는데 이때의 최대 진폭을 라이트 피크(light peak)라 한다.

(4) 검사자의 턱과 이마고정

검사자의 턱과 이마를 고정시키고 타깃을 따라 정확하게 안구가 움직이도록 유도한다.

4. 안구전도의 해석

암순응과 명순응의 관계를 아든 비율(arden ratio)이라 하는데 망막질환 등 눈의 이상에 따라 달라지는 비율이다. 아든 비율을 구하는 식 (7-2)와 같다.

$$\text{Arden ratio} = \frac{\text{라이트 피크에서 5~6개 측정치의 평균} \times 100}{\text{다크 스로프에서 5~6개 측정치의 평균}} \qquad (7\text{-}2)$$

① 안구전도의 각 요소별 정상치는 표와 같다(표 7-8).

② 일반적으로 색각이상 유무에 의해 안구전도의 해석이 결정지게 된다. 사람의 망막구조에 따라 간상세포와 원추세포의 두 종류가 존재한다.

㉠ 색각 이상 유무와 추상체 단색에 의해 결정이 된다. 이는 드물게 발견되는 종류의 단색으로서 색상을 전혀 구분하지 못하는 것에 비해 그 외의 시각 능력이나 망막전도, 안구전도 등이 비교적 정상으로 나타나는 것이 특징이다.

표 7-8 • 안구전도의 정상치

측정요소	정상 평균치	정상 범위
기준값	368[μV]	148~938[μV]
라이트 피크	238[μV]	71~460[μV]
다크 스로프	665[μV]	214~125[μV]
아든 비율(Arden ratio)	241[%]	148~449[%]
라이트 피크 도달시간		7~15 분
다크 스로프 도달시간		5~12 분

㉡ 안구전도에 의해 비교적 정상으로 나타나는 것이라 색각 이상에 의한 양성반응의 경우 안구전도의 정상 판별이 나오는 것은 희박할 수 있다.

5. 안구전도의 응용

(1) 노인성 황반부변성

황반부는 안저의 중심부에 위치하여 미세한 시력과 색각을 나타내는 중요한 부분인데, 나이가 많아지면서 혹은 심한 혹사로 인해 이 황반부의 시세포가 적어지고 변성을 겪으면서 황반부 위축이 발생되어 시력이 감소하고 그 증상이 악화되면 실명에까지 이르는 질병이다.

1) 황반부변성 원인

점점 나이가 들어감에 따라 망막의 경우 특히 시세포 및 망막색소 상피의 기능이 감소되어 노인성 변화를 보이게 된다. 그런데 황반부에서 이러한 변화가 한계점 이상으로 심해지게 될 경우 노인성 황반부 변성이 생기게 된다. 이 질환의 경우 노인층에 의해 많이 발생되어 반수에서 양안성으로 나타날 경우 성별 차이가 없다고 하여 서구사회에서는 성인실명의 가장 큰 비중을 차지한다.

① 초기 발병원인 : 초기에는 경성교양체나 초자체 변성 및 색소 변화가 나타나고, 병변이 진행함에 따라 연성 교양체나 황반부 위축이 발생될 경우 시력이 감소하고 물체가 일그러져 보인다.

㉠ 망막 색소상피박리나 맥락막 신생혈관이 생겨서 망막의 감각층 아래에 출혈이 나타나게 될 경우 심한 시력저하를 초래하게 된다.

㉡ 질환의 경과 중에도 나타나는 연성교양체는 이후 심한 시력저하를 일으키는 합병증이 발생될 수 있음을 미리 알 수 있게 하는 안저 소견이다.

② 격자판 검사 : 격자판을 이용하여 물체의 일그러짐이나 중심암점이 없는지 자각적으로 검사할 수도 있으나 시력이 감소할 경우 즉각 안과적 검사를 받고 형광안저촬영을 시행하는 것이 중요하다.

㉠ 형광안저촬영은 심한 시력저하의 요인이 되는 색소상피박리 나 황반부 맥락막 신생혈관을 조기에 발견하여, 필수적일 경우 이러한 병변이 발견되어 레이저 광응고술로서 초자환 결손 부위나 신생혈관을 지져 더 심한 시력상실을 미리 예방할 수 있다.

㉡ 이 질환은 조기발견과 초기치료를 통하여 심산 시력저하를 예방하는 것이 중요하다(그림 7-37).

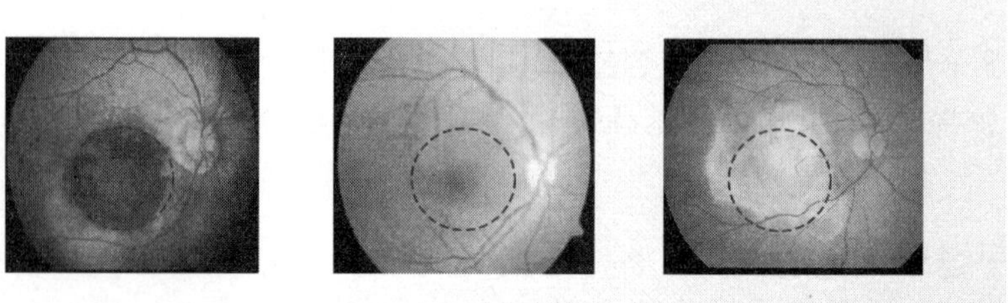

그림 7-37 • 황반부 변성 질환

③ 카메라 필름 역할 : 눈에는 카메라 필름과 같은 역할을 하는 얇은 신경 조직인 망막이 있다. 망막의 중심을 황반이라고 하는데, 이 황반을 통해 물체를 선명하게 볼 수 있다.

㉠ 나이가 들면 황반에 여러 가지 변화가 생기게 되는데 가장 대표적인 것이 시력이 저하되고 보고자 하는 부위가 잘 안 보이는 것이다. 이를 황반변성이라고 한다.

㉡ 황반변성이 온다고 해서 시야 전체가 깜깜하게 되어 암흑 속에서 살게 되는 것은 아니며, 보고자 하는 부분이 어둡거나 왜곡되어 보이게 되는 것이다(그림 7-38).

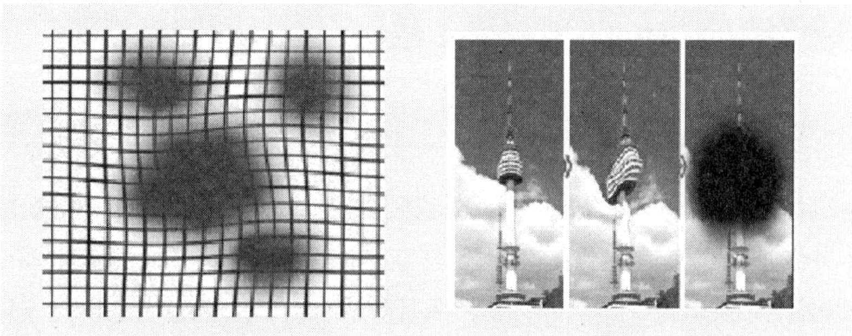

그림 7-38 ◦ 노인성 황반부 변성의 시야 상태

④ 명확한 원인 : 원인에 대해 명확한 것은 아직 정확히 밝혀지지는 않았으나 위험인자로는 나이(특히 75세 이후 가파른 증가를 보인다), 유전적 소인, 심혈관계질환, 흡연, 고콜레스테롤혈증, 과도한 광선(자외선)노출, 낮은 혈중항산화제 농도 등을 들 수 있다.

㉠ 유전성의 원발성 변성과 2차적 변성으로 나뉘어진다.

㉡ 원발성은 가족성, 양안성, 진행성이고 눈에 국한한 유전성 황반부 변성증, 중추신경계의 장애가 뒤따르는 티삭스병, 니만피크병 등이 있다.

2) 속발성 원인

속발성은 외상, 황반부의 혈관성, 염증성 질환에 잇따라 발생한다. 가장 많은 원인은 맥락막 모세혈관 층으로부터의 혈류공급의 변화이며 노인성 황반부변성, 원판상 황반부 변성증 등이 있다. 고도근시에 뒤따르는 황반부의 변성도 볼 수 있다. 일반적으로는 시력의 저하를 가져오고 치료에는 광응고법 등이 이루어지는데 적절한 치료법이 없는 경우도 있다.

① 백내장 수술 변성 : 백내장 수술 뒤에 볼 수 있는 변성은 프로스타 글린딘의 관여로 생각되어 이에 따른 발생예방의 연구가 이루어지고 있다.

㉠ 황반변성은 눈의 안쪽 망막 중심부 쪽으로 위치해 있는 신경조직이다.

㉡ 시세포의 대부분이 바로 이곳에 모여 있어서 물체를 바라볼 때 상이 맺히는 곳도 바로 이 황반이 중심이다.

ⓒ 시력에서 매우 중요한 역할이기 때문에 이 황반부에 변성이 일어나 시력장애를 일으킬 수 있다.

② 병적혈관 요인 : 황반변성은 병적혈관의 유무에 따라서 건성황반변성 과 습성황반변성 두 가지로 나눌 수 있다.

㉠ 건성황반변성의 경우 노화로 인하여 망막에 노폐물이 쌓이게 되고 드루젠이라고 하는 희거나 노란 반점이 생기게 되는데 이로 인하여 망막의 층이 두꺼워 지게 되고 망막색소상피라는 중요한 구조물이 위축하는 형태를 보이는 질환이다.

㉡ 건성황반변성의 경우는 노인성질환이 많다.

(2) 선천성 황반부 변성

황반부의 변성은 노인에게 발생되는 경우가 많으나 간혹 젊은 사람에게서 발생하는 경우도 있으며 드물게 유전적인 원인도 있다. 대개 선천성 황반부 변성인 경우 유전적 요인의 경우가 대부분이다. 황반이양증이라고 하여 대개의 경우 유전적인 이상으로 황반부 망막(신경막의 중심부로서 물체의 초점이 맺히는 부위)과 맥락막 세포의 이상과 변성이 나타나는 질환이다.

1) 시력감소 원인

질환은 망막, 맥락막 기능에 관련 된 특정 효소의 유전적 결함으로 발생하며 대개 특정 연령에 발병한다. 이 영양증이 나타나는 부위에 따라 시력감소 정도가 다르지만 어렸을 때 진단을 받고 황반부 반흔이 벌써 형성이 되었다면 중심시력은 많이 감소되어 있을 것이다.

① 신경세포 변성 원인 : 황반부의 신경세포에 변성이 일어나게 되면 회복되기가 힘들다. 그러므로 전 세계적으로 많은 연구를 하고 있지만 아직 효과가 좋은 방법을 찾아내서 환자에게까지 시술하는 단계는 아직 아닌 것으로 보고된 바가 있다. 우선 중심시력이 나쁘면 어떤 특수한 안경이나 확대경을 선택하고 제작하여 생활에 조금이라도 도움을 주는 방법을 찾는 등 질환을 앓고 있는 사람에게 가능성을 열어 줄 수 있는 기회를 마련할 수 있다.

② 치료 사례 : 선천성 황반부 변성을 치료할 수 있는 의학적 사례도 보고된 바가 있다. 배아줄기세포제로 이용하여 성인의 몸속에서 추출한 성체줄기세포치료제를 활용해 18개월간 시험약의 안전성 여부를 집중 관찰하여 선천성 황반부 변성을 치료할 수 있는지 여부를 실험하는 사례가 보고된 바가 있다.

(3) 염증성 황반부질환

수술과정을 통해 안구에 물리적 자극이 가해지면 다소의 염증반응이 나타난다. 백내장 수술 후 일정기간 동안 포도막염, 각막염 및 결막염 등이 수반되며 이로 말미암아 자극증상(눈물, 눈곱, 이물감, 눈부심, 충혈 등)이 나타난다.

1) 주요 원인

염증반응은 수술 후 3개월 정도에 걸쳐 서서히 치료된다. 그러나 드물게는 세균성, 수정체 중증의 염증인 경우에는 염증상태가 치유되더라도 안구 내 막 형성, 조직의 유착, 안구 내 신경 조직인 망막의 변성 혹은 각막혼탁 등으로 시력회복이 더딘 경우도 있다.

① 약물 치료 : 검은자위로서 유리창에 해당하는 각막에 염증이 발생하는 경우 각막염이라고 하며 각막부종 등으로 수술 후 시력회복이 더디거나 이물감, 눈부심, 혹은 통증으로 인해 눈물이 난다. 주로 안약제에 대한 과민반응이거나, 확인되지 않은 단순포진 및 대상포진 등의 잠복성 바이러스 균에 의해 일어나는 경우 대개 약물에 의해 치료된다.

② 합병증 : 드물게는 각막궤양 등으로 이행되어 각막혼탁을 가져올 수 있다. 염증반응으로는 낭포양 황반부종, 맥락막 삼출현상, 포도막염 등이 있으며 중증의 염증성 합병증은 거의 나타나지 않는다.

2) 다단계 활성화

염증성 황반부 질환의 경우 발병원인은 아직까지도 정확히 규명되지는 않을 정도로 원인을 파악하지 못할 정도이다. 다른 기전으로는 만성 염증성 질환에 의한 것이라고 할 수 있다.

① 최근의 연구에 따르면 보체 다단계 활성화가 거론되고 있는데 H보체 인자의 변이에 의해 염증이 일어나고 이에 의한 장기적인 안구의 손상이 원인이 된다.

㉠ 우리 눈의 시세포는 사용량이 많으며 빛 노출을 가장 많이 받는 세포이다. 때문에 스트레스가 많아져 면역체계가 과활성화 되는 것도 원인이 될 수 있다.

㉡ 저산소증에 의한 산소부족도 원인이 될 수 있다. 하지만 왜 누구는 생기고 누구는 생기지 않는지에 대해서는 아직까지 밝혀지지 않았다.

② 임상연구결과와 처방효과가 차이가 나는 경우도 있다.

㉠ 루센티스는 임상연구결과와 실제 처방효과가 거의 동일할 정도이며 루센티스 사용은 점차적으로 증가하고 있는 추세이다.

㉡ 미국의 경우 현재는 최선의 치료책으로 선택되고 있다.

㉢ 미국 내에서 대다수의 안과전문의들이 루센티스를 처방하고 있는 현실이다.

③ 과거의 경우는 광역학 요법을 썼으나 이는 시력을 유지해주는 효과만 있을 뿐 시력개선의 효과가 없었다. 루센티스는 시력을 회복시켜줄 수 있는 최초의 유일한 치료제로 현재는 루센티스를 사용한다는 보고가 있다.

(4) 망막혈관장애

당뇨 등에 의한 합병증세로 눈의 모세혈관들에 혈액이 원활하게 공급되지 못해 발생하는 것으로, 오랜 시간 고혈당 상태를 방치하면 망막의 모세혈관에 이상이 생겨 말초혈관의 순환장애 현상이 나타나고 망막의 여러 부위에 산소결핍 부위가 발생되는 질환이다(그림 7-39).

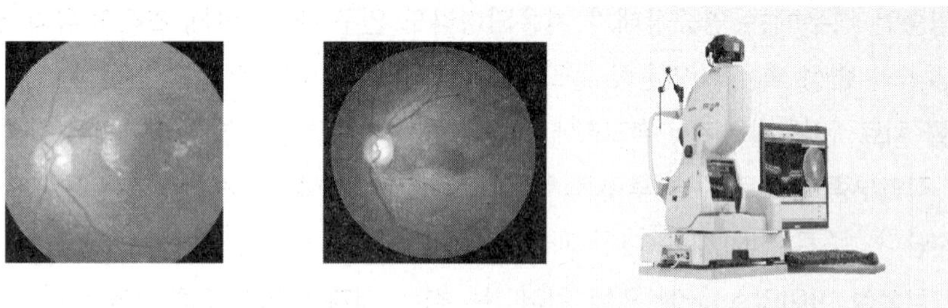

(a) 망막혈관폐쇄 (b) 망막동맥폐쇄 (c) 안구망막단층촬영장비

그림 7-39 ◦ 망막혈관장애와 안구망막 단층촬영장비

1) 망막혈관장애 원인

망막혈관장애로 대표적인 질환은 망막혈관 폐쇄이다. 우선 망막에는 망막동맥과 망막정맥 그리고 그 분지들이 존재하는데 여러 가지 원인에 의해 이들 혈관이 막히게 되어 시력 감소를 초래하는 질환을 망막 혈관 폐쇄라고 한다. 무엇보다도 가장 많은 원인은 고혈압이라서 이 외에도 동맥경화, 당뇨병, 혈액질환 등 성인병에 의해 망막혈관 폐쇄가 발생할 수 있다.

① 주요 증상 : 시력저하이며 폐쇄된 위치에 따라 시력저하의 정도 및 저하 속도에 차이를 보인다.

㉠ 망막중심동맥 폐쇄는 급격한 시력장애를 보이게 되어 망막분지 동맥 폐쇄는 위치에 따라 시력 저하 정도가 다르게 나타난다.

㉡ 망막중심 정맥 폐쇄가 발생할 경우 시력이 현저히 감소하게 되어 폐쇄 위치에 따라 시력저하의 정도가 결정된다.

② 각종 장애원인 : 여러 경우를 보면 당뇨병 합병증 가운데 하나이기도 하다.

㉠ 당뇨병에 의한 혈당수치가 높아 혈액의 점성이 높아져 혈액순환장애와 대사장애를 불러 눈 질환을 일으킨다. 위와 같이 망막혈관 장애를 동반하기도 한다.

㉡ 가장 큰 원인은 고혈압이며 이 외에도 혈액질환, 당뇨병, 동맥경화 등에 의하여 발생할 수 있다.

③ 혈관 동맥경화 : 우선 눈에 오는 중풍이라고 해서 눈 제일 안쪽에는 망막이라는 얇은 신경층이 존재한다. 이곳은 혈관이 풍부해 동맥과 정맥을 직접 눈으로 확인할 수 있는

조직이기도 하다. 또한 이곳의 혈관 상태를 보면 고혈압 및 당뇨의 조절 상태뿐 아니라 혈관의 동맥 경화가 있는지도 알 수 있다(그림 7-40).

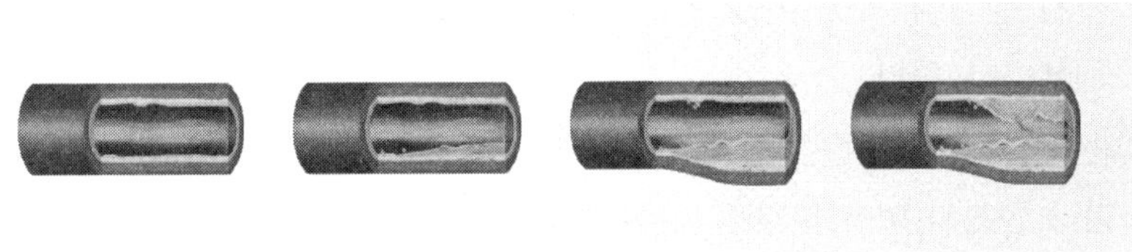

그림 7-40 ◦ 동맥 경화 발병 과정

2) 정맥 폐쇄

혈관이 갑작스럽게 막히면 혈관 주변의 망막조직이 붓거나 피가 나면서 심하면 시력을 잃을 수도 있다. 동맥인지 정맥인지, 줄기 또는 잔가지 혈관이 막혔는지에 따라 시력 예후와 합병증이 결정이 된다. 그 중 제일 많이 나타나는 것은 망막 정맥 폐쇄이다. 동맥 폐쇄는 아주 드물게 일어난다.

3) 동맥 폐쇄

혈전이나 지방 색전이 우리 몸을 떠돌다가 망막혈관에 가서 막히면 발생하는데 이것은 발생하면 2시간 이내에 치료를 해야 하는 응급 질환이다. 대부분 심한 시력 손상을 가져오고 완전히 실명할 수 있다.

① 동맥 폐쇄 원인 : 망막 동맥이 동맥경화나 혈전으로 인해 시신경입구에서 막히는 것으로 망막의 혈액순환 장애로 인한 망막 출혈, 황반의 허혈성 손상, 황반 부종 등으로 시력이 떨어지는 질환이다. 무엇보다도 50대 이상 연령층에서 질환을 유발하여 고혈압, 심혈관질환, 당뇨, 고지혈증, 갑상선질환 등의 전신질환을 동반하는 경우가 많고 개방각 녹내장 환자도 발생위험이 높은 것으로 알려져 있다.

② 시력저하 원인 : 임상적으로는 갑작스러운 시력저하가 대부분이며 비문증이나 안구의 통증을 호소하기도 한다. 양안에 나타나는 경우도 10[%]정도 된다.

㉠ 특수 검사(형광안저조영술)후 혈액 순환 장애 정도에 따라 허혈성과 비허혈성으로 분류하여 이에 따라 임상결과 및 예후가 달라지게 된다.

㉡ 혈관 폐쇄 위치에 따라 시력 저하의 속도 및 그 정도에 차이가 있다.

㉢ 동맥 폐쇄는 급격한 시력 장애가 나타나며 정맥 폐쇄가 발생하면 시력이 현저히 감소된다.

4) 망 막

망막에는 망막 동맥이라 하여 분지들이 존재한다.

① 여러 가지 원인에 의해 이들 혈관이 막히게 되어 시력 감소를 초래하는 질환을 망막 혈관 폐쇄라고 한다.

② 망막에는 중심 동맥과 중심 정맥이 각각 하나씩 있어 혈액 순환을 담당하게 되어 각각의 혈관은 망막 안에서 여러 분지로 나뉘게 된다.

5) 동(정)맥 폐쇄정의

혈관 폐쇄가 분지 전에 일어나면 망막중심 동(정)맥 폐쇄라고 하면서 분지 후에 일어나면 망막분지 동(정)맥 폐쇄라고 한다.

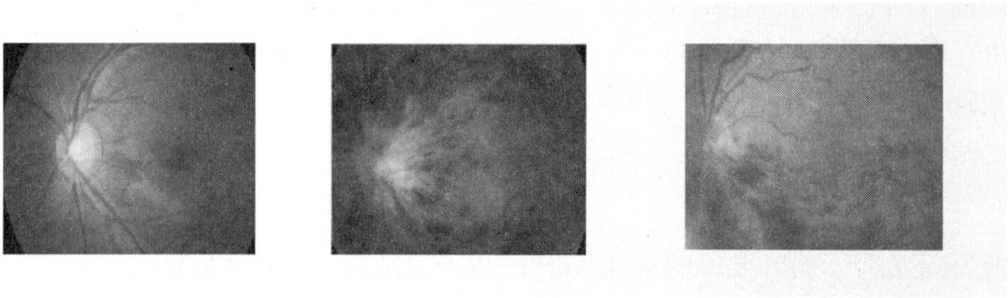

(a) 정상안저 (b) 중심망막정맥폐쇄안저 (c) 분지망막정맥폐쇄안저

그림 7-41 • 망막과 망막 폐쇄

① 합병증에 의해 망막중심 동맥 폐쇄의 경우는 즉각적이고 적극적인 치료를 하더라도 경과가 좋지 않아 시력 회복이 어렵지만, 망막분지 동맥 폐쇄의 경우는 중심 동맥 폐쇄보다는 경과가 양호하다(그림 7-41).

② 망막 중심 정맥 폐쇄의 경우 : 망막중심 동맥 폐쇄보다는 시력 감소가 심하지 않지만, 황반부(망막의 중심부로 사물의 상이 맺히는 곳)의 부종으로 인해 시력이 저하되며 합병증으로 신생혈관 녹내장이 발생할 수 있다. 이 경우에는 병의 경과 및 치료 결과가 매우 나쁘다.

③ 망막분지 정맥 폐쇄의 경우 황반 부종(망막의 중심부인 황반부가 부어 있는 것)이 없으면 시력에는 큰 영향이 없고, 황반 부종이 있을 경우에는 시력 저하가 황반 부종의 정도에 따라 달라진다.

6. 안구전도의 조건

① 시정수 : 0.3초이다.

② 증폭기 : 감도는 200[μV/div]이며 필터의 대역폭은 0.08~100[Hz]이다.

③ 타깃 : 위치는 눈 앞에서 1[m]이며 시정수 0.3초를 기준으로 분당 72분을 왕복할 수 있어야 한다. 이동각도는 수평면을 기준으로 좌로 15[°], 우로 15[°]의 이동이 가능해야 한다.

④ 관찰되는 안구운동 전도 조건 : 임상에서 관찰되는 안구운동에 의한 전도의 조건으로 무엇보다도 상·하, 좌·우로 움직이는 선운동 으로 보일 수 있어서 실제로는 회전중심이 안구 중앙에 위치하는 회전운동에 의해 안구전도의 측정 조건에 충족시킬 수 있다. 무엇보다 안구의 경우 시선에 수직인 적도면에 놓여있는 축을 중심으로 회전하게 되어 이 면을 리스팅 평면이라 한다.

(1) 리스팅의 법칙

안구전도 조건에서 일차 위치라는 것은 순수한 수직 혹은 수평 회전운동을 시키면 회선이 발생하지 않는, 즉 회선이 0인 점을 일컫는 것이다. 그러나 일반적으로 제일 안위는 안구가 정면을 향하고 있는 것으로 시축이 머리의 정시상면과 평행한 중심 위치와 같은 개념으로 쓰이고 있다.

(2) 위치의 법칙

내전, 외전, 상전, 하전과 같이 순수한 수평, 혹은 수직 회전이 한 번 일어난 후에 안구가 취하는 위치이다. 중심위치로부터 수평 및 수직 회전이 복합된 회전 후에 안구가 취하는 위치를 지칭할 수 있는 이런 조건들이 안구전도의 조건으로 해석할 여지가 있다.

(3) 유동체 물질의 투과

수술기로 집도하기 전에 무엇보다 유리체 절제술을 이용하여 수술을 개시하는 경우가 있다. 눈 바닥에 펴져 있는 망막은 빛을 감각하는 필름과 비슷한 조직이다. 눈 속을 대부분 채우고 있는 유리체는 투명한 계란 흰자위와 같은 유동체물질로 빛이 투과되는 부위이다.

(4) 유리체 절제술

혼탁하게 된 유리체를 제거하고, 평형식염수로 대체하는 수술이다. 수술대상으로는 출혈이나 반흔 조직이 있는 당뇨망막병증이 있다. 특별한 상태의 망막 박리, 눈 속에 염증이 발생한 경우, 심한 눈 외상, 눈 속의 이물, 망막 전막이 발생한 경우, 황반원공, 백내장 수술 시 특별한 경우에 시술한다(그림 7-42).

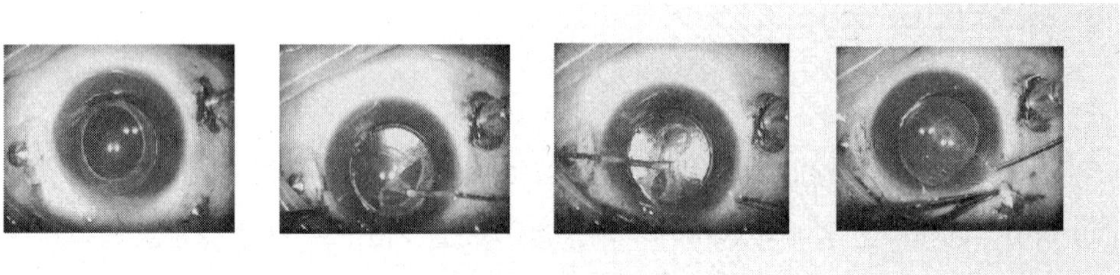

그림 7-42 • 유리체 절제술

1) 유리체 절제술의 과정

무엇보다도 빛의 통과를 방해하는 유리체 속의 혈액과 염증 삼출물들을 제거함으로 시력개선이나 시력을 안정시켜 줄 수 있다. 이에 망막조직을 찌그러뜨리거나 찢을 수도 있는 반흔 조직을 제거하여 시력악화 가능성을 줄일 수 있다.

① 눈 속으로 이물이 들어간 경우에도 제거하지 않을 경우 심각한 시력 장애나 실명 또는 실안의 위험성도 있기 때문에 이물제거와 동시에 유리체절제술이 필요하다.

② 수술할 때 눈만 마취가 되는 국소마취를 시행한다.

③ 유리체 수술 중에 다른 추가 수술이 필요한 경우도 있다.

예 망막열공수술이나 백내장수술등이 상황에 따라 추가 실시될 수 있다.

2) 유리체 절제술 장·단점

수술현미경을 이용하여 미세한 기구들을 사용하면서 수술이 진행되어 수술 진행 중에 이루어지는 과정의 경우 혼탁한 유리체를 제거하거나 망막의 위치를 변화시킬 수 있는 반흔 조직을 제거한다.

① 눈 속의 이물제거와 출혈방지를 위한 레이저 치료를 하는데 적절한 망막위치를 유지하기 위하여 눈 속에 가스를 주입시켜 수술을 안전하게 한다.
이를 위해 특별한 용액을 삽입하였다가 제거하고 불가피한 경우에는 실리콘기름을 눈 속에 주입하기도 한다.

② 더불어 수술 합병증의 경우 수술 후 감염이나 출혈 등이 종종 발생할 수 있어서 녹내장이나 황반부종이나 망막박리 외에 백내장 등이 나타날 수 있다.

③ 심각한 경우 시력의 상실 또는 안구의 상실이 일어날 수 있다.

3) 절제술의 진행순서

유리체 수술기구의 경우 유리체망막 수술장비로 진행이 된다.

① 안과용 유리체 망막 병변, 즉 유리체 출혈이나 유리체 혼탁 및 망막 박리의 모든 수술 시

사용되는 장비로 현재 사용되고 있는 유리체 수술장비 중 월등한 기능을 가지고 있다.
② 수술현미경 또는 광각시야장치가 유리체망막 수술장비로 많이 쓰이고 있는 추세이다.

4) 레이저 치료 활용방법

안구 내 레이저로 치료를 활용해 망막광응고술 시에 사용되기도 한다.

① 국소마취를 병행하여 유리체절제술과 광각시야장치 등의 첨단 장비를 이용하여 결막의 절개 없이 수술한다.
② 수술 시간이 짧고 통증이 적어 전신마취를 하지 않고 국소마취를 시행한다. 이에 전신마취에 의한 합병증이 적어 레이저 장비를 이용하여 수술을 원활하게 진행할 수 있다.

10 안압계

안압(tonometer)이 비정상적으로 높아 생기는 녹내장을 진단할 때에 사용되며, 안구에 주어진 압력이나 무게로 각막이 변형되는 정도를 측정하거나 작은 튜브를 직접 삽입하여 측정한다(그림 7-43).

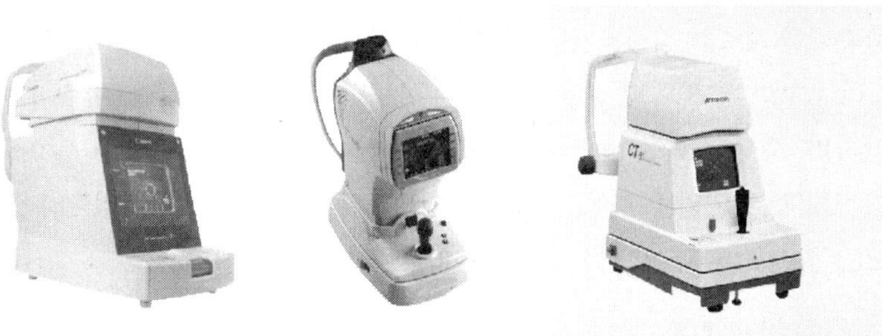

그림 7-43 ◦ 안압계

안압계는 함입 안압계(indentation tonometer)와 압평 안압계(applacition tonometer)로 대별되고 국소마취제를 점안한 후 안압을 측정하는데 각막의 일정 부위를 평평하게 만들어 측정하는 압평 안압계와 안압계의 무게에 의해 각막이 눌리는 정도를 측정하는 함입 안압계로 구분되어진다. 측정된 값을 안압으로 환산할 때 환산표가 사용되기도 하고 컴퓨터에 의해 자동변환하거나 기구적으로 내부에 포함하여 표시한다.

1. 안압계의 기능

안압계는 안압을 측정하는 기계로서 압입식과 압평식이 있다. 1905년에 발표된 셰츠 안압계가 가장 널리 사용된다. 압입식의 대표는 시에츠 안압계이고 각막표면에 일정한 추로 가중한 봉을 대고 생긴 홈의 길이에서 안압을 구한다. 이때 안구벽 경성도에 따른 수정이 필요하다. 압평식의 내표는 골드만형이고 세극등 현미경으로 보면서 각막에 일정면적의 평면이 생기는데 필요한 압력을 측정한다.

(1) 안압계 정상여부

배제되는 액량이 미량이기 때문에 안구벽 경성도를 고려하지 않아도 좋은 점이 특징이다. 그리고 정해진 안내압표와 대조하여 추의 무게와 눈금으로 안내압을 측정하는 것이다. 동양인의 정상 안압은 15~25[mmHg]이며 30[mmHg] 이상이면 병적이다.

더불어 전자공학적으로 수치가 나오는 전자 안압계, 일정한 크기의 각막표면을 평탄하게 하는 데 필요한 힘을 측정하는 압평 안압계 등이 있다.

1) 안압계 표시방법

안압계는 안압이 비정상적으로 높아 생기는 녹내장을 진단할 때에 사용되며, 안구에 주어진 압력이나 무게로 각막이 변형되는 정도를 측정하거나 작은 튜브를 직접 삽입하여 측정한다.

① 환자의 눈에 직접 안압계를 접촉시켜서 재는 접촉 안압계인 골드만 압평 안압계가 있으며, 비접촉 안압계로는 압축공기를 뿜어 검사하는 공기 안압계가 있다.

② 골드만 압평 안압계로 안압을 측정할 때는 안압 측정 전 국소 마취제와 형광 염색제를 점안하며 측정 중에는 환자가 정면을 주시하고 눈을 움직이지 않아야 한다.

③ 공기 안압계로 안압을 측정할 때에는 미리 약을 점안할 필요는 없으나 압축공기가 뿜어져 나오는 중에도 환자가 눈을 뜨고 있어야 정확하게 측정된다.

2) 안압계 장비기능 사례

핀란드에서는 핀란드 헬싱키에 본사를 두고 있는 아이케어 핀란드 라는 회사에서 안압계를 전문으로 생산하는 기업이다. 신기하게도 안과 의사들이 반드시 구비해야 하는 최첨단 안압계로 평가받고 있다. 이 안압 측정장비는 안압을 측정하기 위한 안약이나 특수 기술이 필요하지 않다.

① 이상적 측정장비 : 순간적으로 각막에 접촉하기 위한 수단으로 상당히 작고 가벼운 탐침을 사용하는 최첨단 측정 원리를 기반으로 개발됐다. 측정 방식으로 안압을 측정할 때 환자

는 전혀 인지하지 못할 정도로 고통이 없다. 그렇기 때문에 검사를 무서워하거나 겁을 먹은 어린 환자를 검진할 때 매우 효과적으로 활용할 수 있는 이상적인 안압 측정장비라고 한다.

② 안압결정방법 : 안내압은 IOP로 약칭한다. 안압의 정상범위는 10∼21[mmHg]라고 하며 평균안압은 15[mmHg]정도이다.

㉠ 안구의 형태는 안구벽의 장력과, 초자체와 방수각막과 수정체 사이의 안방을 채우는 액체의 균형으로 유지된다. 초자체의 크기는 거의 일정하기 때문에 방수의 양 증감이 주로 안압을 결정하게 된다.

㉡ 방수는 세포나 단백질을 거의 함유하지 않는 투명한 액체로, 모양체상피에서 한외여과 및 능동수송에 의해 생산되어 동공을 통과하여 대부분은 전방우각부의 슐렘관을 거쳐 안구 밖으로 배출된다.

㉢ 방수의 흐름 경로 : 흐름 도중 방수는 수정체와 각막에 산소와 영양을 공급하고 안구내의 신진대사산물을 안구 밖으로 운반한다.

ⓐ 방수생산과 배출의 균형에 따라서 안압이 결정 유지되고 안구의 형상이 보존된다.

ⓑ 방수배출능이 저하되거나 방수생산이 증가하는 병적인 상태에서는 안압이 상승한다(반대인 경우 안압은 하강한다).

② 안압계 사용 기원 : 일반적으로 21[mmHg] 이상의 안압을 고안압이라 하여 여기에 시각기능장애가 더해진 것이 녹내장이다. 반대로 10[mmHg] 이하인 비정상적으로 낮은 것은 저안압이라 한다. 정상안이라도 안압이 항상 일정한 것은 아니라서 24시간 내에서 변동한다. 변동폭은 몇 [mmHg]이지만 보통 오전중의 안압이 오후나 저녁보다 더 높다. 또 체위, 호흡, 안내 혈액량, 급격한 혈압변화에 의해서도 안압은 약간 변동한다. 보통 안압계가 없던 시대에는 오로지 손가락으로 눌러 팽팽한 상태에 따라 안압의 고저를 측정해 왔고 이 방법은 매우 간편해서 현대에도 사용하고 있다.

㉠ 안압측정과 종류 : 현재 사용되고 있는 안압계에서는 안구에 일정한 힘을 가해서 생긴 변형의 정도, 또는 일정 변형을 일으키기 위해 필요한 힘을 측정함으로써 안압을 잰다. 보통 임상적으로는 쉬와츠 안압계가 대표적인 압입 안압계와 골드만 안압계가 대표적인 압평 안압계가 있다.

ⓐ 압입 안압계는 안구벽 신전성의 크고 작음에 따른 오차를 포함한다.

ⓑ 압평 안압계는 그 영향을 받지 않아 보다 정밀도가 높은 안압 값이 얻어진다.

㉡ 안압검사 진행방법 : 대상자로 하여금 검사테이블에 똑바로 눕도록 한다. 그 다음으로는 대상자에게 검사 동안 눈꺼풀을 깜박거리지 않도록 한다.

ⓐ 양안에 각각 마취를 위한 안약을 한 방울씩 점적하고, 약이 공막 위로 넓게 퍼질 수

있도록 눈을 감게 한다.

ⓑ 안압계의 바늘이 영점에 있는지 확인한다. 대상자에게 천정의 한 점을 보면서 정상적으로 호흡하도록 하고 측정한다.

㉢ 관찰방법 : 속눈썹을 건드리지 않으면서 한손의 엄지 손가락과 집게 손가락을 이용해 대상자의 한쪽 눈의 눈꺼풀을 부드럽게 누른다.

ⓐ 다른 한손의 엄지손가락과 집게 손가락으로 안압계를 들고 각막의 정상에 기구의 발판을 놓는다.

ⓑ 각막박리가 일어날 수 있으므로 손이나 압력계로 각막에 압력을 주지 않도록 한다. 그리고 계측기의 바늘이 움직이는 것을 관찰한다.

③ 안구내의 모양체 : 물과 비슷한 방수(물, 전해질, 포도당, 비타민 C와 K 등이 들어있음)를 생산하여 이 방수는 후안방(홍채 · 수정체 · 모양체로 둘러싸인 공간)을 가득 채우고 있다.

㉠ 방수는 모양체에서 생산된 후 후안방 → 동공 → 전안방 → 강막정동맥(슈렘관)의 경로를 거쳐 안구 밖으로 흘러나가는 동안 수정체와 각막의 신진대사에 참여해서 포도당과 비타민을 소모하고, 대사생성물질인 유산(젖산)을 증가시키게 된다.

㉡ 방수의 생산량과 유출량은 일정한 발란스를 유지하게 되며 안구내의 압력은 일정한 값을 갖게 된다.

(2) 압평안압계

Imbert-Fick법칙으로 가상의 구형이 있어 표면이 건조하며 두께가 얇아 유연할 경우 구외부에서 힘을 가하여 일정면적을 편평하게 만들 때 구내부의 압력은 외부에서 가해진 힘을 압평면적으로 나눈 것과 같다. 그러나 각막은 중심두께가 0.5[mm] 정도로 두껍다. 압평된 표면에 안압이 증가하지 않도록 작용하며 눈물막이 안압계를 눈 쪽으로 당기는 힘이 있어서 설계와 제작할 때를 감안하여 압평 안압계(applacition tonometer)만들면 정확한 측정결과는 식 (7-3)과 같다.

$$\text{Imbert-Fick의 법칙 안압(IOP)} = \frac{\text{압평무게}\,[g]}{\text{압평면적}\,[mm^2]} \tag{7-3}$$

1) 압평안압계의 다양성

일반적으로 바람을 이용해 압력을 측정하는 것이 압평 안압계라고 한다. 각막의 일정면적을 편평하게 하기 위해 필요한 압력에서, 또는 일정한 압력을 가해 압평되는 각막의 면적에서 안내압을 측정할 수 있도록 만들어진 안압계이다(그림 7-44).

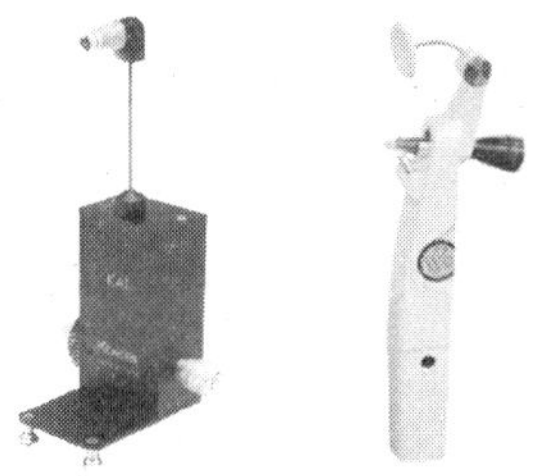

(a) 압평안압계

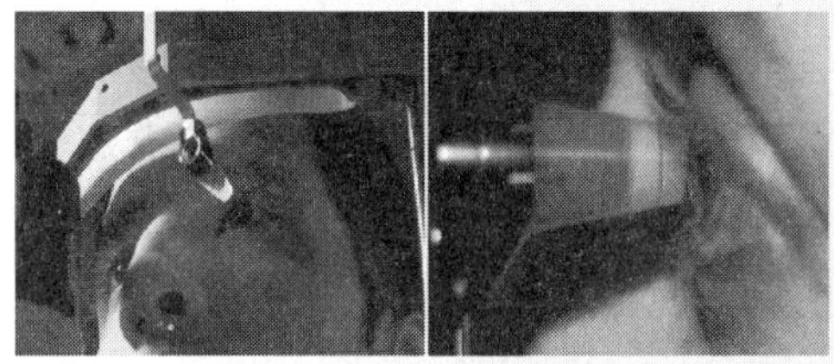

(b) 압평안압계검사모습

그림 7-44 압평안압계

① 전자의 대표가 골드만안압계이고 각막의 변형이 작으며, 현재 있는 안압계 가운데서는 최고의 정밀도를 지니고 있다. 무엇보다 안압이 상승하게 되는 요인은 스테로이드 등 약물남용을 비롯해 나이, 성별, 가족력, 인종(흑인), 계절, 자세변화, 호르몬, 굴절이상, 염증 등 다양하다.

② 녹내장의 요인 : 녹내장으로 악화되면 안압을 낮추는 약물투입 및 레이저 치료 수술 요법을 실시할 정도로 압평 안압계로 이용한 검사 및 치료 방법은 우선적으로 실행한다. 그리고 라식 수술의 사례로 인해 압평 안압계로 인한 검사나 진단 방법으로도 널리 사용되어 라식을 받은 안구의 안압에 대한 정상범위가 아직 확립되지 않아 안압을 기준한 이들의 녹내장 진단이 어려울 수 있다.

㉠ 라식시술 비교 : 장차 라식 후 안압에 대한 전향적 연구가 필요할 것으로 생각되어 50명을 대상으로 시술 전 근시정도, 각막절삭두께, 절삭광학부 직경에 따라 각각 3군, 4군으로 구분하여, 각 군과 이들 군 사이에서 수술 전과 수술 후 1일, 1주일 및 3개월 때의 비접촉 압평안압계를 이용한 안압 측정치를 비교하였다.

㉡ 라식시술 후 안압 측정치 : 먼저 수술 전 근시정도에 따른 안압은 세군 모두 시술 전보다 시술 후 유의하게 낮게 측정되었으나 ($p<0.05$), 각 군 간의 시술 전 ($p>0.1$) 및 시술 후 ($p>0.3$)안압에 유의한 차이는 없었다.

ⓐ 각막 절삭두께나 절삭광학부 크기로 구분한 각각의 군에서도 안압이 시술 후 유의하게 낮게 측정되었으나 ($p<0.05$), 각 군 간에서 시술 전 및 시술 후 안압에는 유의한 차이를 보이지 않았다.

ⓑ 근시정도, 각막절삭두께 및 절삭광학부 크기에 관계없이 시술 후 안압이 시술 전보다 30[%]이상 낮게 측정되어 라식후의 안압 측정치가 실제의 안압이 아닌 것을 알 수 있었다.

2) 압평안압계 측정

압평 안압계 측정 시 마취안약을 눈에 넣고 플라스틱 프리즘을 눈에 살짝 대고 안압을 측정한다. 압평안압계로 측정한 안압은 중심각막 두께가 두꺼울수록 높게 측정된다.

① 공기안압계 : 각막에 공기를 쏘아 안압을 재는 것인데 직접 눈에 닿지 않아 마취안약이 필요 없다.

② 압평안압계 : 공막경성에 의한 영향을 무시해도 되므로 임상적으로 가장 정확한 안압계이다.

③ 비접촉 안압계 : 안압계의 소독이 필요 없고 의사가 아니라도 조작할 수 있으므로 집단 검진에 용이하게 사용할 수 있으나 정확도가 낮다. 거기다가 측정 기구를 눈에 직접 접촉하지 않고 압축공기를 뿜어 각막의 일정한 면적이 평평해지는데 걸리는 시간을 기록하여 이를 환산하여 안압을 측정하는 안압계이다.

3) 함입안압계

함입되는 정도가 안압에 비례한다는 것을 응용한 것으로 각막의 유동성과 표면장력, 안구의 탄력성에 따라 오차가 발생한다. 안압과 함입 정도의 관계는 식 (7-4)와 같다.

$$\text{안압(IOP)} \propto \text{함입 정도[mm]} \qquad (7\text{-}4)$$

4) 함입안압계 특성

각막을 눌러 함입되는 정도를 측정한다. 안압계는 정점과 수직으로 지정하고 검사장비가 무거워 자칫 사용하는데 있어서 환자의 각막에 상처를 줄 수 있다. 저렴하고 간단하고 신뢰도가 있고 이용성이 있다.

또한 막대 무게에 의해 각막이 어느 정도 들어가는 것에 의해 안압을 측정하는 방법이고 오차가 크다는 단점이 있다(그림 7-45).

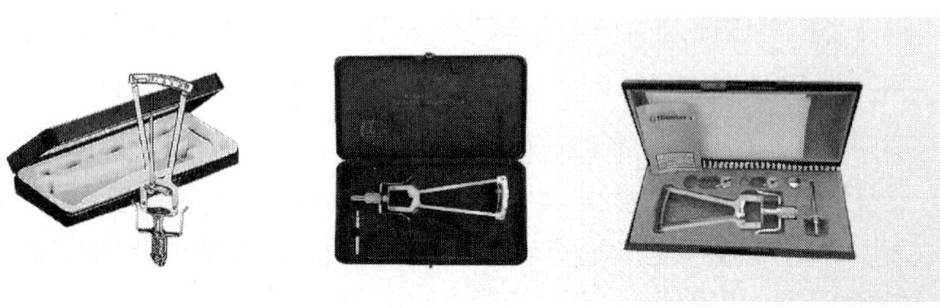

그림 7-45 • 합입 안압계(indentation tonometer)

① 측정방법 : 안압계 추의 무게에 의해 막대가 각막을 어느 정도 눌러 들어가는가에 의해 안압을 측정하며 바늘이 가리키는 눈금을 읽어 환산표에 의해 [mmHg] 단위로 환산한다. 간편하나 공막경도에 따른 오차가 크다.

이 장비의 측정 시 주의할 점은 무엇보다 안압계의 영점상태를 확인한 뒤, 공이가 저항없이 잘 움직이는가 확인하고 눈꺼풀을 벌릴 때 안구압박을 가하지 않는 것이다.

② 측정오차 발생원인 : 안압계는 각막정점과 수직으로 놓으며 이때 눈을 누르지 않도록 조심하고 눈금 침이 3이하를 가리키면 한 단계 더 무거운 추를 올려놓고 재측정한다.

㉠ 측정오차의 발생 원인으로는 안구경성으로 원시나 오래된 녹내장이나 혈관수축제 사용하는 경우 안구경성이 증가하고 높게 측정된다.

㉡ 근시일 경우 혈관확장제를 사용하고 망막 밖에 가스가 있을 때는 안구경성이 감소하여 실제 안압보다 낮게 측정된다.

㉢ 각막상태로는 만곡도가 심하거나 두꺼울 때 실제보다 높게 측정된다. 이에 각막 함입이 적게 일어나는 경우 추막대와 발판중앙의 구멍사이의 빈틈으로 각막조직이 기어 들어가면 추막대를 들어올리는 힘으로 작용해 실제 안압보다 높게 측정된다. 눈의 상태와 여러 가지 상황으로 인해 높게, 혹은 낮게 측정되며 이 경우들에 유의하며 측정해야한다.

4) 골드만 안압계

골드만 안압계(goldmann tonometer)는 직경이 3.06[mm]인 원형부로 각막을 압평 시키는데 요구되는 힘을 측정한다.

① 안압계의 힘에 10을 곱하면 [mmHg] 단위의 힘과 동일하다.

② 검사자가 형광액을 각막에 주입하고 현미경과 압평헤드를 통해 압평부위를 보면서, 압평부위의 직경이 3.06[mm]가 될 때까지 미세조작기구로 작동되는 압평헤드를 조작하여 힘을 측정한다.

③ 각막에 압평하는 원을 반으로 나누어 프리즘과 연동되어 있어 2개의 반원이 나타난다.

(3) 시신경 검사

눈에 마취 안약을 넣고 기구를 잠깐 눈에 대는 검사로 크게 불편하지 않으며 검사 시간도 금방 끝날 정도로 간단하다. 우선 시신경 검사를 통해서 녹내장의 진행에 따라 시신경의 함몰이 확대된다. 눈 속의 시신경을 검사하는 방법으로 실제 시신경을 직접 볼 수도 있고 사진을 찍어서 비교할 수도 있다.

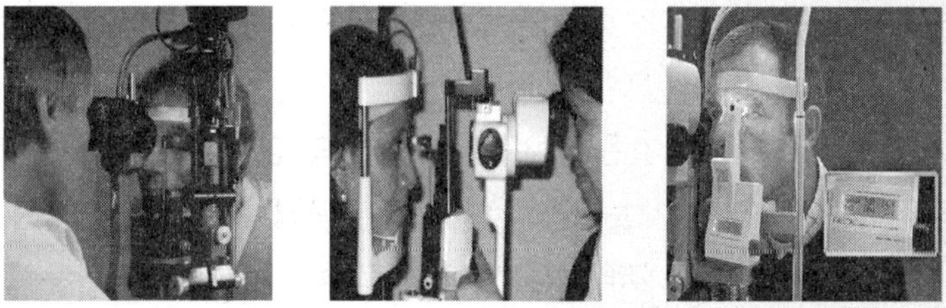

그림 7-46 • 골드만 압평 안압계로 검사하는 장면

1) 올바른 측정방법

최근에는 여러 가지 첨단의 시신경 분석 장비들을 이용하여 녹내장으로 인한 실명을 예방하기 위해 노력하고 있다. 각막의 일정한 면적을 편평하게 만드는데 필요한 힘을 측정하여 안압을 재는 방법으로 세극등현미경에 부착하여 사용하게 된다(그림 7-46).

① 장애여부 검사 : 사물을 볼 수 있는 범위가 어느 정도인지를 검사하는 것으로 녹내장에 의한 시신경의 장애는 초기에 시력에는 영향이 별로 없고 시야에 변화를 나타내므로 녹내장에 의한 시신경의 장애정도를 알 수 있는 검사이다.

② 시야검사 : 수동으로 시야를 검사하는 장비와 자동으로 검사하는 장비가 있으며, 최근에는 자동시야 검사 장비를 이용한 검사가 대부분이다. 자동시야검사는 검사방법에 따라 한 눈을 검사할 때마다 약 7~8분에서 15~20분 정도가 소요되며 정면을 주시한 채 번쩍이는 불빛이 보이는지 여부만을 의사표시하면 되는 검사이다.

③ 안압검사 수치 : 연구관련 사례로는 골드만압평 안압계로 측정한 안압과 비접촉성 안압계로 측정한 안압은 높은 상관관계가 있고 ($p < 0.001$), 각막두께가 두꺼울수록 안압은 증가하며($p < 0.001$), 비접촉성 안압계로 측정한 안압이 골드만 안압계보다 높게 측정되나 ($p < 0.001$), 각막두께가 두꺼울수록 두 안압계로 측정한 안압이 차이가 커지지는 않았다 ($p > 0.1$).

㉠ 일정각막두께에서 나이와 안압간의 상관분석에서 나이와 안압 및 나이와 두 안압계로 측정한 안압의 차이 간에는 유의한 상관관계가 없었다($p > 0.1$).

㉡ 결론적으로 안압측정 시 중심각막두께를 고려하여야 하며 각막두께가 두꺼워지더라도 두 안압계의 차이가 유의하게 증가하지는 않음을 알 수 있다.

2) 검사사례

안압계로 측정한 수치가 정상 (10-21[mmHg])이내로 측정되는 데도 불구하고 녹내장이 발견되고 진행이 예상되는 경우, 정상 안압 녹내장으로 정의하고 치료하고 있으며 특히 서양보다는 동양 특히 동아시아인에게 많은 것으로 되어있다.

① 각막두께 영향 : 이 기준이 되는 골드만 안압계는 측정방법이 까다롭고 안압계의 끝이 눈에 접촉하는 단점 때문에 대다수의 의원에서 비접촉공기 안압계 처럼 간편한 안압계로 측정하는 경우가 있으나 이는 여러 오차가 생길 수 있으므로 녹내장의 진단 및 치료경과판정 시에는 반드시 골드만안압계의 안압수치를 기준으로 하는 것이 추천된다.
그러나 라식수술 및 전층각막 이식 수술을 받은 눈은 각막난시가 심하여 골드만 압평안압계 사용에 어려움이 있으며 각막두께에 크게 영향을 받는다.

② 전방각경검사 : 눈에서 방수가 빠져나가는 섬유주 부근을 전방각경이라는 특수한 렌즈를 이용하여 관찰하는 검사이다. 녹내장을 분류하고 치료 방침을 결정하는데 꼭 필요한 검사이다.하지만 특수렌즈가 눈에 접촉되기 때문에 검사 받기가 약간 불편할 수 있다.

3) 레이저 측정 장비

레이저를 이용하거나 파장 자동시야검사를 통해 시신경이 손상을 받더라도 시야는 정상으로 보일 수 있다. 따라서 녹내장의 조기 진단을 위해 특징적인 시신경 손상과 신경섬유층의 변화를 객관적으로 측정할 수 있는 장비이다.

① 레이저 측정 방법 : 한쪽 눈을 막고 머리를 고정시킨다. 그 후 중앙의 주시점을 주시하면서 볼 수 있는 범위를 각도로 나타낸다. 측정을 할 경우 검사자는 크고 작은 열 가지 시표를 여러 부분에 나타나도록 하여 환자가 이 들을 볼 수 있는 범위를 조사한다. 보통 큰 시표에서 작은 시표의 순으로 검사를 한다.

② 각막의 중심부 두께 : 사람의 각막은 중심부 두께가 0.55[mm]이므로 조직자체의 탄력성이 있어 안압의 높고 낮음에 상관없이 외부에서 가해지는 힘에 저항하는 일정크기의 힘을 가지게 된다. 또한 각막표면의 눈물층 표면장력은 안압계 프리즘을 각막방향으로 당기는 힘으로 작용하게 된다.

③ 안압측정 환산방법 : 무엇보다 각막표면 압평면 직경이 3.06[mm]이 되도록 골드만안압계 프리즘을 만들어 놓은 이유는 각막표면 압평면 직경이 3.06[mm]이 될 때 각막조직의 저항력과 눈물 층의 표면장력이 크기가 같고 방향만 정반대가 되어 서로 상쇄될 수 있기 때문이다. 이때 외부에서 가해진 힘에 10배를 하면 안압측정 단위인 [mmHg] 로 쉽게 환산할 수 있다.

④ 안압관찰방법 : 빛이 들어가는 각도를 조절하고 초점을 이동시킴으로써 결막과 각막부위부터 전방, 홍채, 수정체를 지나 유리체의 앞부분까지 관찰할 수 있다. 촬영의 경우 동공을 산동시켜 안구 내의 유리체, 시신경유두, 망막, 맥락막을 관찰함으로써 단순한 안과적 질환

뿐 아니라 당뇨, 고혈압 등 전신질환에 의한 안저 이상소견 유무를 확인하고 이를 사진으로 촬영한다.

(4) 비접촉 안압계

압축공기를 뿜어 각막의 표면반사가 변화하는 것을 이용하여 안압을 측정한다. 피스톤이 실린더 내에서 동작을 하면 압축된 공기가 노즐을 빠져나갈 때, 각막이 압력을 받지 않으면 볼록거울의 형상으로 빛이 분산하고 많은 압력으로 각막이 함입되면 오목거울의 형상으로 빛이 퍼진다(그림 7-47)

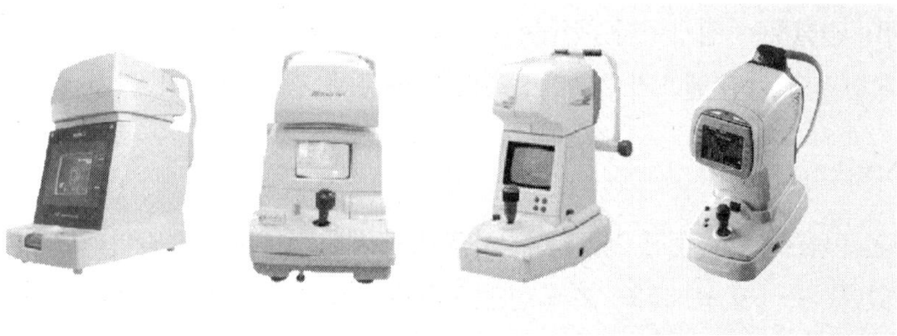

그림 7-47 ▪ 비접촉 안압계(noncontact ophthal motonometer)

센서에 검출되는 광량은 매우 적지만 완전히 압평된 각막에서는 전반사가 일어나므로 센서에 최대광량이 검출되고 이 시간으로부터 압력을 상대적으로 측정한다.

1) 비접촉안압계 특징

고압공기를 각막에 내뿜어 각막의 변형을 계측함으로써 안압을 측정하는 장치이다.

① 기구가 아픈 눈과 접촉하지 않는다. 압축공기를 분사하는데 이때 분사되는 압축공기의 압력은 시간경과에 비례하여 증가한다.

② 평행광선속을 중심부 각막에 비추는 트랜스미터와 각막표면에서 반사되어 나오는 빛의 양을 측정하는 리시버로 구성된다. 압축공기에 의해 각막표면이 직경 3.6[mm]로 편평해지는 순간 가장 많은 빛이 리시버에 감지된다.

③ 압축공기 분사 : 압축공기가 분사되는 순간부터 가장 많은 빛이 감지될 때 까지의 시간을 마이크로세컨드 단위로 측정한 뒤 [mmHg]단위의 안압으로 환산한다. 아울러 압축공기가 각막의 정중앙을 향하도록 하는 장치인 경우 정중앙이 아닌 지점으로 압축공기가 분사되면 실제보다 안압이 높게 나오므로 여러 측정값이 나왔을 때 측정 오차는 높은 값에 있을 가능성이 높다.

④ 비접촉 안압계 장단점 : 감염전파의 가능성이 없고 비원인에 의해서도 안압측정을 할 수 있어 스크리닝에 적합한 장점이 있다.
각막표면이 불규칙하거나 주시광선에 시선을 고정하지 못할 정도로 시력이 나쁜 경우 부정확해지며 안압이 높은 경우 측정값의 신뢰성이 떨어진다.

⑤ 측정오차 : 측정오차로는 6.8~8.5[mm]사이의 각막곡률반경, 3.25D까지이다. 각막난시, 눈깜빡임, 반복측정 등은 측정값에 큰 영향을 주지 않는다. 부자연스런 자세, 숨을 참거나 지나친 긴장이나 눈을 꼭 감으려고 할 경우 측정값이 상승한다.

⑥ 측정원리 발전 : 1972년에 글로만과 아메리칸 옵티컬사에 의해 개발된 Non-contract tomometer가 최초이다. 종전의 안압계와는 달리 안구에 직접 접촉함이 없이 순간적으로 안압을 측정한다는 점, 점안 마취가 필요하지 않기 때문에 감염증의 위험이 적다는 것, 숙련을 필요로 하지 않아 안과의사 이외의 관계자가 조작을 할 수 있다는 점 등의 이점이 있다.

⑦ 측정방법 : 시간에 대하여 직선적으로 증가하는 공기압에 의해 각막을 일정면적으로 압평하여, 이 압평에 소요되는 시간을 기초로 안압을 검출하는 것이다. 각막의 압평은 각막에 평행광선을 투사하여 각막이 압평된 순간에 최대의 방사광이 되돌아오는 위치에 광검출기를 배치해서 실행한다.

⑧ 개발 사례 : 계속된 임상실험을 거쳐서 개량과 보완이 거듭하여, 1997년경에는 더욱 조작을 간편화시켰다.
전안부 관찰용 카메라에 검사를 받을 눈이 비치는 범위에서 측정 버튼을 누르면, 3차원 방향으로 구동시켜서 자동으로 위치가 맞도록 하는 3차원 자동 정렬식, 비접촉 안압계인 캐논사 TX-10이 세계에서 처음으로 개발되었다.

2) 비접촉 안압계 특징

비접촉 안압계의 최신형의 경우, 공기를 붙어 넣기 위한 노즐을 대물부의 광축 상에 배치한 측정 광학부를 각막정점에 정확하게 위치를 맞추고, 그때 순간적으로 공기펄스를 피 검안각막에 붙어 넣는다.

기본적으로는 초기의 비접촉 안압계와 같지만, 압력센서로 각막이 소정변형을 하는 때의 공기압을 검출한다는 것이 특징이다.

① 각막 검출경로 : 각막은 펄스상의 공기를 받게 되면 울퉁불퉁한 상태로 변화한다. 이러한 변형상태와 광학적으로 같은 역할을 하는 위치에 포토 디텍터를 내부에 배치하고, 소정변형 상태를 전기적으로 모니터한다. 압력센서의 출력은 시간과 함께 비례적으로 증가하고, 항상 일정의 파형을 형성한다. 변형검출신호로 두 개의 돌기상파형의 광량변화가 검출된다.

② 출력파형 환산 : 안압이 높은 피검 안에서는 소정변형의 돌기상 파형 현상이 늦어지기 때문에, 압력센서의 출력파형이 높은 위치에서 검출을 하고, 안압이 얕은 피검 안에서는 그 출력파형이 얕은 위치에서 안압으로 환산된다.

③ 광학계 시스템 : 측정부와 피검안의 위치 맞추기를 위한 광학계로 우선 각막으로 향하여 적외선 LED광원의 광속을 투영한다.

그 반사광속은 거울로 일부가 투과되어서, 3개의 개구부로 분리되어 양측의 2개의 개구부만을 통과하여, 프리즘으로 상하방향으로 굴절시켜 CCD센서 상에 2개의 휘점이 결상할 수 있도록 되어있다.

㉠ 반사광속 : 피검안의 전안부를 조명하는 조명 LED광원의 반사광속은, 거울을 투과하여 3개의 개구부의 중심개구부만을 통과하고, CCD센서로 빛을 받을 수 있게 되어있다. 한편 각막 반사된 근적외선 LED광원은 거울로 일부 반사되어, 포토 디텍터로 빛을 받을 수 있게 되어있다.

㉡ 포토 디텍터 : 근적외선 LED광원이 각막의 소정변형 시에 결상하는 위치와 광학적으로 같은 역할을 하는 위치에 배치되어 있다. 따라서 각막에 공기를 불어 넣어서 소정변형이 된 때에, 최대출력이 될 수 있도록 구성되어 있는 것이다.

3) 안압계의 안정성

검사 시의 안전성만이 아니라 검사기를 통하여 2차감염이 일어나지 않는다는 것도 중요한 요소이다. 또한 검사 시에는 피검자의 검사자세나 검사시간을 단축시키는 것, 그리고 불안감과 불쾌감을 경감시키는 것도 중요하다. 특히 정신적인 영향이 측정결과에 반영되어서는 안 된다.

또한 피검자의 귀가 검사기에 근접해 있기 때문에, 검사기의 구동음이 조용해야 한다는 것도 요구되는 사양 중 하나이다.

① 비접촉 안압계의 유효성 : 현재의 비접촉 안압계는 CCD 카메라와 제어IC 등의 전자공학 발전과 함께 크게 진보하였다. 각 메이커들이 모두 우수한 조작성을 가지며 또한 공기를 불어 넣는 피 검안에 대한 부담도 경감시킨다.

㉠ 측정도 빠른 순간에 끝낼 수 있도록 하여 사용이 편리한 기계를 생산하고 있다.

㉡ 측정값의 정확도 또한 위치 선정의 정확도가 향상되었으며 사용자인 의사로서도, 자동화에 의한 측정의 용이성과 감염증에 대한 안전성등의 측면에서 비접촉형 안압계의 유효성을 인정하고 있다.

② 표준안압계 : 표준 안압계는 예전부터 사용되어 왔으며 측정원리가 쉬운 접촉형의 골드만 압평안압계이다.

비접촉형은 스크리닝용으로서의 지위를 확립하였다. 최근에는 매 시간 안압의 변동이라는 개별 피검자의 변동요인까지를 주목하여 이를 녹내장 치료에 활용하여 각 의료현장에서 응용되고 있다.

㉠ 안압계의 가치 : 간단하게 측정이 가능한 비접촉 안압계에 대한 기대가 높아지고 있다. 안압계를 비롯한 많은 안과장치에 있어서 개발기술자가 새로운 것을 그저 단순하게 제작하는 것이 아니라, 그의 측정정도를 임상현장에서 검증하고 공표를 함으로써 그의 진정한 가치가 인정을 받게 된다.

㉡ 치료의 중요성 : 생체의 변화와 개별생체의 차이로 인한 오차요인 등을 임상현장에서 증명하고, 검사방법과 사용법을 적절하게 이용할 수 있도록 공표하는 것도 중요한 일이다. 지금까지 녹내장의 발생 원인이 안압상승에 의한 시야장해로 알려져 왔으며 이에 대한 치료방법으로서는 안압강하치료법이 중요시되어 왔다.

③ 안압계 개량 : 근래에 와서는 녹내장의 매커니즘이 해명되어 가고 있어서 안압인자이외에 안미소순환장애와 유전인자 등의 복수요인으로 인해서, 시신경세포가 세포가 죽는다는 가설까지 제기되고 있다. 치료방법도 시신경보호라는 새로운 치료개념의 연구가 시작되고 있는 현상에서 안압계 개량이 점점 늘어 가고 있다.

4) 안압계 사용 법적 사례

법적인 사례를 들어볼 때 안경사의 의료행위라 함은 의학적 전문지식을 기초로 하는 경험과 기능으로 진료 · 검안 · 처방 또는 외과적 시술을 시행하는 치료행위 및 그 밖에 의료인이 행하지 않으면 보건위생상 위해가 생길 우려가 있는 행위를 의미한다.

① 병원에서 안경사에 의해 이루어진 안압검사행위는 의사의 지시에 따라 기계적인 방법으로 이루어지는 것으로서 의료행위에 해당한다고 할 수 없을 정도로 의사와 안경사 간에 분담하는 경우도 비일비재하여 여러모로 혼동되는 경우도 있다.

② 법적 근거 사례 : 안경사에게 지시, 처방해 안압을 측정한 후 결과를 토대로 의사가 안압의 이상여부를 판정하고, 이상이 있는 환자에 대해서 다시 정밀 안압검사를 실시하는 방식으로 안압검사를 시행하고 있고, 그 과정에서 안경사는 결과에 대해 어떠한 평가나 판단도 하지 않는다.

기기를 직접 각막에 접촉시키지 않고 안압을 측정해 동통, 물리적 각막손상, 병원체의 감염을 일으킬 염려가 없고 현재까지 의료기기 자체에 대한 위험성이나 이를 이용한 안압검사로 인해 환자에게 위해가 발생하지 않아 검사행위가 의료행위임을 전제로 하는 면허정지처분은 위법하다.

11 안저 카메라

안저에 생긴 출혈·백반·종양·융기, 또는 유두·혈관·황반부·맥락막 등의 변화를 검사할 때 사용한다. 안저의 정확한 기록과 그 기록의 장기보존이 가능하므로 시간을 두고 촬영한 사진을 비교함으로써 병변의 추이를 알 수 있다.

동공을 통하여 안저의 상태를 촬영하는 의학용 카메라이며 안저에 생긴 출혈, 백반, 종양, 융기 따위의 변화를 검사할 때 쓰는 장비이다.

안저의 상태를 촬영하는 카메라이면서 안저의 정확한 기록과 그것의 장기보존이 가능하므로 시간을 두고 촬영한 사진을 비교함으로써 병변의 추이를 알 수 있다(그림 7-48).

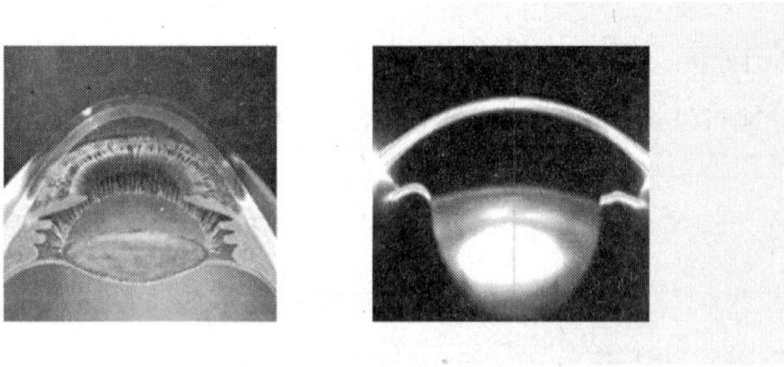

그림 7-48 • 진동조명으로 인한 측정

1. 안저 카메라의 시작

안저 촬영의 시도는 검안경의 개발 후 10년 정도 되어 시작되었으며, 1890년대부터 시작이었다. 최근에 감광재료·광학설계 등의 발달로 안저의 기록·연구에 없어서는 안 될 장치로서, 안저사진 촬영은 안과진료의 일상 업무가 되었다(그림 7-49).

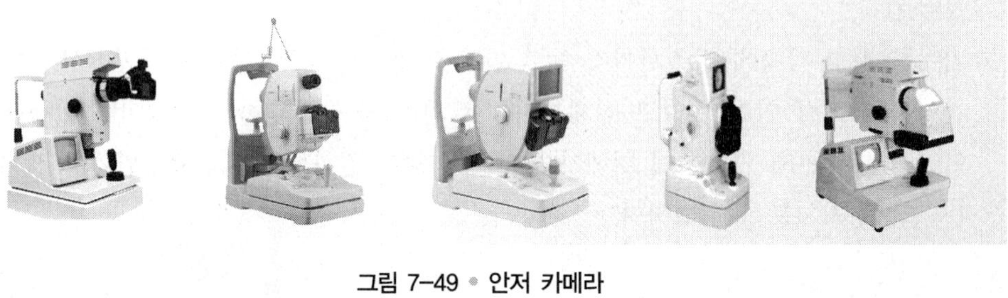

그림 7-49 • 안저 카메라

(1) 안저 카메라의 특징

카메라는 조명광원과 촬영부가 한 세트로 조립되어 있으며, 주로 각막 도면의 유해반사를 없애고 지름 10[mm]에 미치지 않는 동공에서부터 안내 조명과 촬영을 실시하는 특별한 기능을 지닌다. 1장으로 촬영 가능한 범위를 바꿀 수 있는 기종도 많은데, 확대율을 크게 하면 화각이 좁아져 광각촬영에서는 저배율이 된다.

1) 안저 카메라 사용용도

최근에는 카메라로 포착하는 장면의 시야가 90[°]까지 가능한 렌즈가 실용화되어 있다.

① 보통의 안저 카메라로는 양호한 산동상태(동공이 잘 열려 있는 상태)가 필요한데, 안저 조명에 적외선을 사용하여 텔레비전카메라로 관찰하면, 평상상태에서의 촬영이 가능해진다.

② 일반적으로는 컬러포지필름이 사용되는데, 차트기록용으로는 폴라로이드타입의 인스턴트 필름도 사용된다.

2) 안저 카메라의 규격

사람의 눈의 안저를 사진 필름에 촬영하는 안저카메라에 대하여 규정을 한다. 안저카메라의 경우 환자 검진 시 필수적으로 사용한다.

① 전체적으로 망막 및 시신경 상태를 검사하는 기계로서 안구내부의 망막을 사진 촬영한다. 진통제는 사용하지 않고 망막에 이상이 있는 환자, 고혈압, 당뇨, 동맥경화 등의 질병을 조기에 발견하기 위해 사용된다.

② 동공에 빛을 입사하여 안구 속의 망막이나 망막 혈관 등 안저의 상태를 촬영하는 카메라로 볼 수도 있다.

2. 안저 카메라의 촬영방법

안저카메라의 특수촬영법으로, 플루오레세인나트륨액을 조영제로 사용하며 형광이 지닌 광학특성을 이용한 안저혈관(망막 및 일부의 맥락막혈관)의 정밀한 조영검사이다. 정맥주사된 플루오레세인액은 혈액과 섞여 안내 혈관을 순환할 때 병적 상태에 따라 여러 가지 소견을 나타낸다. 이 소견을 시간경과와 함께 연속하여 기록한다(그림 7-50).

(1) 안저 카메라 촬영방법의 특징

촬영방법으로 인한 장점은 모세혈관을 쉽게 관찰할 수 있고 혈관 밖으로의 이행(누출)·저류 등을 검출함으로써 안저 조직의 병적 상태(투과성이상)를 진단할 수 있는 등 동적·정적인 검사가 가능하다.

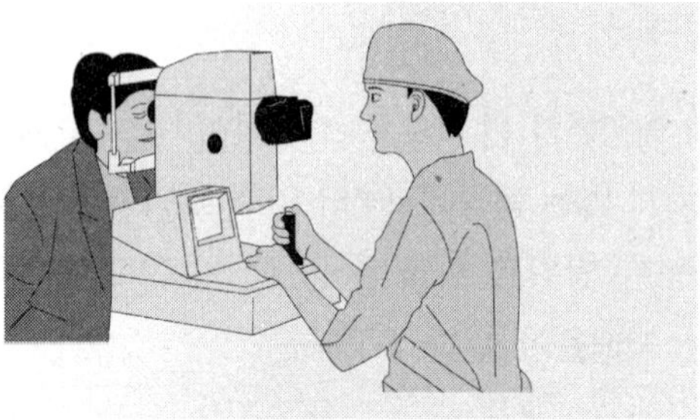

그림 7-50 • 안저카메라 사용 예

1) 안구두시 촬영

안구 두시부분에 위치하여 광선을 감각하는 조직인 망막(카메라 필름에 해당하는 부분)을 형광 안저 카메라를 이용하여 눈 속의 병변 상태를 연속으로 촬영하는 방법 이다.

(1) 조영술 검사

특수한 수용성의 형광 조영제를 팔에 정맥주사할 경우 이 조영제가 정맥을 통하여 몸의 전체를 순환하는 동맥으로 유입된다. 참고로 이 방법을 요오드 조영제를 정맥주사 하여 촬영하는 X-ray 조영술과 종종 혼동하는 경우가 있으나 전혀 다른 검사이다.

(2) 조영제 착색

유입된 조영제가 눈 속의 망막혈관에 나타나게 되면, 청색 광선을 이용한 형광 안저 카메라로 눈 속을 연속적으로 촬영한다. 그때 혈관이 비정상적이면 조영제가 망막으로 누출되거나 혈관들에 착색이 된다.

(3) 망막손상

망막의 손상이 있거나 비정상적인 신생혈관의 출현 등도 찾아낼 수 있다. 그리고 형광 안저 조영술로 촬영한 비정상적인 부분이나 병변의 정확한 위치에 대한 결정은 안과 전문의의 주의 깊은 판단에서만 가능하다.

2) 안저 카메라 등장 사례

안저카메라 등장으로 인해 지난 1980년대 말에 도입되어 라식, 라섹 수술의 전신에 이용되기도 했다. 그 당시의 레이저는 지금 레이저에 비하면 세밀함이 훨씬 떨어졌다.

① 현재는 안구추적장치를 동반하고 그 속도도 갈수록 빨라져 레이저입자의 세밀함이 머리카락에 조각을 낼 수 있을 정도라고 한다. 이토록 현대 과학기술은 안저카메라의 시력교정수술의 정확성을 증대시켰다.

② 동공확장 검사는 검사장비에 있어서도 기존의 라식검사 중 주변부 망막검사를 위해서는 동공에 안약을 점안해서 동공을 확장한 다음에 검사를 한다. 동공의 확장이 검사당일 수술이 불가능한 이유이기도 하다.

(2) 형광안저촬영검사

눈을 카메라로 비교하였을 때 필름에 해당하는 부분을 망막이라고 한다. 망막을 둘러싸고 있는 막을 맥락막이라고 한다.

망막과 맥락막에 병변이 발생하였을 경우, 보다 자세한 상태를 알기 위해서 플루오레신이라는 특수한 형광조영제를 정맥주사한 후에 안저카메라를 사용하여 연속적으로 촬영한다. 이 검사방법을 황광안저혈관조영술이라 한다. 이 검사는 일반 검사로는 판단하기 힘든 모세혈관까지 이상 유무를 판단할 수 있다.

1) 망막 혈관질환

망막질환과 망막혈관질환 특히 당뇨명성망막병증의 진단에 주로 이용된다.

① 다른 촬영검사의 경우 망막하출혈, 망막하신생혈관 등이 있을 경우 이들에 의해 차단되어 형광안저촬영 검사로는 맥락막 형광이 관찰되지 않는다.

② 인도시아닌그린(indocyanine green)이라는 형광물질을 이용하면 적외선 안저촬영으로 플루오레신 형광안저촬영으로는 발견하지 못하였던 맥락막 순환을 관찰할 수 있다.

2) 연령 관련 황반변성

진단에는 인도시아닌그린 안저촬영 검사가 반드시 필요하다. 안저 카메라 촬영과 병행할 수 있는 경우 초음파의 경우 밀도가 다른 조직을 통과할 때 경계면에서 반사가 일어나는데 이들 반사파를 이용하여 영상을 만들어 직접 볼 수 없는 구조물들을 검사하는 도구이다.

비침투적이며 무통증의 검사방법으로 검사실, 병실, 수술실 등 어느 곳에서도 쉽게 사용할 수 있고 스캔이나 MRI보다 값이 저렴한 장점을 가지고 있다.

3) 황반부 중심부의 기능평가

촬영을 병행하여 선택적 초시야 검사를 통해 초시력의 원리를 이용하여 황반부 중심이내에 굴곡이 있는 점선을 보여주고 변형 시를 검사하도록 고안되었다.

연령 관련 황반변성 환자들에게 있어서 질병의 진행을 추적관찰 및 조기 진단하여 높은 민감도를 가지고 있어서 또한 여러 형태의 나이관련 황반변성에서 황반부 중심부의 기능 평가하는데도 유용하다.

12 엑시머 레이저

안과용 레이저는 대부분 자외선 영역의 레이저를 이용하고 있으며 엑시머 레이저, 아르곤 레이저 그리고 크립톤 레이저 등이 주로 활용되고 있다(그림 7-51).

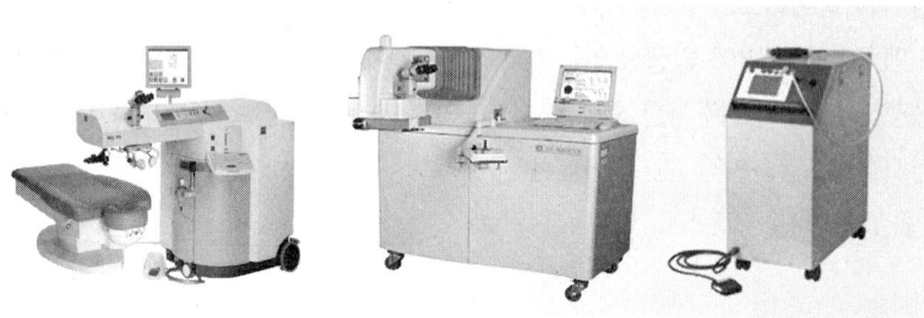

그림 7-51 • 엑시머 레이저

엑시머 레이저에 관련되어 접할 수 있는 내용이 병원에서 광고를 많이 하는 라식이나 라섹, 미용성형이어서 대부분 엑시머 레이저 하면 의료용, 혹은 미용 성형용으로 생각한다. 이것은 한편으로는 맞을 수도 있고 그렇지 않을 수도 있다. 엑시머 레이저가 더욱 활발하게 사용되어 사회적인 부를 축적시켜줄 수 있는 부분은 다양한 산업분야에서 응용된다.

현재 국내의 효자산업으로 손꼽히는 반도체공정 중에서도 엑시머 레이저는 핵심적인 역할을 담당하고 있다. 바로 포토리소그래피*(photo lithography)라는 공정이라서 이것이 회로의 미세화에 매우 중요한 역할을 담당하고 있다. 또한 엑시머 레이저(Excimer Laser)는 재료공학이나 물리학에서 물질의 합성에도 많은 선행연구를 수행하고 있을 정도로 각광을 받고 있다.

1. 엑시머 레이저

최근 안과 의료용 레이저로 개발된 '제3세대 레이저'이다. 이 레이저는 아르곤, 불소 혼합가스의 원자외선 스펙트럼에서 나오는 193[nm]의 파장을 가진 방출광이다.

이 방출광은 특수한 광화학적 작용에 의해 열에 의한 손상 없이 조직 내의 분자결합만을 정확하게 파괴함으로써 계획된 양만큼의 조직을 정확하게 절제, 연마하여, 각막에 반흔을 남기지 않고 근시, 난시의 교정에 탁월한 효과를 나타낸다.

* 포토리소그래피(photo lithography) : 반도체 케이피위에 감광성장이 있는 포토레지스트(photoresist)를 얇게 바른 후, 원하는 패턴을 올려놓고 빛을 가해 사진으로 찍는 것과 같은 방법으로 회로를 형성하는 것

2. 엑시머 레이저의 특징

1983년 미국의 Dr.Trokel이 소의 각막을 이용한 실험을 보고한 후 많은 연구를 거쳐 현재와 같이 세계 각국에서 효과적인 근시교정수술법으로 각광을 받게 되었으며 1995년 10월에는 미국 FDA에서 그 유효성이 공식 허가됨에 따라 안심하고 수술 받게 되었다.

(1) 엑시머 레이저의 원리와 응용

일반적으로 레이저는 유도 방출에 의해 만들어진 매우 강한 빛이다.

① 여러 레이저 생성원리가 있지만 기본적인 내용은 원자를 불안정상태 및 준안정상태 등으로 계속적으로 자극을 주는 것이다.

② 어느 순간에 매우 많은 수의 전자들이(6.023×10^{23}개 이상) 높은 곳에서 낮은 곳으로 떨어지게 되며 이때 에너지 차에 의해 빛이 발생하게 된다.

③ 전자공학(혹은 물리학, 양자역학)에서는 이렇게 만들어지는 빛을 포톤이라고 한다.

1) 엑시머 레이저의 종류

역전 상태로 빛을 발생시키는 레이저는 매우 다양하지만, 오늘의 엑시머 레어저, YAG레이저 등이 많이 사용되고 있다. 물론 간단한 광학실험용이나 측량 등에 이용되는 He-Ne레이저(붉은색 포인터와 비슷)와 반도체레이저도 포함된다.

2) 엑시머 레이저의 핵심

우리의 엑시머 레이저에서 빛을 내기 위해서는 매우 많은 수의 포톤을 만들어주어야 한다. 이렇게 해주는 물질을 7족의 할로겐 기체물질을 사용한 레이저가 엑시머 레이저이다.

산업, 연구용으로 사용되는 엑시머 레이저는 대표적으로 248[nm]파장을 갖는 KrF 193[nm] 파장을 사용하는 ArF레이저가 있다. 248~193[nm]의 레이저는 반도체산업 경쟁력의 핵심이다(그림 7-52).

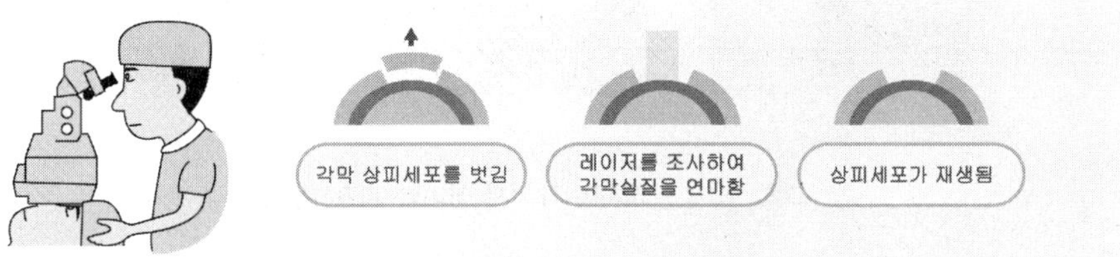

그림 7-52 • 엑시머 레이저의 시술 장면

(2) 엑시머 레이저의 발진원리

기체를 파원으로 해서 발진시키는 레이저이다. 레이저를 발생시키려면 원자 혹은 분자를 흥분시켜서 들뜨게 만들어야 한다.

이렇게 들뜨게 되는 원자들이, 적절한 완충기체에 섞인 상태로 방전 혹은 전자빔에 의해서 흥분되었다가 짧은 시간동안 아래로 내려오게 되어 이때 에너지 준위만큼의 레이저(포톤)가 발생하는 것이다.

1) 엑시머 레이저의 발진원리

자외선 영역의 빛을 고출력으로 발진하는 레이저이다. 진공용기 중에서 불소와 아르곤 또는 불소와 크립톤 등 두 가지 원소를 혼합해 기체를 봉입·발진시키는 가스레이저의 일종이다. 이러한 원소는 보통상태에서는 결합해서 화합물을 만들지 않으나 방전이나 전자빔 등으로 자극하면 극히 불안정한 화합물을 만든다.

2) 엑시머 레이저의 빛의 파장

익사이티드 다이머라 하는데 극히 불안정한 물질상태이기 때문에 곧 붕괴되면서 자외선을 방출한다.

① 발광현상을 이용하여 레이저를 발진시키는 것이 엑시머 레이저로 파장이 고른 자외광을 강력하게 방출할 수 있는 것이 특징이다.

② 여기 상태에 있는 원자와 기저 상태에 있는 원자가 만드는 엑시머라는 여기 상태의 분자가 빛을 내어 해리상태로 돌아가는 것을 이용한 레이저이다. 단파장, 고출력, 고효율 등의 특징이 있다(그림 7-53).

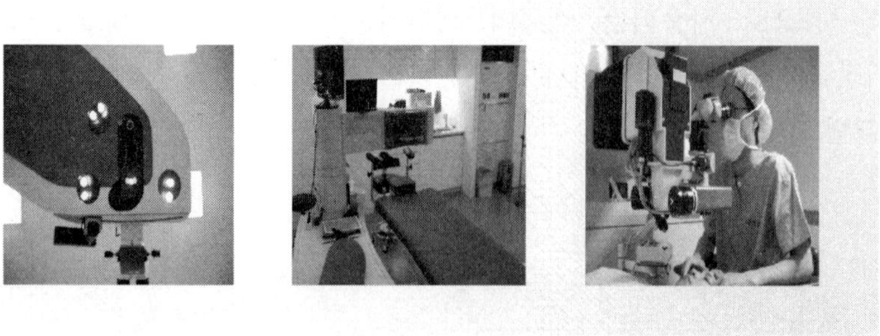

그림 7-53 • 엑시머 레이저 장비와 시술하는 모습

3. 엑시머 레이저의 효과와 안전

컴퓨터와 레이저를 이용한 최첨단의 시력교정 방법이다. 수술의 모든 과정은 정확한 시력자료가 입력된 컴퓨터에 의해 조절되어 이 레이저는 컴퓨터의 지시에 따라 필요한 각막부위만을 정확하게 절제, 연마하여 시력을 교정한다. 엑시머 레이저는 종래의 다이아몬드 칼을 사용하던 방사상 각막 절개술보다 훨씬 정교하기 때문에 효과와 안전성이 매우 우수하다.

점안약으로 간단히 국소마취를 한 후 각막의 상피세포의 일부를 긁어서 제거하고 그 위에 엑시머 레이저를 조사하여 각막조직을 필요한 만큼 깎아 내어 시력을 고정하게 된다(표 7-9).

(1) 엑시머 레이저의 효과와 안전성 검증

피부질환인 백반증 치료에 많이 쓰인다. 엑시머 레이저의 경우 레이저 빛 전달 장치가 파이버 옵틱으로 되어 있기 때문에 치료가 필요한 환부에만 308[mm]의 파장이 전달된다.

① 가장 약한 에너지부터 시작해서 횟수가 거듭 될수록 차츰 레이저 빔 조사량을 올리게 되어 레이저 치료 시 수반되는 통증은 전혀 없으나 민감한 사람에 따라 온열감을 느끼는 경우도 있다.

② 안과뿐만 아니라 피부과에서도 엑시머 레이저로 시술 시 3-4일 간격으로 반복해야 한다. 1주일에 2회 정도 치료를 받을 경우 충분한 효과를 기대할 수 있다.

표 7-9 ∙ 엑시머 레이저로 수술하는 과정

STEP1	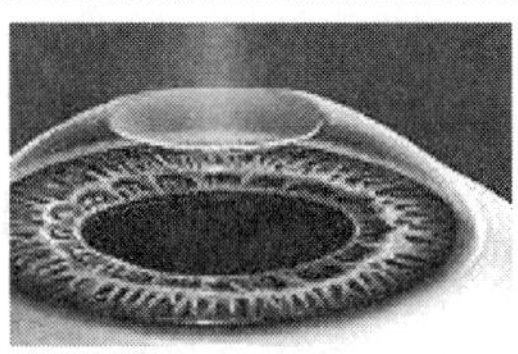	각막 상피세포를 벗긴다.
STEP2	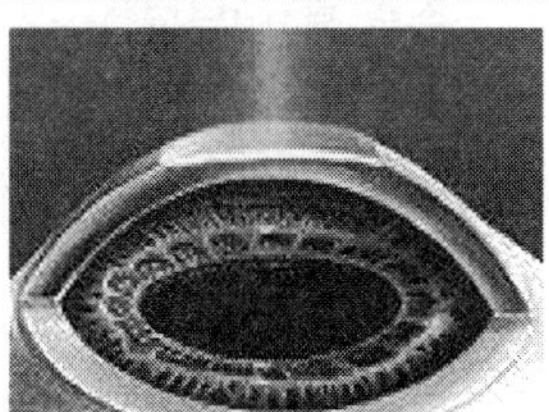	레이저를 조사하여 각막실질을 연마한다
STEP3		상피가 재생되어 낫기를 기다린다.

1) 엑시머 레이저의 광화학적 작용 안전성

광화학적 작용에 의하여 조직 내의 분자 결합만을 분쇄시킴으로써 열에 의한 손상 없이 조직을 절제하고 연마할 수 있는 레이저 광선의 일종이다. 정확한 물체의 상이 망막에 맺히도록 하는 시력 교정도 각막 조직 부위만을 도수에 따라 정확하게 파괴하는 엑시머 레이저 때문에 가능한 것이다.

2) 엑시머 레이저의 수술의 안전성과 효과

수술은 시력이 －3에서 －4[D](디옵터)인 경우에 매우 효과가 크다.

① 연령은 안구가 성인의 크기로 성장하는 만 18세 이상으로 최근 1년 이내에 시력 변화가 크지 않을 때 수술 받는 것을 원칙으로 한다.

② 시신경장애, 망막박리증, 백내장, 녹내장, 포도막염 등의 안질환을 앓고 있는 경우에는 수술이 제한되나 안질환을 치료하여 완쾌된 후에는 시력교정수술을 받을 수 있다.

(2) 엑시머 레이저의 안전성에 관한 대처방법

절대로 수술을 받으면 안 되는 경우는 각막의 중심 부위가 나이가 들어감에 따라 얇아지는 '원추각막'이라는 유전적 질환이다.

① 수술 결과에 악영향을 미칠 수 있는 류머티즘이나 당뇨병 등의 경우에는 각별한 주의가 필요하다.

② 수술 전 검사로는 각막의 만곡도 조사를 위한 컴퓨터 각막 표면 촬영, 안압 검사, 자동굴절계에 의한 굴절 검사, 나안 및 교정 시력 측정, 자동 안압 검사, 검사경 검사, 세극등현미경 검사 등을 실시한다.

(3) 엑시머 레이저의 수술의 안전성의 장·단점

수술은 점안 마취약을 눈에 넣어 마취시킨 후 각막의 상피를 제거한 다음, 컴퓨터 제어 하에서 엑시머 레이저를 발사한다.

① 수술 시간은 통증 없이 약 10분이면 끝난다. 수술 후 대부분 1~2개월 동안에 일시적으로 원시 상태가 된다.

② 원시가 차차 감소하여 3개월 이후에는 원하는 교정 효과가 나타나기 시작하고 6개월 후에는 안정된 시력의 상태가 된다.

③ 단점 : 각막의 혼탁이나 눈부심 현상이 올 수 있다. 그러나 이러한 경우를 미리 예측할 수 있는 방법은 현재까지 없다.

④ 한쪽 눈을 수술하고 나서 그 눈의 반응을 살펴본 후 반대편 눈의 수술 여부를 결정하는 것도 한 방법이다.

13 유리체 절제수술기

유리체와 망막질환을 가지고 있는 환자를 치료할 때 가장 중요한 것은 철저하게 눈 검사를 하고 여러 가지 검사를 해보고 어느 정도 시력회복의 가능성이 있다고 판단되면 유리체 망막수술을 하게 되는데, 이 수술기구가 쓰여진다(그림 7-54).

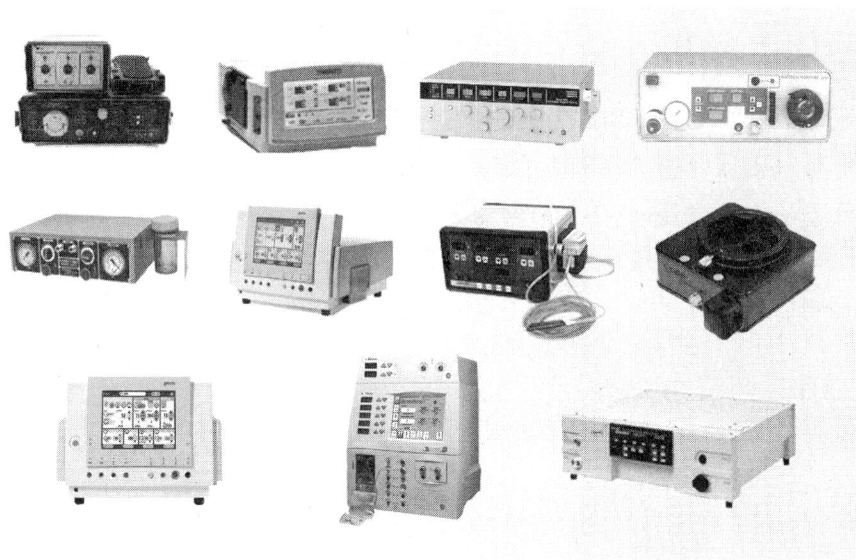

그림 7–54 ◦ 유리체 절제수술기(vitrectomy system)

1. 유리체 절제술의 특징

안구 수술위주로 진행되는 수술기구로써 대개 일반적으로 유리체가 흐려서 망막이 보이지 않는 경우를 제외하고는 도상검 안경을 이용한 안저 검사를 시행하여 망막과 유리체의 이상부위를 샅샅이 파악하고 그림을 그리게 된다. 이 검사는 시간이 걸리고 의사와 환자 모두에게 힘이 들지만 수술을 계속하고 성공률을 높이는데 가장 중요한 검사이다.

(1) 특수 검사

전기 생리학적 검사, 초음파검사, 안저 촬영 등의 특수한 검사를 시행하고 나서 절제 수술기로 수술이 진행된다. 안정적 안구 내압을 유지하기 위한 용액주입기구(infusion cannula)의 3가지를 삽입한다. 유리체를 절제하면서 동시에 제거된 유리체를 빨아들이고 용액을 주입하면서 안구 내압을 유지하여 안정적으로 수술할 수 있게 한다.

(2) 밀착작용 원리

망막전단의 유리체를 절제하기 위하여 사용되는 기기로 망막박리, 유리체 혼탁, 출혈 등의 질환에 쓰인다. 유리체는 투명한 조직이며 계란의 흰자와 비슷한데, 정상적으로 유리체는 망막에 광선을 통과시키고, 눈의 모양을 유지하며, 망막을 눈의 벽에 밀착시키는 작용을 한다.

(3) 절제술 도입과정

유리체(초자체)절제술을 도입하면, 변화가 일어나 있는 유리체와 손상된 조직을 기계와 기구을 사용하여 제거하는데 이는 대수술에 해당할 수 있다.

수술의 경우 원인 질환에 따라 쉬운 경우에서부터 대단히 어려운 경우까지 다양하며, 수술의 결과의 경우 천차만별이지만, 수술 전에 비해 시력이 향상되는 경우가 많지만 기대에 미치지 못하는 경우가 있고 오히려 감소하는 경우도 있다.

1) 수술결과

원인 질환과 그 정도에 따라 결정되는데, 그러나 수술 전에 결과를 정확히 판단하는 것은 현대 의학으로 아직까지 불가능하고 성공사례에 관한보고는 전무하고 불명확하다.

2) 수술목적

수술을 받아야 하는 경우는, 유리체 출혈 및 유리체 혼탁이 장기간 흡수되지 않으며 정도가 심한 경우나 유리체와 망막의 흉터로 망막 박리가 중심부의 망막을 향해 진행하는 경우나 아니면 망막에 커다란 구멍이 있는 망막 박리 현상이 있다. 이 외에도 당뇨 망막병증에서 유리체 출혈과 망막 박리나 아니면 눈 안에 이물질이 들어간 경우나 안내염, 다쳐서 눈이 터진 경우나 황반 원공 황반 주름 등으로 구성된다.

3) 합병증

눈 속의 출혈과 백내장, 녹내장, 고안압증, 안내염, 기타 각막 부종이나 망막 부종, 망막 박리, 증식 유리체 망막병증이 있다.

① 또한 홍채의 모양 변화 또는 사시 등의 수술 전 또는 수술 중에 예상하지 못했던 합병증이 발생할 수 있다.
② 몸의 전반적인 건강상태에 따른 합병증과 마취에 동반한 합병증도 있을 수 있다.

4) 합병증 예방성공 사례

합병증들은 사전에 충분한 검사를 시행하여 그 가능성을 최소화 하려고 노력하지만 첨단 현대 의학으로도 이들을 완전히 예방하거나 해결하는데 어려움이 있다.

① 합병증이 발생하면 그에 대한 치료를 받아야 하며 경우에 따라서는 수술을 여러 번 반복하여 받을 수 있듯이 유리절제 수술기기를 통한 수술의 경우 위험성이나 부작용도 있다.

② 근래에 성공사례가 일부는 있었지만, 확신할 수 없을 정도로 확고한 결과를 도출하기엔 모순이 남아있다.

2. 유리체 절제술의 위험성

유리체 관련 수술을 받을 경우 출혈이 발생할 가능성도 있는데, 만약 수개월 이상 계속되거나 망막박리가 있을 경우 등에서 유리체절제술을 시행하게 된다. 이 수술은 입원을 해야 되지만 쉽지 않은 수술이므로 수술 자체의 위험성과 시력회복의 정도를 신중하게 판단하여 결정해야 한다.

일반적인 유리체망막수술의 원칙에 따라 하게 된다면, 재출혈이 잘되고 당뇨망막병증으로 망막의 기능이 떨어져 있는 상태이므로 시력회복은 다른 유리체절제술의 경우만큼 좋지 않을 경우가 많다.

(1) 재수술 가능성

재수술이 필요한 경우도 있고 수술이 성공적이었던 경우라도 역시 평생 동안 정기적인 안전 검사를 계속 받아야 하는 경우도 발생한다. 유리체의 경우 라식수술이나 라섹으로 혼동되는 여지는 남겨지지만, 혼탁한 유리체를 제거하고 맑은 액체로 바꿔줌으로써 시력을 회복시켜주며 망막박리가 있을 때 망막을 제자리에 다시 붙게 만들어 안구를 유지시켜준다.

(2) 수술성공 사례

유리체절제술과 함께 실리콘기름을 사용하여 망막박리를 치료한 사례가 1962년에 보고되었으나, 초기에는 수술수기의 어려움에 따른 합병증과 저조한 수술성적으로 상용되지 못하였다.

1) 본격적인 시도 사례

1970년대 초 모양체 평면부를 통한 유리체절제술을 처음 소개한 이후 수술기구와 기술적인 응용 발전과 더불어 현재는 거대열공망막박리, 증식유리체망막병증, 안외상, 증식당뇨망막병증과 홍채 신생혈관이 합병된 망막박리, 수술 후 자세유지가 힘든 환자, 비행기 여행 예정 환자 등의 수술 처치에 있어서 안내충전물로 실리콘기름이 널리 사용되고 있다.

2) 실리콘 기름 응용방법

안내충전물을 이용한 실리콘 기름 응용방법이 그리 오래가지 않았듯이 실리콘기름의 장기간 안내충전에 따른 합병증 즉, 백내장 그리고 녹내장, 각막병증 등이 실리콘기름 사용의 큰 제한이 되지 않을 것으로 예측되는 경우에만 제한적으로 사용하는 것이 바람직하다는 보고가 있었다.

3) 응용방법 실현의 불투명성

1982년 실리콘기름을 안내충전물로서 일시적으로 사용하고 제거함으로써 실리콘기름으로 인한 안구 합병증을 줄일 수 있다는 사례가 있다.

국내에서도 실리콘기름의 사용에 대한 몇몇 보고가 있었으나 안내 충전물로서 실리콘기름을 이용한 유리체절제술에서 실리콘기름 충전술의 원인 및 방법, 원인에 따른 수술 결과 및 예후, 수술 후 합병증, 실리콘기름의 제거 시기, 제거의 이유 및 이후 합병증, 이차 수술의 빈도 및 원인 등에 관한 체계적인 보고는 아직 없다.

14 전기안진검사기

전극을 통해 측정된 안구의 움직임을 기록하여 중추성 어지러움과 말초성 어지러움을 감별 진단하며 좌우 병변의 위치를 결정할 수 있다(그림 7-55).

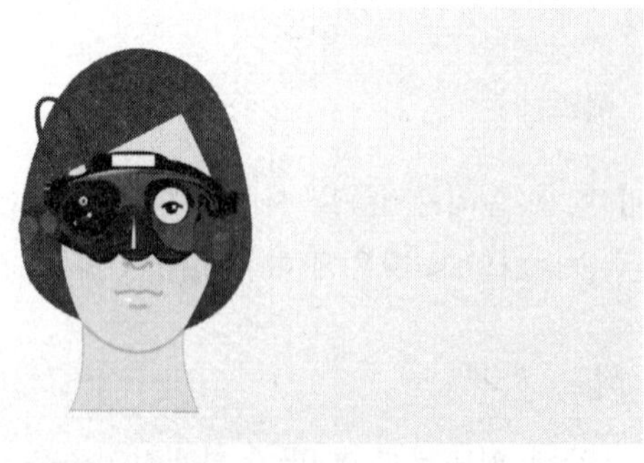

그림 7-55 • 전기안진검사기(electronystagmography)

① 자발 안진검사 : 아무런 자극 없이 유발되는 안진을 기록하는 검사이다.
② 주시 안진검사 : 불빛을 좌·우로 따라 보며 기록하는 검사이다.

③ 두위 안진검사 : 머리의 위치를 다르게 하여 유발되는 안진을 측정하는 검사이다.
④ 두위변환 안진검사 : 갑작스러운 자세 변화를 일으켜 실시하는 검사이다.
⑤ 두진 후 안진검사 : 머리를 좌·우로 빠르게 흔든 후 유발되는 안진을 기록하는 검사이다.
⑥ 온도 안진검사 : 양 측 귀에 냉수와 온수를 교대로 넣어 주어 어지러움을 유발시켜 전정 기능의 차이를 비교하는 검사이다.

1. 안진검사

안구의 움직임을 전기적으로 측정하고 기록하는 검사이다. 과거에는 전극을 붙이고 시행하는 전기안진검사를 주로 시행하였으나 최근 비디오 영상기술을 도입하여 더욱 정확한 측정이 가능해졌다. 우리의 눈은 시각 자극을 따라서 움직이기도 하고 머리를 움직임에 따라 반사적으로 움직이기도 한다(그림 7-56).

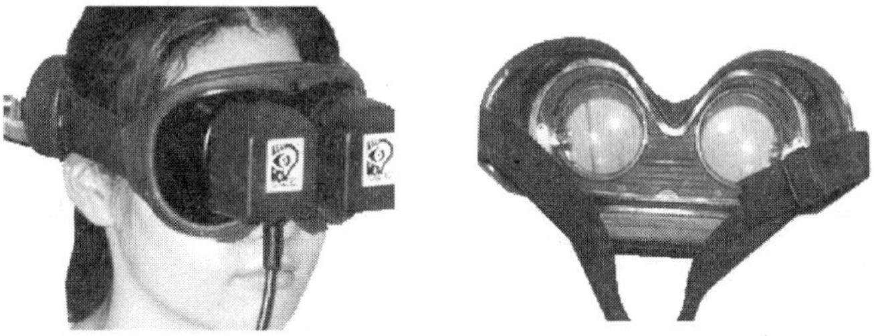

그림 7-56 ∘ 전기안진검사

(1) 시각자극검사

어두운 암실에서 작은 불빛이 나타나면 이를 바라보고 불빛이 움직이는 대로 따라서 보게 하는 것이다. 검사에서 이상이 나타나면 대뇌나 소뇌, 뇌간 등의 중추신경계에 기능적인 이상이 있음을 의미한다.

(2) 전정기능검사

전정기능검사 중에 환자들이 가장 하기 힘들어하는 검사는 온도안진검사이다. 온도안진검사는 온도 차를 이용하여 전정안구반사를 자극하는 검사이다. 누운 상태에서 귀에 뜨거운 물이나 찬물(또는 공기)을 넣으면 이에 따라 내이(속귀)의 반고리관이 자극되고 전정안구반사가 작동되어 안구가 움직이는 것을 기록한다.

(3) 온도안진검사

온도안진검사에 이상이 있는 것은 대부분 내이(속귀)에 이상이 있음을 의미한다. 이외에 머리의 위치에 따른 눈의 움직임, 머리의 갑작스런 움직임에 따른 안진의 출현을 측정하는 검사도 같이 시행한다.

(4) 각막검사 종류

각막은 양(+)전하를, 망막은 음(−)전하를 지니기 때문에 그 전위차를 이용하여 측정하는 방법으로 안구의 움직임을 측정할 수 있는 가장 단순하고 유용한 검사 방법이다. 이 검사의 가장 큰 유용성은 중추성 어지럼증과 말초성 어지럼증을 감별하는데 있으며 또한 중추성 어지럼증인 경우 병변부위를 간접적으로 알 수 있다.

자발안진검사, 주시안진검사, 두위안진검사, 두위변환안진검사, 시자극운동검사 등이 본 검사에 포함된다.

(5) 안진검사 종류

안진검사는 안구주위에 전극을 장착하여 안구의 움직임을 기록하는 검사로 안구운동을 객관적으로 기록해서 정량적으로 분석할 수 있으며, 자발안진검사, 두위안진검사, 두위변환안진검사, 두진후안진검사, 온도안진검사, 주시안진검사, 시운동성안진검사, 시운동성후안진검사, 시표추적검사 등이 있다.

2. 자발안진검사

아무런 자극 없이 유발되는 안진 기록이다. 거기다가 안진검사를 하기 위해 시력 교정용 렌즈를 착용하였을 경우 자연스러운 안구의 움직임을 기록하는 데 영향을 미치므로 안경을 착용하는 것이 좋다. 또한 환자가 앉아서 움직이지 않는 상태에서 자발적인 눈떨림이 있는지를 관찰하는 검사법이기도 하다.

3. 주시안진검사

불빛을 좌·우로 따라 보며 기록한다. 피검자의 두부를 똑바로 고정하고 정면, 좌, 우, 상, 하의 5방향에 대하여 눈앞 약 50[cm] 거리의 한 점을 주지시키면서 약 30초 동안 안진의 유무, 방향, 정도, 속도 등을 관찰한다. 이때 측방 주시 및 상, 하방 주시 시 정중선으로부터 30[°]를 넘지 않는 범위 내에서 시행한다.

말초 전정질환의 경우는 방향이 일정한 안진이 나타나서 그의 급성기에는 환측으로 행하는 안진이 나타난다. 주시 방향에 따라 안진의 방향이 변하면 중추성 전정질환이라 진단할 수 있다.

4. 두위안진검사

머리의 위치를 다르게 하여 유발되는 안진 측정환자의 머리 위치를 천천히 여러 방향으로 움직이면서 눈 떨림이 있는지를 관찰하는 방법이다.

(1) 제1형 검사

안진의 방향이 두위의 변화에 따라 변화하는 것으로 방향 변환성 안진으로 두부외상, 뇌종양 및 음주후 등에서 흔히 나타난다.

(2) 제2형 검사

안진의 방향이 두위의 변화에 관계없이 일정한 방향인 일정성 안진으로 질환이 있을 때 나타나는 수가 많으나 뇌종양 등에서도 볼 수 있다.

(3) 제3형 검사

상기의 제1형이나 제2형에도 속하지 않는 불규칙한 소견으로 나타내는 것으로 주로 중추 질환의 소견으로 볼 수 있다.

1) 자세변화로 인한 검사

갑작스런 자세변화를 일으켜 실시한다. 무엇보다 안진을 포함한 안구 운동을 정량적으로 기록할 수 있으므로 객관적인 판정에 도움이 된다. 안진의 진폭, 빈도, 완서상 속도 및 지속시간 등을 정량적으로 분석 할 수 있다. 폐안 및 암소개안 상태에서도 안진을 기록할 수 있다.

2) 검사와 기록

검사자가 용이하게 검사 및 기록할 수 있다. 기록의 정기 보존이 가능하다. 단점으로 지적되는 것은 회전성의 안구 운동은 기록할 수 없다. 안진검사의 기능으로는 수평수직으로 움직이는 한 점의 움직임을 눈으로 포착하는 추적안구운동의 검사이다.

(4) 시운동성안진검사

안구 운동의 빠른 성분과 느린 성분을 검사하는 것이다. 더불어 44[°]와 30[°]의 물을 사용하여 외이도를 관류하고 나타나는 안진을 전자안진형태로 기록한다. 그리고 진주종성 중이염이 내이에 누공을 형성하여 파급되었을 때 중이강의 압력을 높였다가 낮추면 현기증을 호소하며 안진이 나타난다. 이 현상은 외측 반고리관에 누공이 있음을 나타내는 중요한 소견이다.

5. 두위변환안진검사

두부와 체간의 위치를 동시에 타동적 또는 수동적으로 변환함으로써 유발하는 안진검사이다. 두위안진에 비해서 한층 동적인 방법으로서, 두위안진검사에서 알아 볼 수 없는 경우라도 이 방법에 의해서 소견을 찾아낼 수 있는 경우가 있다.

(1) 검사요령

후반고리관 결석증을 진단하는 방법으로 앉은 자세에서 고개를 45[°]돌리고 뒤로 눕혀서 고개가 침대보다 밑을 향하도록 한다. 수 초의 잠복기를 지나서 1분 미만 지속하는 지향성의 회전성 안진을 확인한다. 외반고리관 결석증을 진단하기 위해서는 환자를 누운 상태에서 머리를 30[°] 정도 들게 한 후 고개를 한쪽으로 재빨리 돌리고 30초간 안구를 관찰한다.

1) 반고리관검사

고개를 정 위치로 한 후 다시 반대쪽을 검사한다. 수평형 안진이 나타나며 후반고리관결석보다 잠복기는 짧고 지속시간은 길다. 세 개의 반고리관의 양성 돌발성 두위 현훈을 진단하는 아주 중요한 검사이기 때문에 귀의 난청검사뿐만 아니라 안과에서도 많이 쓰인다.

2) 어지럼증 유발검사

머리의 위치 변화에 따른 어지럼증을 유발하기 위한 검사이다. 중추성 어지러움과 말초성 어지러움 모두 어지러울 수 있고, 말초성 어지러움일 경우 이석(내이의 전정 안에서 감각세포 위에 위치하는 작은 칼슘 결정체)에 의한 경우가 있다.

3) 신경학적 원리

두위 안진이나 두위변환 안진은 중추성 질환이나 말초성 질환에 의해서 발생할 수 있다. 어지러움증은 말초성 장애와 중추성 장애를 구별해야 한다.

전정기능검사로는 자발안진검사, 주시안진검사, 두위안진검사, 두위변환안진검사, 온도안진검사 등을 시행하여 어지러움증의 원인을 찾을 수 있다. 이러한 검사에서 반응이 없을 경우에는 좀 더 정밀한 검사가 필요할 수 있다.

(2) 두진후안진검사

머리를 좌우로 빠르게 흔든 후 유발되는 안진 기록이다. 거기다가 이는 머리를 좌, 우 20~30회 세게 흔들어 양측머리를 자극하여 잠재되어 있는 안진을 유발시켜 기록하는 것이다. 방법으로는 환자의 목 부위의 이상 유무(병력) 확인하고, 안구 반응 검사 안경을 씌우고 양손으로 환자의 머리를 잡고, 수평면으로(좌·우로)흔든 후에 눈을 뜨고 정면을 응시한다.

1) 수평안진 검사

수평안진을 관찰을 하도록 한다. 일측전정기관의 손상이 있는 환자인 경우, 머리의 움직임에 의하여 수평안진이 유발된다. 느린 성분의 안진이 손상된 귀의 방향으로 나타난다.
비교적 안진 유발률이 높으며 두위안진의 소견은 이상의 유무나 경과의 판정 외에 병변이 중추성인지 말초성인지를 감별하는 하나의 자료로 이용된다는데 의의가 있다.
치료 전 처음 환자가 왔을 때 머리를 좌우로 15초 간 돌린 후에 눈동자가 화면의 우측으로 자주 빠르게 움직이는 것이 보인다.

① 검사의 의미 : 일측 전정기관의 손상이 있는 환자의 경우 머리의 움직임에 의하여 수평안진이 유발된다. 느린 성분의 안진이 손상된 귀의 방향으로 나타난다.
   ㉠ 비교적 안진 유발률이 높다.
   ㉡ 두위안진의 소견은 이상의 유무나 경과의 판정 외에 병변이 중추성인지 말초성인지를 감별하는 하나의 자료로 이용된다는데 의의가 있다.

② 진단소견 : 소견에 따라 이상의 유무나 경과의 판정 외에 병변이 중추성인지 말초성인지를 감별하는 하나의 자료로 이용된다. 결과에 따라 치료 직후 다시 검사를 하여 눈동자의 떨림이 거의 없어지고 환자도 바로 어지럼증(현기증)이 완화되고 머리가 맑다는 표현을 하였을 경우 정상이라고 결론지을 수 있다.

2) 말초성 병변 안진

안과 이 외에 말초성 병변에서의 진후 안진은 자발안진의 양상과 동일하게 발생하는데 비해 중추성 병변에서는 두진후안진이 매우 다양한 양상으로 나타날 수 있다.

① 일반적으로 머리를 약하게 흔든 후에 매우 강한 두진후안진이 유발되거나, 초기 안진이 병변 측으로 향하는 경우

② 2차전이가 매우 강하게 나타나는 경우

③ 생리부전이 없이 강한 두진후안진이 유발되는 경우
④ 머리회전과 다른 방향으로 안진이 유발되는 경우
⑤ 두진에 의해 자발안진이 역전되는 경우는 중추성 병변임을 시사한다.

(3) 온도 안진검사

양측 귀에 냉수와 온수를 교대로 넣어 주면서 어지러움을 유발시켜 전정 기능의 차이를 비교하는 검사이다. 외이도로부터 귀에 냉수 또는 온수를 주입하여 안진을 유발시켜 좌, 우 별도로 외측 반고리관의 기능을 검사하는 것이다. 귀에 들어가는 냉수와 온수는 멸균증류수이다. 검사기기 안에서 멸균증류수가 일정한 온도를 유지하고 있다.

1) 천공현상

고막이 천공되어 있는 환자는 귀안에 물이 들어갈 경우 염증 등의 부작용이 생길 수 있다.
① 검사실에서는 일정한 온도의 차가운 바람과 따뜻한 바람을 낼 수 있는 기기를 통하여 고막이 천공되어 있는 환자에게도 이 검사를 시행할 수 있도록 장비가 갖추어져 있고 보다 더 정확한 검사를 하기 위해 노력하고 있다.
② 귀안에 온도자극을 줌으로써 어지러움이 발생하여 그 어지러움은 1분~2분정도 지속되고 그 후에는 증상이 없어지게 된다.

2) 온도자극검사

전정신경이나 미로의 병적 상태가 어느 쪽 귀에 있는지를 구별하는데 있다. 본 검사는 찬 물과 따뜻한 물(혹은 공기)로 양측 외이도를 순차적으로 자극하여 반응의 크기를 비교하는 검사로 좌우 측 말초 전정기관을 개별적으로 자극을 할 수 있으며 자극을 간단하게 할 수 있다는 장점이 있다.

3) 온도안진검사

전정기능검사의 하나이다. 외이도에서 체온보다 따뜻하거나 또는 찬물을 주입하면 내림프의 유동이 생겨 온도안진이 촉발되는데, 그 정도에 따라서 전정의 기능을 안다. 주로 외측반규관의 반응을 보고 있다. 안진의 지속시간이나 전기안진계하에서는 최대 완성 상속도를 지표로 한다.

4) 온도안진반응

전정신경염이나 청신경종양에서는 같은 쪽의 온도안진반응이 무반응인 경우가 있다.
① 한 쪽 반고리관 기능 저하 또는 폐절을 증명하는 검사로서 얼음물을 사용한다.

② 안진의 잠복시간, 지속시간, 수를 측정한다.
③ 이외에 머리의 위치에 따른 눈의 움직임, 머리의 갑작스런 움직임에 따른 안진의 출현을 측정하는 검사도 같이 시행한다.

(4) 회전의자검사

원통형 부스 내의 회전의자검사 기기는 전정안구반사를 정확히 측정하는 도구이다. 의자에 앉은 자세에서 일정한 속도와 방향으로 회전하는 동안 나타나는 안구의 움직임이 측정되고 기록된다. 이때 눈으로 한 지점을 주시하며 안구의 움직임이 감소하기 때문에 캄캄한 암실에서 검사하게 된다. 최근 컴퓨터로 의자의 회전 속도를 정확히 제어하고 측정할 수 있게 되었다.

1) 검사요령

회전의자에 앉아서 하는 검사로, 조절된 여러 방법으로 몸을 회전시켜 전정기관를 자극하여 나타나는 안진을 측정하여 분석하는 검사방법이다. 전정안반사와 시각전정 상호작용을 검사하게 되면서 회전의자 검사는 반고리관을 자극하여 전정안반사를 측정하는 검사이다.

① 전정기능 확인 : 회전의자검사를 통해 몇 가지 말초성, 중추성 전정 기능을 확인할 수 있지만, 임상의가 기대하는 가장 중요한 이상 소견은 전정안반사의 이득 저하일 것이다. 전정안반사의 이득 저하가 발견되는 경우 이를 어떻게 해석할 것인지, 또 어떻게 진단할 것인지, 치료를 어떻게 시행할 것 인지에 대해서는 비교적 공감대가 형성되어 있다.
② 전정안반사 증상 : 전정안반사의 이득이 비정상적으로 높은 경우에 대해서는 알려진 바가 많지 않다. 임상의에 따라 이러한 검사 결과를 단순히 비특이적인 소견으로 간주하는 경우도 있고, 과도하게 높은 전정안반사 때문에 환자의 어지럼이 유발되는 것으로 추정하는 경우도 있다.
③ 현기증 환자반응 : 실제로 어지러운 환자들을 진료하다 보면 정상인에서는 문제를 유발하지 않는 머리 움직임에 의해서 어지럼이 유발되는 환자들을 간혹 접하게 된다. 놀이기구와 같이 빠른 움직임이 원인인 경우도 있지만 일부 환자들은 일상적인 삶에서 경험하는 머리 움직임에도 예민하게 반응한다.
④ 전정기관의 원인에 관한 의문 : 현기증 환자들을 대상으로 다양한 전정기능검사를 시행하는 경우, 전정안반사의 이득이 높은 것 외에 별다른 이상 소견이 발견되지 않기도 한다. 이런 경우 과도하게 예민한 전정기관이 어지럼의 원인이라고 할 수 있을 것인가에 대해 검사해 본다.

2) 전정안반사 검사

머리운동에 의하여 발생되는 시각혼란을 말초전정기관의 자극을 통하여 보상적인 안구운동을 유발하여 시각을 안정화시키는데 그 목적이 있다. 회전의자 검사는 좌·우측으로 향하는 다양한 크기의 회전자극을 통하여 이러한 전정안반사를 유발시켜 전정기관의 병변 여부를 감별하는 검사이다.

① 회전의자검사 : 회전의자검사는 환자를 대상으로 실험한 사례가 있다. 우선 환자를 앉은 자세에서 머리를 30[°]굴절 시켜서 회전자극에 대해서 가쪽 반고리관이 평행이 되게 한 후에 비디오 안진측정기를 눈에 씌우고 적당히 조여서 머리 움직임에 따라 기계가 미끄러지는 것을 방지하였다.

② 보정 관련 측정 : 검사가 시작되기 전에 보정을 먼저 시행하였다. 일단 목표 주시점으로부터1[m] 떨어진 곳에 피검자를 앉히고 벽에 나타나는 불빛을 주시하게 하였다.

㉠ 안구 움직임과 측정값 사이 보정이 완료되면 측정을 시작하였다.

㉡ 각성상태를 유지하기 위해 숫자를 세게 하거나 검사자와 계속 대화를 하도록 하였다.

㉢ 검사는 완전히 어두운 곳에서, 눈을 뜨고 있으나 아무 것도 보이지 않는 상태에서 시행하였다.

③ 정현파 회전검사 : 회전의자검사보다 우위에 있는 정현파회전검사는 60[°/sec]의 최고속도에서 0.01 [Hz], 0.04 [Hz], 0.16 [Hz]로 시행하여 이득, 비대칭, 위상 값을 구하였다. 전정안구반사 이외의 안구운동이 포함되는 경우는 이를 수동으로 제거하였다. 이득의 정상범위는 주파수 별로 0.01[Hz]에서 0.5 이하, 0.04[Hz]에서 0.6 이하 그리고 0.16 [Hz]에서 0.7 이하인 경우로 하였다.

세 주파수 중 최소 2개 이상의 인접한 주파수에서 이득이 정상범위의 상한보다 큰 경우 이득이 높은 것으로 정의하였다. 등속회전검사는 100[°/sec]의 자극 조건을 주었다.

㉠ 정현파 회전속도 : 정지된 상태에서 일정한 속도에 이르기까지 100[°/sec^2]로 가속하여 100[°/sec^2]의 일정한 속도로 유지되는 동적 상태와 다시 100[°/sec^2]로 감속되어 정지된 상태로 유지되는 정지 상태의 두 가지 경우에서 측정하였다.

㉡ 정현파 동적상태 : 동적상태와 정지상태의 기간은 회전의자가 가속하여 일정한 속도로 회전하거나 감속하여 정지된 이후 안진이 사라지는 시점까지이며, 이는 안진이 없는 경우에도 각각 최소한 10초 이상 측정하였다.

ⓐ 시간상수는 안진이 초기 최고 강도의 37[%]로 감소하기까지 걸리는 시간으로 구하였다.

ⓑ 시간상수가 25초 이상인 경우 비정상적으로 긴 것으로 정의한 것이 회전의자의 전기전자적 속도와 상수의 원리라고 할 수 있다.

(5) 비디오 안진검사

영상안진검사(Video Nystagmography : VNG)는 비디오 카메라를 기록장치로 비디오 이미지를 디지털화하여 안구운동을 기록하게 되며, 자료를 컴퓨터로 분석함으로써 어지럼증 등의 원인이 대뇌나 소뇌, 뇌간 등의 중추신경계에 있는지, 내이(속귀) 이상에 의한 것인지 알 수 있다.

이처럼 어지럼증 치료에 도움이 되면서 안구운동과 안구의 움직임과 시신경 상태를 면밀히 관찰하는 용도로 쓰이면서 안과에서도 많이 쓰이지만, 안구 즉 눈의 상태에 의해 질병 여부를 판단할 때도 많이 쓰이기도 한다(그림 7-57).

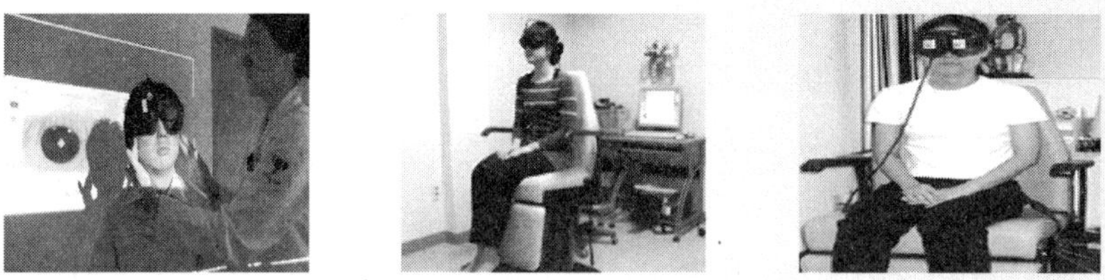

그림 7–57 • 비디오 안진검사

1) 귀의 전정기능

귀의 전정기능에 이상이 있으면, 눈의 움직임에 관여하는 근육을 움직여서 안구의 운동이 일어나고, 뇌에서는 눈을 제 위치에 두기 위해서 눈의 위치를 교정하려는 노력을 한다. 이러한 과정에 의해서 눈이 자기의 의지와 상관없이 주기적으로 움직이게 되는 '안진'이라는 현상이 나타나게 된다.

2) 비디오 안진검사기기

적외선 CCD 카메라로 촬영된 안구영상에서 동공의 위치와 홍채 패턴을 찾아내고 동공의 위치 변화를 분석하여 수평성분의 안진과 수직성분의 안진을 정확히 분석하는 검사장비이다. 이 검사 결과를 바탕으로 병변이 귀의 전정기관에서 발생한 것인지 아니면 대뇌나 소뇌, 뇌간 등의 중추신경계에 기능적인 이상이 있는 지를 알아내는 중요한 검사이다.

3) 비디오 안진검사요령

비디오안진검사를 하면 뇌와 귀의 이상 현상을 눈을 통해서도 알 수 있다. 평형을 담당하는 한 부분인 귀에 자극을 주어 눈에 나타나는 변화를 확인함으로서 전정신경이나 평형을 담당하는 뇌의 이상을 확인할 수 있는 검사이다.

특히 어지럼증 원인 파악에 유용한 검사이다. 본 검사의 경우 고글(안경)을 착용하고 시야를 보는 검사이다.

① 검사단계 : 고글(안경)을 단단하게 착용하고 검사 시에 몸을 움직이거나 머리를 움직이지 않아야 한다. 특히 여자의 경우 눈화장을 삼가는 경우도 있다.
   ㉠ 착용하고 있는 안경을 빼고 검사를 하며 시력이 많이 떨어지거나 의안일 경우 사전에 판단하여 조치를 취해야 한다. 위의 검사내용에 언급했듯이 마찬가지로 검사가 진행될 때 어지럼증(현기증)이 생길 수 있다.
   ㉡ 검사 후 주사치료나 안정을 취한 뒤 마칠 수 있어 일정 시간이 추가로 소요되므로 다른 검사에 비해 시간이 많이 걸린다.

② 검사시 유의사항 : 경우에 따라 약물투여에 의한 부작용 원인이 발생한다.
   ㉠ 신경안정제, 어지럼증 치료 약물은 검사예정일 1-2일전에 금해야 한다.
   ㉡ 검사하는 당일 복용할 경우 1-2일 뒤에 검사하는 것이 좋다.
   ㉢ 고혈압, 당뇨, 호르몬제, 간질, 관절약 등의 치료를 위한 약을 복용하여도 무관하다.
   ㉣ 또한 진료 분야를 불문하고 정밀검사를 받은 경험이 있는 사람도 술과 카페인이 함유된 음식은 금물이다. 더불어 자극이 될 수 있는 향수나 스킨 등은 당일 피해야 한다.

15 전정기능진단기

내이의 전정기관과 안구운동은 직립보행과 자세조절, 멀미, 신체회전에 의한 착각, 평행감각 등에 중요한 역할을 한다. 전정기관을 자극하면 안구가 회전하거나 진동하는 현상이 안구운동(안진도, 전정안구반사)이며, 이는 물체의 영상을 망막에 일정하게 조정하여 시력을 유지하며 자세조절을 한다(그림 7-58).

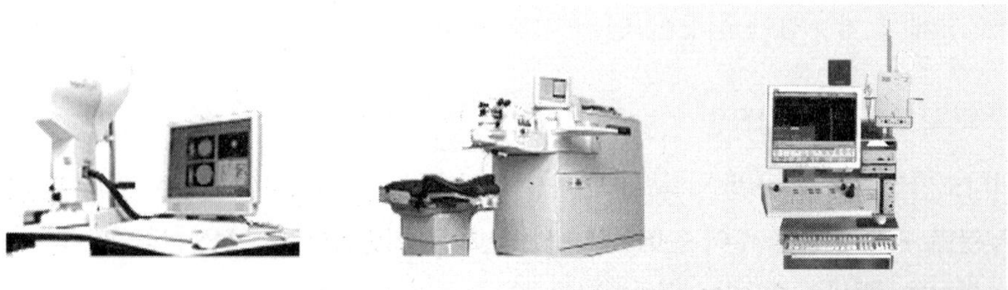

그림 7-58 • 전정기능진단기

전정안구 반사운동을 유발시키는 자극으로는 정현적회전의 물리자극, 일정한 온도의 물을 주입하는 열 자극이 있다.

전정기관의 질병유무를 진단 시 보행할 때 자세평형을 유지하는데 어려움을 겪는 환자, 선박이나 자동차 등을 이용할 때 멀미하는 환자, 항공기 조종사의 적격여부, 이명증환자의 진단 등에 정전안구운동을 측정하여 진단자료로 사용한다.

1. 안구운동의 발생

임상에서 정량적인 전정기능을 진단하기 위한 자극은 등가속이 아닌 각가속 회전자극을 줌으로써 발생하는 안구운동과 동기 시켜 분석하기 용이한 정현적 회전자극을 시행한다. 회전자극 시에는 피검자를 의자에 앉게 하고 의자를 회전시키는 직접자극과 피검자를 고정된 의자에 앉히고 둘레에 격자무늬의 드럼을 회전시키는 간접자극 방식이 있다. 회전자극에서는 전정기관이 자극을 받기 위해서는 회전속도가 가속도로 회전방향을 바꾸어주어야 한다.

① 정현적인 회전자극에 대해 서상과 속상의 안구운동이 발생된다.
② 서상은 물체에 시선을 고정한다.
③ 속상은 새로운 물체에 시선을 고정하기 위한 빠른 안구운동이다.
④ 좌우로 안구를 움직여 시선을 고정하려는 기능이 상실된 환자의 안구운동에서는 이런 증상이 없다.

2. 진단기의 구성

회전자극에 의한 전정기능 진단기는 크게 회전자극을 발생시키는 Rotatory chair unit와 안구운동을 검출하고 신호의 가공과 회전자극 신호를 동기시켜 처리하여 출력하는 컴퓨터로 구성되어 있다.

① 증폭기 : 기본회로는 1[MΩ] 이상의 입력 임피던스 변환기를 채용하고 약 1,000배의 증폭도로 −120[dB]의 CMRR(Common-Mode Rejection Ratio) 생체용 차동증폭기이다. 좌우 안구에 대칭으로 부착하는 전극은 기본적으로 EEG 전극과 동일한 성질을 갖고 좁은 면적을 유지하여야 주변의 조직으로부터 유입되는 EMG와 같은 잡음을 효과적으로 제거할 수 있다.

② 시상수변환과 저역통과필터 : 시상수변환과 저역통과필터(Low-Pass Filter : LPF)에서 생체로부터 취득되는 ENG는 신전도와는 구별되므로 주파수 대역은 0~20[Hz] 대역만을 필요로 한다.

따라서 아날로그 전자회로만으로 구성된 시스템에서는 전원에서 유입되는 잡음이나 주변 생체조직으로부터 섞이는 잡음을 제거하기 위해서 시상수변환과 저역통과필터가 필요하고, 디지털 신호처리 DSP시스템에서는 IIR또는 FIR 필터로 제거한다.

③ 기준보정 Calibration : 안구운동에 의한 안전위는 약 1[mV]로 증폭기의 이득을 조정하는 함수발생기로서의 의미이다.

④ 자극동기신호 : 전정기관에 가해지는 자극에 대해 발생되는 안구운동과의 관계를 해석하기 위한 신호를 발생시키고 검출한다. 열자극일 경우 적정한 온도로 가열된 물이나 공기를 주입하는 장치에서 주입되는 시점에 펄스를 발생시키고 회전자극일 경우 회전속도를 검출한다.

⑤ ADC1과 ADC2 : 안구운동의 안전위와 동기자극신호를 디지털로 변환한다. 샘플링 시간과 변환 폭은 시상수 변환과 디지털 필터의 성능에 영향을 미치므로 시간은 빠를수록, 변환 폭은 클수록 정확한 해석이 가능하다.

⑥ 회전자극기 : 피검자를 앉힐 의자와 회전동력을 발생하는 서보모터와 서보장치, 정현적 신호를 발생시키는 회전신호발생기, 의자의 회전상태를 계측할 센서로 구성된다.

⑦ 회전자극 함수발생 : 회전자극은 전정기관의 반규관을 구성하는 전반규관, 후반규관, 외측반규관 내부의 내임파액에 주어진 각가속에 의해 안구운동이 발생하므로 피검자를 의자에 앉히고 $S=A\sin\omega t$의 정현파자극을 주어야 한다.

⑧ 회전센서 : 아날로그 방식에서는 멀티턴(multiturn) 또는 360[°]회전하는 포텐셔미터(potentio meter)에 기준전압을 인가하여 전압을 검출함으로써 회전하는 의자의 각도를 검출하여 폴로그랩(polygraph)에 출력한다.

디지털방식에서는 인크리멘탈 인코더(incremental encorder)를 사용하는 경우에는 별도의 업-다운 카운터가 필요하며, 앱솔루트 인코더(absolute encorder)를 채용한 경우에는 인코더 버퍼(encorder buffer) 값을 샘플링하면 인코더의 분해능에 의해 정도가 결정된다.

3. 전정기능 검사법

우리 몸의 평형을 관장하는 전정기관의 기능을 검사하는 방법이다. 이 검사법에는 여러 가지가 있는데 각 검사로부터 얻는 정보가 서로 다르므로 이들 검사를 통해 종합적으로 전정기능 상태를 파악하게 된다.

전정계 기능 특히 세반 고리관의 기능을 정량화하기 위해 사용된 방법들에는 온도, 전기, 회전, 빛, 압력, 소리, 진동, 전기 등이 있다. 이 중 최근에 주로 사용되는 방법은 온도를 이용한 칼로리 검사, 전기를 이용하는 전기안진검사, 회전자극을 이용한 회전 검사 등이 있다.

한편, 세반고리관 대신 이석기관에 대한 정보를 제공해주는 검사로서 VEMP, 디지털화 주관적 수직감 측정 등이 있다. 위의 검사들은 비생리적 범주에서 전정 기능을 검사하지만, 생리적 범위의 전정안반사를 검사할 수 있는 방법으로 능동적 머리회전검사가 있다. 그리고 평형과 관련된 구심성 및 원심성 신경회로의 이상 여부를 종합적으로 파악할 수 있는 동적 자세 검사가 있다.

전체적으로 현재 임상적으로 많이 사용되고 있는 검사법은 칼로리 검사, 전기안진검사, 회전검사, 동적 자세검사, 능동적 머리회전검사 등이 있다.

16 슬릿 램프

기존 테이블형 슬릿(Slit) 램프에서 진료가 불가능하였던 유아와 움직일 수 없는 환자를 쉽게 진료할 수 있다. 또한 동물병원에서 애완동물검사에도 매우 효과적인 모델이다. 컴팩트한 사이즈로 이동이 간편하며 메탈재질의 헤드와 핸들 및 밝은 LED 라이트로 구성되어 있다(그림 7-59).

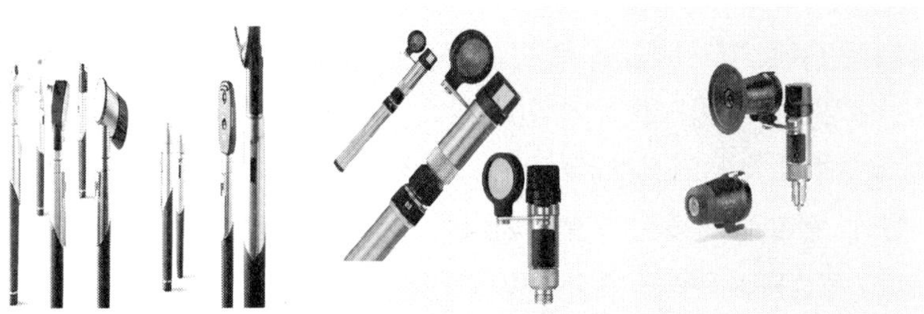

그림 7-59 • 여러 종류의 슬릿램프

(1) 슬릿램프 장치의 개념

슬릿램프, 즉 세극등현미경은 눈의 상태를 관찰하는 장치이다. 틴들현상*의 응용으로, 1911년 스웨덴의 안과의사 A.굴스트란드에 의해 창시되었다. 대부분이 투명한 눈의 조직에 세로로 길고 가는 광속을 비추어서 이루어진 광학적 절단면을 확대하여 눈의 상태를 관찰한다(그림 7-60).

* 틴들현상(tindle effect) : 빛이 개방된 곳이 아닌 제한된 곳을 지날 때 빛의 줄기가 나타나는 현상이다.

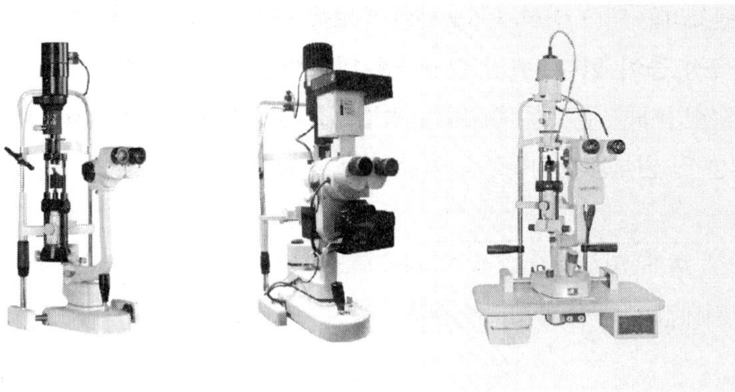

그림 7-60 • 슬릿램프(세극등 현미경)

1) 조명계와 관찰계 구성

조명 광속의 폭과 길이를 변화시키면서 관찰용 현미경과 함께 검사할 눈에 대하여 서로의 각도를 조절하여 눈꺼풀 · 결막 · 각막 · 전방 · 수정체 · 유리체를 검사할 수 있다.

① 부속장치를 사용하면 안저검사까지 가능하다.

② 안압계의 장착은 물론이고 전안부사진촬영, 전방심도, 각막 · 수정체의 두께측정에도 응용된다.

2) 세극등 현미경 역사

1911년 걸스트란드에 의해서 처음으로 만들어져서 초기에는 포크트, 케페, 콘베르그 등이 개량하고, 전후로 리트만, 루비, 골드먼 등에 의해 많은 의견이 나와, 임상, 연구양면에서 형태학적 변화 관찰에 필수불가결한 기기가 되었다.

① 현미경 원리 : 관찰하고자하는 부분을 세극등 으로 부터 나온 가능한 광속으로 잘라(광절편, 슬릿상), 그 광절편의 윤곽을 초점을 맞춰서 명확하게 하고, 다시 쌍안현미경의 초점을 맞춰서 관찰해서, 병변의 존재, 상호관계 등을 알고자 하는 것이다. 배율은 통상 10~40배이다.

이 기계의 이용으로 안검, 결막 등의 전안부, 각막, 전방, 수정체, 초자체 등의 중간투광체 뿐 아니라, 콘택트렌즈의 사용에 의하여, 우각 및 안저상의 상세한 관찰도 가능하다.

② 현미경 검사방법 : 홍채의 병소 섬유질 하나까지도 더욱 사실적으로 육안으로 볼 수 있다.

㉠ 보통 라식검사의 마지막 단계에 이르면 세극등현미경 검사와 정밀안저검사를 한다.

㉡ 세극등현미경 검사는 가늘고 긴 빛(세극광선)을 눈에 비춰 각막, 수정체 등이 잘려진 광학절편을 관찰하는 검사이다.

③ 재확인 방법 : 전방, 홍채, 수정체를 지나 유리체의 앞부분까지 관찰할 수 있다.

㉠ 세극등현미경 검사를 거쳐 정밀안저검사를 실시하여 시신경, 황반부, 망막현관 상태의 이상 유무를 직접 육안으로 살펴보는 검사이다.

㉡ 망막CT 등의 기계검사에서 놓치는 부분이 없는지 살펴보거나, 혹은 망막 CT 등에서 의심된 질환에 대해 재확인한다.

④ 가성근시검사 : 조절 마비제를 투여하여 동공이 커진 상태라 검사가 용이하다.

㉠ 암실에서 동공을 통해 안저에 빛을 쬐어 반사되어 나오는 빛을 검사하는 직상검안경이나, 머리에 쓰고 검사하는 도상검안경과 같은 기구의 작은 구멍에 있는 렌즈를 통해 수 분 동안 들여다보게 된다.

㉡ 안저경을 이용하는 방법 외에도 안저카메라로 동공을 확대하여 사진을 찍는 방법도 있다.

(2) 슬릿램프 검사의 조명법

1) 직접조명

일반적인 조명법으로 관찰하려는 부위에 직접 조명시켜 관찰하는 방법이다. 검사부위로는 수정체관찰, 각막상피 이상 유무, 각막 혼탁, 왜곡 관찰 등이다. 반사각을 사용하여 광원의 빛을 모아 비추는 방식이다. 조명의 효율도 좋고 경제적이지만 눈부심이 일어나기 쉽고 균등한 조도 분포를 얻기 힘들며 강한 그림자가 생긴다는 단점이 있다(그림 7-61).

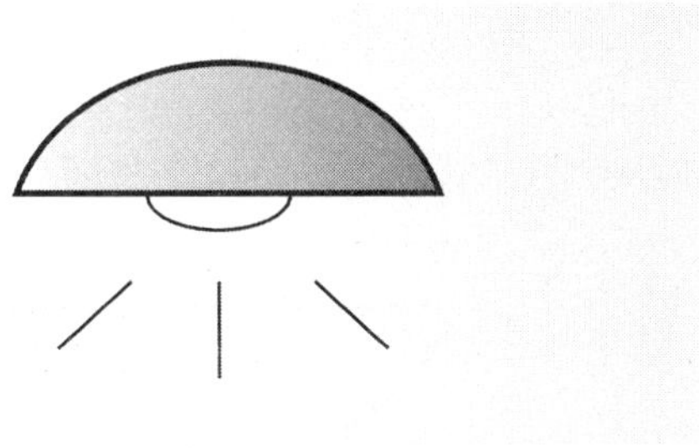

그림 7-61 ◦ 직접조명방식

① 직접조명의 강점 : 빛이 물체에 가려져도 심한 그늘이 생기지 않는다. 비교적 대용량의 전구를 적게 사용하여 조명 효과를 낼 수 있다는 것이다.

㉠ 조각물이나 그림 등 특정한 부분을 강조하기 위해서는 스포트라이트와 같은 직접조명을 사용한다.

㉡ 책상 위의 전기 스탠드나 식탁위의 펜던트에서 사용하는데 이 경우 눈부심이나 그림자를 약하게 하기 위해 다른 조명을 함께 사용하는 것이 좋다.

② 직접조명 사용용도 : 작업면을 비추는 조도 중 직사조도가 확산조도보다 높다. 구체적으로 등기구로부터 발산되는 광속의 90[%] 이상을 직접 작업 면에 투사하는 조명 방식이다.

㉠ 이러한 직접조명(direct illumination)은 공장이나 가정 등에서 많이 사용한다.

㉡ 작업 면에 높은 조도, 즉 조명률이 크므로 동일한 밝기라면 간접조명에 비해 전력의 소비량이 매우 적다.

㉢ 빛이 비쳐지는 이외의 공간과 휘도 차가 심하고, 그림자의 발생 및 작업자의 눈에 피로를 줄 수 있는 단점이 있다.

② 단점보완방법 : 고휘도의 광원을 피하고, 빛이 작업자의 눈에 직접 비춰지지 않도록 하기 위한 조치가 필요하다. 직접조명은 흔히 스팟이라고 하는 특정 작업 면에 빛을 집중시키는 방식과 비교적 넓은 면적에 전체적으로 분배시키는 방식으로 나눌 수 있다.

2) 간접 조명

관찰하려는 부위의 주위를 조명하여 관찰하는 방법이다. 검사부위로는 홍채병리상태 관찰 등이 있다. 광원에서 나온 빛을 천장이나 벽에 부딪혀 확산된 반사광으로 비추는 조명 방식이다.

효율은 떨어지지만 그늘짐이나 눈부심이 없고 조도분포가 균일하여 차분한 분위기를 연출할 수 있다. 등기구에서 나오는 광속의 90~100[%]를 천장이나 벽에 투사하여 여기에서 반사되어 퍼져나오는 광속을 이용한다.

이러한 조명 방식은 방 바닥면을 고르게 비출 수 있고 빛이 물체에 가려도 그늘이 짙게 생기지 않고 빛이 부드러워서 눈부심이 적고 온화한 분위기를 얻을 수 있다(그림 7-62).

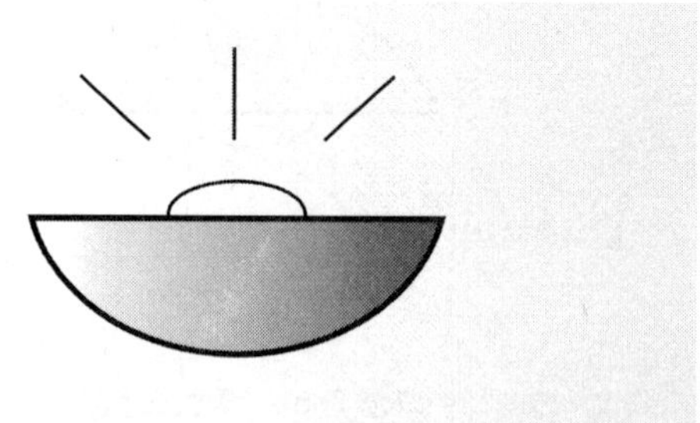

그림 7-62 • 간접조명방식

① 간접조명 사례 : 보통 천장이 낮고 실내가 넓은 곳에 높이감을 주기 위해 사용한다.

㉠ 용량이 큰 전구를 많이 사용하지 않아도 최대한의 조명 효과를 낼 수 있다.

㉡ 단점 : 효율이 나쁘고 천장 색에 따라 조명 빛깔이 변하여 설비비가 많이 들고 보수가 쉽지 않은 점 등을 꼽을 수 있다.

② 간접조명 용도 : 아치 모양의 천장이나 천장 속에 조명기구를 설치하는 건축화 조명에 쓴다.

㉠ 간접조명(indirect illumination)은 작업면에 비추는 조도 중 확산조도가 직사조도보다 높은 경우이다.

㉡ 등기구로부터 발산되는 광속의 90[%] 이상을 벽이나 천장에 투사시켜 그로부터 반사되는 광속을 이용하는 방식이다. 이러한 조명은 병원, 대합실, 회의실, 상업공간 등에 많이 사용된다.

③ 간접조명의 차이 : 빛을 직접 받아 반사시키는 면의 색상이 밝을수록 같은 광원을 사용해도 높은 조도를 얻을 수 있고, 확산성을 높이기 위해서는 그런 면이 광택이 없는 것이 좋다. 직접적인 투사로 인한 눈부심이나 휘도차가 상대적으로 매우 적다.

④ 문제점 : 동일한 조도를 위해서는 직접조명보다 전력 소비량이 매우 많아 경비가 많이 들고, 설치나 보수도 직접조명에 비해 까다롭다. 반면에 눈부심이 적고 전체적으로 균일하고 부드러우며 온화한 빛의 연출이 가능하다.

⑤ 위험요인 : 전기 소모량 대비 높은 조도, 즉 빛의 효율적인 측면에서 당연히 직접조명이 적합하겠으나, 생활수준이 높아지면서 분위기 있는 실내 공간 연출에 대한 욕구나 환경적 요소에 대한 관심도 함께 상승하여 점차 간접조명을 선호하는 경향이 늘고 있다. 특히 대부분의 시간을 누워서 보내는 환자나 영아의 경우 천장에 설치된 고휘도, 고조도의 직접조명을 직접 쳐다보는 것은 매우 위험할 수 있다.

3) 공막분산법

각막 내에서 전반사가 일어나 각막윤부에서 입사한 광선이 반대쪽 각막윤부로 진해하도록 조명하여, 각막부종을 관찰 할 수 있도록 하는 조명법이다. 공막분산법(sclerotic scatter)은 각막부종이란 질환에 따른 검사방법이기도 하다. 각막부종의 경우 우리 눈의 가장 바깥쪽에 위치한 각막이 부은 것을 뜻하는데 공막분산법을 활용하기도 한다(그림 7-63).

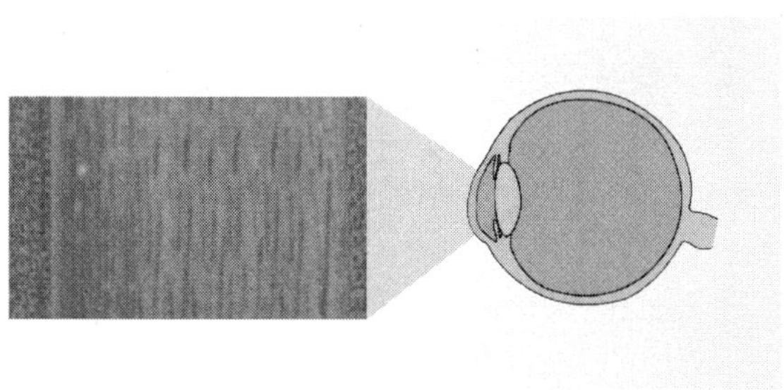

그림 7-63 • 공막분산법 검사

① 공막분산법 장점 : 우선 각막의 경우 5개의 층으로 이루어져있다. 또한, 투명성을 유지하기 위해 균일한 구조와 일정한 수분을 가지고 있다. 각막내피의 경우 각막의 삼투압을 유지시켜주는 기능을 한다. 각막의 수분량이 일정하도록 유지해준다.

② 공막분산법 단점 : 산소부족은 각막상피와 각막내피의 기능에 이상을 준다. 내피기능에 이상이 생기게 될 경우 각막 기질에 수분함량이 많아져 각막 부종이 생기게 된다.

㉠ 각막부종은 주위에서 흔히 일어나는 증상중 하나이다.

㉡ 렌즈를 착용하지 않은 상태에서 숙면 후 아침에 일어나도 약 3~4[%]의 부종은 발생한다. 지극히 자연스러운 일이다. 5[%]미만의 부종의 경우 자각증상이 없고, 일상생활에 불편함은 없다.

㉢ 높은 수준(약 15 [%]이상)의 부종의 경우 흐린 시력과 함께 빛 주위에 띠가 보이는 달무리현상이 나타날 수 있다.

③ 각막부종 원인 : 콘택트렌즈의 과도한 착용으로 눈에 산소공급이 원활하지 못할 경우 흔히 나타난다. 공막분산법으로 각막부종관련이나 안구내외 질환 등을 면밀히 살펴보는 검사를 적절히 활용하면 된다.

4) 역조명

홍채 또는 망막에서 반사되어 나오는 빛을 이용하여 검사하는 방법이다. 검사부위로는 매체혼탁, 부종, 이물질, 상피 손상, 수정체, 초자체, 홍채 등이 있다. 역조명(retro illumination) 관련 장비는 무엇보다도 전자동 굴절검사기로서 인체공학적 디자인과 사용자 친화적 설계로 되어있다. 이런 과정으로 역조명을 이용하여 백내장이나 초자체 혼탁 등의 안과 질환 유무를 진단하는데 유용하다(그림 7-64).

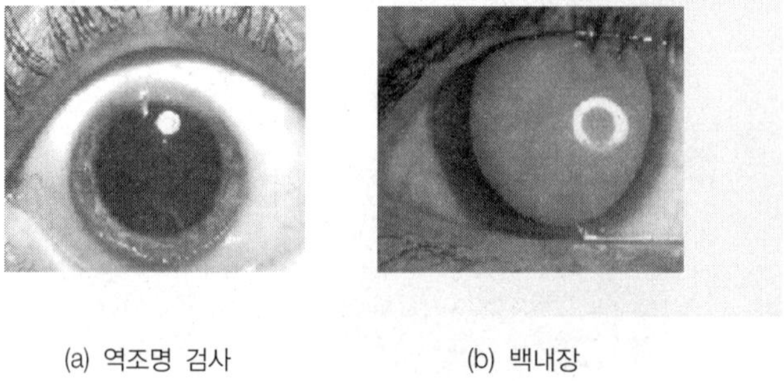

(a) 역조명 검사 (b) 백내장

그림 7-64 ◦ 역조명 검사와 백내장

① 역조명반사의 위험성 : 착용중인 콘택트렌즈의 오염이나 스트레스 수치도 레트로 일루미네이션 모드를 이용하여 선명하게 확인 할 수 있는 작업도 역조명 방법으로 이용할 수 있다.

만약에 검영기가 없을 경우는 자동굴절력검사 기계의 기능 중, 역조명을 이용하여 쐐기 모양이 보이는지 확인 후, 시력 검사를 하여 백내장의 유무와 백내장의 정도를 대략 알 수 있다.

② 백내장 증상 : 초기 백내장 때에는 시력감소도 심하지 않고 동공부가 투명하여 산동 시키지 않으면 발견되지 않는 수가 많다.

㉠ 진행되면서 수정체 피질이 수분을 더욱 흡수하면 수정체 용적이 커지고 시력감소, 단안복시의 증상이 나타나며 이를 팽대백내장이라 한다.

㉡ 더욱 심해져 피질이 모두 혼탁하게 되면 육안으로도 동공이 희게 보이는데 이를 성숙백내장이라 한다. 이럴 때 시력은 매우 불량하고 불완전하다.

㉢ 수정체는 수분을 상실하여 다시 정상 용적으로 복귀한다.

③ 백내장 발병징후 : 성숙 백내장을 수술하지 않고 오랫동안 방치 하면 혼탁하게 된 수정체 피질이 분해, 액화되어 죽과 같이 되고 그 속에 결정성분이 관찰되기도 하는데 이를 과숙백내장이라 한다. 액화된 피질 속에 갈색의 수정체 핵이 가라앉아 있는 경우가 있는데 이를 모르가니백내장이라 한다.

5) 경면 반사

광선이 매끄러운 면에 부딪쳐서 반사하는 경우는 입사광의 방향과 입사면은 반사광의 방향과 반사면에 일치하고 입사각과 반사각은 동일하다. 검사부위는 각막 내피 등이 있다. 거울 반사 즉, 일종의 전자파, 음파, 수면파 따위가 반사하여 반사 파동이 정해진 방향으로 진행하는 일이다.

거울을 통해 사물을 보는 경우로 반사면에 있어서 광선의 성질에 거의 변화를 주지 않는 경면 반사(mirror reflection)로 반사율이 100[%]인 빛의 반사로 볼 수 있다.

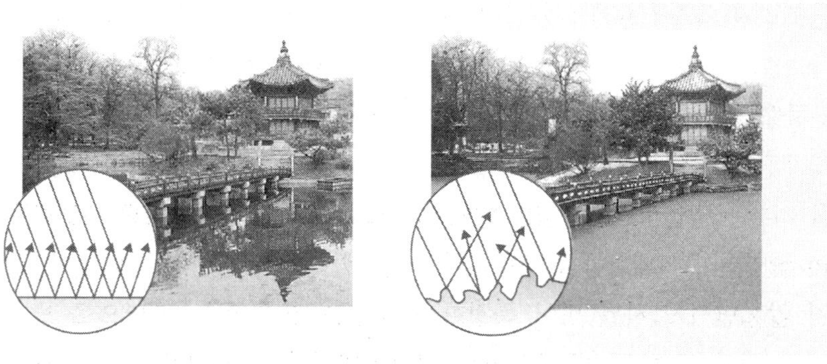

(a) 경면반사(정반사) (b) 난반사

그림 7-65 ◦ 경면반사의 굴절도와 난반사의 굴절도

빛이 광학적으로 굴절률이 큰 물질에서 굴절률이 작은 물질로 입사할 때, 입사각이 어느 특정 각도(임계각) 이상이면 그 경계면에서 빛이 전부 반사되어 버리고 굴절 광선은 존재하지 않는다(그림 7-65).

① 경면반사의 특징 : 광선이 2개의 매질 경계면에 접근하면 일부 빛은 반사되고, 나머지 빛은 굴절되어 다음 매질로 진입한다. 이때 다음 매질에 진입한 빛이 없으며 입사광선과 반사광선이 동일 평면 내에 있어, 입사각과 반사각이 동등할 때, 이를 경면반사라 한다.

② 반사의 원리 : 구슬이나 금속성 재질 위에서는 눈의 위치에 따라 하이라이트 부분도 이동한다. 입사광과 반사광의 각도가 같기 때문이다. 경면광의 경우 표면이 반질반질한 부분에서는 거울처럼 반사되는, 즉 하이라이트라고 한다.

6) 확산조명

발산광선을 사용하여 광선의 폭을 넓게 만들고, 경사진 방향으로 안구에 조명시켜 가능한 넓은 부위를 조명한다. 검사부위는 외부 전방 체절 등이 있다. 빛은 입사각이 직각에 가까울수록 밝으며 직각에서 멀어질수록 어두워진다. 즉, 구에 빛을 비추면 정면으로 빛을 받는 부분은 밝지만 뒷부분은 어두워진다(그림 7-66).

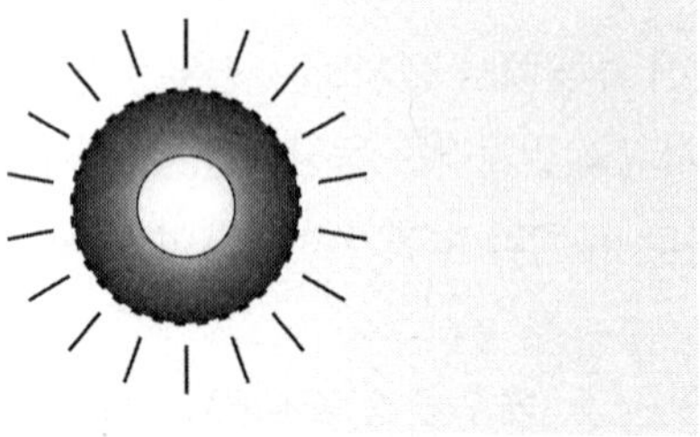

그림 7-66 • 확산조명

① 확산조명의 특징 : 손전등을 잡고 바닥에 정면으로 비추었을 때와 비스듬히 비추어 볼 때, 손전등을 정면으로 비추면 그 전등의 입구에 맞게 또렷한 빛이 비추어진다. 하지만 손전등을 비스듬히 기울이면 비치는 면적도 넓어지고 빛도 약해진다.

② 조명재질과 지향성 : 확산 조명(diffuse illumination)은 반투명한 재질의 글러브를 통해 빛을 비추는 방법도 있고 넓은 영역에서 골고루 빛이 방사되도록 조절하는 방식도 있다. 미리 작업면이나 대상물을 조명하려고 할 때 특정한 방향에서의 빛이 두드러지게 입사하지 않으면서 조사된 빛이 특정한 지향성을 갖지 않는 조명으로 보여질 수 있다.

③ 탄젠트 검사 : 전방깊이를 측정하는 검사방법이다. 흔히 마독스 봉 검사법이라고 한다.

㉠ 탄젠트 검사방법은 시력검사에 필요한 탄젠트 자를 간단히 손수 제작해서 사용할 수 있

어 안구상태에 의한 시력검사에 좋은 방법이다.

㉡ 검사자 대상들의 경우 사위, 간헐성사시나 마비성사시 등이 검사 대상에 포함된다. 검사할 때 사위의 자각적 프리즘도를 측정한다(그림 7-67).

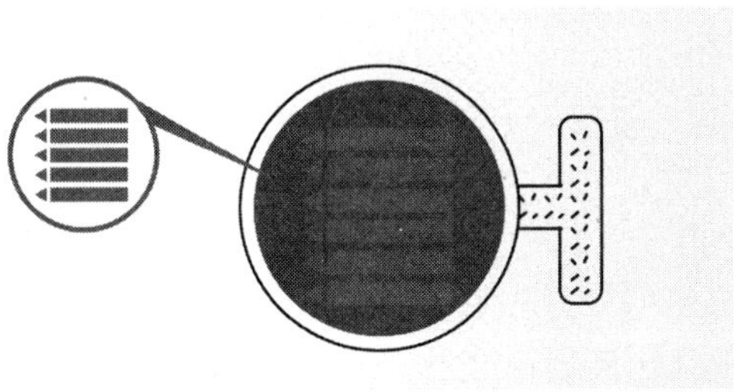

그림 7-67 ● 탄젠트 검사

④ 진동 조명 : 전방수의 혼탁정도를 측정하는 기기이다. 초음파 진동을 일으키는 튜브 기구를 수정체에 삽입하여 수정체를 파괴하고 그 파편을 빨아내어 백내장을 제거하는 기술의 형태이다. 수정체 유화시술방식으로 진동조명을 활용하여 시술을 하는 경우도 있다.

제 8 장

치과 관련 의료기기

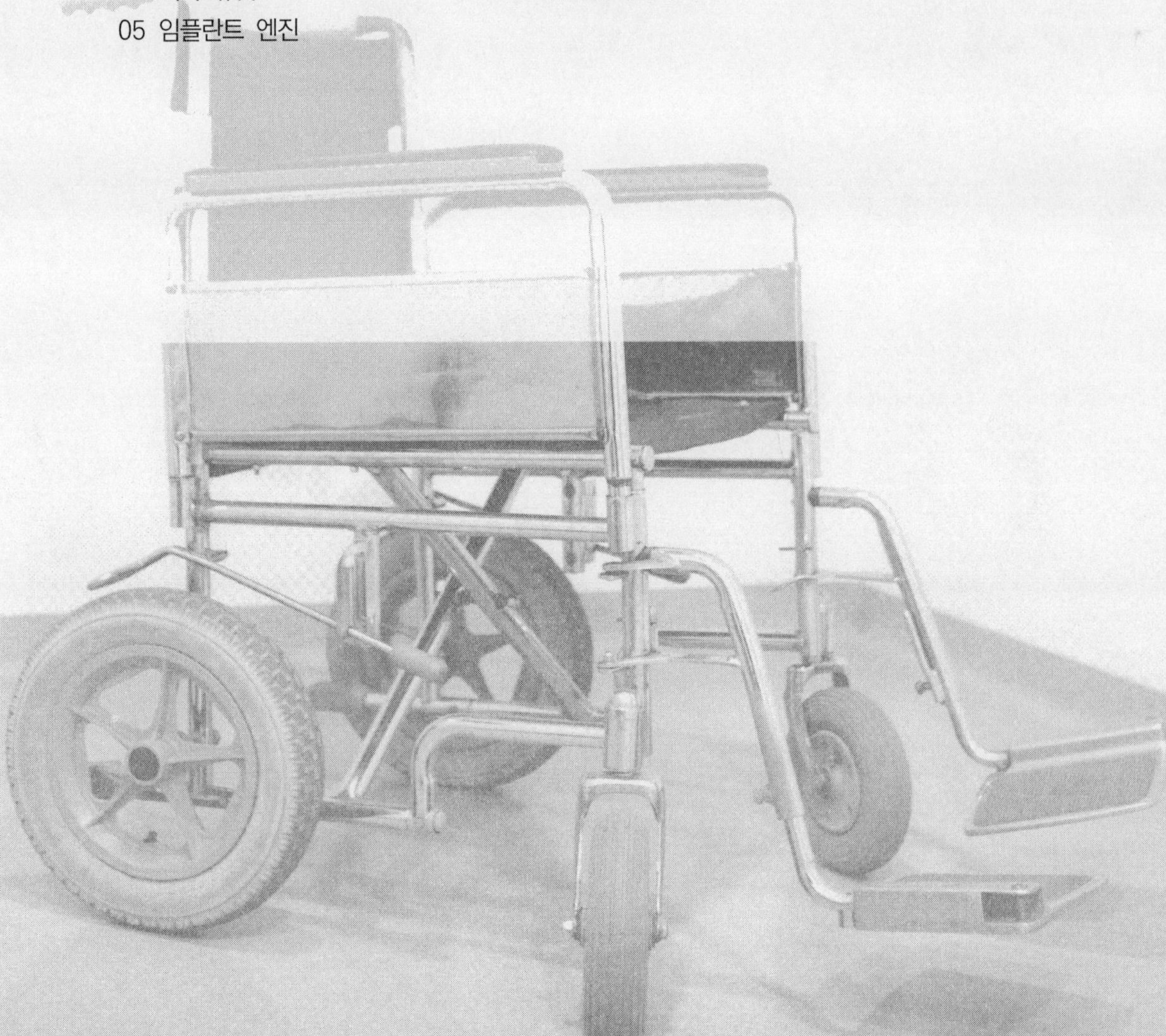

01 물방울 레이저

1. 물방울 레이저

직접적으로 레이저를 환부에 조사하는 방식이 아니라, 레이저 에너지를 세포외부로부터 공급되는 물방울에 2780[mm] 레이저포톤을 작용시키고, 이 레이저 에너지를 받은 물분자가 순간 가속되어 기존의 드릴 대신 물방울레이저(waterlase Laser)로 무마취로 아픔 없이 다양한 질환을 치료할 수 있게 해주는 획기적인 기술이다(그림 8-1).

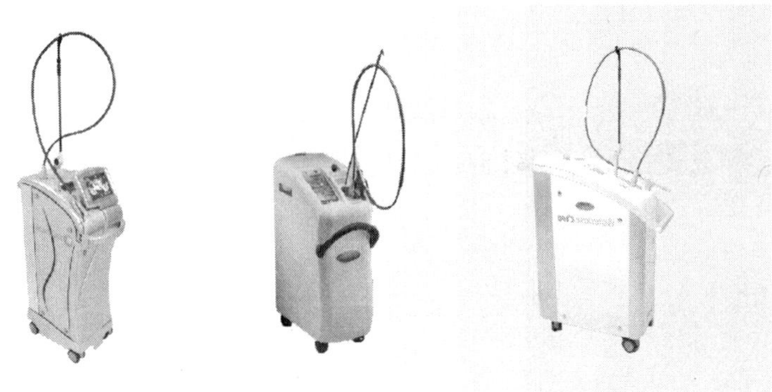

그림 8-1 • 물방울 레이저

2. 물방울 레이저 시술의 장점

① 치과에 대한 두려움이 있는 환자나 마취제에 과민한 환자, 특히 임산부나 당뇨, 고혈압, 심장질환 등이 있는 환자들의 경우에도 안심하고 치과치료를 받을 수 있다.

② 시술 시 출혈이 거의 없어 수술시야가 확보된다.

③ 물방울레이저 자체 박테리아 살균 효과로 인해 치료 후 이차감염의 위험을 피할 수 있으며 그에 따른 치유효과도 탁월해 훨씬 빠르고 좋은 치료 결과를 얻을 수 있다.

④ 시술 후 바로 정상이식 및 구강활동이 가능하여 시술 후 일상생활을 영위하는데 전혀 불편함이 없다.

⑤ 임플란트 수술 시에도 최소마취 수술이 가능하며 물방울레이저의 탁월한 골유착력으로 인해 임플란트 성공률이 높다(그림 8-2).

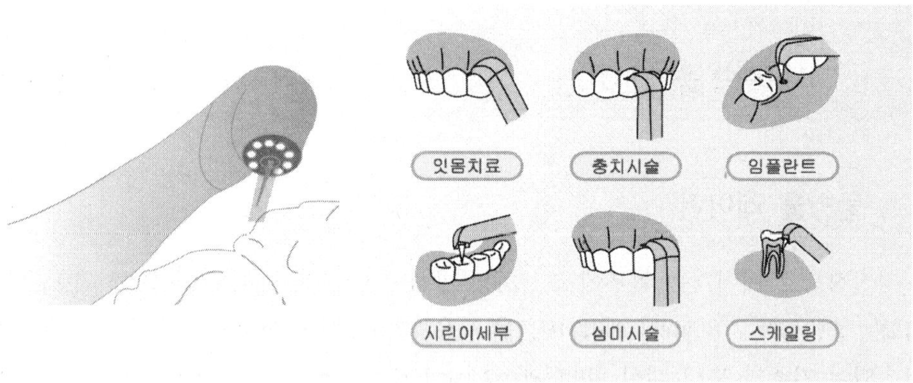

그림 8-2 ◦ 물방울 레이저 시술 장면 및 각 부위 활용

02 치과보조기기

1. 광중합기

광중합기(치과 생체접합소재용 광경화기)는 빛의 조사에 의해서 일어나는 중합반응으로써 고분자 화합물 구조에서 반복단위의 기초가 되는 비교적 분자량이 작은 화합물(단위체)에 빛을 조사하면 단위체가 빛을 흡수·활성화되어 연쇄적으로 중합반응이 일어나는 것이다.

① 일반적으로 사용하고 있는 할로겐 광중합기(halogen curing light)에 의한 복합레진의 중합에 필요한 시간은 40초가 일반적이다. 이는 400[mW/cm^2] 이상의 광도를 전제한 것이며 만일 600[mW/cm^2] 이상의 광도를 갖는 경우에는 20초 정도이면 충분한 것으로 알려져 있다. 그 이상의 고광도 광중합은 급속한 중합이 가능한 반면 상기한 바와 같이 몇 가지 문제를 야기할 수 있어 주의가 요구된다.

② 임상적으로 고광도의 광중합은 간접수복물의 접착 또는 사무실 전원 표백(office power bleaching)에 이용될 수 있다.

③ 현재 가장 널리 이용되고 있는 할로겐 광중합기는 과거에 비하여 상당히 개선되어 광도 및 중합모드를 조절할 수 있기 때문에 가격과 실용성에 있어서 유용한 것으로 인정받고 있다. LED 광중합기는 파장의 스펙트럼이 좁아 효과적인 중합이 가능하고 향후 기술적 보완을 통하여 개선의 가능성이 크기 때문에 치과용 광중합기의 새로운 경향을 만들어 갈 것으로 사료된다(그림 8-3).

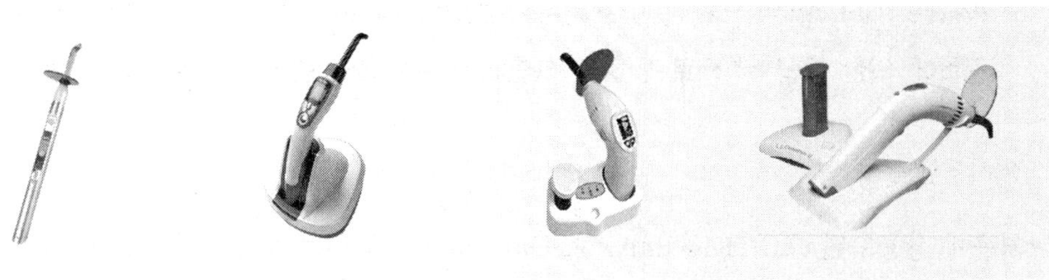

그림 8-3 • 광중합기

광중합기의 종류에는 할로겐 광중합기, 플라즈마 광중합기, LED 광중합기, 아르곤 광중합기, 임플란트 골융합 촉진기 등이 있다.

(1) 할로겐 광중합기

할로겐 광중합기(halogen curing light)는 비교적 저렴하고 가장 많이 사용되고 있는 광중합기로서 필라멘트의 전기저항에 의한 할로겐램프를 이용하여 빛을 발산한다.

① 빛의 파장은 390~520[nm]이며 광도는 300~1200[mW/cm^2] 정도를 나타낸다. 복합레진의 각 층당 중합에 20~40초가 소요된다.

② 투입되는 에너지가 빛에너지로 전환되는 정도인 에너지 전환효율 ECE(Energy Conversion Efficiency)는 1[%] 내외이기 때문에 상당한 열이 발생하여 냉각팬이 부착되어있다. 대체로 CEO(Continuous Energy Output) mode를 갖으며 일부의 광중합기는 REO(Ramped Energy Output) mode(Kreativ Kuring Light, Optilux 501)에 의하여 광도가 시간에 따라 자동적으로 변화된다.

(2) 플라즈마 광중합기

플라즈마 광중합기(PCL : Plasma Curing Light)는 Xenon 가스 내에서 두 전극의 스파크(spark)에 의한 빛을 이용한다. 발광 스펙트럼이 비교적 좁은(440~490[nm]) 1300-2000[mW/cm2]의 고광도 빛을 발산할 수 있어 복합레진의 각 층당 1~3초에 중합이 가능하다.

① 할로겐램프에 비하여 대단히 비싸고(약 5,000[$]) ECE가 1[%]에 훨씬 못 미친다. 발광기전에 따른 약 2,700[℃]의 고열이 발생하여 특수한 냉각장치가 요구된다. 고광도로 인한 빠른 중합이 가능하지만 광섬유 팁(fiber optic tip)으로부터 전해지는 열이 상당하다.

② 광중합기에 의한 치수온도의 변화측정 실험에 의하면 잔존치질을 0.5[mm] 남기고 1[mm] 두께의 글라스아이오노머 시멘트를 이장한 후, 5초간의 광조사에도 불구하고 치수를 변성시킬 수 있는 약 5.5[℃] 이상의 치수온도 상승이 확인되었다(Arc Light II,

Power Pac). 많은 논란이 있으나 플라즈마(plasma) 중합기에서 또 다른 문제점은 급속한 중합에 의한 중합수축으로 인하여 복합레진 수복물의 변연에서 누출이 발생하는 것이다.

(3) LED 광중합기

최근에 상용화된 LED(Light Emitting Diodes) 광중합기는 반도체를 이용하여 빛을 생성한다. 제품에 따라 7~19개의 LED를 가지며 이에 따라 다양한 광도차를 보이고 복합레진의 각 층당 3~40초의 중합시간이 요구된다. ECE가 10[%] 내외로 다른 형태의 광중합기에 비하여 상당히 효율성을 가지며 열 발생이 적어(약 56[℃]) 냉각이 필요 없다.

① 현재의 LED 광도는 여타의 광중합기에 비하여 높지는 않으나 발광 스펙트럼이 440~490[nm]로 비교적 좁고 유효파장의 최대치가 CQ(Camphor Quinone)의 흡수파장과 거의 일치하여 효과적인 중합이 가능하다. 필터가 필요 없으며 시간경과에 따른 광도의 저하가 없고 수명이 길다.

② 대부분의 LED는 코드가 없어 이동이 편리하고 할로겐램프에 비하여 넓은 부위의 조사가 가능하다. 이러한 장점으로 인하여 향후 개발의 가능성이 크기 때문에 미래의 광중합기로서 위치를 점할 것으로 기대된다.

(4) 아르곤 광중합기

아르곤 광중합기(Argon Laser)는 복합레진의 심도 있는 광중합을 위하여 개발되었고 대부분의 Argon Laser는 CEO 형태의 발광모드를 갖는다. 여타의 광중합기에 비하여 고가(약10,000[$]) 임에 불구하고 그 효용성이 크지 않아 점차 이용이 감소되는 추세에 있다.

(5) 임플란트 골융합 촉진기

뼈가 부실하면 임플란트를 하는데 어려움이 있어 부족한 골을 보강하기 위해 골이식재를 이식한다. 골 이식 시 '얼마나 건강하게 재생되었느냐'의 문제가 있는데 촉진기를 이용하여 최대한 빨리 재생 되도록 도움을 주는 기기이다.

① 기존의 임플란트 수술은 수술 후에 신생 골이 생겨서 임플란트가 뼈와 붙는 기간 동안(3~6개월)을 기다리는 것 이외에는 방법이 없었는데 임플란트 골융합 촉진기는 임플란트 수술 후 뼈와 임플란트가 굳기를 기다리는 시간동안 잇몸 뼈의 골 생성을 도와 줄 뿐만 아니라 골 유착까지 강화하여 임플란트가 잇몸뼈에 굳는 속도를 빠르게 해준다(그림 8-4).

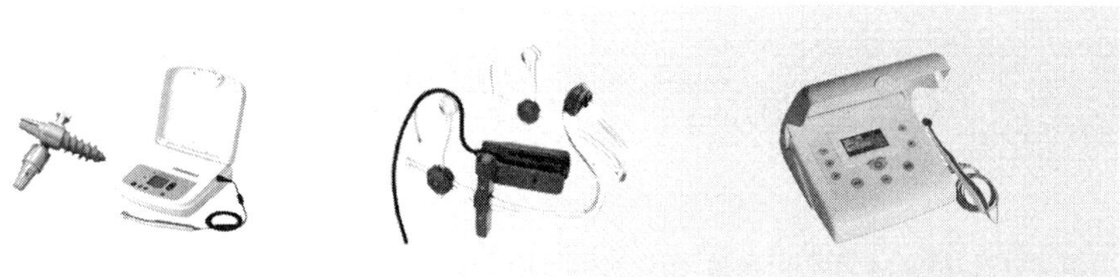

그림 8-4 • 임플란트 골융합 촉진기

② 임플란트 수술 후 임플란트 골융합 촉진기 치료를 병행하면서 4주가량 치료하면 병행 치료하지 않은 12주의 골밀도와 비슷한 효과를 볼 수 있다. 그러므로 치료기간의 단축은 물론 임플란트가 더 단단하게 유지되게 해준다.

2. 치과용 기기 UV 소독기

자외선의 소독작용은 주된 파장이 253.7[nm]인 자외선을 미생물에 조사하여 미생물의 DNA를 파괴함으로써 호흡활성과 증식작용을 막는 방법으로 세균 또는 미생물을 살균한다(그림 8-5).

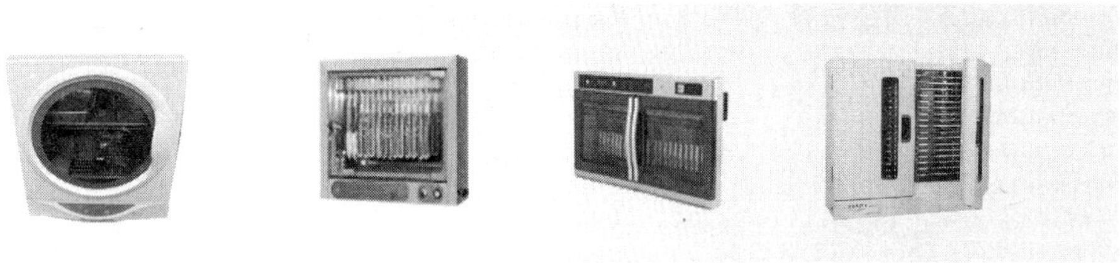

그림 8-5 • 치과용 기기 UV 소독기

치과라는 곳은 다양한 치주질환으로 인하여 많은 환자들이 찾는 곳이므로 철저한 위생이 필수이다.

다른 치과용 유닛 한곳에서 치료를 하더라도 치과의 특성상 옆의 치과용 유닛에 치료용 도구가 거치되어 있게 되면 환자의 타액과 혈흔이 핸드피스 사용 시 최대 2[m]까지 비산하여 공기 중에 날릴 수가 있기 때문에 반드시 보관 및 소독이 필요한데 이를 보완하기 위하여 UV 소독기를 사용한다.

03 오토클레이브

고온·고압 하에서 화학반응을 일으키게 하기 위한 내열·내압 용기. 살균·추출 등의 용도로 사용된다. 가스 누출이나 폭발의 위험이 있으므로 사용할 때는 충분한 주의가 필요하다.

1. 오토클레이브

보통 200~500[℃], 100~1000[atm](기압단위) 정도의 조건에서 사용되며, 강철제 원통형으로 바닥을 둥글게 만든 것이 사용된다. 덮개와 용기 본체 사이에는 구리로 만든 패킹을 끼우고 볼트로 죄어 고정시킨다.

① 압력계와 안전밸브를 설치하며, 압력 측정은 방호벽 바깥쪽에서 관측할 수 있도록 한다.

② 비교적 저온·저압에서 사용되는 것에는 단순히 덮개(나사식)와 용기만으로 된 것도 있다. 또 반응물에 따라 내부를 니켈·은·백금 등으로 내장하기도 한다.

③ 정지시킨 채로 또는 본체를 진탕·회전시키며 사용하는 등 목적에 따라 여러 가지 종류가 있다. 미생물학 등에서 사용되는 가압살균기는 120[℃]정도의 포화수증기압 하에서 이용된다(그림 8-6).

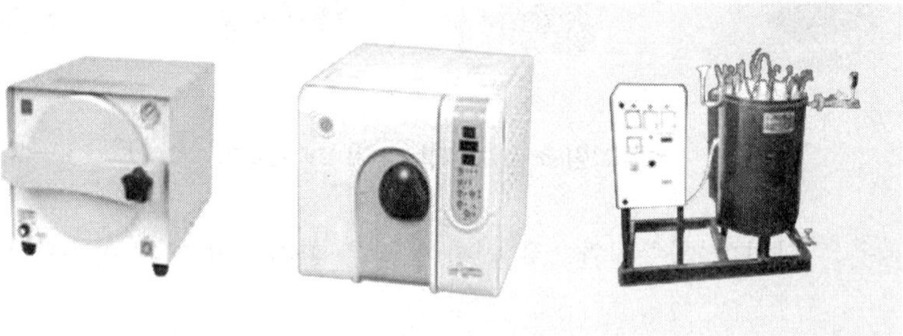

그림 8-6 • 오토클레이브(auto clave)

2. 오토클레이브의 동작원리

증발기에 적용된 작동원리는 진공에서의 증발과 열펌프연동에 있다. 진공 오토클레이브는 내 생성물이 저온(25/350[℃])에서 기화하는 증발조와 응축조로 이루어져 있다.

① 열펌프 순환은 열교환기 내에 약 600[℃]의 냉매가스를 채워 넣어, 결과적으로 액체를 끓여 증발시키는 전기 압축기에 의해 운행된다.

② 열교환기에서 나오는 가스는 보조냉각기와 팽창밸브를 통과하여 응축조 코일내로 순환된다. 이 과정에서 코일 내의 가스는 열을 흡수하여 응축조 내로 유입되는 증기를 가능한 만큼 응축시킨다.
③ 응축된 증기는 응축조 바닥에 모아진 후 펌프에 의해 배출되어 저장탱크내로 축적된다.
④ 오토클레이브 내 잔류 슬러지(침전물)는 펌프에 의해 자동적으로 흡입되거나, 일정 요구농도가 되었을 때 수동으로 제거된다.

04 치과 유닛

1. 치과 유닛

치과치료를 위해 사용하기 쉽게 모아놓은 것이다. 체어는 크게 테이블, 어시스트, 체어, 풋 컨트롤로 구성되어 있다(그림 8-7).

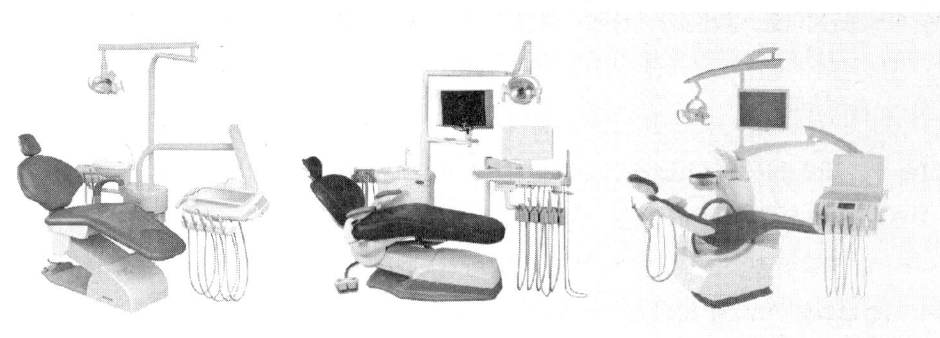

그림 8-7 ▪ 치과 유닛

① 테이블 : 핸드피스, 오일제거 장치 등으로 구성된다.
② 어시스트 : 보조 테이블로 회전이 자유롭고 다용도 트레이를 장착하여 수납공간을 극대화하며, 수온조절 기능과 석션 튜브 등이 부착되어 있다.
③ 체어 : 인체공학적으로 설계되어 환자의 밀림을 방지하고 장시간 진료 시에도 환자에게 편안함과 안락함을 제공하도록 설계한다.
④ 풋 컨트롤 : 기본적인 체어 작동 포지션과 메모리 포지션을 조작하는 페달(Pedal)형식의 레버이다.

2. 치과 유닛의 구성

치과 유닛(dental unit)은 초음파 스케일러, 저속 핸드피스, 고속 핸드피스, 광중합기로 구성되어 있다.

(1) 초음파 스케일러

초음파를 이용하여 치아에 단단하게 붙은 치석을 떼어 내는 기구가 있고 손으로 긁어내는 기구도 있다.

① 초음파 스케일러(ultraasonic scaler)는 주로 밖으로 보이는 치석을 제거하는 용도로 사용되고 손으로 치석을 긁어내는 매뉴얼 스케일러는 치구(치아와 잇몸 사이 고랑)에 끼인 치석을 제거하는데 사용된다.

② 초음파 스케일러는 열이 많이 나서 치아를 고정시키는 치주인대나 잇몸 등의 주위 조직에 화상을 입힐 수 있기 때문에 시술 시 주의하여야 한다.

(2) 저속 핸드피스

저속 핸드피스(low speed handpiece)는 회전속도가 느린 기구로 폴리싱 컵이 달려있으며 낮은 속도로 치아를 갈아내고 다듬을 때 사용되고 치아연마나 코팅제 마무리에도 사용된다.

(3) 고속 핸드피스

고속 핸드피스(high speed handpiece)는 저속 핸드피스와는 다르게 회전속도가 빨라 치아를 자르거나 깊이 갈아낼 때 주로 사용된다.

사용 시 열량이 많이 발생되어 증류수가 발사되어 냉각시킬 수 있고, 작은 LED등이 달려있어 시술부위를 환하게 비춰줄 수 있다.

(4) 광중합기

치과 재료 중 상당수가 빛에 반응하여 단단하게 굳게 되는데 이를 굳히기 위하여 이 기구를 사용해 레진들을 굳힌다.

05 임플란트 엔진

1. 구성상의 특징

임플란트 엔진 본체에 컨트롤 장치를 구성함에 있어서, **구동모터를 제어하는 드라이버 구동부에 설정전압과 설정전류에 의해 구동모터가 회전**하게 된다.

① 설정버튼부의 기능입력 설정버튼으로 구동모터의 회전속도를 조절할 수 있는 속도 조절키와 회전토크를 조절할 수 있는 **토크조절키, 프로그램 선택키** 등을 설정버튼부에 구성되어 있다.

② 프로그램된 조건으로 작업을 하거나 또는 설정버튼부의 키를 통하여 상황에 따라 임의의 설정된 속도와 토크 등으로 작업을 가능하게 함을 특징으로 한다(그림 8-8).

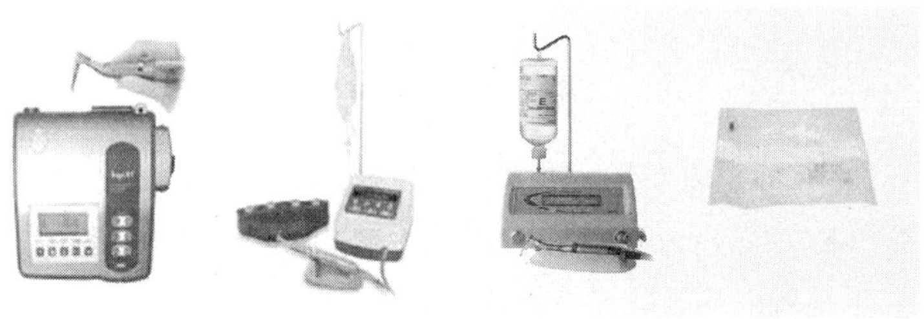

그림 8-8 • 임플란트 엔진

2. 임플란트 엔진 내구성과 최대 토크

① 임플란트 엔진의 생명은 토크에 달려있다.

② 자동차의 토크 등에 사용하며 내구성을 보장받기 위해서는 관리가 쉬워야 한다.

㉠ **내부주수 여부를 확인한다** : **넓은 드릴**(wide drill), **긴 드릴**(long drill) 사용 시 외부주수만으로는 한계가 있으므로 골 치유에서 불리하다. 과거 **넓은 직경**(wide diameter)의 **픽스쳐의 실패율이 높았던 이유는 대개 냉각부족**이다. 최근 짧지만 넓은 직경의 드릴을 사용하는 경우가 늘어나고 있다. 직경이 넓어질수록 사용 시 열 발생이 많아진다. 주수 방법이 많다는 것은 장점이지 단점은 아니며, 경우에 따라 **2중 주수 , 3중 주수**도 가능한 **핸드피스**도 있다. 요새는 **일반 하이스피드 핸드피스**의 경우 **1[hole]에서 최근 4hole까지 발전**하였다.

㉡ **광 섬유 여부** : 수술 시 **광섬유**(fiber optic)는 아주 큰 장점이지만, **가압멸균처리기 광케이블의 열화로 수명이 한정**되어 있다.

06 전산화 단층영상촬영

치과전용 CT(dental CT)는 치과용 전산화 단층촬영장비의 가장 기본적인 원리인 Cone Beam을 이용한다는 것인데 이런 이유로 Cone Beam, 즉 CT라고 한다(그림 8-9).

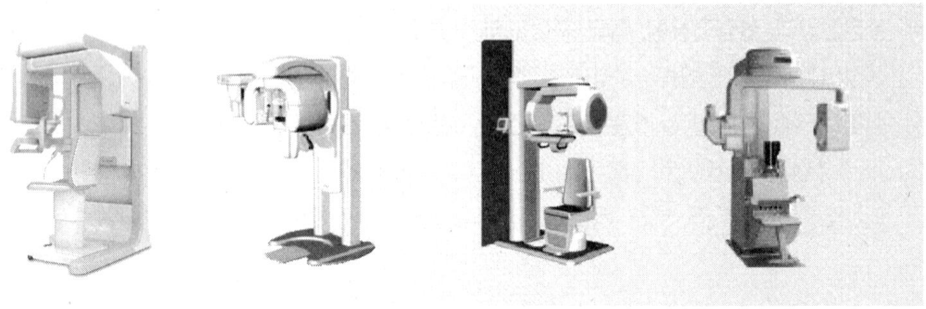

그림 8-9 ◦ 치과전용 CT

① 일반적인 CT촬영에 이용되는 선형 빔(fan beam)은 한 번의 회전으로 한 단면을 얻는 것이 특징이나 Cone Beam은 한 번의 회전으로 입체적인 상을 얻는 것이 가장 큰 특징이다. 즉, 일반 의료용 전산화 단층촬영장치는 부채꼴 모양의 얇은 Slit Beam을 원하는 단면에 조사하고 이를 통과한 X-선을 검출기에서 전기적인 신호로 전환하며 관구가 한 바퀴 회전하면서 한 단면을 얻는다.

② Cone Beam CT는 원추형의 X-선을 조사하여 관구가 한 번 회전하면서 전체적인 상을 얻는다. 따라서 일반 의료용 전산화 단층촬영장치는 입체적인 상을 얻기 위해서는 여러 단면을 다수의 회전으로 획득한 후 다시 쌓아 올려서 3차원으로 재구성해야 하는 데 비하여 Cone Beam CT는 입체적인 상을 바로 획득하기 때문에 보다 쉽게 3차원 영상으로 보여주므로, 치아 뿌리 끝에 생기는 염증이나 물주머니의 모양, 크기, 위치를 정확하게 볼 수 있다.

③ 넘어지거나, 싸우거나 교통사고로 인하여 얼굴 및 눈 주위, 턱 등이 다쳤을 경우에도 얼굴뼈의 모습을 생생하게 3차원으로 재현함으로써, 골절이 일어난 위치, 뼈가 어느 정도 어긋났는지, 어느 방향으로 틀어졌는지 등을 고선명 3차원 및 단면 영상으로 생생하게 나타내준다. 그러므로 수술 전 치과용 CT촬영을 이용함으로써 더욱 정교한 구강외과 수술이 가능해졌으며 수술 후에도 원래 자신의 모습을 그대로 회복 유지할 수 있다.

④ 콘빔 치과용 CT는 상상할 수 없을 정도의 고해상도로 치아, 위아래 턱, 턱관절, 안면부,

눈 주위의 진단영상을 여러 각도에서 관찰할 수 있도록 촬영한다.

⑤ 임플란트 및 안면 외상뿐만 아니라 대부분의 치과 질환을 훨씬 정확하게 진단하는 것은 물론 치료 중 또는 치료 후의 상태를 여러 각도에서 세밀한 영상으로 평가함으로써 이제까지보다 훨씬 더 정확한 진단으로 치료 수준을 향상시키고 지역사회 치과진료의 질을 한 단계 더 업그레이드하고 있다.

㉠ 장점 : 일반 CT보다 해상도가 좋고, X-선의 노출량도 매우 적으며 선상오류가 적다.

㉡ 단점 : 일반 CT에 비하여 촬영범위가 좁고, 노출량이 적기 때문에 상대적으로 조직의 대조도가 떨어져서 연조직에 대한 평가는 어려움이 있다.

07 치과치료용 레이저기

치과용 광원으로는 LED 광원, 가시광 레이저 또는 CO2 레이저 등이 사용되고 있고 치과용 시술에도 사용되고 있으며 심미용으로도 활용되고 있다(그림 8-10).

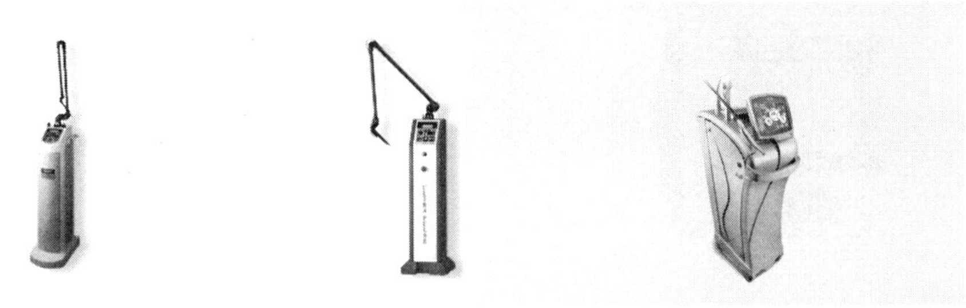

그림 8-10 • 치과치료용 레이저기

① 수술방법이 간단하고 짧아 다른 기기에 비해 신속, 안전하고 정확한 치료를 할 수 있으면서, 환자가 시술을 받을 시에 주위조직의 손상이 적고 통증이 기존 수술보다 매우 적고 무혈수술이 가능하다. 수술 후 부종의 위험이 적고 시술 후 회복기간이 빠르다. 최근 들어 주요한 진료의 보조수단으로 자리 잡고 있다.

② 치과 치료용 레이저기의 원리는 레이저가 가진 고유적인 파장으로 환부를 자극하여 혈액 순환을 원활하게 하며 이는 치료를 촉진 시키는 기능도 하면서 다른 조직에 환부 내 유해 세균을 죽일 수 있다. 치주 질환이나 신경 근관 내 정해진 파장대로 화학적인 약품처리가 아닌 파장으로 세균의 활동력을 감소시키거나 사라지게 하는 소독기능을 한다.

③ 레이저가 가진 고유적인 파장으로 환부를 자극하여 혈액 순환을 원활하게 해주며 이는 치료를 촉진 시키는 기능을 한다. 또한 다른 조직에 최소한의 해를 미치면서 환부 내 유해 세균을 죽일 수 있다.
또한 치주 질환이나 신경 근관 내 화학적인 약품처리가 아닌 레이저의 고유의 기기적인 특성으로 인하여 세균의 활동력을 감소시키거나 사라지게 하는 소독기능을 한다.

08 치과전용 X-선

치과전용 X-선(Dental X-ray)은 환자의 방사선 노출선량을 감소시키기 위해서 고감광도의 필름을 사용하여야 하며 방사선 조사자는 환자의 피부 면에서 직경이 7[cm]를 초과해서는 안 된다. 또한 환자의 생식선에 대한 방사선 노출선량의 경감을 위해서 납 방어복을 착용하여야 한다(그림 8-11).

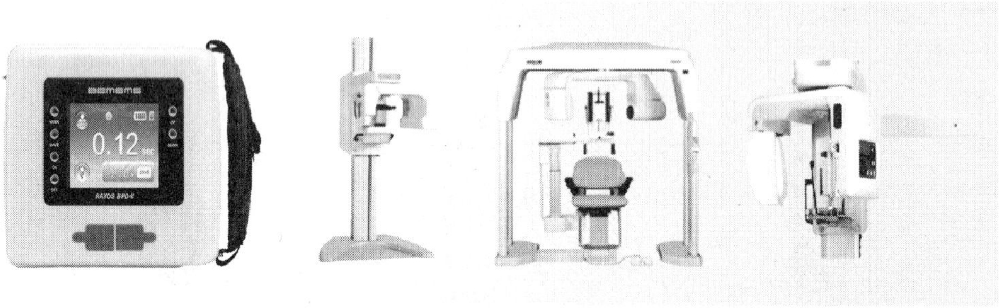

그림 8-11 ∙ 치과전용 X-선

① 입체적인 피사체가 평면적으로 표현되는 방사선 사진에서는 상의 크기와 형태가 피사체의 각도와 방사선 방향에 의해서 왜곡되는데 이런 왜곡을 피하기 위해 초점, 피사체, 필름 간의 위치관계와 초점의 크기 등에 따른 기하학적 원리를 적용하여야 한다.
② 방사선원은 가능한 작아야 하고, 방사선원과 피사체 간의 거리는 가능한 멀어야 한다. 그리고 피사체와 필름 간의 거리는 가능한 짧아야 하고, 피사체와 필름은 가능한 평행이 되어야 하며, 중심선은 피사체와 필름에 대해 가능한 수직으로 조사되어야 하는데 이때 필름을 구강 내에 적절하게 위치시키기 위한 필름 유지기구가 필요하다.
③ 치과용 필름은 크게 구강 내 필름(Intraoral X-ray film)과 구강 외 필름(Extraoral X-ray film)으로 구분할 수 있고, 다시 세분하면 구강 내 필름에는 표준필름(Standard film), 교

익필름(Bite-wing film), 교합필름(Occlusal film)으로 나누어 볼 수 있고, 구강 외 필름으로는 파노라마 필름(Panorama film)과 세팔로 필름(Cephalometric film), TMJ(Temporomandibular Joint) 필름으로 세분할 수 있다.

㉠ 표준필름 : Size 성인용(43×12[mm]), 소아용(25×35[mm]) : 표준필름(Standard film) 또는 periapical X-ray film*이라고 하는데, 치근과 치조골의 병소유무를 관찰하기에 좋다. 치아와 주위조직의 촬영에 이용되는데 NO. 1은 소아용(25×35[mm])으로 크기가 작아 소아의 구강에 사용하기 적합하며, 성인용으로 사용되는 것은 NO. 2(43×12[mm])이다.

㉡ 교익필름 : Size 5.7×7.6[cm] : 치아 사이의 우식증, 치석과 치주병으로 인한 치조골 흡수를 관찰하기에 좋다. 교익필름(Bite-wing film)은 한 장의 필름으로 상하악 치아의 치관 및 치경부 촬영이 가능하다. 성인에게는 No.2(43×12[mm]) 필름이 사용되고, 소아는 No.1(25×35[mm]) 필름을 이용한다. 교익필름은 중앙에 탭이 있어 환자가 이것을 물어서 필름을 고정시킨다.

㉢ 교합필름 : Size 5.7×7.6[cm] : 교합필름(Occlusal film)의 크기는 No. 2(43x12[mm]) 필름의 약 4배이다. 따라서 보통 한 장의 표준필름보다 상하악의 더 넓은 부위를 나타낸다. 필름을 환자의 교합면 사이에 위치시키고 치아를 교합시킨 상태에서 촬영하므로 교합필름이라고 한다. 이 Occlusal X-ray film은 상악골이나 하악골의 큰 병소를 관찰하기에 좋다.

㉣ 파노라마 필름 : Size 15×30[cm] : 파노라마 필름(Panoramic X-ray film)은 상·하악의 전체 치아와 악골이 동시에 관찰될 수 있다. 또 구강 외 필름(Extra-oral X-ray film)은 두개골 촬영 또는 악골 촬영에 이용되고 있다.

09 X-선 파노라마

1. X-선 파노라마

1장의 필름 상에 상악골 및 하악골 특히 전악의 치아가 동시에 촬영가능한 X-선촬영법이다.

* periapical X-ray : 한 번에 하나 도는 두 개의 치아를 강조, 치근단 X-선에 물린 X-선과 유사, 그러나 크라운에서 루트, 각 치아의 전체 길이를 나타낸다.

이에는 2종류의 방법이 있다. 하나는 **파노라믹스법**(상품명)으로 작은 X-선원을 구강내로 넣어 상악 또는 하악의 외측에 필름을 압정해서 촬영하는 방법으로 피폭문제로 소아에는 이용하지 않는 편이 좋다. 다른 하나는 단층 촬영의 이론 응용에 의한 **판토모그래피**라고 하며, X-선원 및 필름과 함께 구강 외에 있으며 많이 이용되고 있다(그림 8-12).

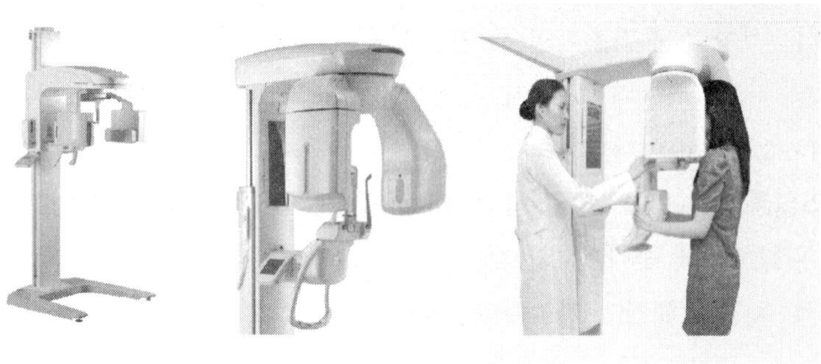

그림 8-12 ◦ X-선 파노라마

① 영상의 품질 결정과 **발전기**(Generator) 수명이 연장 되었다.
② 촬영과 동시에 실시간으로 컴퓨터로 전송하여 촬영 후 이미지를 바로 확인할 수 있으므로 환자와 서로 마주 볼 수 있는 **오픈 포지셔닝**(open position) **시스템**이다(그림 8-13).

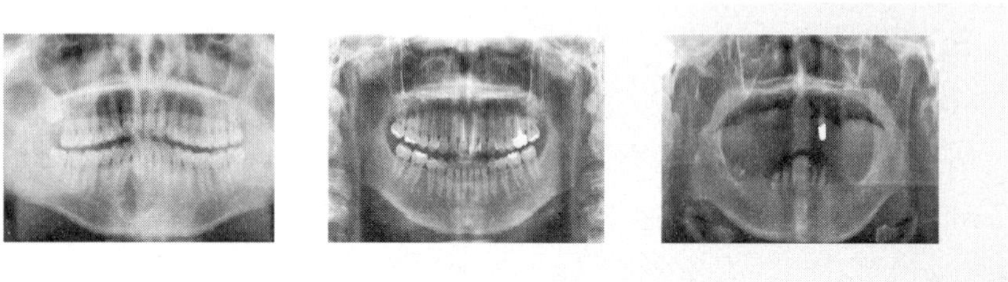

그림 8-13 ◦ X-선 파노라마를 이용한 촬영사진

2. X-선 파노라마의 특징

X-선 파노라마는 고화질이며 촬영시간이 짧으며 자동 X-선 조사량 조절 기능과 척추보정 기능이 있다.

① **가격이 저렴**하고 촬영이 쉬우며, 언제나 일정한 배율로 영상 구현이 가능하고, **조작이 쉽고 안전한 센서**(Sensor)로 구현한 **인간 공학 기술**이다.
② 최고의 Image Resolution(해상도) : 10.4[lp/mm](공인수치)와 고영상의 전자결함소자(Charge Coupled Device : CCD) Sensor −10.4[lp/mm]을 지니고 있다.

제 9 장

치과 해외의료기기 기술

01 플라즈마
02 발치와 전용 콜라겐 멤브레인
03 임플란트

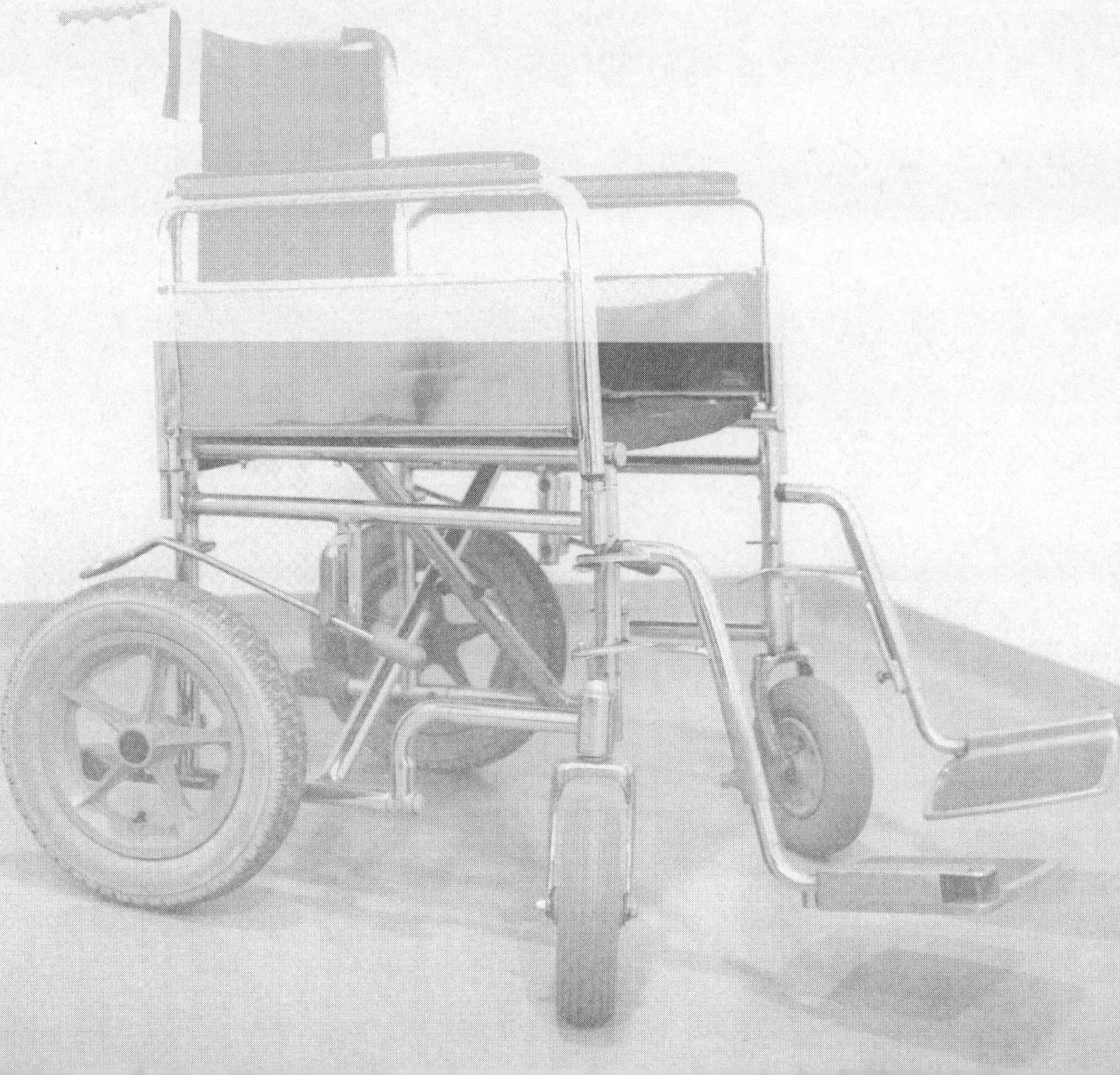

01 플라즈마

드릴 대신에 고통 없는 플라즈마가 해로운 박테리아와 싸우기 위하여 치과에서 사용될 수 있다. 독일 연구진들이 앞으로 3년 이내에 치과 의사들이 사용 가능한 미래 장비가 만들어질 것이다(그림 9-1).

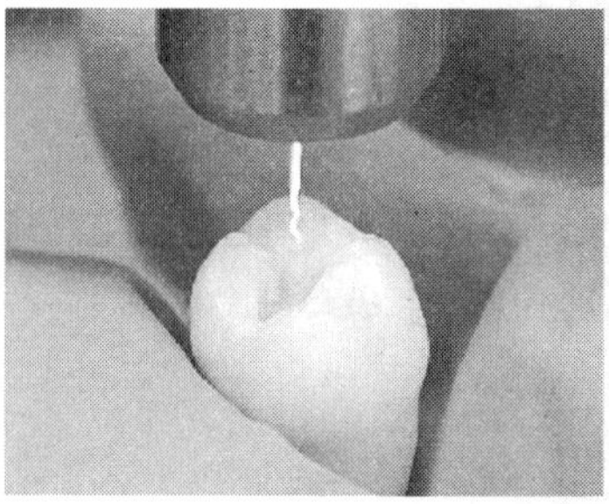

그림 9-1 ◦ 충치치료용 플라즈마 도구

① 충치는 박테리아가 이의 바깥쪽에 있는 에나멜 코팅을 침투하여 상아질 이라고 알려진 말랑말랑한 물질로 구성된 안쪽 지역으로 들어옴으로써 형성된다. 이 물질들이 썩기 시작할 때, 치과 의사들은 보통 드릴로 손상된 에나멜과 상아질 부분을 제거하며 화학적으로 이 부분들을 소독하고 레진으로 틈새를 채워서 이를 보호한다.

② 홈브루르(Homburg)와 라이프치히(Leipzig)의 과학자들은 환자들이 치료 과정 중에 고통을 느끼지 않도록 하면서 저온의 플라즈마가 이러한 박테리아를 죽일 수 있으며, 잠재적으로 초기 단계에서 충치가 형성되는 것을 중단시킬 수 있다고 말한다.

㉠ "플라즈마는 상아질을 보존하면서 세균성 생물 막을 파괴할 수 있는 새로운 가능성을 우리에게 제공했다."라고 자를란드대학 치과보건소의 Stefan Rupf가 말했다.

㉡ 플라스마는 고도로 이온화된 가스로써, 이미 의료 전문가들은 이를 이용하여 수술 장비를 소독하며 심지어는 수술 도중 인체의 일부분을 소독하기도 한다.

㉢ 치과에서는 플라즈마가 이 안에 있는 치수를 손상할 수 있기 때문에 이것의 사용이 문제시되어 왔다.

㉣ 플라즈마가 형성되기 위해서는 최소한 100[℃] 이상 온도가 필요하기 때문이다.

③ Rupf와 그의 동료는 라이프니츠 표면 개질 연구소(IOM)에서 저온의 플라즈마 제트를

개발했다. "우리는 높은 주파수를 가지고 펄스형 플라즈마를 사용한다."라고 저온 플라즈마를 개발한 IOM의 Axel Schindler가 말했다. "오직 한 단계의 마이크로웨이브 에너지가 플라즈마를 가열하며 높은 흐름의 가스를 사용하여 플라즈마가 꺼져 있을 때 그 표면을 냉각시킨다." 냉각된 플라즈마를 배양균에 있는 박테리아와 상아질에 붙어 있는 박테리아에도 실험해 보았다.

④ 박테리아의 성장이 이 두 가지 종류 모두에게서 완전히 멈추었으며 상아질 표본에 있는 박테리아 군집은 만 배 이상 감소했다. 세관에 붙어 있던 일부 군집은 살아남아 있는 것을 모든 상아질 표본에서 관찰할 수 있었다. 그러나 더 많은 박테리아가 플라즈마에 오랫동안 노출될수록 죽었으며, 이것은 Rupf로 하여금 치과의사가 드릴의 사용을 줄이거나 대체할 수 있을 것이라고 확신하게 했다.

⑤ 플라즈마는 상아질 표면을 대략 44[℃]의 온도로 따뜻하게 하지만 이것은 치아 내부를 손상하지는 않는다. "치수는 그렇게 많이 가열되지 않는다. 환자는 약간 따뜻한 가스의 흐름을 느낄 것이다."라고 Schindler가 말했다. Schindler는 3년 이내에 이 플라즈마 제트를 상용화하기 위하여 산업 파트너를 찾기를 희망하고 있다. 비슷한 어플리케이션을 위한 레이저 장비가 이미 1만 유로 정도의 가격을 형성하고 있기 때문에, IOM의 연구진들은 이 플라즈마 장비가 약 몇천 유로의 가격이 되기를 희망한다. "마이크로 웨이브는 음식을 데우는 기법과 마찬가지로 싸고 간단하며 안전하다."라고 그는 말한다.

⑥ 아인트호벤 기술 대학의 Gerrit Kroesen는 치과 의사 및 기타 의료 전문가들이 소독을 위해서 이 플라즈마를 사용하기 바란다. "하지만 모든 종류의 자격 및 인증 문제들이 논쟁이 되어야 한다."라고 그는 말했다.

02 발치와 전용 콜라겐 멤브레인

데닉스는 발치와 전용 콜라겐 멤브레인 Socket Repair Membrane을 출시했다. 이는 미국 뉴욕치과대학 Dr. Tarnow 교수가 개발하고 디자인했다(그림 9-2).

사용하면 발치 후 손상된 협측벽으로 골이식재가 나오는 것을 막아주고 상피세포가 와동에 들어오는 것을 방지함으로써 발치와의 순측과 협측벽 골손상 부위를 재건하고 심미적인 연조직을 만드는데 도움이 된다. 천연 콜라겐 성분으로 상처치유와 조직 접합력이 뛰어나며 플랩리스 시술 시 와동 속의 골 이식재를 원형부분으로 덮어 보존한다.

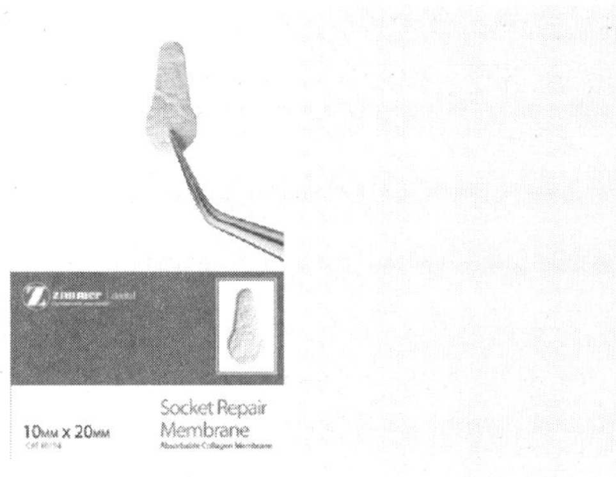

그림 9-2 ◦ Socket Repair Membrane

03 임플란트

1. 좁은 직경에서도 강도와 골융합이 탁월한 임플란트

많은 임상의들은 임플란트 시술에 있어 식립의 어려움을 겪는 케이스에 봉착하기도 한다. 그 중 가장 어려운 부분을 꼽는다면 치간공간이 좁거나 치조능선의 폭이 좁아 직경이 작은 경우라 할 수 있다. 스트라우만에서 출시한 록솔리드 임플란트는 이런 임상적 상황에서 탁월하다. 더불어 티타늄 임플란트에서 부족했던 강한 강도와 골융합이라는 부족했던 부분을 동시에 해결해 주는 최상의 솔루션이라 할 수 있다(그림 9-3).

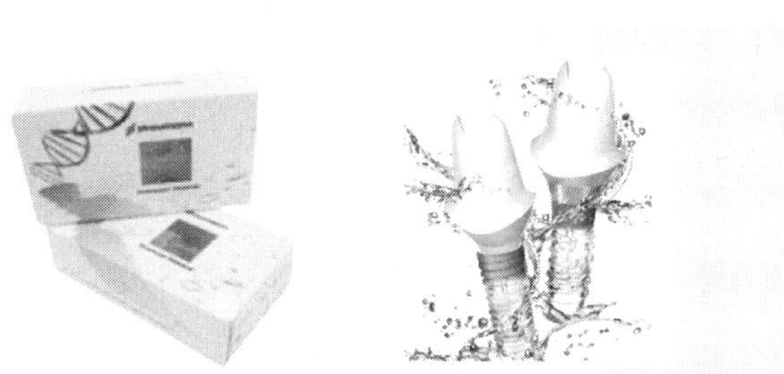

그림 9-3 ◦ 록솔리드 임플란트

① 스트라우만 록솔리드는 기존의 순수 티타늄이 아닌 티타늄과 지르코늄의 합성 물질로 제작되어 있다. 임플란트 시장의 판도를 바꿀 신개념 임플란트로 불리는 첫 번째 이유는

독특한 조합의 재질 때문이다. 직경이 작은 임플란트를 만나면 많은 치과의사들은 강도와 골융합에 대한 부분을 우려한다. 록솔리드는 그동안 스트라우만의 원천이었던 SLActive 표면처리를 채택했다.

② 골융합 정도에 대한 부분은 이미 다양한 전임상연구를 통해 스트라우만 록솔리드 임플란트 제거 토크 값(Removal torque value)이 보다 높은 것으로 나타났다.

㉠ 임플란트의 골내성장 또한 우수한 것으로 나타나 임상의들로부터 많은 신뢰를 얻고 있다. 이 같은 결과는 티타늄 재질에 SLActive 표면을 조합한 경우와 비교했을 때에도 록솔리드 임플란트의 골융합 정도가 더욱 높게 나타났다.

㉡ 작은 직경에 탁월 록솔리드 임플란트가 지닌 또 다른 강점은 케이스에 따라 사용하고자 하는 치료옵션을 다양하게 선택할 수 있다는 것이다.

㉢ 최근 들어 환자들의 니즈는 물론 치료 케이스 또한 다양하다. 그만큼 기술자와 환자들이 만족할 수 있는 타협점을 찾기란 쉽지가 않음을 알 수 있다.

③ 록솔리드와 같이 작은 직경이라는 문제점에 봉착해서도 쉽게 기존의 뼈를 보존하고, 혈관 공급이 중요한 치료 케이스에서 제한적이 아닌 많은 치료 옵션을 제공한다는 사실은 중요하다.

④ 환자들은 보통 임플란트 시술과 관련해 비용, 통증과 버금갈 정도로 장기간 이어지는 부분과 실패를 두려워한다. 몇 배나 단축된 기간이나 낮은 실패율을 고려한다면 록솔리드에 관심이 집중되고 있다.

2. 독일기술 이중표면처리 임플란트

디오가 독일기술 이중표면처리 임플란트 BioTite-S를 출시했다. 유럽에서 안정성과 유효성이 검증된 독일기술(독일 DIN ISO13485 품질인증시스템)로 만든 이중표면처리 BioTite-S를 제조 · 공급한다고 밝혔다(그림 9-4).

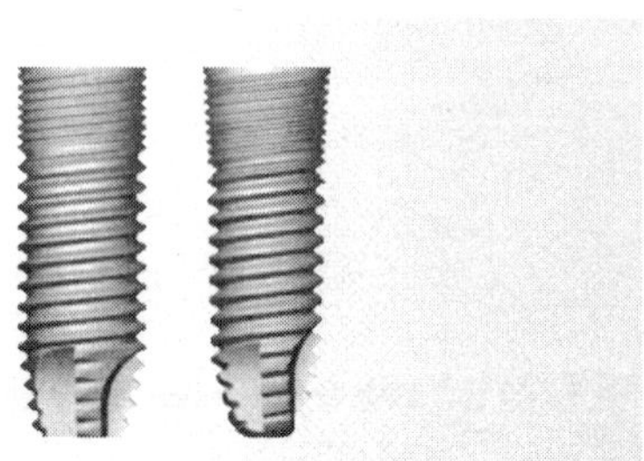

그림 9-4 • BioTite-S 임플란트

① 'BioTite-S'는 Bone Oriented System으로 국내에 알려진 디오 Steady-Submeged에 Brushite(CaP) 표면처리가 탑재된 임플란트다.

이 임플란트는 현재 국내를 비롯 미국, 유럽, 아시아 등 세계 25개국가에서 골질이 좋지 않은 환자 및 Early · Immediate loading처럼 빠른 골융합이 필요한 시술 케이스에 사용되고 있다는 것이 관계자의 설명이다.

② 이 관계자는 "'BioTite'는 생체적합성이 우수한 RBM표면에 생체활성 및 골재생을 촉진하는 Brushite를 이중 표면처리된 제품"이라며 "생체적 환경에서 용해가 잘되고, Brushite성분의 흡수와 신생골 대체가 동시에 진행되어 골질이 좋지 않은 CASE에도 더욱 빠르고 안정된 골유착을 얻을 수 있다"고 말했다.

그는 "또한 기존 HA코팅의 문제였던 박리문제를 완벽히 해결한 제품"이라고 덧붙였다.

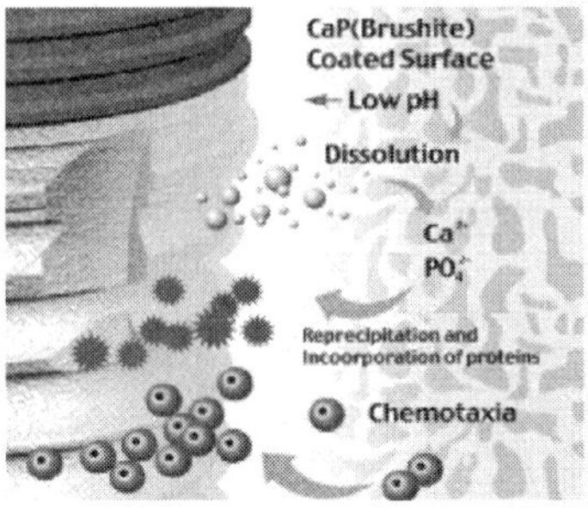

그림 9-5 • Brushite가 이용된 메커니즘

③ Brushite는 유아의 뼈에서 발견된 성분으로 Ca^{2+}, PO_4^{2-}의 이온저장기 역할을 하여 임플란트 표면에서 높은 이온 밀집도를 유지하여 골재생 및 골유착을 촉진한다. 즉 모세관 효과의 의한 풍부한 혈액공급과 코팅층의 용해로 임플란트 표면에서 Ca2+, PO42- 이온의 농도 증가, 임플란트 표면의 혈액 내에 조골세포 증가, 골유착 속도증가로 골유착 메커니즘이 작용한다.

3. Bone Level 임플란트

스트라우만코리아는 국내 출시한 Bone Level SLActive®가 비침수(non-submerged)형 치유뿐 아니라 침수(submerged)형 치유에 용이한 세포조직 레벨)Tissue Level) 임플랜트의 장점을 그대로 유지해 심미적 처리과정까지 만족시키며 유저들의 성원을 받고 있다고 밝혔다.

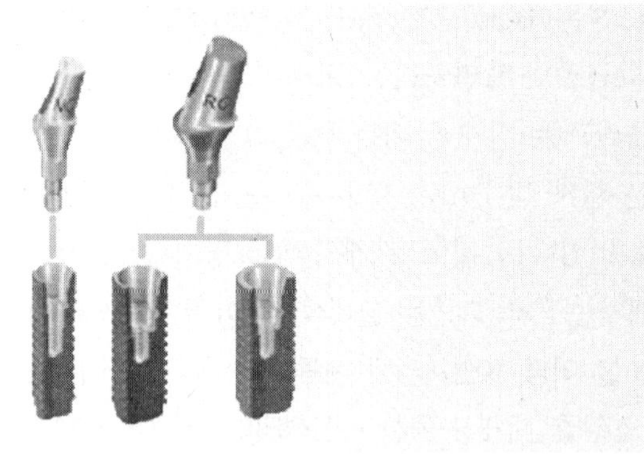

그림 9-6 • Bone Level Implant

① 스트라우만 Bone Level 임플랜트는 임플랜트와 치조골 간의 메커니즘을 정확히 분석 · 적용한 Bone Control 디자인을 통해 매끄러운 표면과 거친 표면 간 경계면의 최적 위치, 미세간극 조절, 최적의 임플랜트 표면 골전도성을 보장한다.

② Bone Level SLActive®의 화학적으로 순수하고 축적된 표면 에너지는 수분을 흡수하는 친수성을 보이며, 식립과 동시에 혈액 및 단백질을 끌어당겨 기존의 제품보다 현저히 빠르게 골 융합이 진행된다. 즉, 더 높은 안정성과 치료 예측성, 더욱 짧은 치료 프로토콜, 조기 로딩의 위험감소로 더 나은 환자 케어가 가능하다는 것이 업체 측의 설명이다.

③ 최적의 연조직 관리를 위해 스트라우만 Bone Level 임플랜트의 보철 포트폴리오에는 다양한 컴포넌트들이 일관되게 매칭되는 출현윤곽(emergence profile)을 갖고 있으며, CrossFit 연결방식을 통해 미세하고 정교한 부속품들을 잘 보이지 않는 협소한 공간에 정확히 결합시키는 작업을 가능케 한다.

④ CrossFit 연결은 4개의 포지션과 cornical 부분이 특징으로 4개의 포지션은 보다 취급이 용이하고 컴포넌트의 정확한 위치선정과 함께 자동-순환(Anti-rotation)에 대한 높은 정밀도를 보장한다.

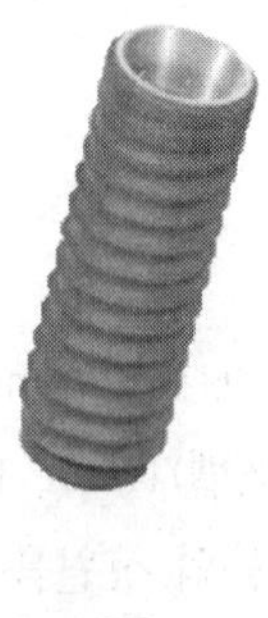

(a) Bone Level Implants의 외형

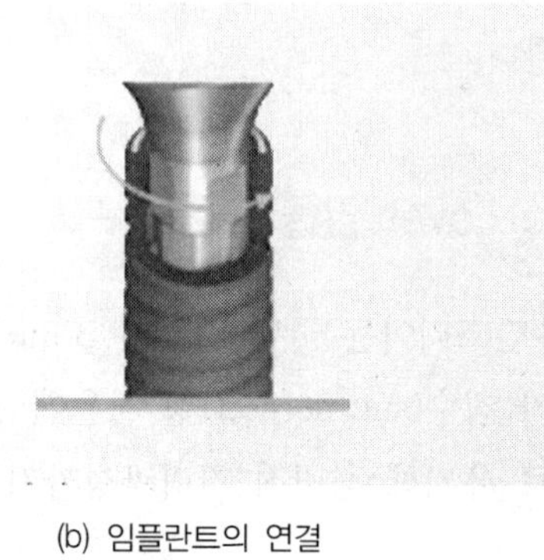

(b) 임플란트의 연결

그림 9-7 • 본 레벨 임플란트

⑤ 이 기술은 모든 시술에 외과적, 수복적 간편함을 제공하고, 확실한 콤포넌트의 포지셔닝 보장 및 예측 가능한 심미적 결과를 위한 골 보존을 지원한다고 한다.

⑥ Bone Level Implant 사양은 Straumann® 임플란트에 대한 세 가지 표준 골막(endosteal) 직경(3.3[mm], 4.1[mm], 4.8[mm])을 포함하며 8, 10, 12, 14[mm] 길이로 사용 가능하다.

㉠ Bone Level Implants의 외형은 원통형이다. 그 가운데는 치끝 첨단부(Apical region)에서 원통형이며 임플란트의 치관측부에서 약간 원뿔꼴을 이루어 경미한 테이퍼*를 형성한다.

㉡ 임플란트는 골과 광범위한 연동을 위해 상단으로의 스레드(thread)를 특징으로 한다. 이러한 설계는 모든 시술에서 우수한 일차적 안정성을 제공한다.

* 테이퍼(taper) : 원뿔체에 있어서 중심선에 관하여 대칭한 양측면의 경사이다.

제10 장

한방 의료기기

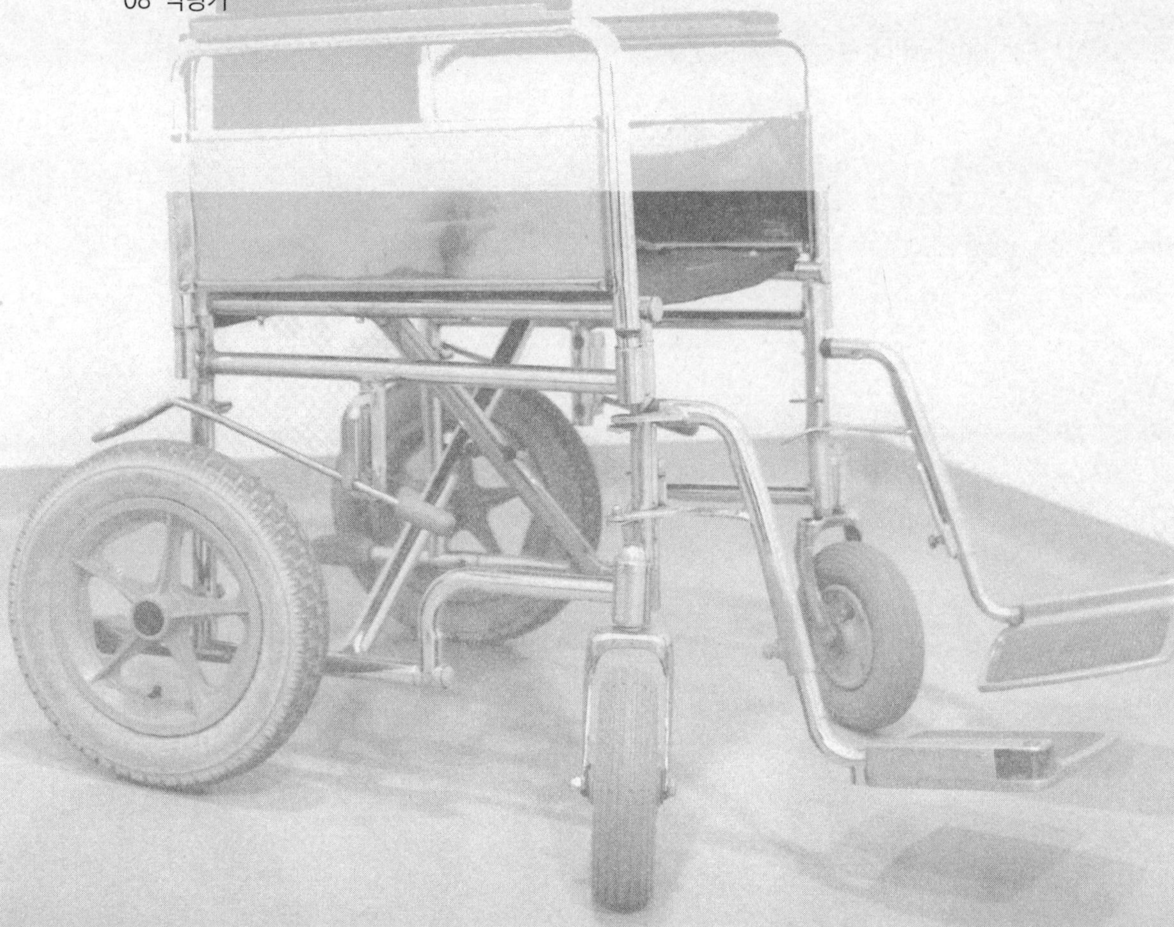

01 광한방 분야

2009년, 정부가 지정한 17대 신 성장 동력사업 중 첨단융합산업의 의료기기, 고부가 가치 서비스산업의 헬스케어가 포함되어 향후 3~10년 이후 우리 경제의 성장을 견인할 산업부문으로 육성할 계획을 수립했다.

① 대체의학의 세계시장 규모는 2020년까지 4,000억 달러의 성장이 예측되지만 한의학 치료에 응용할 수 있는 진단 및 치료기기의 개발은 국내뿐 아니라 국외에서도 미흡하므로 원천기술 및 핵심기술 확보를 통해 세계시장을 선점할 수 있다.

② 침구치료는 한방의 가장 핵심적인 치료방법으로 전통적으로 다양한 치료기법이 개발되어 있고 효과가 확실한 것으로 판명되어 있으나 치료자의 경험과 기술에 따라 치료효과의 편차가 커 치료효과의 객관화 및 일반화가 힘들다.

③ 전통한방치료의 침구치료법을 현대적인 과학과 접목된 치료기기에서 실현할 경우 치료효과의 객관화 및 치료기술의 체계화가 가능하다.

④ 레이저 침 치료기는 한의학 뿐 아니라 서양에서도 통증치료를 중심으로 효과가 있는 것으로 보고되고 있으며 국내에서도 다양한 제품이 개발되어 있으나 기존 레이저 침 치료기는 피부에 조사하는 방식으로 경혈을 자극하는 전통침술과는 차이가 있어 전통 한방 침 치료 기법을 적용하는 데는 한계가 있다.

⑤ 국내는 2026년에 초 고령 사회에 도달할 전망이며 우리 지역의 고령화는 이보다 급속하게 진행될 것이고 광기술 원천기술과 한의학의 접목을 통해 핵심기술을 확보한다면 노인 의료비가 획기적으로 절감될 것이다.

⑥ 한의학에서 요구하는 한의학적 감지 요소를 공학적 관점에서 해석해 보면 매우 작은 물리량에 대한 변별을 의미하며 이는 신체 신호 감지에 대해 보다 정밀한 측정방법이 있다면 해결 가능하다는 것을 의미한다.

⑦ 최근 빛 에너지의 다양한 유용성에 대한 산업적 성과와 연구 성과가 도출되고 있어 한방에서도 빛 에너지의 유용성을 활용하려는 시도가 이루지기 시작했으며 한방에서 빛 에너지를 다양한 방법으로 이용할 수 있다.

⑧ 830[nm]와 590[nm]의 듀얼 파장을 탑재한 메인 헤드에는 포토 시퀀싱 기술을 적용해 환부에 각 파장이 효율적으로 전달되도록 하고 633[nm]및 415[nm]의 헤드를 추가로 제공해 환자의 상태에 맞는 파장을 선택한 제품을 개발하고 있다.

1. 온열치료기

광을 이용한 온열 효과의 한방 이용, 온열 기능의 팩을 적용할 수 있는 시스템이다. 온열요법을 통해서 체온을 상승시켜 몸의 신진대사와 면역기능을 활성화하여 암이 더 이상 증식하고 전이되는 것을 막을 수 있도록 하는 치료기이다(그림 10-1).

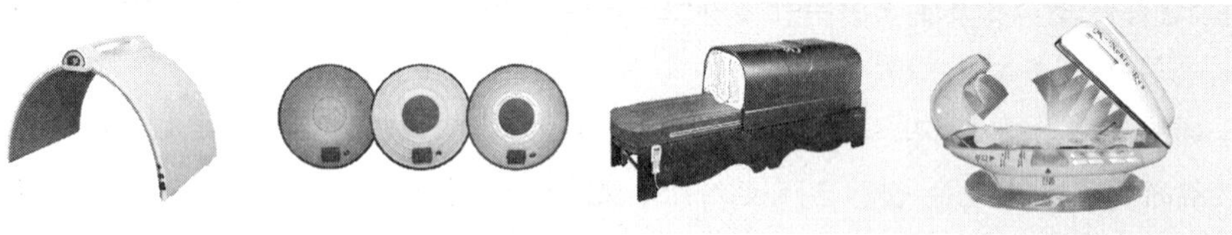

그림 10-1 ◦ 온열치료기

① 체온이 올라가게 되면 몸의 신진대사는 활성화되고 소화기능, 효소기능, 호르몬기능, 면역세포의 기능 등이 활발하게 일어난다. 물론 이를 위해 많은 에너지의 소모가 일어나므로 아미노산, 비타민, 미네랄, 음 이온화 된 산소, 알카리 이온화 된 물 등의 요구량도 급격히 증가하게 된다.

② 응용된 기기로는 고주파 온열암치료기가 있다.

③ 높은 주파수의 에너지파를 만들어 발암부위에 40[℃] 정도의 고열을 발생시켜 암을 치료하는 기기이다.

(1) 온열요법

고대로부터 종양, 감염 등의 여러 질병을 치유하는데 효과적으로 쓰여 왔다.

① 19세기에는 인위적으로 일으킨 열을 사용하는 온열 치료법이 말기 암 환자들을 대상으로 실시되었는데 몸에 열을 가하면 부교감신경이 항진되어 혈관이 열리고 혈액순환이 증가한다.

② 소화관도 자극을 받아 변비가 해소되고 임파구의 생성이 촉진되어 면역세포의 항암작용이 커진다.

③ 임파구 우위형의 비만인 사람은 온열요법이 체중감량에도 도움이 되며 임파구의 균형을 유지하는데 도움이 된다.

(2) 온열요법의 효능

쑥이나 쌀겨, 발효 사우나 같은 온열요법은 열을 내는 온열요법의 효과 이외에도 청혈해독(淸血解毒)이나 이기활락(理氣活絡), 내분비계 활성화 등의 효능이 있으며 온천욕은 칼슘, 마그네

숨 같은 미네랄을 공급해주고 탄산가스, 유산염 등의 작용으로 혈관을 확장시키며 인체 내의 활성산소를 제거해 주는 효과도 있다.

① 사람의 체온은 보통 36.5[℃]인데 발목 근처의 온도는 심하면 31[℃]까지 내려간다고 한다. 여성의 경우 추운 겨울에도 하체를 드러내 놓는 경우가 많아서 하체의 저체온 현상이 심각한 문제를 일으키는 경우가 많다.

② 자궁이나 유방에 한기를 자주 느끼는 여성들은 자궁암이나 유방암에 걸릴 확률이 훨씬 높다는 통계가 있다.

(3) 온열제품 사용시 주의사항

온열제품은 부주의로 화상을 입을 수 있으므로 유의하여야 한다. 또한 화재에 대비하여야 한다.

① 사용 시 피부에 직접 닿지 않도록 해야 한다.

② 피부상태를 확인하고 피부가 울긋불긋 해졌을 때 전기매트나 온열기 사용을 중단하거나 주의해야 한다.

③ 난로는 최소 1[m] 이상 안전거리를 두고 사용해야 하고 너무 뜨거울 때는 곧바로 사용을 중지해야 한다.

④ 피부가 약한 유아인 경우, 술을 많이 마신 경우, 수면제 복용을 한 후에는 온열기 등을 자제하고 잠자리에 들기 전 전원을 끈다.

⑤ 이불 속이나 스토브(stove)등의 난방 기구 근처에서는 고온이 되므로 사용을 주의하여야 한다.

⑥ 당뇨병 등 혈액 순환 장애가 있는 환자는 사용을 하지 않는 게 좋다.

2. 적외선 치료기

태양광선 중에 눈에 보이지 않는 파장(780[nm]~1[mm] 중 가장 긴 광선을 적외선(infrared radiation)이라 하고 모든 생명체의 생육과정에 있어 절대적인 광선이며 피부 속 깊숙이 약 40[mm]침투하여 피하 층의 온도를 상승시켜 미세혈관의 확장과 혈액순환을 촉진하여 혈액량과 산소량을 충분히 공급시키는 인체에 유익한 적외선을 조달하는 자극법이다(그림 10-2).

피로물질을 제거하여 통증을 완화시키고 근 경직을 감소시켜준다. 적외선 치료기의 열 전달은 치료기와 환자 사이의 거리 그리고 조사각도에 의해서 결정된다. 거리는 30~60[cm] 정도, 조사각도는 90[°]로 할 때 가장 큰 효율을 나타낸다.

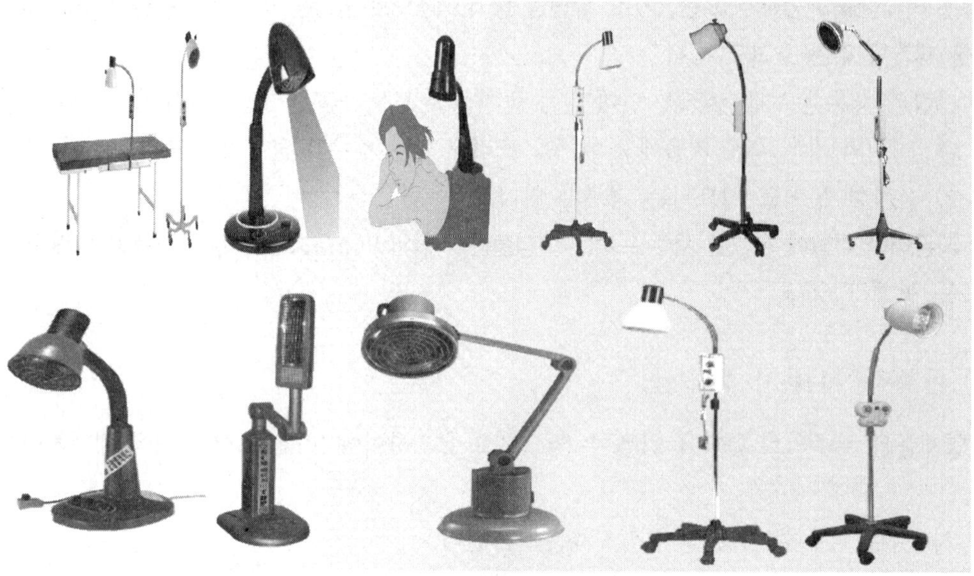

그림 10-2 • 적외선 치료기

(1) 적외선 치료기가 인체에 미치는 6대 작용

피하 온도 상승은 온열작용, 숙성작용, 순환작용, 중화작용, 공명작용, 건습작용을 한다.

① 온열작용 : 생체 내의 심부작용과 온열조절에 의해 신진대사량을 증가시키고, 세포의 조직을 활성화시켜 생리적 효과를 증대시킨다.

② 숙성작용 : 적외선은 세포의 증식 및 분열을 활발하게 시켜 인체를 성장시키는 생육조건을 제공하는 데 도움을 준다.

③ 순환작용 : 혈류를 촉진시키고, 효소의 생성을 활발 하게 하며 발한작용으로 필요 없는 노폐물을 배설시키는 등 그 작용이 탁월하여 혈액순환에 도움을 준다.

④ 중화작용 : 체내의 노폐물을 배출시켜, 세포 및 조직 활동을 원활하게 하여 불필요한 체취를 중화시키는 작용을 한다.

⑤ 공명작용 : 인체의 세포에 공명 흡수해서 회복력, 저항력 등을 강화, 인간이 살아가는데 중요한 작용을 한다.

⑥ 건습작용 : 수분을 적당하게 조절하여 인체의 체온을 유지시키는 작용을 한다.

3. 레이저 뜸

뜸은 연기와 냄새 말고도 온도조절이 어렵다는 문제점이 있었다. 최근 이에 착안해 레이저를 이용한 온도조절 뜸 치료기 개발이 이뤄지고 있다(그림 10-3).

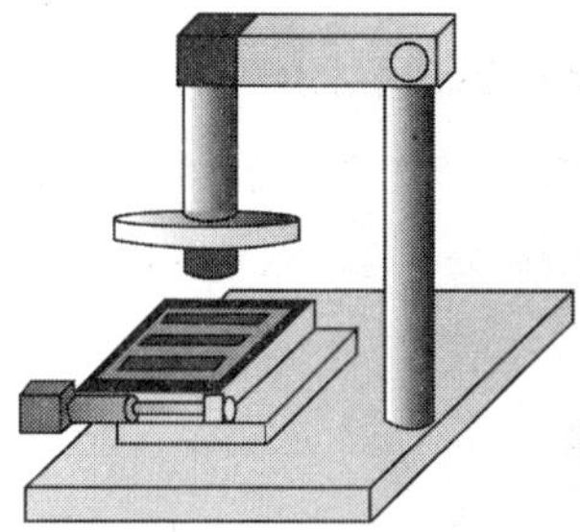

그림 10-3 • 레이저 뜸

① 기존 뜸의 온열자극과 달리 레이저 뜸은 광자극을 이용하는 것이 특징이다. 뜸의 부작용을 최소화하면서 기존의 뜸이 가지고 있는 열자극 효과를 동일하게 낼 수 있다.
② 온도와 열 투과 깊이, 작용 시간을 자유롭게 조절할 수 있고, 간단한 기계 조작으로 한번에 10여 곳의 혈 자리를 동시에 자극할 수 있는 장점이 있다.

4. 레이저 침

경혈에 대해서 레이저를 조사하는 것으로, 경락이론에 따른 경혈을 자극하여 경락의 허실을 조절하여 치료목적을 이루는 것이다. 이는 광선요법의 하나로 생체자극 효과를 지닌 레이저를 하나의 자극 수단으로 사용하여, 한의학의 중요한 이론 체계인 경락 치료를 위한 수단으로 사용하는 의미가 있다(레이저침의 효과 자체에 의문을 제기하는 연구자들도 있으나 최근 MRI를 이용한 연구에서 특정 경혈에 레이저를 자극했을 때 경혈과 관련된 기능을 담당하는 대뇌의 영역에서 활성이 관찰된 연구가 지속적으로 발표되면서, 레이저침의 효과를 뒷받침하고 있다)(그림 10-4).

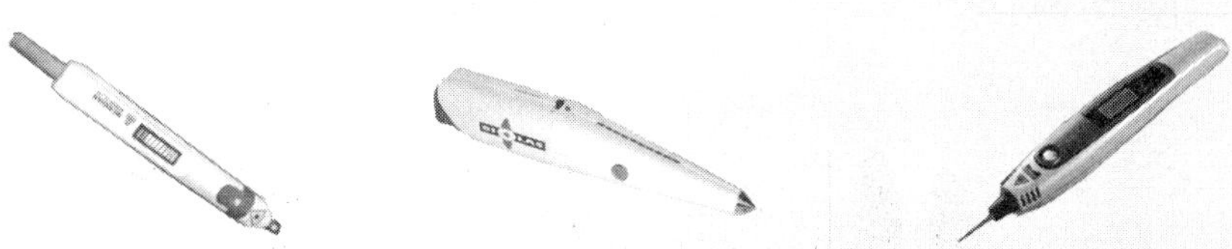

그림 10-4 • 레이저 침

① 생체 내에 레이저를 조사하면 빛 입자가 세포조직의 미세기관들을 자극하게 되고 이에 따라 혈관이 확장되어 혈액순환을 개선시킨다. 이는 근육의 퇴화를 방지하고 조직과 혈관의 삼투압을 조절하여 부종을 줄여 주며 엔돌핀과 같은 호르몬을 분비하여 통증을 완화

시켜준다. 또한 신경세포 재생효과로 임파구를 강화시켜 염증 치료에 도움이 된다.

② 통증이 없기 때문에 침에 대한 두려움 없이 치료가 가능하여 어린이나 미약한 환자에게 좋으며 세균감염이나 침 치료로 인한 기운이 쇠해지는 등의 부작용이 없다. 또한 해당 질환에 따라 다양한 주파수를 사용함으로써 유연성이 좋다.

02 대체의학

1. 니들 인젝터

이름을 통해 알 수 있듯이 침을 이용한 치료 시에 천피(침이 피부를 뚫는 것)와 자입(천피를 한 후에 침을 목적한 부위까지 집어넣는 것)을 도와 자침(침을 놓는 것)이 쉽게 이루어지도록 하는 도구를 총칭한다. 니들 인젝터(needle injector)의 종류는 연속식 자침기와 자침기가 있다.

(1) 연속식 자침기

침을 이용한 시술에 사용되는 도구이다. 연속식 자침기는 카트리지에 약 50여 개의 침을 한꺼번에 무작위로 넣은 후 건바디와 결합하면 침이 자동적으로 타격위치에 정렬되어 순차적으로 천피할 수 있는 편리함을 갖는다. 마치 탄창에 저장된 총알이 발사된 후 다음 총알이 장전되는 원리와 유사하다. 침병이 자석에 붙는 스테인리스로 이루어진 것에 착안하여 자석의 끌어당기는 힘을 이용한 것으로 침을 이용한 시술에 편리성과 경제성을 제공한다(그림 10-5).

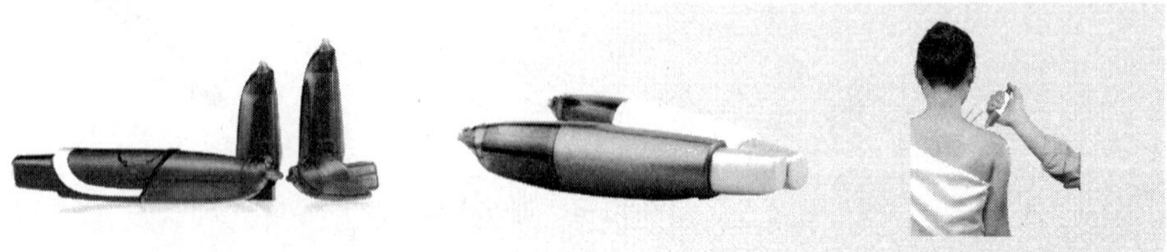

그림 10-5 • 연속식 자침기와 연속식 자침기를 이용한 시술장면

(2) 자침기

자침기 침의 머리 부분에 해당하는 침병을 기구의 입구부분에 장착 및 조임을 통해 고정시킨 후 손잡이를 조정하여 침을 자침시키는 도구이다. 자침기는 침시술 시 침의 이탈이나 유동을 막아주며 특히 침의 길이가 긴 장침의 시술시 침이 휘는 것을 방지하는 데 우수하다. 또한 침이 자입 되는 정확한 깊이의 조절 및 효율적인 근육과 신경의 자극이 가능하다. 모든 재질은 수술용 메스 및 수술도구 등의 재질로 쓰이는 Surgical stainless steel로 만들어지며 멸균과 소독이 용이하다(그림 10-6).

그림 10-6 ∘ 자침기를 이용한 비만시술

2. 침

(1) 침의 유래 및 구성

침(針)은 사람이나 동물 등의 체표면에 일정한 곳을 찔러 피를 빼내고 조직에 기계적 자극을 주거나, 피부에 대고 접촉적인 자극을 줌으로써 병의 치유를 촉진시키거나 건강의 증진을 도모하는 의료기구의 일종이다(그림 10-7).

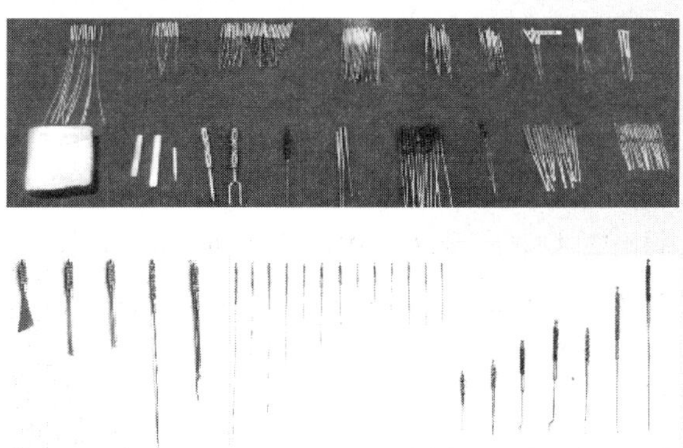

그림 10-7 ∘ 여러 가지 침의 종류

① 원시시대에는 돌의 뾰족하고 날카로운 면을 이용했으며 점차 동물의 뼈를 이용하기 시작했다. 농경사회로 발전하면서 사기그릇의 깨진 조각이나 구리와 놋쇠, 그리고 쇠를 사용하다가 금이나 은 등으로 발전해 왔다. 그러나 쇠로 제작된 것은 부러지기가 쉽고 녹이 슬어서 감염의 위험 등이 있었다.

② 1960년대부터는 녹도 슬지 않고, 부러질 염려도 없는 스테인리스로 만든 침이 개발되어 널리 보급되어 있다. 금, 은, 동, 스테인리스는 금속의 강도에 따라 찌르는 정도, 구부리는 정도, 천피 시의 감각 등 각각 장·단점이 있으므로 어느 금속이 좋다고 단정하기는 어렵다.

③ 현재 금속이온 등이 인체에 미치는 영향 등에 대해 연구가 이루어지고 있다. 최근 프랑스 등에서 금은 보(몸의 기를 보충하여 저항력을 높임)적인, 은은 사(직접적으로 나쁜 기와 병을 없앰)적인 효과에 대한 연구가 이루어지고 있다.

(2) 침의 구조

의료용 침은 그 종류가 매우 많고 쓰이는 곳 또한 매우 다양하다. 따라서 가장 보편적으로 쓰이는 호침에 대해 그 구조를 설명한다.

그림 10-8에서와 같이 호침은 4개의 구조로 되어 있다. 침을 사용할 때 힘을 주는 부위인 손잡이 부분을 침병이라 하며 침의 가장 예리한 부분으로 피부에 가장 먼저 닿는 부분을 침첨, 침병과 침첨 사이이며, 몸속으로 직접 들어가는 침체, 침병과 침체가 만나는 곳을 침근이라 한다.

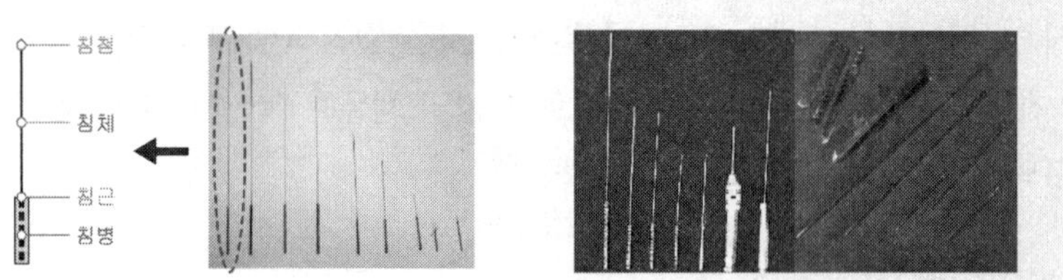

그림 10-8 ◦ 호침의 구조와 여러 가지 호침의 종류

1) 침 병

침을 잡기 편하도록 침체보다 약간 굵고 길이는 약 20[mm], 굵기는 약 지름 1.3[mm] 정도이다. 침의 삽입 시 미끄러지지 않게 거칠게 만들거나 가는 선을 감아 둔다.

2) 침 체

길이 1~2[mm] 정도 길이의 압핀처럼 아주 작은 것도 있고, 300[mm] 정도 길이의 침도 있으나 보통 길이는 15~120[mm], 굵기는 0.2[mm]에서 0.4[mm]인 종류가 일반적으로 사용된다.

3) 침 첨

침 끝에 뾰족한 부분으로 예리하게 연마했기 때문에 삽입저항이 작다. 따라서 천피가 쉽게 이루어지고 환자가 느끼는 통증을 최소화시킨다.

4) 호 침

침체의 굵기에 따라서 '몇 호 침' 또는 '몇 번 침'으로 부르기도 한다. 하지만 제조회사에 따라 그 번호가 각각 다르면 혼동을 일으킬 수 있기 때문에 일반적으로 밀리미터[mm] 단위로 표기한다.

(3) 치료별 침의 종류

침의 모양과 형태는 고대로부터 현재까지 발전해 왔으며 그 종류 또한 매우 다양하다. 따라서 고대로부터 정립된 한의학의 침의 종류와 그 쓰임은 다음과 같다.

① 고대에는 쇠붙이를 침의 재료로 하여 그림 10-9와 같이 9종으로 만들어 썼다. 그 형태와 용도에 대한 황제내경의 기록에 따르면 "허실의 요처에 침이 가장 묘한 것은 그에 각각 적의한 방법이 있기 때문"이라고 하였다. 그 주에서는 "열이 머리와 몸에 있으면 참침을 사용하고, 맥의 기가 허하고 모자라는 데는 봉침을 사용하며, 종기를 부수고 피고름을 내는 데는 피침을 사용한다.

② 음양을 고르게 하여 갑자기 저린 것을 제거하는 데는 원침을 사용하며, 경락이 쑤시고 저린 것을 다스리는 데는 장침을 사용하며, 허풍(虛風)이 골수와 피부 사이에 있는 데는 대침을 사용한다."고 되어 있다. 이와 같이 치료의 내용에 따라 침의 형태와 길이가 달라짐을 알 수 있다.

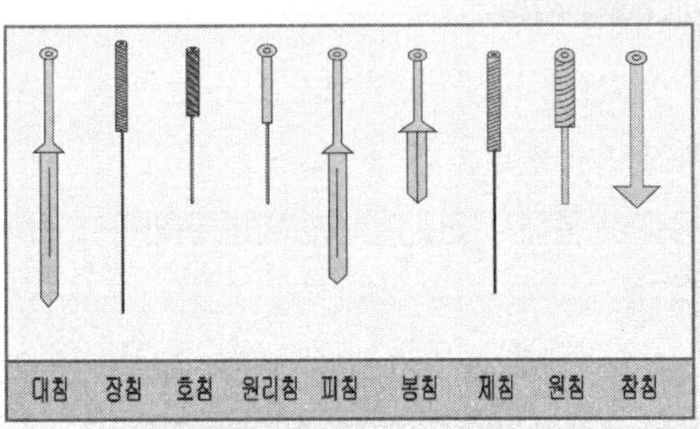

그림 10-9 ■ 침의 9가지 종류

(4) 의료도구로서의 침의 장점

침은 침병과 침첨이 가늘어 환자의 아픔이 적고 신체조직에 거의 손상을 주지 않기 때문에 환부에 직접적인 자극을 자유로이 줄 수 있다. 또 자침의 기술에 익숙해지면 자극의 강약도 자유자재로 조정할 수 있으며 질환의 깊은 곳이나 얕은 곳에 적절하게 자극을 줄 수 있다.

(5) 전통침술

일상생활 속에서 허리가 아프거나 발목 등을 삐었을 때 침을 한 번이라도 맞아보지 않은 사람은 별로 없을 것이다. 특히 삐었을 경우에 한 두 번의 침 치료(그림 10-10)로써 쉽게 통증이 완화되는 것을 경험한 사람들은 침의 효능에 신기함을 느꼈을 것이다.

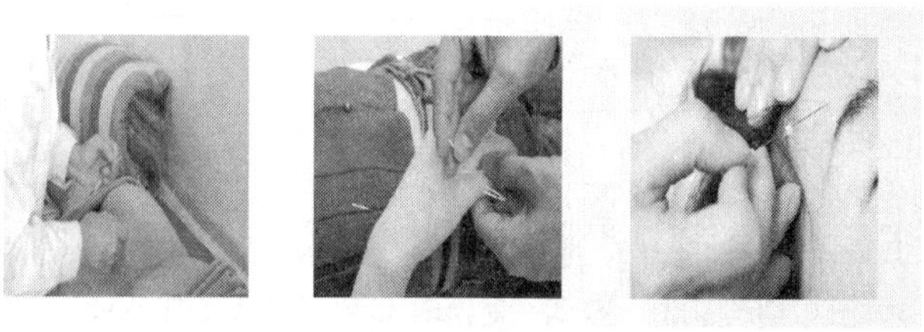

그림 10-10 • 전통적인 침 시술

그렇다면 침은 어떠한 작용으로 통증을 없애 주며 치료효과를 나타내는 것일까? 전통침술의 핵심적인 이론은 경락과 경혈에 대한 이해를 통해 알 수 있다.

(6) 경락과 경혈

경락과 경혈의 한의학적 의미는 한의학의 깊이 정도를 고려할 때 의공학을 배우는 의공인에게는 어려울 수 있다. 따라서 직접적인 설명보다는 비유적이고 과학적인 접근으로 설명하면 의공인 역시 정확한 이해보다는 직관적인 이해만을 하기 바란다.

① 한의학에서는 인체 에너지의 본질이 되는 기혈(氣血)이 순행되는 경로를 경락(經絡)이라 한다. 기혈은 생명을 연장하고 외부로부터 인체를 방어하는 에너지라고 한의학에서는 말한다.

② 그림 10-11과 같이 일정한 순서에 따라 전신을 돌고 있는 경락은 장기와 장기, 장기와 신체 특정부위와 복잡하게 연결되어 흐르고 있다.

③ 기혈이 경락이라는 통로를 통해서 원활하게 인체를 순환하고 있어야 인체는 정상적인 생리 상태를 유지할 수 있다.

④ 만약 어떠한 특별한 요인, 예를 들면 감정적 변화, 음식의 부절제, 과로나 외상, 환경적 변화 등에 의해 기혈의 순행이 비정상적으로 되거나 정체되는 경우가 발생되면 우리의 몸은 곧 병적인 상태로 변하게 된다.

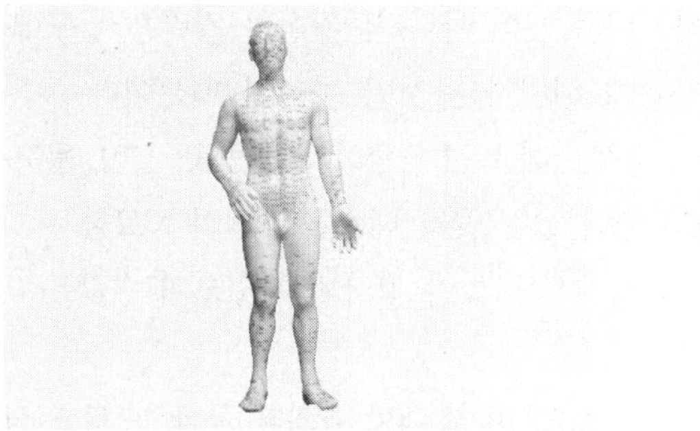

(a) 인체의 경락, 경혈 위치의 전면도

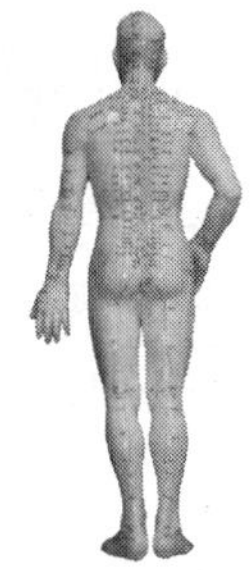

(b) 인체의 경락, 경혈 위치의 후면도

그림 10-11 • 인체의 경락, 경혈위치에 대한 전면과 후면도

⑤ 질병은 인체에서 기혈의 순환이 정상적이지 못한 상태에 있는 것을 의미하며 침술은 비정상적인 흐름을 바로잡아 주기 위해 사용되는 치료법이다.

⑥ 침술은 막힌 에너지의 흐름을 통하게 해서 질병을 치료하는 의술이며 질병은 마치 몸에 더러운 때가 쌓이거나 잘 흘러가던 물이 막힌 상태이다. 이것은 에너지의 흐름이 막힌 상태이며 이렇듯 에너지가 괴기 쉬운 곳을 경혈이라 한다. 이때 각 경락의 경혈을 골라서 막힌 곳을 터트려 주면 막힌 기가 흐를 수 있게 되는 것이다. 즉 쌓여 있던 노폐물이 사라지면서 병은 저절로 낫게 된다. 침의 근본적인 역할은 막힌 것을 통하도록 하는 데 있다.

⑦ 경혈과 경락은 마치 고속도로의 터미널과 비유할 수 있다. 경락은 우리 몸의 에너지가 되는 기(氣)와 혈(血)이 순환하는 고속도로이며 경혈은 터미널이다. 고속도로 위를 운행하는 각종 자동차는 기혈이고, 침은 터미널을 조절하는 역할을 한다.

⑧ 경혈은 그림 10-12와 같이 엄지손가락은 폐에 속하는 폐경맥(경락의 일부분)에 연결된다. 날씨가 추울 때 엄지손가락을 감싸 쥐면 추위를 덜 느끼는데 이는 엄지의 경혈을 통해 외부의 찬기가 폐에 전달되지 못하게 하기 때문이다. 즉 외부와 폐경맥 사이의 에너지 전달을 차단하는 것이다.

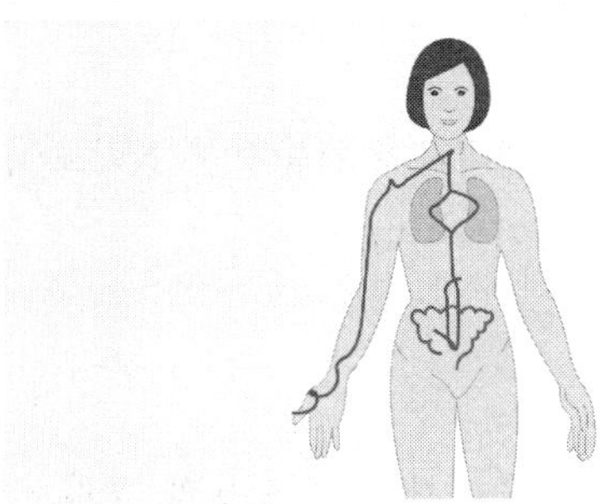

그림 10-12 • 폐경맥과 기의 흐름과 소통

⑨ 경혈의 위치는 단지 자로 재면서 찾아내는 것이 아니다. 경혈과 경락은 누구에게나 똑같이 규칙적으로 몸의 표면이나 근육에 위치하는 것이 아니기 때문이다.

⑩ 병과 관계가 있는 경락을 잘 문질러 그 경락 위에 특히 통증이나 패인 곳, 결림, 응어리, 냉증, 달아오름, 작은 점이나 피부진(皮膚疹) 등이 생긴 곳을 대상으로 하여 치료를 한다.

⑪ 침의 효능과 효과로 미국이나 유럽 등지에서도 높이 평가되고 있으며 수많은 의료인들이 질병치료에 응용하고 있다.

⑫ 최근에 WHO(국제보건기구)에서도 침의 질병치료에 대한 효과를 공식적으로 인정하여 정식적인 하나의 의료기구로 분류하였다.

(7) 경락과 경혈의 과학적 접근

경락과 경혈에 대해 조금 더 물리적이며 생물학적으로 설명하면 우리 몸에 존재하는 경혈 지점은 신체상의 다른 부위보다 칼슘이온농도가 월등히 높다. 따라서 생리적, 화학적으로 특히 이온화하기 쉬운 부위이며 전류에 대한 임피던스가 낮기 때문에 체내의 전류를 가장 잘 받아들이고 경락을 따라 잘 흐르도록 한다.

① 전기공학적으로 볼 때 경혈은 축전지에 비유될 수 있으며 경락은 축전지들을 연결하는 리드선으로 비유될 수 있다.
따라서 특정한 조직기관에서 발생하는 전류는 그 세기와 양 등에 따라 특정한 경락의 전기통로를 통해 흘러간다. 이것은 인체의 조직세포 간의 전자(이온)의 이동을 통한 특수한 네트워크이다.

② 경락의 이러한 현상은 인체 내의 생물학적·전기적 현상과 일치하며 특정경로를 순행하는 전자파의 일종이라 할 수 있다.

③ 경혈은 전기가 가장 많이 통하는 부위인 동시에 체내에서 체외로 또는 체외에서 체내로 통하는 전기의 관문이다.

④ 침을 경혈에 자침할 때 외부의 에너지는 경락을 통해 특정한 조직과 부위에 전달되며 반대로 특정한 조직의 과다한 에너지는 특정한 경혈지점들을 통해 증상이나 병변(病變)으로서 나타난다.

⑤ 경락, 경혈은 외부의 자연과 인간의 체내와의 기능적인 연락도이며 고대로부터 오랜 경험에 의해 축적된 동양의 전자기학이론이다.

(8) 전통침술의 효능

전통침술은 침이라는 도구를 이용해 시술하지만 그 작용과 효과는 매우 다양하며 그 근본은 조화를 바탕으로 한다.

1) 억제작용

통증을 그치게 하고, 흥분을 자제하는 작용 등을 의미하며 몸의 조직과 오장육부 등에 오히려 강한 자극을 주어 기가 지나치지 못하게 눌러주는 작용이다.

2) 흥분작용

지각신경이 둔해졌을 때, 감각을 느끼지 못할 때, 운동신경의 마비 등과 행동력이 약해졌을 때, 자율신경의 기능이 약해지는 등 전반적으로 몸의 기능에 힘이 없을 때는 오히려 몸의 조직과 오장육부에 약한 자극을 주어 이를 다시 기운이 나게 하는 작용이다.

3) 유도작용

병에 걸렸을 때 또는 병이 걸린 부위로부터 멀리 떨어진 곳에 침을 시술하여 관련 부위의 혈관을 넓혔다 좁혔다 하는 것으로 대소변 등을 잘 볼 수 있도록 하며 염증을 가라앉히게 하는 유도 작용이다.

4) 반사작용

몸의 일정한 부위에 자극을 주면 이와 대응하는 오장육부 및 혈관 그리고 체액을 만들어 내는 여러 내분비선 등에 반사적으로 영향을 주는 작용이다.

(9) 기타의 전통침술의 장점

전통침술은 그 활용 범위가 넓으며 비교적 안전하다. 또한 침술을 이용하므로 비싼 의료장비를 사용하지 않아 경제적이다.

① 내과, 부인과, 소아과, 신경정신과, 외과, 피부과 등 임상 각과의 모든 병증치료뿐만 아니라 진단 및 예방에까지 응용하므로 활용범위가 넓다.
② 효과가 비교적 빠르고 우수하며, 부작용이 적으며 안전하다.
③ 값비싼 기구나 시설이 필요치 않기 때문에 매우 경제적이다.

(10) 전침치료

전침은 전기침이다. 전침치료는 통증치료나 근육치료, 장기능 활성이나 만성변비 치료에 주로 사용되는 치료방법이었다. 하지만 전침 시술 후 지방이 줄어드는 현상을 발견하게 되었으며, 현재는 오히려 체형관리나 지방제거 목적으로 더 많이 사용되고 있다.

① 비만치료를 위한 전침치료는 장침시술과 호침시술로 구분된다. 장침은 주로 복부시술에 사용되며, 호침은 팔다리에 시술 시 사용한다. 이때 침은 지방층 깊숙이 삽입하며 시술된

침에 그림 10-13과 같은 전침기의 전극을 연결하여 지방세포를 자극하는 특정의 주파수와 특정한 세기의 전류를 흐르게 한다.

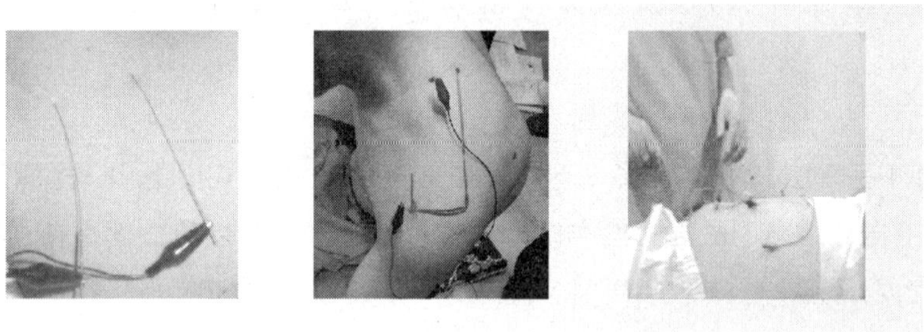

그림 10-13 ◦ 비만시술을 위한 전침치료

② 발생된 지방층 내의 전기 자극은 지방세포에 스트레스를 유발하고, 결국 **지방세포의 감소와 지방분해를 유도**한다. 이때 흐르는 전류의 세기는 통증이나 다른 문제를 유발하지 않는 세기로 조절한다(그림 10-14).

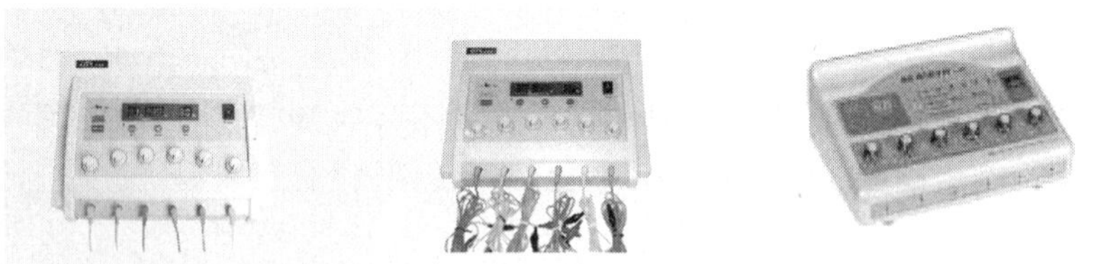

그림 10-14 ◦ 전침치료기

③ 일반적으로 비만치료를 목적으로 전침치료를 할 경우는 수분 · 노폐물 · 지방으로 구성된 물질이 신체의 특정한 부위에 뭉쳐 있는 상태인 셀룰라이트가 많고 지방층이 많은 하복부, 상복부, 옆구리, 팔과 어깨, 허벅지와 종아리 그리고 엉덩이 부분에 집중적으로 시술하면 높은 효과를 볼 수 있다.

④ 지방분해용이 아닌 통증을 위한 전침 이용 시 저주파(7～100[Hz])의 전기적 자극을 저강도로 인체에 인가하면 대체로 큰 신경이 자극되며 몇 분 안에 강한 진통효과가 나타난다. 하지만 진통효과는 자극하는 동안만 발생한다.

⑤ **고강도의 저주파(1～4[Hz]) 자극은 주로 작은 신경을 자극시키며** 고강도의 저주파 자극은 손으로 아프게 하는 자극의 세기와 비슷하며 20～30분 자극 후에 통증에 대한 효과가 발생하지만 효과는 더 오래 지속된다.

⑥ **전침은** 침자극과 함께 전기 자극을 가하는 방법으로 해부학적 지식과 경혈학적 지식이 없는 상태에서 시행할 경우, **근육을 손상시키고 혈관 및 신경을 손상시켜 재활치료에 큰 장애를** 가져올 수 있다.

(11) 전침의 효과

전침은 단순히 인체에 전기적 자극을 주어 지방분해와 통증완화의 효과를 얻는 것 이외 **특정 혈위에 자극**을 가함으로써 한의학에서의 **경혈자극 효과를** 증대시킬 수 있다.

① 자극의 파형과 주파수 등의 특성에 변화를 주어 치료의 다양화를 얻을 수 있으며 안면마비와 같은 **마비질환**, 중풍과 같은 **중추신경계 질환**, **심혈관계 질환** 등에도 응용된다.

② **환자의 체질에 맞는 혈위에 전침을 연결한 후 상체 및 하체 운동을 하게 되면 전침의 효과를** 배가시킬 수 있는데 이는 중풍환자의 보행이나 상체기능을 개선시키는 데 큰 효과를 갖는다.

③ **전침치료의 효과**는 다음과 같이 정리된다.

㉠ **지방분해 효과가 있으며 분해지방의 림프관 배출**, **이동효과**가 있다.

㉡ **근육자극 마사지 효과와 피로회복이 빠르며 통증치료효과**가 있다.

㉢ **장 기능 개선이 되며 변비치료**, **숙변제거**가 된다.

(12) 근육내 자극치료법

수 년간 허리통증 등으로 고생했는데도 병원을 찾아 검사를 하면 별다른 이상을 발견하지 못하는 경우가 있다. 주로 중년층에서 나타나는 현상이며 뚜렷한 진단을 내리기 어려우나 환자 스스로는 참지 못할 정도의 통증을 느끼는데 이를 **만성통증**이라 한다. 그림 10-15와 같이 최근 **근육 내 자극치료법**(Intramuscular Stimulation : IMS)을 이용하여 이러한 만성통증의 하나인 근막통 증후군에 대한 치료가 활발히 이루어지고 있다.

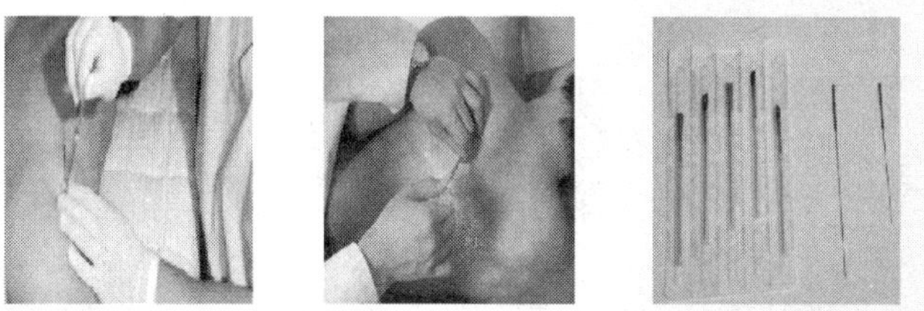

그림 10-15 • 만성통증에 대한 IMS 시술장면과 IMS 시술용 니들

IMS(근육내 자극치료법) 시술에 사용되는 도구는 전통침술의 침과 동일하지만 그 이론은 한의학의 혈위의 막힌 기와 혈행을 통하게 해주는 경락, 경혈 이론이 아닌 **신경근병증의 이학적 소견**에 의해 결정하는 이론이다. 따라서 IMS치료자는 **해부학적·신경생리학적 지식**을 충분히 습득하고 있어야 하며 사용하는 도구 역시 **전통침술**과 구분하기 위하여 침이 아닌 Needle을 명칭으로 정한다.

1) 근막통증후군

만성통증은 보통 3개월 이상 지속되는 통증을 의미한다. 만성통증 중 대부분은 신경의 지배를 받는 근육과 인대 등의 연부조직 질환이며 이를 근막통 증후군이라 한다.

① 근막통 증후군은 외상이나 염증 없이 나타나는 근골격계의 통증이 만성적이 되면서 발생한다.
② 요즘 사무직 회사원들의 경우 목 언저리가 뻣뻣하며 뒷머리가 무겁고 어깨도 쑤신 증상이 계속돼 병원을 찾았다가 근막통 증후군 혹은 근육이 뭉쳤다는 진단을 받는 경우가 많다.
③ 사무업무의 전산화로 인해 마우스를 클릭하거나 자판을 두드리는 일이 많아지면서 특히 20~30대의 성인층에서 항상 목이나 어깨가 무겁고 아프다고 호소하는 사람이 늘어나고 있기 때문이다.
④ 어깨나 뒷목 등의 근육이 딱딱하게 뭉치며 통증을 일으키는 원인은 이 부위의 근육들이 쉬지 못하고 계속해서 과도하게 긴장하면서 영양분과 산소를 원활히 공급받지 못하기 때문에 발생한다. 특히 그림 10-16과 같이 부위의 근육들은 쉽게 긴장되는 부위로서 통증유발점이 잘 발생한다. 증상은 근육이 딱딱해지고 이 부위를 누르면 통증을 느끼게 된다.
⑤ 근막통 증후군 통증은 직접적인 외상에서 오는 국소적인 통증이 아닌 비정상적인 신경에 의한 통증이기 때문에 방사선 검사나 X-ray검사 등 기존의 진단방법으로는 좀처럼 발견되지 않는다. 정확한 진단을 위해서 경험 있는 의사가 환자를 관찰하고 물어보고 직접 만져 보아야 한다.
⑥ 근막통 증후군은 통증부위가 어디인가에 관계없이 모든 통증은 같은 유형의 치료를 한다. 이는 발생 원인이 '신경근병증'이기 때문이다.

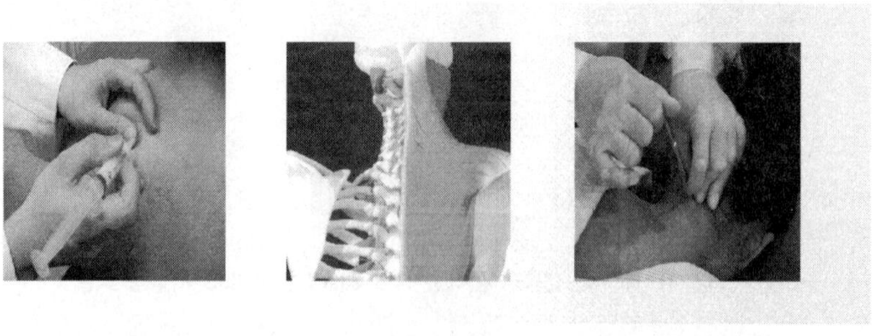

그림 10-16 • 근막통증후군의 통증유발점 및 목 부위의 IMS 시술

2) 근육 내 자극치료법

일반 성인들은 한두 번 정도 요통, 두통, 만성 근막통 증후군, 경추부염좌, 만성관절염좌, 오십견 그리고 초기 관절염 등 연부조직의 통증을 겪었을 것이다. 병원을 찾는 환자의 15~25[%] 정도는

항상 이러한 통증을 호소하며 이 비율은 노령화, 사무업무의 전산화로 인해 꾸준히 증가하고 있다.

① 연부조직의 초과민성에 의한 통증은 오히려 연부조직에 과민성을 일으키는 자극을 적절히 주어 과민성을 제거하거나 약화시키는 탈감작법이 효과적이다. 이러한 자극을 주기 위해 사용하는 기법이 바로 IMS이다.

② IMS 치료법은 만성적인 연부조직의 통증에 대한 연구와 치료분야에서 세계적인 권위자인 캐나다의 Chan Gunn 박사에 의해 20년 전 창안되어 지금까지 발전해 왔다. 따라서 IMS는 침술의 발전된 형태와는 다른 것이다.

③ IMS는 손상된 근육 내의 수축되고 짧아져 있는 특별한 병변을 직접적으로 도달하기 위해 니들을 사용한다. 긴장에 의해 만성적으로 수축되고 짧아진 근육은 신경병성 통증을 유발하며 신경이 지배하는 관절이나 근육, 그리고 인대와 같은 연부조직에 나쁜 영향을 준다.

④ 통증을 일으키는 공통 요소는 '근육 단축'이다. 따라서 이 단축된 근육이 풀어지면 통증도 사라진다.

⑤ 마치 하루 종일 일을 한 후 피곤한 상태(근육이 긴장되어 있는 상태)에서 팔굽혀펴기 등을 해주면 오히려 뭉친 근육이 풀리며 몸이 나른해지는 것처럼 니들 인젝터를 통해 니들을 통증이 있는 연부조직에 삽입하게 되면 주변 근육은 삽입된 니들을 최대한 조이게 된다. 이러한 작용을 통해 근육은 서서히 부드럽게 이완되어 통증완화의 효과를 보게 된다.

⑥ 찜질이 온도감지를 통한 신경반사의 효과이며 마사지가 촉감을 통한 신경반사의 효과인 것처럼 일반적으로 통증을 치료하려면 신경반사를 이용한다. 이러한 관점에서 볼 때 IMS 역시 일종의 신경반사를 이용한 치료법이다.

⑦ 전기적 에너지, 기계적인 힘, 니들 삽입 시 발생되는 유발손상전위 등과 같은 에너지를 가하거나 척수반사와 중추신경계 반응을 유발해 치료와 재활을 증진시킨다.

예 고질적인 허리통증에 시달린다면 아픈 허리 주위에 대한 IMS 시술과 더불어 두뇌에서 나가는 신경 등 척추주변 조직을 시술하는 원리이다.

⑧ 고질적인 어깨와 무릎 통증, 허리통증, 테니스 엘보는 물론이고 만성적인 두통도 치료가 가능하다.

⑨ 만성적인 연부조직의 통증은 수술 등으로는 근육의 단축과 초과민성을 치료할 수 없고 진통제는 일시적으로 통증을 가라앉히는 역할만 한다. 따라서 IMS는 모든 치료방법에 효과가 없는 경우에도 만성통증을 경감시키며 부작용이 적다.

⑩ IMS는 신경근병증 모델에 기초한 이론체계이며 의학적 검사와 진단 및 신경근병증의 이학적 검사*를 통해 질환을 치료한다.

* 이학적 검사 : 시진, 촉진, 타진, 청진 등으로 환자의 이상유무를 조사하는 검사법이다.

3. 수지침

동양의학에서는 고대로부터, 사람에게 있어 민감한 감각을 가지며 필수적인 역할을 하는 손에 주요한 경혈이 존재할 것이라고 생각해 왔다. 이러한 이론에 기초하여 사람의 다섯 손가락과 오장(간, 심장, 비장, 폐, 신장)과의 상응관계를 연구하면서 수지침에 의한 치료이론으로 발전시켰다(그림 10-17).

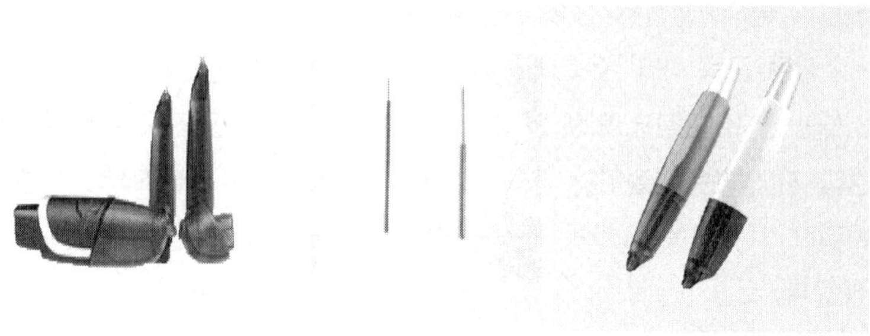

그림 10-17 • 수지침과 수지침용 연속식 자침기

① 수지침 요법은 우리나라에서 개발되었기 때문에 고려수지침이라고 줄여서 수지침이라고 한다. 특히 손의 상응부위에 가늘고 짧은 침을 1~2[mm] 자입한다고 해서 수지침이라 한다.

② 고려수지침의 창시자인 유태우 박사가 수지요법을 발견하게 된 계기는 1971년 무렵 어느 날 밤 갑자기 그림 10-18에 보이는 후두부지점에 심한 통증을 느껴 손의 가운뎃손가락을 인체의 머리 부분이라 가정한 후 가운뎃손가락 끝을 볼펜 끝으로 지압한 결과 머리가 맑아짐을 느낀 데서 창안한 것이다.

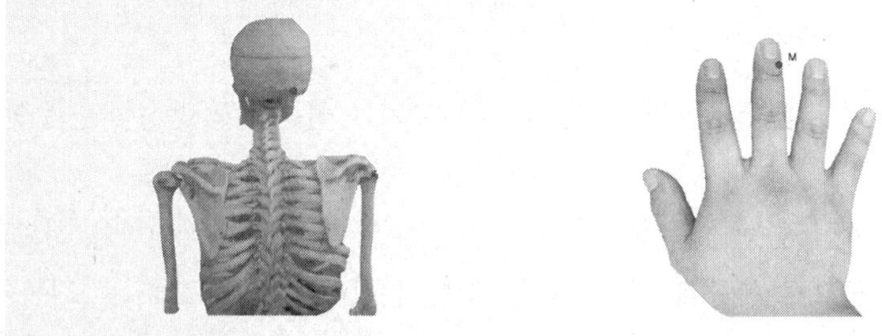

그림 10-18 • 후두부와 가운데 손가락(M지점) 부분의 상응관계

③ 전신에 뻗어 있는 경락과 경혈의 기능이 역시 손에도 집중되어 있는 것을 알 수 있다.

④ 따라서 몸에 이상이 있는 부위와 관련된 경혈을 지압하였을 경우 압통(눌렀을 때 통점)이 느껴지며 그 부위의 치료효과를 가져오는 것처럼 신체의 이상이 있는 부위와 상응하는

손의 특정부위를 찾아 자극을 해주면 몸의 이상이 바로잡혀지게 된다.

(1) 상응 용법

우리가 아는 민간요법 중에 귀의 모습이 태아가 자궁 안에서 거꾸로 있는 모습과 닮았다 해서 그에 따라 혈을 잡아 귀에 침을 꽂는 이침 그리고 얼굴에 인체의 각 부분을 대응시켜 침을 놓는 요법이나, 발에 인체의 각 부분을 대응시켜 만든 족침 등을 들어 보았을 것이다.

① 고대인들은 자연사물은 닮은 것들끼리 아주 밀접한 연관관계를 지니고 있다고 믿어왔으며 이를 의학에 이용한 것이 상응요법이다. 이러한 이론은 모두 닮았다는 성질에 의거해 그 이론이 만들어졌지만 임상응용 시 일정한 효과를 거두고 있다. 특히 손은 다른 신체 부위와 달리 인체와 아주 흡사한 모습을 지니고 있다.

예 신체는 외관상으로 봤을 때 머리와 양팔, 양다리, 그리고 배와 등 크게 다섯 가지의 가지를 가지고 있으며 손 역시 다섯 손가락이 있고 손등과 손바닥이 있다. 또한 고개가 앞뒤로 움직이고, 팔다리가 굽혀지고 펴지는 것처럼 손가락도 굽혀지고 펴지는 것 또한 매우 유사하다.

② 수지침요법은 '손은 인체의 축소판'이라는 원리를 이용, 인체에 나타나는 고통증상이나 병적현상을 해소시키는 방법이다. 손에는 전신에 해당되는 구역이 있어 이를 '상응부위'라고 한다. 즉 가운데손가락은 머리, 둘째손가락과 넷째손가락은 양쪽 손, 첫째와 다섯째 손가락은 양쪽 다리, 손바닥은 복부, 손등은 등 부위에 해당한다. 그림 10-19와 같이 손바닥의 특정한 지점은 인체의 특정부위와 장기와 상응관계를 가지고 있다.

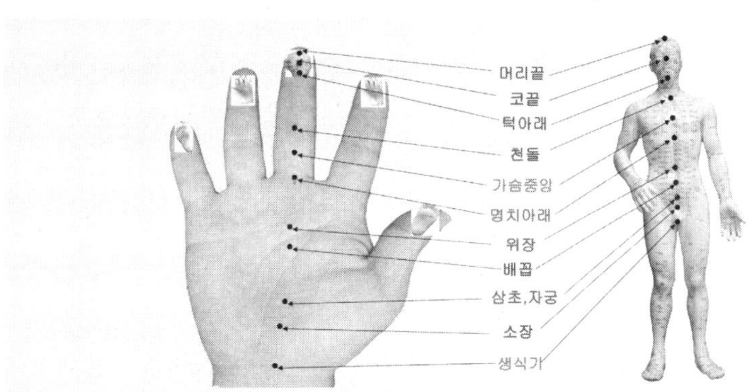

그림 10-19 ◦ 손과 인체와의 상응관계

③ 질병이 있으면 상응하는 부위에서 압통·긴장 등의 반응이 나타나는데, 이 상응점에 수지침 또는 전자빔 등의 기구로 약한 자극을 주어 인체의 고통증상이나 질병을 치료한다.

④ 손은 인체의 축소반응구역으로서 인체에 특정부위에 이상이 있을 때는 그와 상응하는 손 부위에 여러 가지 반응이 나타나는데 그중에서도 제일 많은 반응이 과민한 압통 반응

이며 반응부위를 상응점이라 한다.

⑤ 구체적인 고려수지요법이 생기기 이전부터 한의학에서도 수침이라 하여 손에 침을 놓는 침법이 있었지만 고려수지요법만큼 상응체계를 이용한 체계적인 이론이 정립되지는 않았다. 하지만 고려수지요법에서는 이 상응요법을 기본으로 해서 한의학의 경락의 개념을 접목시켜 독특한 치료체계를 구축하여 치료에 활용하고 있으며 좋은 효과를 거두고 있다.

(2) 수지침의 장점

수지침요법의 장점은 다음과 같다.

① 손이나 발의 치료점을 찾아서 약한 자극을 주므로 고통이 적으며 위험부담이 적고, 효과가 뛰어나다(그림 10-20).

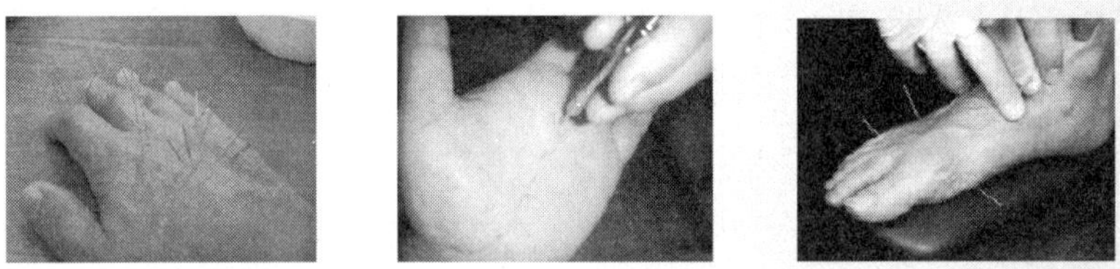

그림 10-20 • 수지침 시술

② 스스로 진단하여 치료할 수 있다.

③ 잘못된 위치를 선정하여 자극을 주어도 원하는 효과를 얻을 수 없을 뿐 부작용은 없다. 또한 시중에 사용되는 약의 독성이나 오남용에 대한 위험을 줄일 수 있다.

④ 손은 시술하기 쉬운 부위이며 간단한 지압만으로도 고통을 제거시키는 효과가 있으며 생활주변의 도구를 자극기구로 직접 응용할 수가 있기 때문에 대중요법으로도 우수하며, 응급처치가 쉽고 효과가 우수하다.

⑤ 검사 상에 나타나지 않은 질병치료에 우수하다. 여러 가지 간단한 질병, 신경성 질병들은 검사 상에 나타나지 않으면서 고통을 느끼는 사람들이 많다.

⑥ 고려수지요법은 신경성 질병, 검사 시에 나타나지 않는 질병의 예방과 치료에 탁월한 효과가 있다.

⑦ 수지침은 콜레라, 말라리아, 장티푸스 등과 같은 전염병이나 각종 성인병과 암질환의 통증해소, 퇴행성질환, 각종 근육통증에 대한 진통역할 등에 효과가 있으며 정서불안과 같이 불안정한 정신을 안정시키는 효과가 크다.

(3) 침관을 이용한 시술

침관을 사용함으로써 통증을 완화하고 환자가 느끼는 침에 대한 공포심을 줄여줄 수 있다. 하지만 침을 침관에 각각 장착하는 것이 번거로우며 일반 장침 시술 시 사용에 제약이 따른다(그림 10-21).

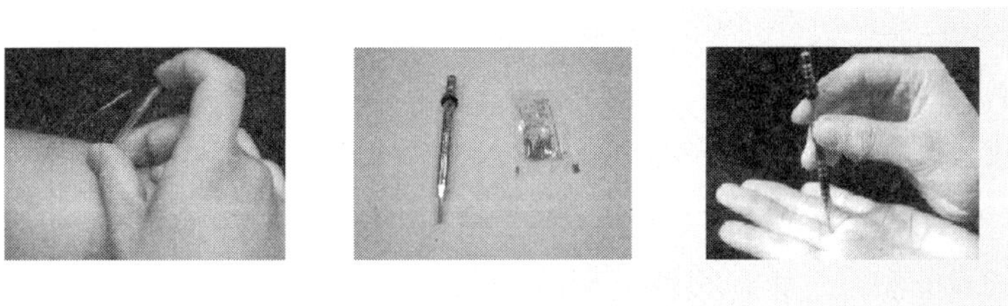

그림 10-21 • 침관을 이용한 침술

1) 침관을 이용한 시술의 장점

보통 침을 삽입 시 귀, 손바닥, 발바닥 등의 부위에는 1~2[mm] 정도의 깊이로 찌르며 얼굴, 손등, 발등 등의 부위에는 보통 2~5[mm] 정도의 깊이로 찌른다.

① 팔이나 다리에는 보통 5~10[mm] 정도의 깊이로 찌르며 지방층이 두터운 엉덩이 부위에는 2~5[cm] 정도의 깊이로 찌른다.

② 침을 꽂는 방법에는 시술자가 두 손가락으로 환자의 피부를 늘려서 그 부위에 자침하는 방법과 시술자의 두 손가락 사이에 환자의 피부를 쥐어짜는 것처럼 집고 그 손가락 사이에 낀 피부에 자침하는 방법 등이 있지만 가장 일반적으로 침관을 사용하는 방법으로서 침의 길이보다 조금 짧은 관을 경혈부위에 대고 관 안에 침을 넣어 관 밖으로 튀어나온 침병의 끝부분을 손가락으로 쳐서 자침하는 방법이다.

③ 침관은 원통 또는 육각형의 금속관으로 굵기는 지름 약 3[mm] 정도이며 중심에 침의 침병이 통할 수 있도록 1.7[mm](내경)의 구멍이 뚫려 있다. 침관의 길이는 침보다 약 4[mm] 정도 짧은 것을 사용한다.

④ 침관을 사용하는 이유는 초보자가 사용하는 데 용이하며 자침하는 데 통증을 적게 하기 때문이다.

⑤ 사람이 아픔을 느끼는 것은 피부에 있는 통각수용체에서 자극을 받기 때문이다. 하지만 침관을 사용하면 피부를 순식간에 뚫어버리기 때문에 통각수용체를 자극할 만큼의 역치 자극이 발생하지 않게 된다.

⑥ 주사바늘은 바늘 끝이 죽창 모양으로 피부를 찢고 들어가지만 침은 원추형 내지는 둥근 모양으로 피부를 밀고 들어가는 것도 통증을 완화시키는 역할을 한다.

⑦ 침관은 환자의 공포심을 적게 하며 가느다란 침을 사용할 때 많이 사용하기 때문에 근래에는 침관에 의한 자침을 많이 한다.

2) 침관을 이용한 시술의 단점

침관의 입구는 1.7[mm]의 내경을 갖는다. 침의 머리에 비유되는 침병의 외경이 1.2~1.5[mm] 내외인 것을 감안하며 이는 보통 실을 바늘에 꿰는 것보다는 훨씬 쉬울 것이다. 하지만 의사에게는 불편한 사항이 된다.

① 한 번의 시술 시 전통침술이나 수지침은 많은 양의 침을 환자에게 자입 해야 한다. 따라서 일일이 침관에 침을 장착하는 것은 여간 번거로운 것이 아니며 이러한 시간의 낭비는 경제성에도 영향을 미치게 된다.

② 일반 장침의 시술시 침관은 사용하지 못한다. 따라서 시술자가 직접 침체를 잡고 자입을 하기 쉬운데 이런 경우 피부 깊숙이 시술되는 장침의 특성상 시술자의 손에 묻은 세균 등이 그대로 환자의 신체로 전달되는 감염의 위험이 발생한다.

4. 연속식 자침기

공이에 의해 침이 타격되는 속도가 매우 빠르다. 끝이 원형인 침이 빠른 속도로 천피가 이루어지면 통각수용체가 자극을 받지 않기 때문에 천피 시 환자는 거의 통증을 느끼지 못하게 된다. 또한 천피되는 동안 침이 외부에 노출되지 않으므로 환자의 공포감을 저하시킨다(그림 10-22).

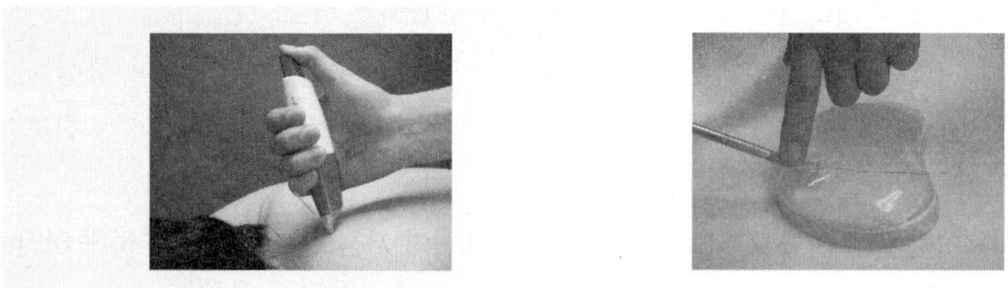

(a) 연속식 자침기 시술 (b) 플렉스어댑터를 사용한 자침기

그림 10-22 ▪ 연속식 자침기 시술과 플렉스어댑터를 사용한 자침기의 장침시술

(1) 연속식 자침기의 특징

한 번에 50여 개 정도의 침을 카트리지에 넣으면 그림 10-23과 같이 자동으로 배열 및

장전이 이루어지기 때문에 시술시간이 대폭 단축되며 이것은 경제성으로 이어진다. 또한 한 손으로 타격이 이루어지기 때문에 양손을 자유로이 사용할 수 있다.

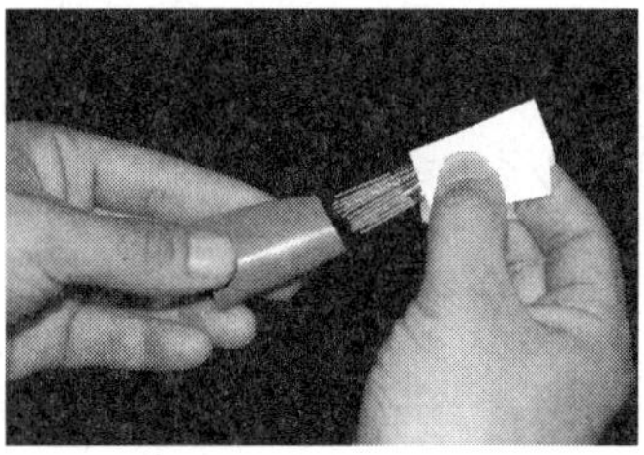

그림 10-23 • 연속식 자침기 카트리지 내 침의 무배열 입수

① 카트리지 내부에 저장된 침들은 침첨이 바닥에 닿지 않으므로 시술자의 이동간이나 시술 중에 침첨의 손상을 막아준다. 또한 천피 깊이를 조절할 수 있는 조절기(컨트롤 가이드)가 있어 자입 시 1~5[mm]의 깊이 조절이 가능하다(그림 10-24).

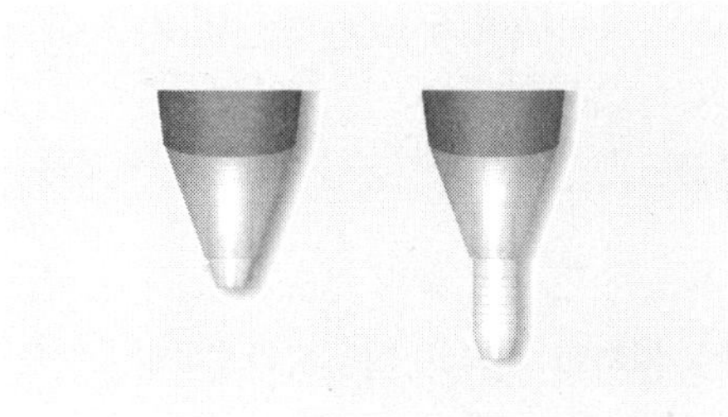

그림 10-24 • 자입 깊이의 조절

② 천피 시 직접 환자의 환부와 접촉하기 때문에 연속식 자침기의 천피조절기는 쉽게 결합과 분리가 가능하도록 되어 있다. 이러한 특징은 환자와 환자 사이에 세균이나 병균이 전염되는 것을 막아준다.

(2) 자침기의 특징

침의 길이가 90[mm] 이상되는 침은 인체에 삽입되는 정도가 매우 깊다. 하지만 침관은 사용할 수 없으며 직선방향이 아닌 경사진 각도에서는 시술자의 자입 하는 힘이 제대로 전달될 수 없다. 따라서 감염의 위험방지와 시술자의 효과적인 시술을 위해 그림 10-25와 같이는 플렉스 어댑터를 자침기에 결합한다.

플렉스 어댑터는 유연성 있는 재질을 사용하기 때문에 환부와 직선방향이 아닌 어떠한 각도에서도 시술자의 자입압력을 그대로 전달하며 이미 피하에 삽입된 바늘이 항상 일관성 있는 방향으로 삽입되도록 한다.

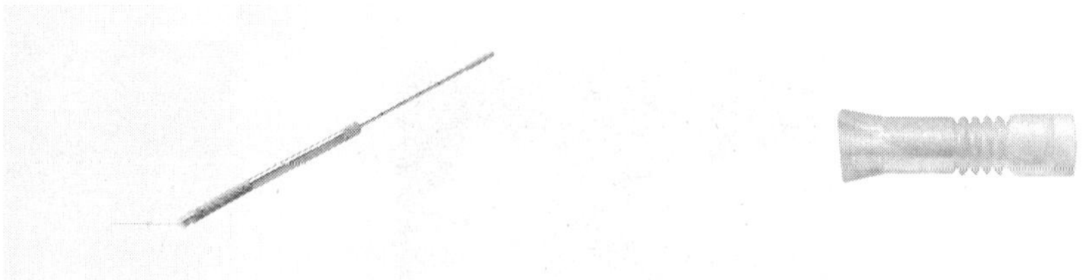

그림 10-25 ◦ 플렉스 어댑터를 장착한 자침기와 플렉스 어댑터

(3) 자침기의 장점

침의 장착과 탈착이 간편하며 시술 중에 침이 빠지지 않으면서도 시술자의 편의에 따라 침과의 분리가 자유롭기 때문에 전침치료와의 병행이 가능하다.

① 로드에 새겨진 눈금(10[mm] 간격)을 통하여 이미 삽입된 침의 자입 깊이를 쉽게 확인하면서 시술이 가능하다.

② 모든 호침에 대해 사용이 가능하며 무균적 시술 및 시술시간을 단축시키는 이점이 있다.

(4) 무균적 시술의 중요성

침술위생에서 침술 전에 가운을 만지는 등의 행동을 했다면 침을 잡기 전에 반드시 손 세척이 이루어져야 한다. 또한 침은 환자의 피부에 삽입하기 전에는 반드시 멸균되어 있어야 한다.

① 멸균된 침 포장을 제거하고 난 후 삽입에 앞서 침체와 침첨을 만지지 않아야 하고 시술자의 손뿐만 아니라 멸균되지 않은 기타의 물건 표면에 절대로 닿지 않도록 주의해야 한다.

② 니들 인젝터를 포함해서 침관 역시 각 환자에게 시술 전에 멸균되어야 하며, 같은 환자에게는 반복적으로 사용할 수 있지만, 다른 환자에게 사용할 때는 재멸균 또는 교체를 해야 한다. 즉 환자의 피부조직에 사용되는 대상물은 모두 소독해야 한다.

③ 침은 멸균되거나 버려질 때는 반드시 격리되어야 하며 포장에서 개봉한 침은 사용 후 남더라도 폐기한다. 바닥이나 외부 대상물과 접촉한 침 역시 반드시 폐기해야 하며, 사용된 침을 폐기하기 위해 옮기는 도중에 떨어뜨려 간호사나 의사는 물론 일반인에게 접촉되지 않도록 주의해야 한다.

5. 니들 인젝터의 구조와 원리

연속식 자침기는 다른 의료기기에 비해 매우 단순한 구조를 갖는다. 그러나 무작위로 넣은 수십 개의 침을 단 한 번에 정렬이 가능하도록 하는 기능이며, 그 원리는 매우 독특하면서도 단순하다. 연속식 자침기는 자석의 자력을 이용한 것이다.

(1) 연속식 자침기의 구조 및 원리

① **연속식 자침기의 구성요소** : 연속식 자침기의 구조는 그림 10-26과 같다. 손으로 잡는 부분인 건과 내부에는 버튼을 눌러 스프링의 힘으로 공이를 쳐서 침을 자입하는 방식이다.

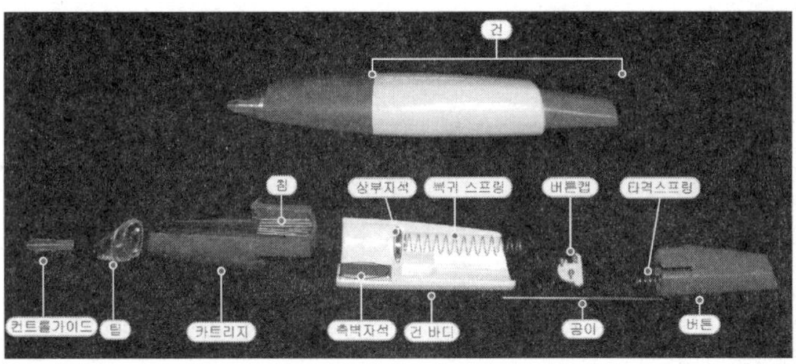

그림 10-26 ◦ 연속식 자침기의 내부구조

② **자력을 이용한 침의 자동정렬** : 두 개의 독립된 자석(원형자석과 막대자석)이 특정위치에 배치되면 그림 10-27과 같은 자력선이 형성된다.

㉠ 막대자석과 원형자석이 맞닿는 부분에 자력선이 밀집되는 것을 확인할 수 있다.

(a) 원형자석 (b) 막대자석

그림 10-27 ◦ 원형자석과 막대자석이 발생시키는 자력선

㉡ 그림 10-27에 나타낸 자력선의 밀집 부분은 그림 10-28에서와 같이 카트리지에 무배열 상태로 저장된 침들이 원형자석과 막대자석이 맞닿는 부분으로 자력을 발생하도록 유도한다.

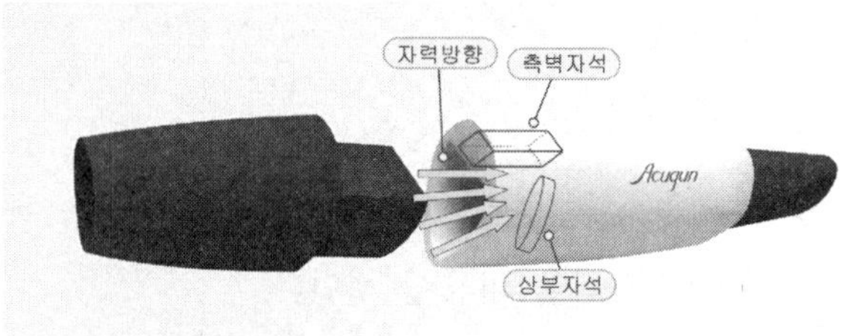

그림 10-28 ◦ 카트리지에 저장된 침들이 받는 자력방향

㉢ 이러한 자력의 영향으로 침들은 그림 10-29와 같은 모양으로 카트리지 내의 슬롯에 자동적으로 정렬이 되며 마치 소총의 탄창처럼 하나의 홀 안의 침이 타격되면 바로 다음 침이 홀 안에 들어온다.

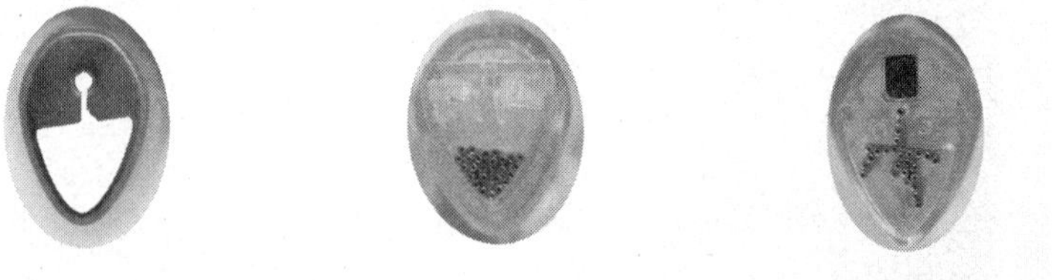

(a) 카트리지 내부 (b) 침 정렬전 (c) 자석에 의헌 침 정렬 후

그림 10-29 ◦ 자력에 의해 카트리지 내 침들이 슬롯에 정렬되는 과정

㉣ 그림 10-30은 슬롯에 정렬된 침이 타격되는 장면의 모식도이다. 공이는 그림 10-30과 같이 슬롯의 홀에 장전된 침만을 타격한다.

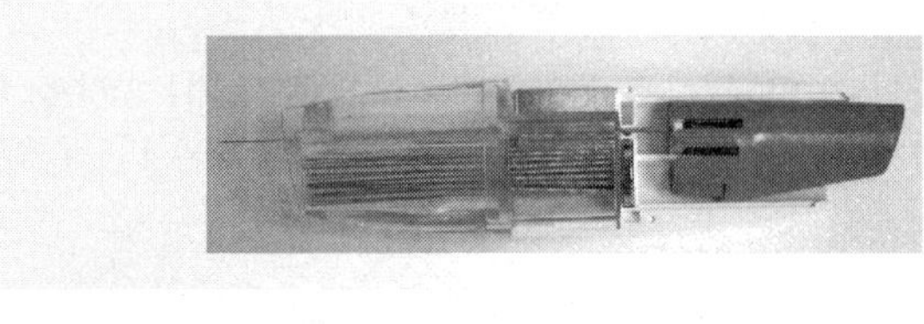

그림 10-30 ◦ 카트리지에 정렬된 침

㉤ 그림 10-31은 홀 안의 침이 타격될 때 홀 바로 위의 침은 걸림 턱에 걸려 발사되는 침과 함께 끌려가는 것을 방지하는 것을 보여준다.

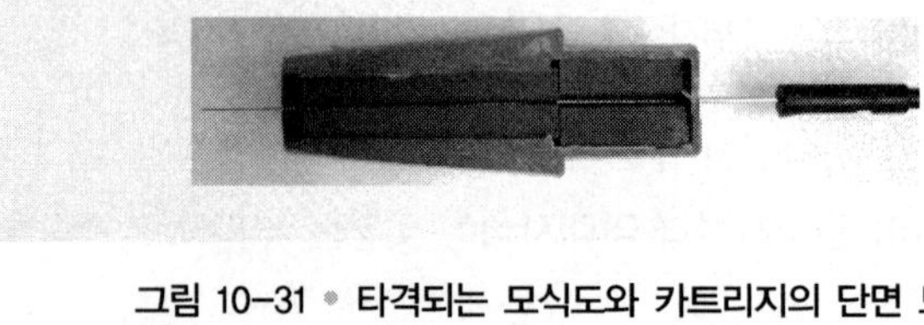

그림 10-31 ◦ 타격되는 모식도와 카트리지의 단면 모습

③ **연속식 자침기의 타격방식** : 그림 10-32는 연속식 자침기의 타격 부를 나타낸다. 먼저 카트리지 내에 슬롯에 침이 장전되어 있는 상태에서 누름버튼을 누른다.

㉠ 공이의 탄성 편은 압축 턱에 의해 타격 스프링을 압축하게 되고 탄성편의 경사부가 압축해제 턱의 위치까지 진행되면 탄성 편은 안쪽으로 밀리게 되고 압축 턱으로부터 해방된다. 이때 공이는 압축된 타격 스프링의 힘에 의해 빠른 속도로 내려오면서 침을 타격하며 침은 순식간에 천피된다.

㉡ 마지막으로 복귀 스프링은 타격이 이루어진 후 누름버튼을 원래의 위치로 복귀시킨다.

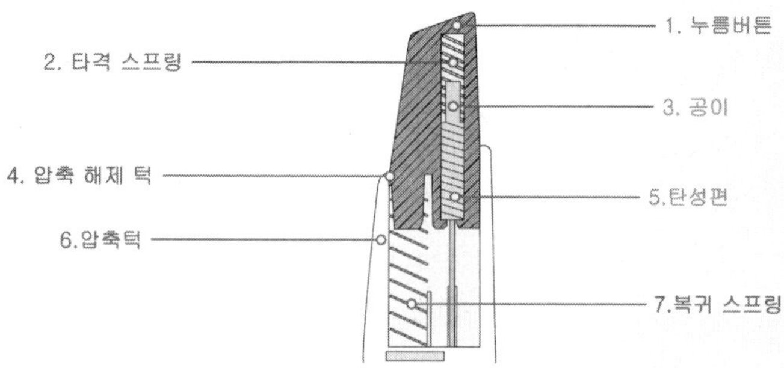

그림 10-32 ■ 연속식 자침기의 타격방식

(2) 자침기의 구조와 원리

① **자침기의 구성요소** : 자침기의 구성요소는 그림 10-33과 같다. 전방캡, 바디, 니들 홀더캡, 니들 홀더, 로드, 후방캡, 손잡이로 구성되어 있다.

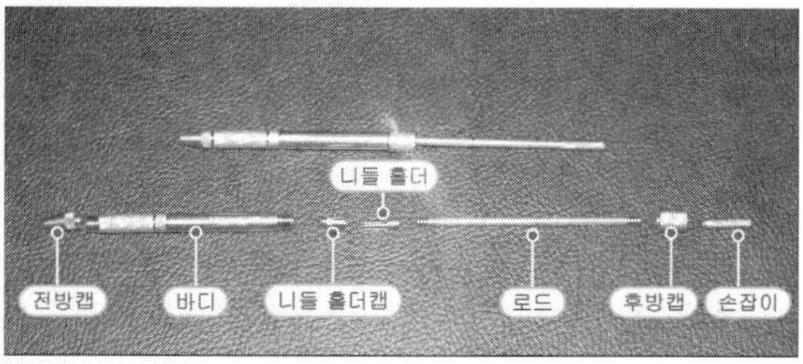

그림 10-33 ■ 자침기의 구성요소

② **장착과 탈착** : 침의 장착과 탈착 등에 연관된 것은 그림 10-34와 같이 전방 캡과 니들홀더 그리고 니들홀더 캡이다.

㉠ 니들홀더는 4개의 절편으로 이루어져 니들홀더 캡에 의해 오른나사 방향으로 조이면 절편이 오므라들어 침병을 꽉 물게 되어 침의 장착이 이루어진다.

반대로 돌리면 오므라들었던 니들 홀더의 절편이 원래 상태로 회복되어 침과의 분리가 이루어진다. 이 동작과정을 통해 시술 중 기구를 분해하지 않고 외부에서 간편한 조작으로 침의 장착과 탈착이 이루어진다.

(a) 전방 캡과 전방 캡의 내부구조 (b) 니들홀더와 니들홀더캡

그림 10-34 ● 전방 캡과 전방 캡의 내부구조 및 니들홀더와 니들홀더캡

이러한 동작과정을 가능하도록 하기 위해 그림 10-34와 같이 니들홀더 캡 전반부는 육각형의 모양으로 되어 있고 전방 캡의 내부에도 니들홀더 캡의 육각부와 맞물릴 수 있는 육각형 모양의 홈이 생성되어 있다. 이것은 니들홀더 캡의 회전을 억제시켜 기구의 손잡이를 돌렸을 때 니들홀더가 조여지고 복원되는 동작을 가능하게 한다.

㉡ 그림 10-35(a)와 같이 손잡이를 시계방향으로 돌리면 니들홀더의 절편이 조여드는 작용을 통해 침이 장착된다.

㉢ 탈착은 그 반대과정 그림 10-35(b)과 같이 손잡이를 반시계방향으로 돌리면, 수축된 니들홀더의 절편이 벌어지게 되면서 니들홀더와 침이 분리된다.

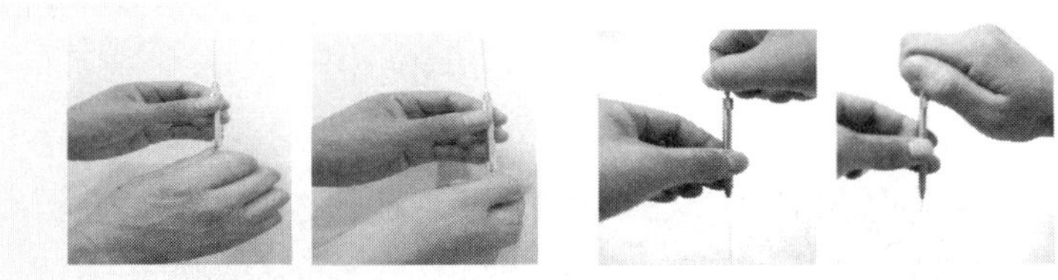

(a) 침의 장착 (b) 침의 탈착

그림 10-35 ● 침의 장착 및 탈착

③ **니들 인젝터에 장착된 침의 위치변화** : 침은 니들홀더에 장착되지만 그림 10-36의 니들홀더는 로드와 연결된 일체형이기 때문에 로드의 움직임에 따라 침이 같이 움직이게 된다.

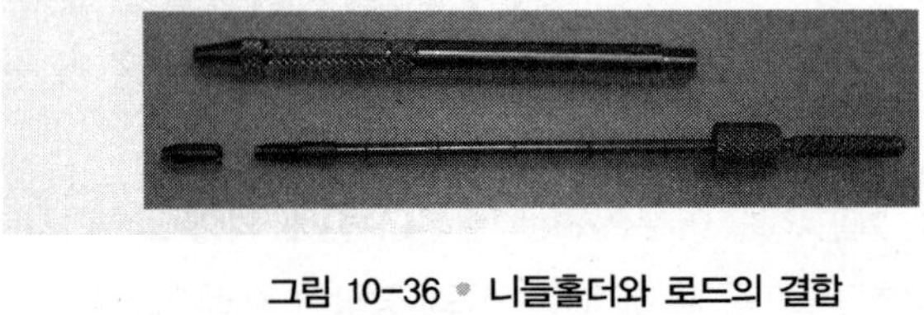

그림 10-36 ● 니들홀더와 로드의 결합

㉠ 그림 10-37의 손잡이를 통해 로드에 전달되는 압력은 그대로 침 끝에 전달되기 때문에 깊은 피하 내부까지 자입이 가능해진다.

㉡ 로드와 바디 사이에는 아무런 저항이 없기 때문에 손잡이를 회전 시 장착된 침 역시 회전이 이루어진다. 이러한 구조는 장착된 침이 상·하 또는 회전 방향으로의 움직임을 가능하게 한다.

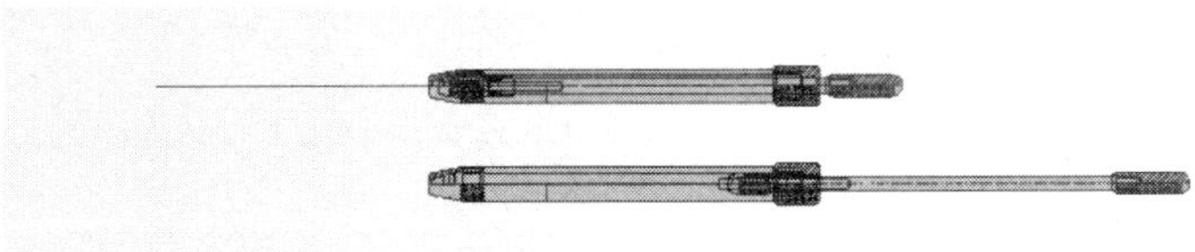

그림 10-37 • 로드의 움직임에 따른 장착된 침의 위치변화

03 뜸

한의학에서는 여러 가지 치료수단이 있지만 침과 더불어 가장 중요한 치료수단이 뜸이다. 뜸은 아주 오래전부터 우리 민족을 치료해오던 치료도구인데 그 만큼 민간의료로 치부되어 부적절한 치료가 이루어진 것도 현실이다.

뜸이 침과 다른 가장 큰 효과는 침이 기운의 조절과 균형에 중점을 둔 치료인데 비해 뜸은 침의 효과를 극대화 시키고 인체의 양기를 더해주는 보법의 역할이 더 강하다. 보약이라는 것도 인체의 전반적인 에너지를 도와주어 면역력을 높여서 질병을 이겨내는 힘을 키우는 역할을 하듯이 보법이라는 것은 도와주고 돋아 준다는 뜻이다.

1. 목 적

인체 내의 양기, 즉 따뜻한 기운을 불어넣어 주는 치료법이다. 우리 몸의 생명력을 생기라고 하는데 생명력과 살아가는데 필요한 에너지를 도와주는 것이 뜸의 가장 핵심이다.

① 인체 전반적인 기운의 흐름을 촉진시켜주고 생명력을 도와주는 역할을 하는 것은 인체의 전면부인 위완 부위와 하단전과 인체의 후면부인 등쪽의 배수혈을 자극하여, 주로 이루어지고 병이 있는 부위에 직접 뜸을 시술하는 것은 병의 원인을 제거하는 목적으로 사용된다.

② 하단전이나 등 쪽의 배수혈은 인체의 전반적인 기능 전체를 향상시키는 역할을 하는데 각 경락의 기혈 순환을 도와주고 정기를 복돋아 주며 내장기능을 튼튼히 해주는 역할을 한다.

2. 뜸의 종류

뜸뜨는 방법은 뜸쑥을 피부에 직접 닿게 하는가에 따리서 **직접구**와 **간접구**로 나눌 수 있으며 가장 흔하게 구분하는 방법이다(그림 10-38).

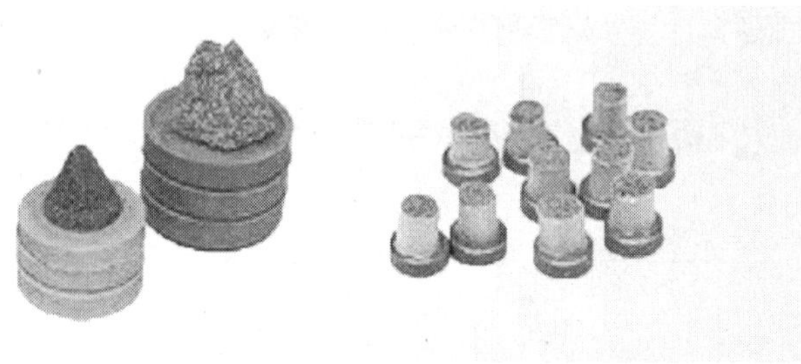

(a) 직접구 (b) 간접구

그림 10-38 ∙ 직접구와 간접구

(1) 직접구

뜸 기둥을 직접 혈자리 위에 놓고 태우므로 고통이 따르고 화상으로 인한 상처가 남는다. **직접구**에도 흔적이 남는 **반흔뜸**과 흔적이 남지 않는 **무반흔 뜸**으로 나눌 수 있다.

① 사람들은 대개 성냥 불똥만 살짝 튀겨도 깜짝 놀라며 뜨거움을 느낀다. 때문에 고통과 흔적이 따르는 직접구는 병을 치료해야 한다는 절박한 상황에 처한 사람이 아니면 꺼려하는 경향이 있다.

② 동의보감에서는 "**뜸을 떠서 병을 치료**하는데 장수를 넉넉히 떴다고 하더라도 뜸자리가 헐어서 고름이 나지 않으면 효과가 없다. 만일 뜸자리가 헐지 않으면 돌을 뜨겁게 해서 뜸자리를 문댄다. 그렇게 하면 3일 후에 뜸자리가 헐면서 고름이 나오고 병이 저절로 낫는다." 이와 같은 설명은 직접구의 근거 자료가 될 수 있다(그림 10-39).

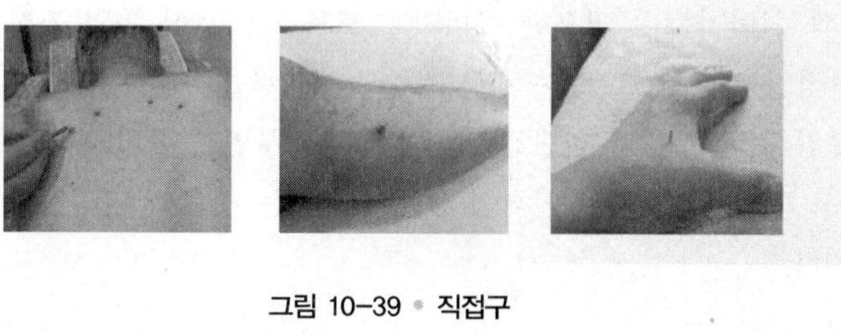

그림 10-39 ∙ 직접구

(2) 간접구

뜸을 뜨려고 하는 혈자리에 마늘, 생강, 소금, 부자, 콩링 등 열기운을 감해주는 물질을 올려 놓아 피부와 쑥 과의 공간을 확보한 다음 뜸기둥을 놓고 뜸을 뜨는 방법이다.

① 그 효과에 대한 평가는 간접구 자체를 인정하지 않는 견해에서 부터 직접구나 마찬가지의 효과를 인정하는 견해까지 사람에 따라 다르다.

② 일반적으로는 직접구보다 그 효과가 떨어지는 면이 있다는 것이 중론이지만, 고통이 없으며 혈자리에 화상을 입히지 않고 뜸 치료 효과를 얻어낼 수 있다는 장점을 가지고 있다(그림 10-40).

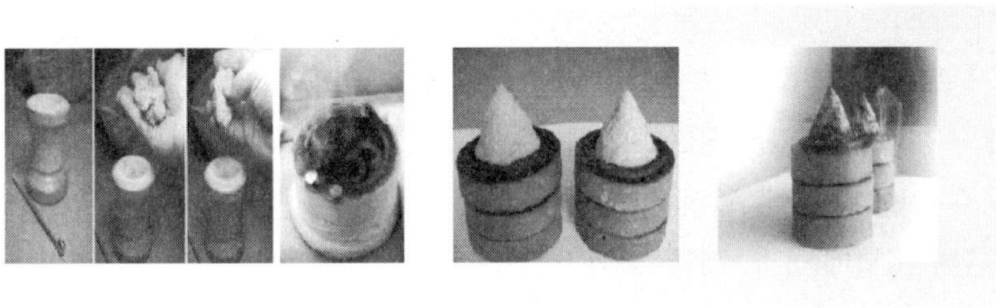

그림 10-40 • 간접구

3. 뜸의 효능

뜸의 효능에는 여러 가지가 있는데 대표적으로 억제작용, 유도작용, 흥분작용, 반사작용, 증혈작용 등이 있다.

① 억제작용 : 뜸의 효능 중에는 억제작용 효과가 있다. 강하게 뜸을 떠서 비정상적으로 왕성한 나쁜 기를 없애주면, 진정, 진통, 제지 등의 억제작용이 나타난다. 지각신경이 과민한 반응을 보이며 통증이 있을 때, 쑥뜸으로 이를 진정, 진통시킬 수 있다.

② 유도작용 : 아픈 부위에서 멀리 떨어진 경혈에 뜸을 떠도 혈관을 확장, 수축시키는 유도작용이 나타나 혈액순환이 좋아지고 노폐물 배출이 촉진되는 등의 뜸 효능이 나타난다.

③ 흥분작용 : 자율신경 기능이 약해졌을 때 뜸으로 인체에 약한 자극을 주어 자율신경이 지배하는 기관과 조직을 흥분시켜서 기능을 활성화 시키는 효능이 있다.

④ 반사작용 : 특정부위에 대한 뜸의 효능으로 대응하는 각종 기관에 반사적인 영향을 주어 질병치료에 도움을 얻게 된다.

⑤ 증혈작용 : 뜸에 의해 적혈구, 혈색소가 증가하고 혈액순환이 활발해져 산소와 영양분이 공급된다.

04 맥파분석기

맥파를 분석하여 환자의 상태를 판단하는 기기이다. 혈관 조영제 주입이나 방사선 촬영이 수반되는 기기들과 다르게, 맥파와 혈관의 압력 측정만으로 관상동맥질환의 진단을 보조할 수 있도록 개발된 장비이다.

1. 맥 파

일반적으로 환자를 진료할 때 환자의 맥을 짚어 보면 맥의 촉진에 의해 발생하는 맥박 수, 리듬, 크기, 혈관의 성상 등의 많은 정보를 얻을 수 있는데 맥파(Mechano-cardiogram : MCG)는 심장의 펌프질 기능에 의해 혈액이 순환되면서 형성된다.

혈액순환의 방법에는 두 가지 종류가 있다.

① 체순환 : 좌심실 → 동맥 → 모세혈관(동맥) → 조직 → 모세혈관(정맥) → 정맥 → 우심방을 거친다.

② 폐순환 : 우심실 → 폐동맥 → 폐 → 폐정맥 → 좌심방을 거친다.

혈액순환의 역학적 조건은 심장의 펌프력, 순환혈액량, 혈관계의 용적 또는 순환저항 등에 의해 결정되고 이들에 의해 각부의 혈류량 및 흐르는 속도가 결정된다.

심장의 주기 중 심실이 수축하면 혈액이 대동맥으로 방출되는데, 정상인의 경우 1회 방출 시 안정 시에 약 70~80[ml]의 혈액이 방출되며 대동맥 내의 수축기압은 120[mmHg], 이완기압은 80[mmHg]로 평균 100[mmHg]를 유지한다. 혈액이 대동맥으로 방출될 때 대동맥의 압력에 변화가 일어나는데 이 압력은 말초동맥까지 내려간다.

① 혈액방출 시 대동맥의 기시부에서 혈압 상승이 발생하여 그 부위의 혈관을 확장시키게 된다.

㉠ 심실로부터 혈액이 계속 방출되는 시간의 흐름에 따라 대동맥 내 혈액의 관성을 능가하게 되어 혈압의 증가로 점점 말초혈관으로 전달되어 가는 것을 의미한다.

㉡ 팽팽한 고무줄의 한쪽 끝을 진동시켜 전체 고무줄에 진동파가 전도되는 것과 같은 원리이다.

② 맥파는 심장의 심실이 수축 → 좌심실에서 혈액이 대동맥으로 방출 → 대동맥압에 변동하는 경로에 의해 발생한다. 맥박의 수와 심박동의 수는 동일하지만 맥박의 전파속도는 혈류속도와는 상관없이 혈관벽의 탄력성에 영향을 받으며 혈류속도보다 활씬 빠르게 말초혈관에 전파된다.

③ 전신에 있는 각 동맥에서 측정된 맥파는 동일하지 않으며 심장에서 멀어짐에 따라 기복이 더욱 많이 발생하는 반면 적은 파동은 소실된다.

2. 맥파검사법

맥파를 가시적으로 기록하는 방법을 크게 나누어 보면 압맥파법과 용적맥파법이 있다.

① 압맥파법 : 동맥 중에 직접적으로 카테터(catheter)를 삽입하거나 또는 혈관 위에 압력 측정용 트랜스듀서를 장착하는 방법이다.

② 용적맥파법 : 심장박동에 따라 발생되는 미세한 체적의 변화를 측정하는 방법이다.

3. 광전식 용적 맥파

근적외선을 환자에게 주사하여 헤모글로빈(Hemoglobin)에 흡수되지 않고 투과된 투과광 또는 반사광으로 혈액량의 변동량을 측정하여 맥파를 측정하는 방식이다.

① 파장이 600~800[nm] 되는 근적외선을 손가락 끝부분의 생체조직에 투과하여 근 적외선이 용적변화에 따라 투과되거나 반사된 광의 변화량을 측정하여 흡광도를 구하는 방식이다.

㉠ 손가락 끝에 작은 램프를 그 반대쪽에 광전변환소자(Cds)를 장착한 후 빛을 쏘면서 심박동에 따라서 말초혈관으로 혈액이 방출되는 시기에 이 부분에서 빛의 투과성 변화를 감지한다.

㉡ 투과되는 광량의 변화는 트랜스듀서(transducer)에 의해 기전력으로 변환되어 쉽게 맥파를 측정할 수 있다. 이렇게 측정된 맥파 파형은 대동맥판 협착증과 맥이 없는 병, 대동맥판 폐쇄부전증 등과 같이 많은 혈관성 질환에 유용한 정보를 제공하는데 특히 대동맥판 폐쇄부전증은 한 심박에 맥파가 두 번 뛰는 파형이 소실된 진폭이 큰 맥파가 측정되는 특징이 있다.

② 용적맥파와 심전도를 동시에 기록하여 비교하면 심전도 R파의 시점과 맥파가 올라가는 시점 간의 시간차 Δt 로부터 맥파의 전파속도를 구할 수 있다.

㉠ 맥파의 전파속도는 동맥벽이 굳어져서 탄력성이 감소하고 내면에 기름기가 끼이거나 이상조직이 증식하여 내경이 좁아지는 증상을 보이는 동맥경화 등의 진전도를 추정하는데 매우 중요한 요소가 된다.

㉡ 맥파 전파속도를 구하는 방법은 기록되는 대동맥의 시작지점으로부터 손가락 끝까지 혈관의 길이를 70[cm]라 하고 R파의 시점과 맥파가 올라가는 시점 간의 시간차 Δt가 0.15초라고 하면 식 (10-1)과 같다.

$$맥파전파속도 = \frac{70[cm]}{0.15[sec]} = 약\ 4.67[m/sec] \quad (10\text{-}1)$$

4. 정맥폐쇄 용적맥파

맥파가 전달됨에 따라 동맥의 내압에 변화가 생겨 혈액량의 용적변동이 발생하는 원리이다(그림 10-41).

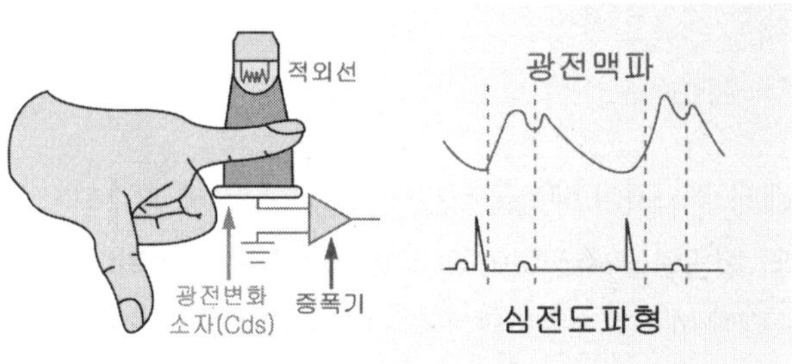

그림 10-41 • 광전식 용적맥파의 원리

① 정맥폐쇄 용적맥파는 그림10-42와 같이 물을 채운 원통 안에 팔을 넣은 후 물이 새지 않게 봉한 다음 반대편에는 가는 유도관을 삽입하여 여기에 용적변위에 따른 압력 트랜스듀서(transducer)를 접속시켜 놓는다. 이때 팔에서 혈액량의 증가와 감소에 따라 폐쇄된 원통 내의 용적 변동이 생기는데 이와 같이 일정한 폐쇄 공간 내의 압력 또는 용적변동은 압력 트랜스듀서 등으로 전기신호로 변환하여 증폭하면서 사지의 용적 맥파를 구하는 원리이다.

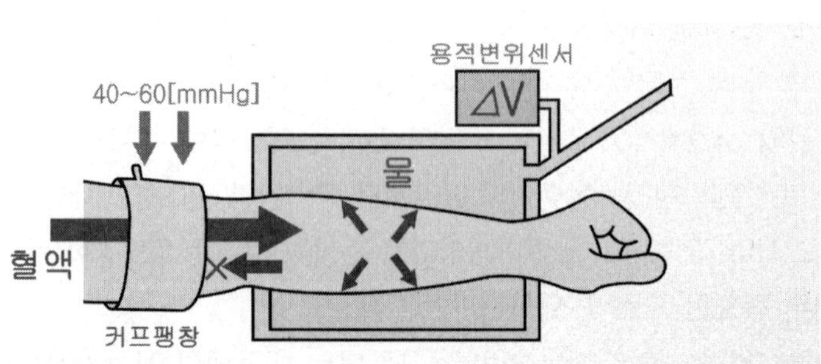

그림 10-42 • 정맥폐쇄 용적맥파의 원리

② 상완부에 커프(cuff)를 감은 후 커프압을 40~60[mmHg] 정도로 상승 유지시키면 전완에 유입된 혈액이 배출되지 못하게 되어 체적이 서서히 증대된다. 이처럼 시간에 따른 체적변화의 초기 기울기 dV/dt에서 사지에 유입하는 혈류량을 측정할 수 있다(그림 10-43).

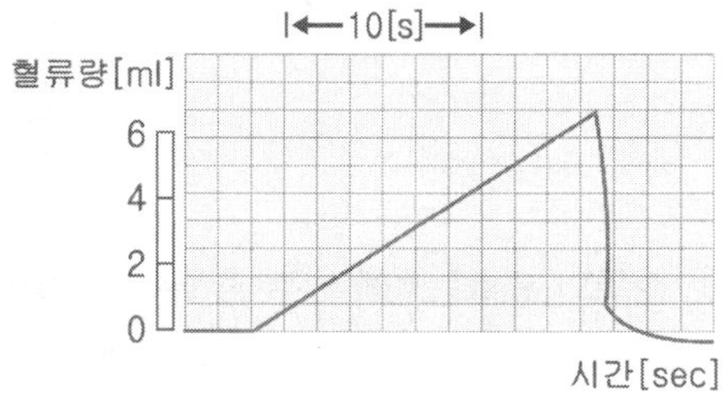

그림 10-43 • 정맥폐쇄 용적맥파로부터 얻은 시간에 따른 혈류량 곡선

5. 맥파분석기

심장의 펌프기능에 의하여 혈액이 순환하는데 심실의 수축에 따라 혈액이 대동맥으로 박출되면 혈액이 한 번에 말초로 보내지지 못하고 혈관벽의 탄력성에 의해 확장된 혈액의 일부가 수용되기에 대동맥의 기수부에서 혈압이 상승하고 그 부위의 혈관을 확장시키는데, 시간의 경과에 따라 다시 심실로부터 혈액이 계속 박출되면 대동맥 내 혈액의 관성을 능가하여 압력의 증가는 점점 말초혈관으로 퍼져나간다. 이것은 마치 팽팽한 고무줄의 한쪽 끝을 진동시켰을 때 진동파가 전파되는 것과 같은데 이를 맥파라 한다.

맥파분석기(sphygmograph)는 이러한 맥파를 측정하여 심박 히스토그램이나 심박분포도 등으로 변환하여 부정맥 이상 등의 건강상태를 확인할 수 있도록 해준다.

① 맥파계는 근적외선을 피검부위에 조사하여 헤모글로빈에 흡수되지 않고 투과된 투과광 또는 반사광으로 혈액량의 변동을 보는 것으로 손가락 끝에 작은 램프를 그 반대쪽에 광전변환소자를 장착한다.

② 심박동에 따라 말초혈관으로 혈액이 박출 되므로 이 부분에서 빛의 투과성에 변화가 일어나고, 투과광량의 변화가 트랜스듀서에 의해 기전력의 변화로 변환되므로 쉽게 맥파를 그릴 수 있다. 이렇게 얻어진 맥파 파형으로부터 많은 혈관성 질환의 진단에 이용할 수 있다(그림 10-44).

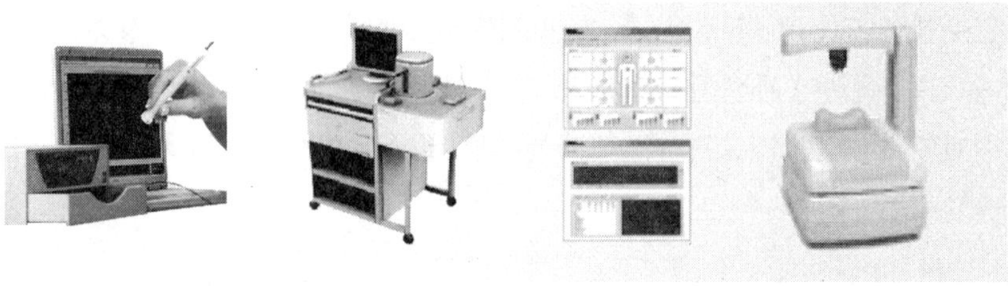

그림 10-44 ◦ 맥파분석기

6. 맥진기

자동혈압계로 혈압을 재듯 손목의 요골동맥에 있는 촌, 관, 척맥의 박동과 혈류를 재서 그래프로 표현하고, 혈관의 탄성정도와 심장의 수축력, 심장의 박동상태 등에 대한 보다 정교하고 다양한 정보를 얻을 수 있는 기기이다(그림 10-45).

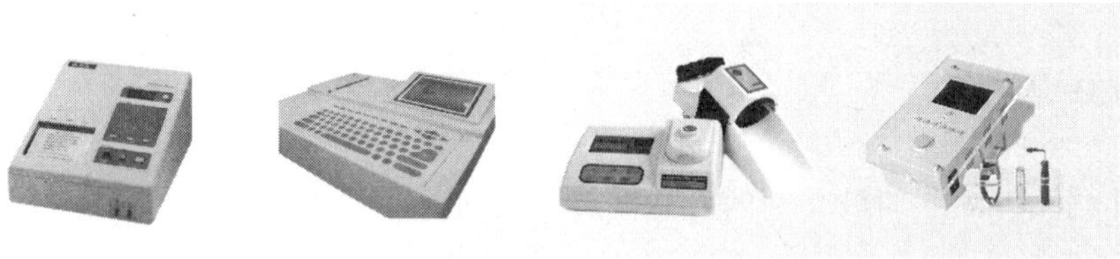

그림 10-45 ◦ 맥진기

① 맥진기가 나오기 전 지금까지 의사들은 손끝에 전달하는 맥을 짚는 '아날로그(analogue) 방식'의 진맥을 해왔지만 최근에 맥진기가 개발되면서 디지털(digital)화된 맥진기를 한방병원이나 한의원에서 쓰고 있다.

② 진맥한 정보를 여러 가지 형태로 가공할 수 있는 소프트웨어가 부착돼 있는 것이 특징이고, 맥동 측정 진행 과정이 모니터에 표시되어 침구와 한약처방 투여 등 치료 과정을 통해 질병이 호전되고 있는지를 환자가 직접 확인해 볼 수 있게 되어있다.

③ 기존의 맥진기가 맥박이 뛰는 모습만을 모니터에 그래프(맥파)로 표시하는 기능에, 맥박이 뛰는 순간 압력과 그 압력이 변화하는 과정까지 더해져, 환자가 몸에 이상이 있거나 동맥이나 심장에 어떤 이상이 있는지 훨씬 더 쉽게 알아볼 수 있다.

④ 기존 X-선 촬영이 제공 못하는 3차원적 정보를 컴퓨터 단층촬영(CT : Computed Tomography)이 제공하는 것처럼, 진맥을 통해 얻어진 맥파(맥박이 심장에서 피가 방출될 때 혈관에 전해지는 저항에 따라 동맥이 팽창 · 이완을 되풀이하는 현상)을 여러 형태로 가공해서 심장과 동맥 등에 관한 보다 정밀하고 다양한 정보를 환자와 의사에게 제공되면서 맥에 대한 객관성과 통일성을 갖춘 진단으로 합리적이고 체계적인 치료가 가능해졌다.

05 무통 전자침

적당량의 전류를 흘려서 피부에 전기 자극을 주도록 전자침 전류 발생용 기판이 장착된 하우징을 포함하는 전자침이다. 하우징에 연결되어 회로 기판에서 전류 공급을 받을 뿐만 아니라 다수의 침이 장착되어 인접된 침이 각각 (+), (−)전류를 공급받아 한 쌍을 이루도록 패턴이 형성된 PCB기판과, 상기한 패턴의 침이 외부로 노출되도록 개방부가 형성된 케이스로 이루어진 침패드를 포함한다. 탐지봉이 있어 피부에 압력을 가하며 경혈점을 찾고 이에 찾은 경혈점에 전자침 치료를 할 수 있다(그림 10-46).

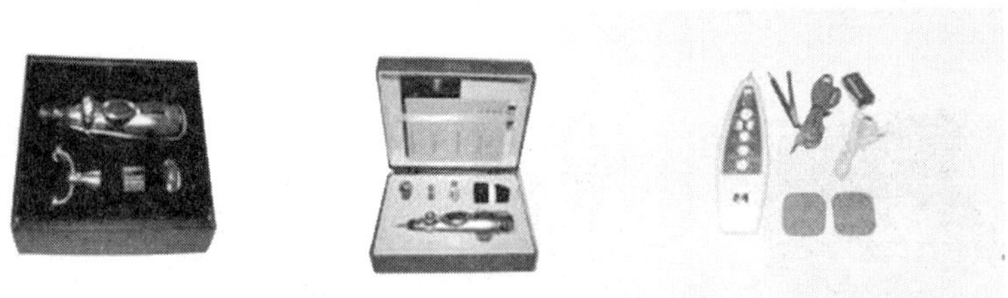

그림 10-46 • 무통 전자침

① 무통 전자침은 성인통증, 신경근육의 통증을 완화시키며 피로한 근육을 마사지하는 효과가 있다. 야외활동 시 비상의료기로 사용되기도 한다.
② 침이나 뜸의 원리, 전기요법으로 성인통증, 신경근육의 통증을 완화시킨다.
③ 관절의 통증, 오십견이나 신경근육이 피로할 때 마사지용으로 효과적이다(전립선, 요실금, 척추통증 등).
④ 휴대하기 간편하여, 야외활동 시 응급처치용이나 비상의료기로 쓰인다(그림 10-47).

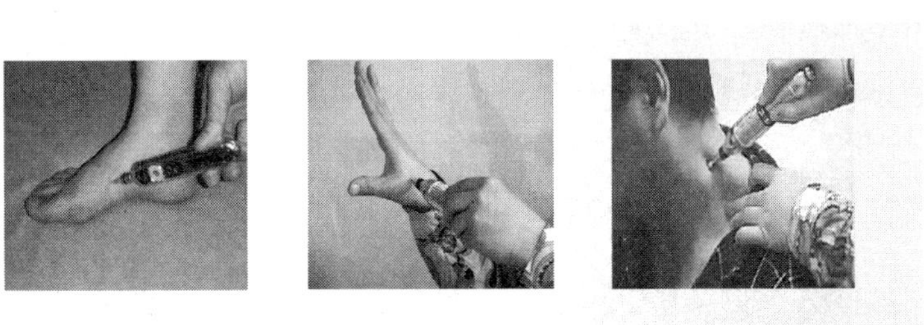

그림 10-47 • 무통 전자침의 활용

06 부항기

부항요법은 피부표면에 부항기로 진공상태의 자극을 가하여 피하조직과의 압력차에 의해서 가스교환을 시킨다. 또한 음압의 충격으로 기존의 대기 압력에서 세포를 개방시켜 종래와는 전혀 다른 상반된 환경을 통해 질병을 회복하기 쉬운 상태로 만든다.

① 호흡의 혈액정화 원리에 따라서 혈액을 받지 못하는 국부조직의 이상혈액을 정화하여, 체내에 정체된 담과 변조된 혈액을 물리적으로 제거하는 방법이다.

② 과거에는 뜨겁게 데운 유리 재질의 컵을 이용하여 온도차에 따른 압력변화를 이용하여 진공상태를 만들었으나 요즘은 공기주입기를 사용하여 압력을 조절하여 사용한다(그림 10-48).

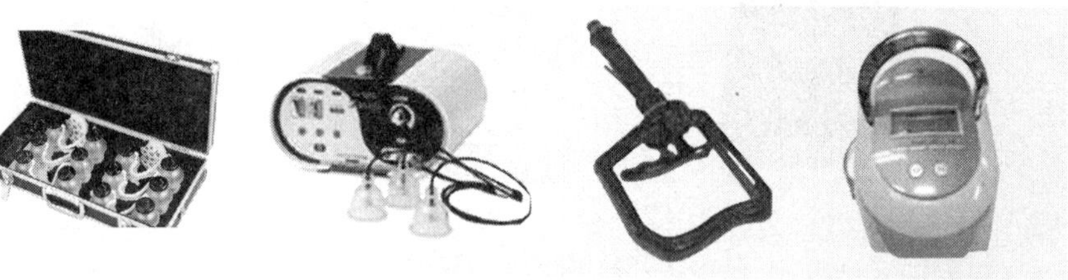

그림 10-48 • 부항기

07 안면 색영상진단기기

한의학에서 얼굴에 나타나는 생리상태와 체질특성에 따라 몸의 건강상태를 진단하는 것을 재현한 기기이다(그림 10-49).

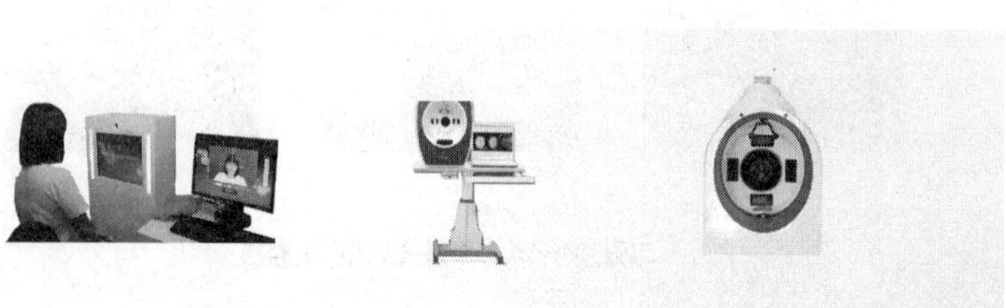

그림 10-49 • 안면 색영상진단기기

① 디지털영상기기로 촬영한 얼굴의 이목구비 생김새와 안색으로 사상체질을 판독하고 인체 각각의 장부별 건강 수준을 진단할 수 있으며 콧날이 낮은 사람은 심폐기능이 떨어진다는 등의 한의학 소견을 검증하는데도 쓰일 수 있다.

② 체질특성과 병증수준을 진단하는 것으로 체질별 안면진단추출, 병증별 안면특서 변수 추출, 부위자동 인식 기능 등을 통해 한의원 같은 한방병원에서 최근에 쓰이고 있다.

③ CCD카메라* 등의 렌즈를 통하여 피부 및 모발상태를 촬영하는 촬영수단에 의해 촬영이 된다. 획득된 영상신호가 정지 또는 분할되도록, 해당 논리제어를 출력하는 논리출력부에서 출력되는 제어로직에 따라 촬영수단으로부터 입력되는 영상신호를 다수의 채널로 영상신호를 제공받는다.

④ 분할신호를 출력하는 주제어부에서 출력된 영상신호를 NTSC**신호 방식으로 영상신호를 필터링하는 장비에 의해 필터링된 신호를, 디스플레이 화면으로 보여준다.

⑤ 키패드에는 촬영된 피부 및 모발 영상신호를 LCD모니터 같은 표시수단으로 출력되는 영상신호의 분할을 선택하는 제 2스위치 및, 표시수단으로 출력되는 영상신호를 정지시키는 제 1스위치 등으로 구성되어 있다.

⑥ 주 제어부는 키패드의 제 2스위치 접점에 따라 표시수단의 화면을 1/2/4로 분할하며, 상기 분할된 영상신호의 정지화면은 키패드의 제 1스위치의 선택에 따라 순차적으로 영상신호를 정지한다.

08 약탕기

약을 달이는 데 쓰는 의료용 용기이다. 그 중에서도 약을 따르는 주둥이 가 있는 것은 일반 약탕기와 구분하여 약탕관 이라 한다.

① 신석기시대 후기 경부터 초보적인 약탕기가 사용되었을 것으로 추측되나, 현존하는 것이 드물고 이어 청동기 · 철기시대의 유물 가운데에서도 찾아보기 어렵다. 당시의 무늬 없는 토기 나 빗살무늬토기들 중 그릇의 벽이 두꺼운 것은 약탕기로 쓰여 졌을 가능성

* CCD카메라(Charge Coupled Device camera) : 디지털 카메라의 하나로, 전하결합소자(CCD)를 사용하여 영상은 전기신호로 변환함으로써 디지털데이터로 플래시메모리 등의 기억매체에 저장하는 장치이다.

** NTSC : 대한민국, 일본, 미국, 캐나다 등에서 사용하는 아날로그 텔레비전 방식이다. 이 텔레비전 방식을 표준화한 기구인 미국의 National Television System(s) Committee(국가 텔레비전 시스템 위원회)의 약자이며, 이 위원회를 가리킨다.

이 높다. 그 뒤 초기 삼국시대의 토기들 가운데에는 끓이거나 데우는 데 썼던 그릇으로 보이는 것들이 있지만, 꼭 약탕기라고 하기는 어렵다. 이 때에는 끓이거나 삶는 것보다 한 단계 앞선 시기의 시루도 발견되고 있다. 그리고 상당수의 청동제 초두가 현존하고 있는데, 이는 약탕기의 일종이라 할 수 있다(그림 10-50).

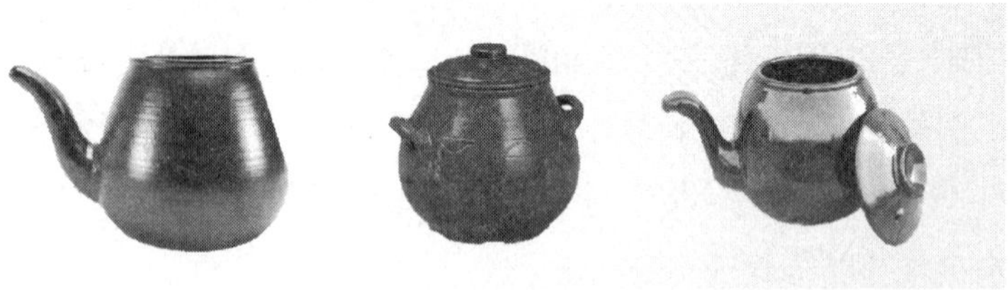

그림 10-50 • 약탕기

㉠ 삼국시대 후기 : 일본 등지에서 삼국으로부터 각각 의약사를 초빙하여 왕실의 질병을 고치고, 나아가 의약기술을 보급시켰다. 당시의 의술과 약 다루는 기술이 매우 발달하였음을 알 수 있으며 약탕기의 보급도 수준 높게 병행되었을 것으로 본다.

㉡ 고려시대 : 철제·청자·흑유로 된 약탕기들이 요즘의 것과 유사한 모습을 하고 있다.

㉢ 조선시대 : 오지·백자·곱돌 제품의 약탕기가 주종을 이루고, 청동과 철은 약탕기나 식기류로는 흔하게 사용되지 않았다.

ⓐ 약물에 함유된 성분이 동이나 철을 만나면, 일종의 화학적 작용이 일어나 그 성질이 변하는 동시에 오히려 해독을 끼치거나 또는 약효를 감쇄시키기 때문이다.

ⓑ 동이나 철 자체는 독성이 거의 없으나 그 녹이 소화기에 들어가면 두통·복통·오심·구토 등을 일으킨다는 것을 경험을 통하여 깨달았기 때문이 아닌가 여겨진다.

ⓒ 약탕기로서 가장 이상적인 것은 은기나, 은은 귀금속이므로 일반인들은 사용하기가 어려운 대신 오지나 곱돌 약탕기가 널리 이용되었다.

ⓓ 곱돌제는 열전도율이 낮아 오래도록 끓이거나 삶아도 내용물이 잘 타지 않기 때문에 보약을 달이는 기구로 매우 좋다.

㉣ 조선시대 후기 : 놋쇠약탕기(약두구리)도 많이 사용되었는데, 이는 강한 불에 급히 달여야 하는 발한제의 경우에 좋다.

ⓐ 인삼·녹용·범의 뼈·용치·해구신·백출·물소 뿔 등 보약의 약과 광물성 약은 오랫동안 끓여야 함유된 성분이 추출된다.

ⓑ 박하·계피·회향·사향 같은 방향성 약재는 짧은 시간에 끓여야 하므로, 용기의 선택이나 연료가 중요시된다(그림 10-51).

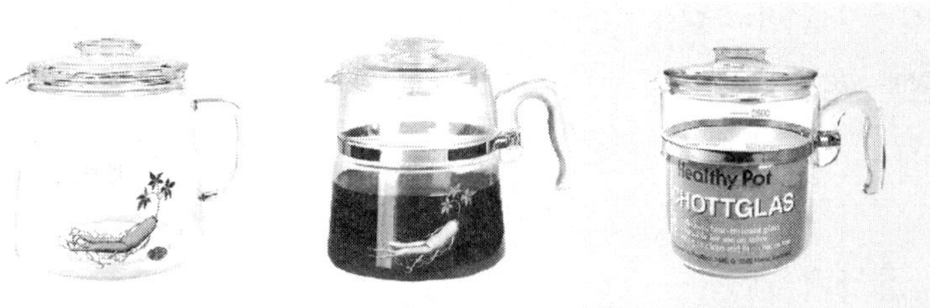

그림 10-51 • 전자식 유리약탕기

② 뚜껑이 없는 것은, 뚜껑 대신 여과성 창호지나 헝겊을 덮어서 수증기의 방출을 서서히 차단시켜 약재의 주성분이 밖으로 유실되거나 끓어 넘치는 것을 막기도 하고, 방향성 약재의 적당한 증발을 돕게 하였다.

③ 연료는 시종 화력이 균일하고 센 숯이나 뽕나무 가지를 사용하였다. 근래에는 열에 강한 내열성 유리로 만든 전기식 · 전자식 약탕기까지 등장하여 끓임과 동시에 여과되는 것이 있다.

09 적외선 조사기

태양광선 중에 눈에 보이지 않는 파장(780~1000[nm])이 가장 긴 광선인 적외선(Infrared radiation)은 모든 생명체의 생육과정에 있어 절대적인 광선이다. 적외선조사기(Infrared spectrometer)는 피부 속 깊이(약 40[mm]) 침투하여 피하심층의 온도를 상승시켜 미세혈관의 확장과 혈액순환을 촉진하여 혈액량과 산소량을 충분히 공급시키는 인체에 유익한 적외선을 조달하는 치료기이다(그림 10-52).

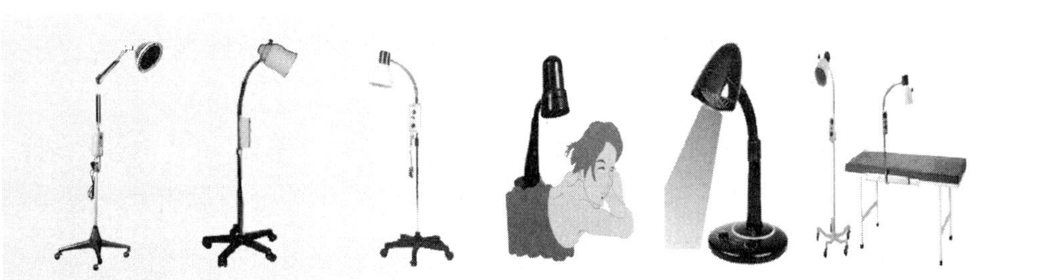

그림 10-52 • 적외선 조사기

피하 온도 상승으로 인한 체내 면역력 강화를 유도하여 항균 및 소염작용에 좋다. 또한 혈관이 확장되어 혈액순환을 촉진시켜주며 세포재생에도 유리하다. 염증을 완화시켜주며 지방분해에 도움을 준다.

1. 적외선 조사기 효능

항균작용에 있어 면역력을 강화시켜주며 항 알레르기 작용이 있다. 자율신경계 조율작용으로 노폐물 배설을 원활히 해준다.

① 항균 및 소염작용을 도와준다.
② 면역력을 강화시켜준다.
③ 혈액정화 및 혈액순환 촉진작용을 한다.
④ 항 알레르기작용이 있다.
⑤ 인체에너지 생성작용이 있다.
⑥ 세포재생작용이 있다.
⑦ 부종의 조기진정작용이 있다.
⑧ 노폐물 배설 및 비만해소작용이 있다.
⑨ 자율 신경계 조율작용이 있다.

10 적외선 체열진단기

인체에서 방출되는 적외선 8～12[μm]을 감지하여 인체의 통증부위 및 질병부위의 미세한 체열변화를 컬러 영상으로 나타내어서 인체의 이상 유무와 질병여부를 진단하는 첨단의료 영상진단기이다.

① 인체에는 전혀 해가 없으며 각종 통증유발 질환(허리통증, 목통증, 손발 저림, 손발통증, 혈액순환장애, 유방질환, 관절통증, 오십견, 스포츠 손상, 자율 신경계이상 등)이나 시술전후의 환자의 상태를 객관적으로 알 수 있는 검사법이다(그림 10-53).
② 적외선 체열진단기 장점은 별도의 촬영실이 필요 없으며 간단한 Probe(대상을 계측하거나 탐지할 때 사용되는 소도구 장치)조작으로 사용이 가능하다.
③ 비용이 적게 들며 실내 공기 온도의 영향을 받지 않아 제약이 적다.

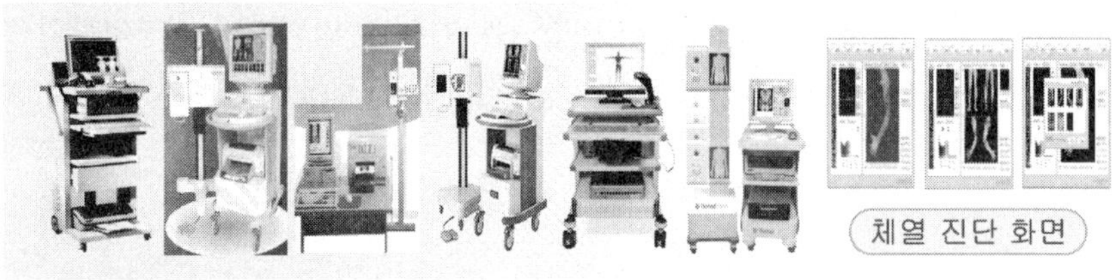

그림 10-53 • 적외선 체열진단기(infra red imaging system)

① Probe 방식 적외선 체열진단기이다.
② 별도의 촬영실이 필요하지 않다.
③ Probe의 간단한 조작으로 사용한다.
④ 재현성이 정확하므로 정밀진단이 가능하다.
⑤ 저렴한 진단비용으로 환자의 의료비 부담을 줄일 수 있다.
⑥ 필요한 인체해부도 프로그램을 제공한다.
⑦ 실내공기온도에 영향을 받지 않는다.
⑧ 계속적인 환자 관리가 가능하여 지속적 진료에 도움을 준다.

11 전침치료기

전침은 경락 혈위를 기초로 자침한 후 침상에 전류를 통하여 수기법의 기계적 자극을 대신하는 방법이다. 동일 경락에 따라 흐르는 신경이라 할지라도 흐르는 신경섬유의 주행방향은 전혀 다른 상, 하, 좌, 우로 주행하게 되는데 중풍(편마비)의 경우 발끝이 아래로 처져 발을 돌리면서 걷는 것이 중풍의 걸음걸이다.

① 전침은 상향 신경섬유를 찾아 지속적인 자극을 가해 줌으로써 처진 발을 올리고 정상적인 걸음걸이로 회복시킬 수 있다.

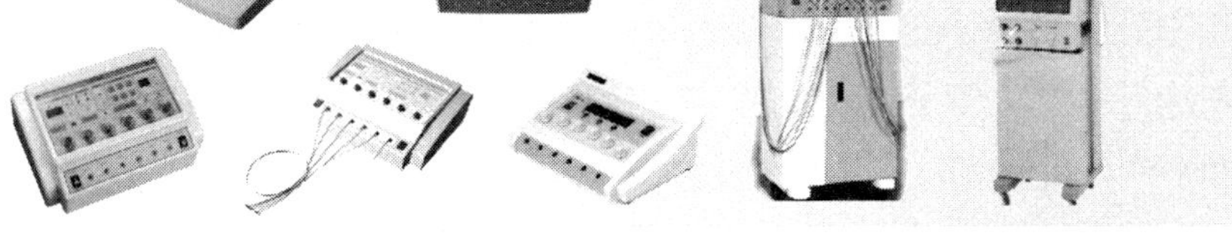

그림 10-54 • 전침치료기(electrical aeupuncture machine)

② 전침은 침제와 항진을 풀어주고 경직과 마비를 해소하는 동양의학과 서양의학의 결합에서 얻어지는 진일보된 치료방법이라 할 수 있다(그림 10-54).

12 초음파 도플러 측정 시스템

도플러 검사는 초음파 검사를 실시하면서 유체, 즉 혈액의 흐름을 도플러 효과를 이용해서 측정하는 것이다. 가까이 오는 것과 멀리 떨어지는 흐름을 적색, 청색으로 표시할 수 있어 다양한 혈류의 속도측정이 가능해졌으며 그 결과 심장의 혈류 및 혈관의 협착도를 간접적으로 측정이 가능해졌다(그림 10-55).

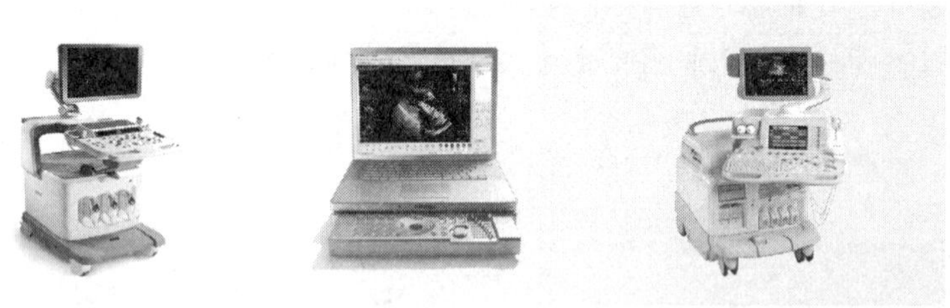

그림 10-55 ■ 초음파 도플러 측정 시스템(ultrasound doppler measurement system)

그 중 하나로 Color doppler가 있는데 Color doppler에서는 통상 Probe에 가까이 다가오는 혈류는 붉은색 계통으로 표시하며, 멀어지는 혈류는 청색 계통으로 표시한다.

① 거리분해능력이 있는 초음파 도플러법으로 부위에 따른 혈류속도계측을 할 수 있다. 초음파, 맥박파를 인체 표면에 발신하여 측정하려고 하는 부위에서의 반사파를 선택적으로 검출한다. 이 방법으로 혈류속도, 혈류의 방향 등을 알아낼 수 있다.

예 화면의 우측에서 좌측으로 흘러가는 혈류는 접촉자에 가까이 다가올수록 붉은색으로 나타나다가 접촉자의 표면과 일치하여 흘러가는 부분에서는 일시적으로 혈류의 흐름이 끊어진 것같이 Color가 표시되지 않지만 곧 이어서 접촉자에서 멀어지면서 청색으로 혈류의 흐름을 나타낸다. 따라서 Color doppler를 이용하여 혈류의 방향성을 알 수 있다.

② 그 혈류의 연속성을 측정할 경우 앞에서 지적한 것처럼 실제 혈류가 흐르는데도 불연속 적인 것으로 잘못 인식할 수 있는 위험성이 있으므로 이와 같은 단점을 보완한 것이 Power doppler로, 이는 혈류의 방향성과는 무관하게 혈류가 있는 장소를 모두 다 표시하여 동일 화면상에 나타나는 혈류의 연속성을 파악할 수가 있다.

③ 요즘 사용되고 있는 초음파 기계는 대부분이 Switch 하나로 Color doppler와 Power doppler 기능을 변환할 수 있다.

13 포인트 자극기

디지털 방식으로 가공된 상하 교대 구형파의 독보적인 설계로 민감한 포인트 자극과 전침의 한계를 한 단계 끌어올린 최상의 아날로그와 디지털 조합 시스템으로 구성되어 있어 전침보다 좀 더 진보된 기기이다.

근육과 관련된 각종 통증의 치료를 할 수 있으며, 중풍환자의 경우 근육마비 시 근육강화로 이용할 수 있고, 수술 후 정맥혈전증 방지 및 약해진 근육의 빠른 회복을 보조해 줄 수 있다(그림 10-56).

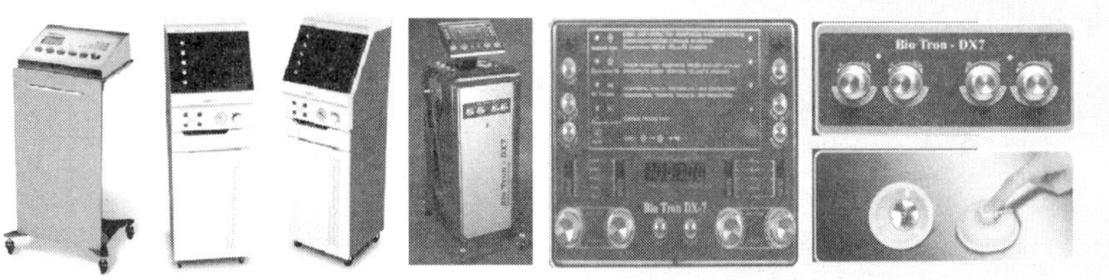

그림 10-56 ◦ 포인트 자극기(point stimulator)

14 한약추출기

약탕기나 일반적인 한약 제조는 시간과 힘이 많이 드는데 한약추출기를 개발하여 이를 보완해준다(그림 10-57).

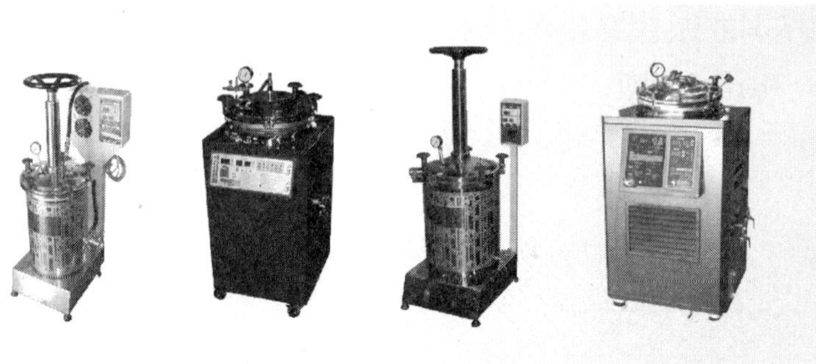

그림 10-57 ● 한약추출기

1. 한약추출기의 특징

한약추출기는 발효 한약제조를 바탕으로 인체가 효과적으로 영양분을 흡수할 수 있도록 추출해준다. 그리고 여러 종류의 한약을 제조하도록 기초 공정을 한다.

① 발효 한약 탕약 제조 : 약재의 유효성분을 보다 많이, 쉽게 그리고 빨리 우리 몸이 받아들이도록 개발된 것으로 박경호 한방발효연구소에서 처음으로 개발한 것이 발효한약이다.

② 발효 한약 제조 : 인체가 보다 효과적으로 소화 흡수를 하며, 약 성분이 더 잘 흡수되게 하기 위하여 마치 배추를 그냥 먹는 것보다 김치를 담아 숙성시켜 먹을 때 인체가 흡수하기 쉽고 영양적인 측면에서도 더욱 유익하게 되듯이 한약을 발효시킨 것이다.

③ 분말 발효 한약제조 : 유산균 효모 바실러스균 등이 살아있는 상태로 체내에 들어가서 건강에 좋은 효과를 주는 세균을 분말의 형태로 보다 간편하게 섭취할 수 있도록 조제된다.

④ 발효의약품 원료제조 : 의약품 제조 과정에서 어떤 성분 그대로가 아닌 세균이나 곰팡이의 발효에 의해 생성된 물질을 그 주성분으로 삼는 의약품이다.

⑤ 경옥고 한약제조 : 보혈, 청혈 작용으로 적혈구와 혈색소를 증대시켜 추위를 이겨내는 능력을 키우고 만성피로방지, 잇몸 치료와 강화 등 광범위하게 두루 쓰이며 매우 탁월한 효능을 가지고 있다.

⑥ 젤리형 발효 한약제조 : 과일 향과 올리고당을 첨가한 뒤 젤라틴으로 굳혀 만드는 젤리형의 한약이다.

2. 발효공법

전통 발효 공법은 균주 증식 첨가물인 설탕으로 알콜, 염분, 발효를 한다. 균주 증식 방법은 10~40[℃] 미만에서 48일 이상 3년~10년 이상까지 발효하며 특별한 기술적인 것은 없다.

또한 체질 구분은 문제가 되지 않으며, 당뇨환자, 혈압환자에게도 큰 문제는 없으나 과도 섭취는 위험할 수 있다.

① 유산균 발효 공법은 주로 연구소에서 전문적으로 연구하는 공법이다. 또한 대기업 식품 회사에서 좀 더 과학적으로 가능성 물질로 첨가할 목적에 있으며 인체에 부작용이 전혀 없는 가장 안전하게 공급할 수 있는 기술공법이다.

② 유산균 발효는 고도의 연구와 기술이 필요하며 쉽게 부패 변질 될 우려가 크다. 미세한 오염에도 변질되고 썩어버린다. 고도의 온도 공법 및 기술이 접목 되어져야만 성공할 수 있다.

③ 유산균 발효 균주 선택이 매우 어렵다. 물질 물성마다 접목 균주가 모두 다르므로 적합한 균주 찾아 증식 후 접목하여야만 성공할 수 있다. 적합한 균주를 접목하지 못하여도 발효는 될 수 있으나 온전한 발효가 어렵고 기능성을 발휘하기가 매우 어렵다.

3. 발효의 원리와 인체의 원리

지구상 생존하는 생물들은 썩어, 오염된 바이러스 독성 균으로 확산되어 신종 바이러스 균들이 끝없이 발생될 수 있으나, 발효균 유산균은 모든 생물체에 유해균 바이러스 균을 소멸시키고 새 생명을 접목시켜 건강한 성장 발육을 촉진 시켜주는 가장 유효한 균이다.

① 지구 지상에 존재하는 모든 생물체는 발효균에 의해 보호받아 생존하고 환원되며 영존하게 된다.

② 인체의 온도 36.5[℃]는, 발효의 원리로 유산균을 생산하여 영양 공급하기 적당하다.

③ 인체 내의 온도 36.5[℃]보다 높거나 낮으면 소화의 장애를 주게 되어 음식물이 발효가 어려워지고 설사 복통이 일어날 수 있다. 즉 소화 흡수로 이루어져야 할 영양 성분들이 인체 온도가 맞지 않아 대장균이 발생 증식되어 복통 설사로 이어지게 되는 것이다.

④ 발효균은 살아있는 유산균이다. 유산균이 생산되어져 장운동을 원활하게 시켜줌으로써 충분한 영양을 공급받아 건강을 유지할 수 있다.

15 혈관 레이저 침

혈관으로 레이저를 주사하여 혈액 속의 노폐물을 제거하고, 그로 인해 전신의 혈액순환과 컨디션향상에 도움이 된다. 하지만 질환이나 환자의 개인차나 상태에 따라 여러 가지 변수가 있으므로 항암효과나 항암제 부작용에 대한 결과도 있다는 것을 명심해야 한다(그림 10-58).

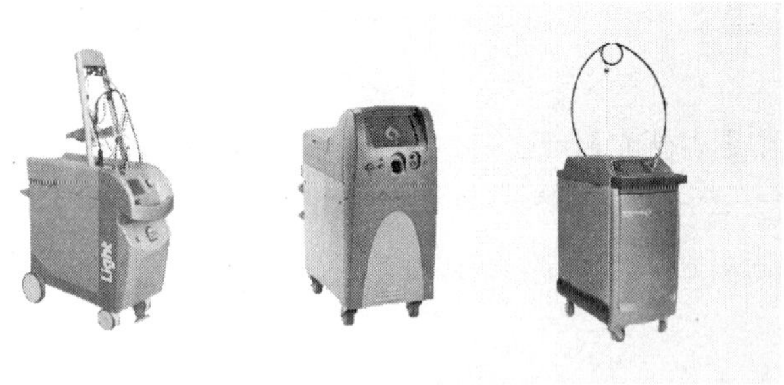

그림 10-58 • 혈관 레이저 침

1. 혈관 레이저 침의 적용

부위에 따라 근육, 관절을 따라 알맞은 방법으로 적용한다.

① 근육의 기점과 착점, 건과 인대를 따라 적용한다.

② 관절 질환은 관절선을 따라 연속되는 포인트에 적용한다.

③ 관절 주위의 근육의 기점과 착점에 프로브 팁을 적용한다.

④ 적은 포인트에 포인트 당 고출력의 방사량을 적용한다.

⑤ 저온요법(cry(m)otherapy), 레이저치료, 열 요법(heat therapy) 등에 적용한다.

⑥ 830[nm] IR레이저(infrared rays : 적외선)는 30~45[nm]의 침투효과가 있다.

2. 혈관 레이저 침의 적응증

두통, 근막염, 염좌, 관절통 등이 있다.

① 편두통, 두통, 안면통증, 악관절통이 있다.

② 아킬레스건염, 발바닥근 막염, 발목 염좌가 있다.

③ 강직성 척추염, 어깨, 좌골신경통, 변형성 관절통이 있다.

3. 혈관 레이저 침의 금지사항

집광된 빛을 사용하므로 눈에 조사할 경우 실명의 위험이 있다. 또한 빛은 몸을 투과하므로 체내에 금속기구를 이식한 자는 이용에 제약이 따른다.

① 눈에 조사하여선 안 된다.

② 임산부 및 심장질환자, 간질환자는 사용을 금한다.
③ 면역 억제제를 복용한 자는 사용을 금한다.
④ 금속 이식기, 핀, 페이스메이커를 착용한 자는 이용할 수 없다.

4. 혈관 레이저 침의 사용방법

레이저를 조사할 때는 피부면을 기준으로 직각으로 조사한다. 또한 여러 환자별로 적합한 조사 방식을 따른다(그림 10-59).

① 치료방법은 레이저 조사 프로브를 피부에 접촉한 상태에서 직각으로 레이저 조사를 하고, 각 질환별 치료 Protocol을 참고로 시술한다.
② 신체의 모든 부분에 적용되며 AP*, TP**에 정확히 프로브를 접촉하여 레이저를 조사한다.
③ 피부에 프로브를 접촉한 상태에서, 레이저조사 버튼을 누른다.

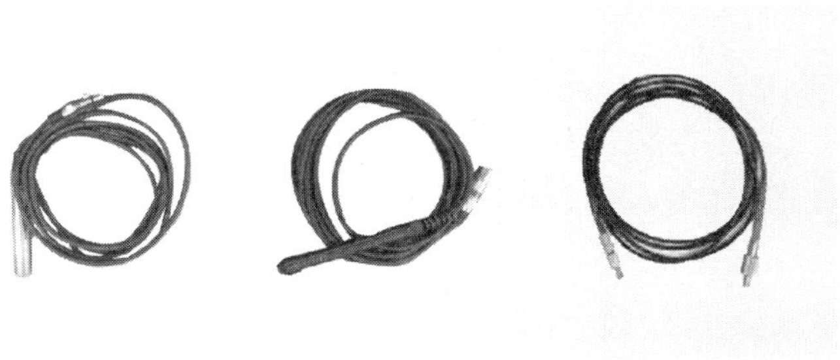

그림 10-59 ◦ 혈관 레이저 침 조사 프로브

* AP(Acupoint) : 침 놓은 자리이다.

** TP(Trigger Point) : 운동부족 등의 원인으로 약해진 근육에 오랜 긴장이 지속되거나, 스트레스, 근경련, 피로 등에 장시간 노출되면 근육내에 연관통을 유발하는 통증점이다.

제 11 장

의료가스안전

01 의료가스안전

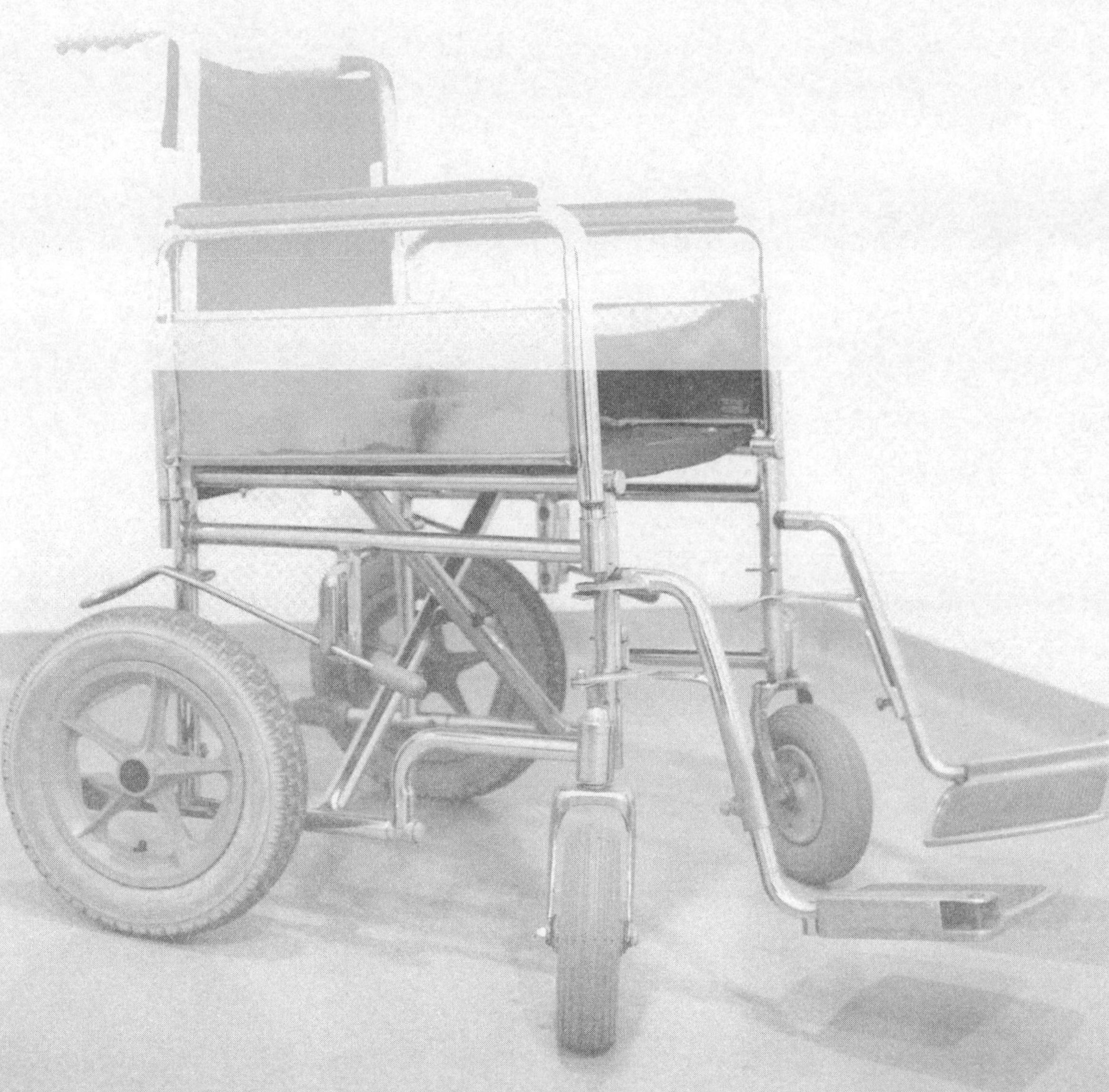

01 의료가스안전

의료가스는 의료장비나 의료 관련 기술에 사용되는 가스로서 예를 들어 수술실에서 사용하는 마취가스나 소독가스 그리고 환자에게 공급하는 가스 등이 있다.

1. 의료가스의 종류

의료용 공급 가스로서는 산소(Oxygen : O_2), 질소(Nitrogen : N_2), 탄산(H_2CO_3), 헬륨(He), 에틸렌옥사이드(EO), 아산화질소(N_2O) 등이 있으며 구급용, 마취용, 인공호흡용, 고압산소치료용 등 주로 흡입용으로 주로 사용하고 있다.

(1) 산 소

무색 · 무미 · 무자극성의 자연성 가스로 기체와 액체 두 가지 형태이며, 의료 가스 중에서 약 60[%] 정도를 사용하고 있다.

① 용도 : 생체조직의 파괴 및 수술로 전신마취를 행하는 경우에 산소를 적당히 혼합해서 산소분압을 높이거나 산소(Oxygen)만을 공급하여 조직의 가스교환을 돕는다.

② 사용 장비 : 산소텐트, 마취기, 인공호흡기, 인큐베이터 등이 있다.

(2) 질 소

질소(Nitrogen)는 무색 · 무취, 불연성 가스로 기체와 액체 두 가지 형태로 사용한다.

① 용도 : 진동이 적고 감전이나 인화 위험성이 적고, 고속회전(25,000~60,000[RPM])하므로 출혈이 적고, 절삭력이 뛰어나 의료용 드릴의 동력원으로 쓰이고 제혈대 보관 등의 내동용으로 사용이 증가하고 있다.

② 사용 장비 : 절삭용 드릴, 냉동용 등이 있다.

(3) 아산화질소

아산화질소(Nitrous-oxide)는 무색, 미약한 향기의 가스로 소량을 흡입하면 취기가 돌고 다량 흡입시 마취 효과가 난다.

① 용도 : 혈액을 매개로 중추신경계에 작용하여 의식상실을 일으키므로 산소와 혼합하여 사용하면 인체에 거의 해가 없기 때문에 마취가스로 사용된다.

② 사용 장비 : 마취기 등이 있다.

(4) 액체헬륨

모든 물질 중에서 가장 낮은 끓는 점(−268 [℃])을 보이며, 초전기전도현상과 함께 극저온에서 볼 수 있는 특이한 현상[액체헬륨(liquid helium)의 초유동현상]을 가진다.

① 용도 : 극저온을 얻기 위한 냉각 및 초전도를 이용한다.

② 사용 장비 : MRI장치 등이 있다.

(5) 탄 산

탄산(Carbonic-acid : H_2CO_3)은 이산화탄소가 물에 녹아서 생기는 산으로 수용액으로만 존재한다.

① 용도 : 내시경 등 외과수술에서 사용되는 기복장치용으로 사용한다.

② 사용 장비 : 탄산가스레이저 등이 있다.

(6) 산화에틸렌

산화에틸렌(Ethylene-oxide : C_2H_4O)은 상쾌한 냄새가 나는 무색의 기체로 반응성이 풍부하다.

① 용도 : 의료용 기기류(내시경 카메라, 화이바 스코프 및 열을 가해 멸균할 수 없는 기기)의 소독·멸균에 사용한다.

② 사용 장비 : 산화에틸렌 가스 멸균기 등에 사용된다.

(7) 압축공기

기기 내부의 유압벨브나 분사식 기기의 압축공기로 쓰인다.

① 용도 : 압축공기(Compressed-air)는 인공호흡기 및 치과용 공기천공기의 구동용 등으로 쓰인다.

② 사용 장비 : 인공호흡기, 고압력 탱크, 치과용 등이 있다.

(8) 흡 인

진공펌프를 이용하여 배관을 진공상태로 만들어서 각종 이물질을 흡인(Vacuum)할 수 있게 만들어 주는 설비이다.

① 용도 : 환자로부터 배출되는 각종 오물 및 이물질을 흡인하는 용도로 쓰인다.

② 사용 장비 : 일반흡인기, 수술실흡인기, 저압흡인기 등이 있다.

(9) 잉여 가스

잉여 가스(Evacuation : E)는 진공펌프를 이용하여 배관을 진공상태로 만들어서 수술시 환자에게서 배출 되는 마취가스를 흡인할 수 있게 만들어 주는 설비이다.

① 용도 : 수술 중 마취기의 호흡회로 및 환자에게서 배출되는 잉여마취가스가 수술 실무자의 건강을 저해할 수 있는 가능성이 있기 때문에 잉여마취가스를 제거하는 데 쓰인다.

② 사용 장비 : Excess Gas Panel 등이 있다.

표 11-1 ◦ 가스의 종류

종 류	표시색	적정범위	표 기
산 소	녹 색	4[kg/cm^2]	O_2
아산화질소	청 색	4[kg/cm^2]	N_2O
압축공기	황 색	4[kg/cm^2]	AIR
질 소	적 색	10[kg/cm^2]	N_2
흡인	흑 색	350~550[mmHg]	V
잉여가스	회 색	350[mmHg]	EVA

(10) 의료가스중앙공급장치

의료가스중앙공급장치(Central Piping System : CPS)는 산소, 아산화질소, 질소 및 혼합, 특수가스 등 의료상 유용한 가스를 중앙화된 배관공급시스템에서 자동적으로 공급하는 설비와 압축 및 흡인을 행하는 시스템이다.

2. 의료가스 취급

① 특정고압가스로 분류되는 대상은 의료가스(Oxygen, Nitrogen, Nitrous- oxide) 중에서 액화산소와 압축산소이다. 의료가스 저장용량에 따라 관련 법규를 준수하여야 한다.

② 수소 · 산소 · 액화암모니아 · 아세틸렌 · 액화염소 · 천연가스 · 압축모노실란 · 압축디보레인 · 액화알진등 기타 대통령령이 정하는 고압가스(이하 '특정고압가스'라 한다)를 사용하고자 하는 자로서 지식경제부 령이 정하는 자(이하 '특정고압가스사용자'라 한다)는 특정고압가스를 사용하기 전에 미리 시장 · 군수 또는 구청장에게 신고한다. 다만, 지식경제부 령이 정하는 경우에는 신고하지 아니한다.

③ 저장용량 250[Kg] 이상 : 환산 용량으로 볼 때 압축가스 Cylinder-47[Liter] 용기일 경우 약 9cylinder부터 적용을 받고 액화산소의 경우는 액화산소 초저온 용기 2cylinder 경우부터

적용을 받는다. 의료가스 용기의 용량에 따라 다소 차이가 있지만 보편적인 환산법을 적용한다.

④ 관련법규(고압가스 안전관리법 시행규칙) 제46조 : 법 제20조 제1항의 규정에 의하여 특정고압가스사용신고를 하여야 하는 자는 다음 각 호와 같다

㉠ 저장능력 250[kg] 이상인 액화가스저장설비를 갖추고 특정고압가스를 사용하고자 하는 자이다.

㉡ 저장능력 50[㎥] 이상인 압축가스저장설비를 갖추고 특정고압가스를 사용하고자 하는 자이다.

㉢ 배관에 의하여 특정고압가스(천연가를 제외한다)를 공급받아 사용하고자 하는 자이다.

㉣ 압축모노실란 · 압축디보레인 · 액화알진 · 포스핀 · 셀렌화수소 · 게르만 · 디실란 · 액화염소 또는 액화암모니아를 사용하고자 하는 자이다. 다만, 시험용으로 사용하고자 하거나 시장 · 군수 또는 구청장이 지정하는 지역에서 사료용으로 볏짚 등을 발효하기 위하여 액화암모니아를 사용하고자 하는 경우는 제외한다.

⑤ 고압가스사용신고

㉠ 위 사항에 해당할 경우 관할 관청에 신고한다.

㉡ 특정 고압가스를 사용하고자 하는 병원사업자는 고압가스 안전관리자(해당 자격증 소지자)를 선임 후 고압가스사용신고서를 관할 구청장, 시장에게 제출하여야 한다.

⑥ 법 제20조 제1항의 규정 : 특정고압가스사용신고를 하고자 하는 자는 사용개시 7일전까지 별지 제33호(사용신고서) 서식의 특정고압가스사용신고서를 시장 · 군수 또는 구청장에게 제출하여야 한다.

⑦ [고압가스사용신고검사]사용신고자는 가스 안전공사에 검사신청 : 고압가스를 사용하고자 관할관청에 신고를 필한 자는 가스안전공사에 고압가스 검사신청서를 작성 후 신청하여 고압가스 중간검사 및 완성검사를 받아야 한다.

⑧ 특정고압가스사용신고시설의 검사

㉠ 법 제20조 제4항의 규정에 의한 특정고압가스사용시설의 완성검사 또는 정기검사를 받고자 하는 자는 별지 제35호(검사신청서) 서식의 완성검사신청서 또는 정기검사신청서를 공사에 제출하여야 한다.

㉡ 특정고압가스사용신고자는 법 제20조 제4항의 규정에 의하여 완성 검사필증을 교부받는 날을 기준으로 매 1년이 되는 날의 전후 15일 이내에 정기 검사를 받아야 한다.

⑨ 공급분산

㉠ 화재 · 지진 등의 천재지변 또는 설비 전체의 변경, 점검, 이상 등에 의해서 기능에 이상이 생기지 않도록 주의하여 두 곳 이상에서 공급이 가능할 수 있게 설치한다.

ⓑ 액산탱크를 보조하여 위급 시 사용할 수 있도록 가스실에 액화산소 및 기체산소 Manifold*를 설치하여 By-pass로 연결하도록 시설한다.

⑩ 청정관리 : 의료용 공급 가스는 직접 인체에 투여되기 때문에 엄밀한 청정도 유지를 위해 배관의 굴곡의 최소화가 필수이다.

⑪ 적정용량 확보

ⓐ 일주일 정도의 가스소비용량을 측정하여 계획하여야 한다.

ⓑ 산소소비용량이 일주일에 100[m^3]를 초과하는 경우에는 가반식 액화산소 또는 정치식 액화산소장치를 고려하여야 한다.

⑫ 안전유지관리

ⓐ 통일된 규격을 사용하며, 설치장소를 효과적으로 배치한다.

ⓑ 설치 구역을 구분하여 가스차단장치 및 경보장치를 설치한다.

⑬ 비상관리

ⓐ 수해 및 지진 등 비상재해에 대한 대책으로 UPS** 등 비상전원의 접속과 가스 실린더, 가스압축기, 흡인펌프류 등은 추가의 예비설비를 갖추도록 한다.

ⓑ 의료가스 공급배관은 2계통 이상으로 하여 공급의 안정성을 확보하여야 한다.

ⓒ 산소, 압축공기, 흡인의 경우 병동부와 그 외 부서로 나누어 배관한다.

ⓓ 특수지역은 각 부서별 단독배관을 고려한다.

3. 의료가스 배관 및 공급이상

(1) 의료가스 배관

① 병원의 환자 또는 가스를 필요로 하는 의료용구 및 환자에 공급되는 의료가스(산소, 마취가스, 질소, 진공, 의료 압축 공기) 등을 동관을 통해 공급하기 위한 배관설비공사의 기준은 기계설비공사업 면허를 받은 자가 시공할 수 있는지를 기준으로 하고 있다.

② 아직까지 한국은 의료가스의 기준이 마련되어 있지 않고 단지 일반가스에 준하는 기준으로 공급되고 있으나 가스는 위험한 요소를 많이 포함하고 있어 그 기준이 시급한 실정이다.

③ 다른 나라의 경우, 고압가스 실린더 내에서 산소, 일산화질소 등을 사용하는 경우에는, 실린더는 2개의 뱅크로 나누어진다. 즉, 하나는 공급용이며, 또 다른 하나는 예비용이다. 공급 측에 있는 뱅크가 비면, 가스는 변환 장치를 통하여 예비용에서 공급되기 때문에 공급

* Manifold : 하나의 주관이 여러 개의 지관이 갈라져 있는 관

** UPS(Uninterruptible Power Supply : 컴퓨터의 주변 장치에 대한 전력공급을 조절하는 장치로 전기 회로의 전압이 끊어지거나 갑자기 올라가거나 내려가는 경우를 제한한다.

이 안정되게 된다.

④ 의료 공기 공급 장치는 입자, 일산화질소 등과 같은 불순물을 제거하여 청결하고 고순도로 압축된 공기를 공급한다. 또한, 파이프 내의 응결을 방지하기 위하여 공기는 낮은 이슬점에 가진 건조한 상태로 제공되며 여기에는 의료용 퓨오팩의 건조제 에어드라이어를 사용한다.

⑤ 진공 펌프는 수밀형 혹은 유밀형으로 되어 있으며 이는 고 흡입력을 유지한다. 공급장치에는 작동 조건과 공급 조건을 언제라도 파악할 수 있는 감시 시스템을 설치하여 의료가스를 연속적으로 안전하고 완벽하게 공급하도록 해야 한다.

(2) 의료가스 공급

1) 의료가스 중앙공급장치

의료가스 중앙공급장치는 산소, 마취 가스, 질소, 무균압축공기 및 흡인을 각 배관을 통하여 공급하는 장치이다(그림 11-1).

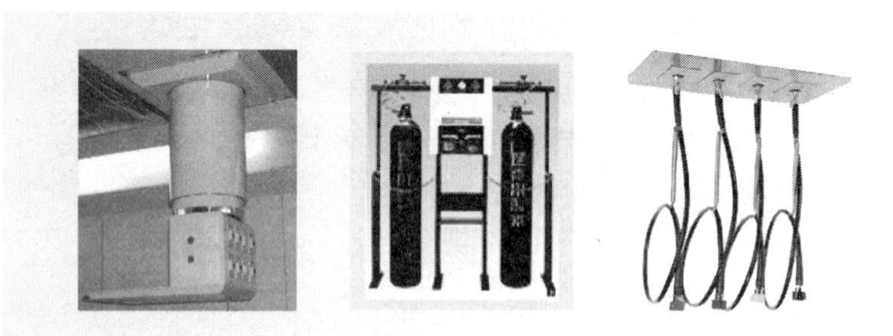

그림 11-1 • 의료가스 중앙공급장치

수술실 · 분만실 · 중환자실 · 미숙아실 · 일반병실 · 전염병실 등 각 실별 의료가스의 공급 가스는 표 11-2와 같다.

표 11-2 • 각 실별 의료가스의 공급

실 명	사양 조건	가스 종류
수술실 · 분만실	벽체형, 천정형이 있다.	산소, 아산화질소, 압축공기, 질소, 흡인, 잉여가스
중환자실	강력하고 집중적 치료 및 전신 관리를 고려한다.	산소, 압축공기, 흡인
미숙아실	인큐베이터의 가동률은 항상 100[%]를 고려한다.	산소, 압축공기, 입인
일반병실	진료과목별 소모량을 고려한다.	산소, 흡인
전염병실	고온처리를 위한 호기배제장치이다.	산소, 흡인

2) 경보장치

지역경보장치(area alarm system)로서 응급실 및 중환자실, 수술실 등 중요한 부서의 복도에 설치되며 쉽게 공급 압력을 확인할 수 있으며 이상 압력 시 경보음을 발생하여 교체시기 및 돌발 상황에 신속하게 대처하여 주는 장치이다. 그리고 기계실의 의료가스 기계에 대한 이상 유무를 경보를 나타내는 주경보장치(master alarm system)가 있으며 상시 인원이 거주하는 감시실 및 통제실 등에 설치하는 것이 바람직하다(그림 11-2).

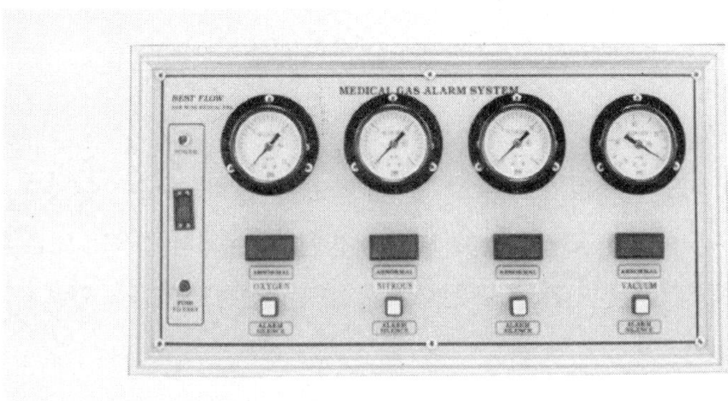

그림 11-2 • 경보장치

3) 차단장치

병원 내 가스사용 지역을 층별 및 용도에 따라 구분 선정하여 설치하고 그 지역에서 사용하는 가스시설에 화재 및 기타 이상이 발생하였을 때 타 지역의 가스공급에 지장을 주지 않고 이상 발생지역에 한하여 차단, 수리를 하기 위한 장비이다(그림 11-3).

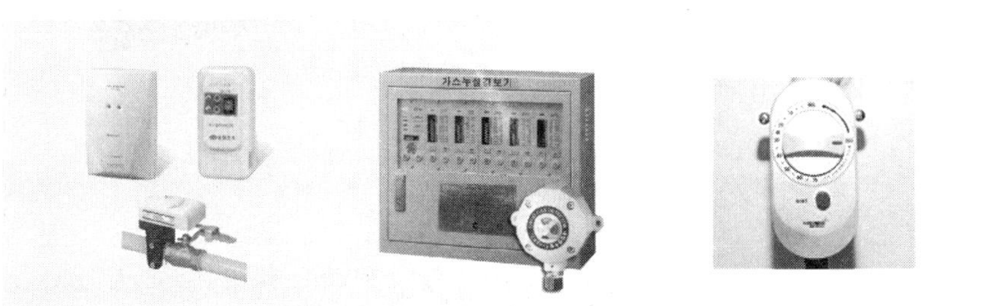

그림 11-3 • 차단장치

4) 구리배관

구리배관(copper tube piping)은 의료가스 공급장치의 배관은 설계 도서 및 시방서에 명시되어 있는 KS 규격품 및 L-TYPE 이상의 동배관, 동부속으로 시공되어야 하며 용접부는 용접

봉(B-CUP-3)을 사용하여 세밀한 용접이 이루어져 있어야 한다(그림 11-4).

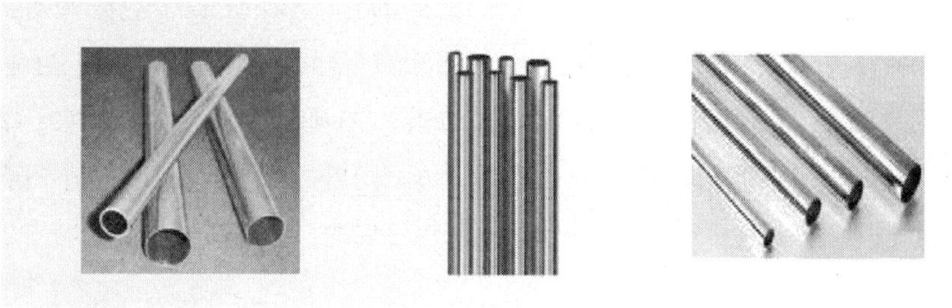

그림 11-4 • Copper Tube Piping

5) 단말구장치

배관 시스템을 통해 공급된 의료가스는 그 사용 용도에 맞게 적절한 **단말구 장치**(outlet unit)로 이루어져서 수술부, 응급부, 그리고 일반 병실과 병원부속실에서 최적의 의료 환경 요건을 구비해야 한다. 또한 2중적 안전장치와 경보 장치를 통하여 안전하고 효율적으로 환자의 건강과 진료환경을 구축해야 한다(그림 11-5).

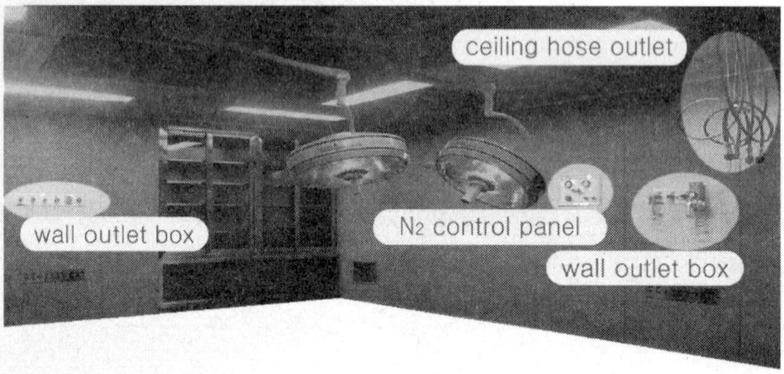

그림 11-5 • 단말구장치

6) 2차 장비

단말구까지 공급된 의료용 가스 및 흡인, 공기는 2차 장비를 통해 최종적으로 환자에게 투여되어야 한다(그림 11-6).

① **가습기와 산소유량계**(oxygen flowmeter with humidifier) : 습도와 산소 농도를 조절한다.

② **내부 흡입관**(wall suction) : 가스가 내부로 통할 수 있도록 해준다.

③ **가슴(흉부)흡입관**(thoracic suction) : 흉부로 환자 내부에 직접 삽입하여 안전하게 가스가 들어가도록 해 준다.

④ 이동식 석션(movable suction) : 이동이 가능하게 만든 편의성을 고려한 석션으로 불필요한 액체 등을 흡입하여 제거한다.

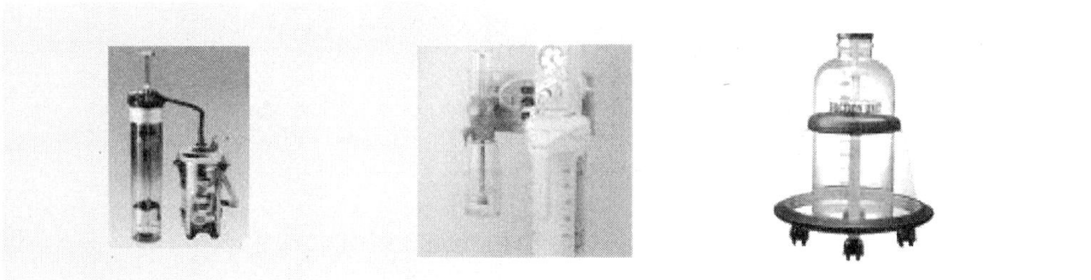

그림 11-6 • 가슴(흉부)흡입관, 내부 흡입관, 이동식 석션

7) 의료가스 아우트렛(outlet)과 석션 유니트(suction unit)

의사와 간호사와 같은 의료 직원들이 매일 의료 서비스를 위해 사용하는 의료 가스 아우트렛은 그와 관계없는 다른 의료용 가스와는 교차연결이 되지 않도록 설계되어야 한다. 설치 혹은 정비 시 의료용 가스 아우트렛 밸브를 부착할 시 교차 연결이 되지 않도록 하기 위하여, 벽체형 아우트렛의 밸브 베이스에 핀 가이드 시스템이 있어야 하고, 릴형 및 실링 형 아우트렛의 경우에는 호스 연결 부문에 DISS 표준을 적용해야 한다. 종류로는 벽체형이 주종이며, 각 제품은 수술실, 집중치료실, 분만실, 미숙아실 등 여러 치료 서비스 조건에 적합하도록 설계한다.

① NSV TYPE WALL OUTLET : 먼저 커버를 슬라이드시켜 2차 장비를 끼운다. 그러면 릴리스 버튼이 튀어 나오며 가스가 흐르기 시작한다(그림 11-7).

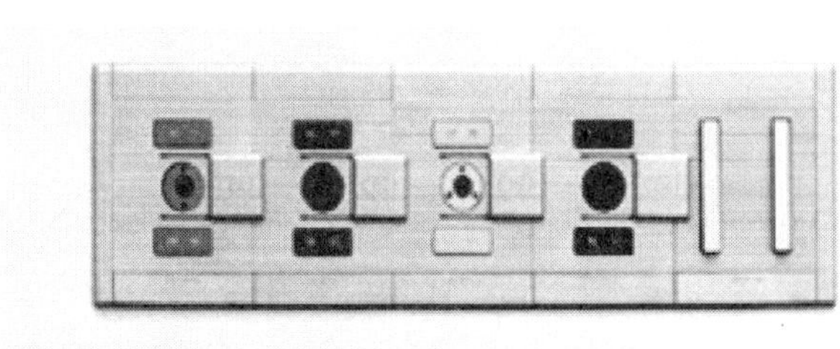

그림 11-7 • NSV TYPE WALL OUTLET

② CPS TYPE WALL OUTLET : 색상핸들을 우측으로 돌려서 먼지 캡을 벗겨내고, 편리하게 정비할 수 있도록, 스톱 밸브가 각 아우트렛의 페이스를 설치되어있어야 하고 아우트렛 밸브 및 어댑터는 핀 가이드 구멍의 차이로 인해 상호교환이 불가능하도록 제조되어 있다. 산소 어댑터는 산소 아우트렛 밸브에만 맞고 기타 다른 아우트렛 밸브에는 맞지 않는다(그림 11-8).

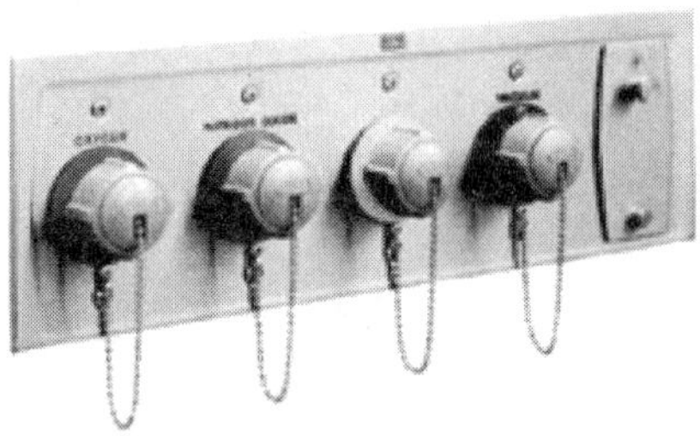

그림 11-8 • CPS TYPE WALL OUTLET

③ REEL TYPE OUTLET : 폴스 실링 내에 설치되어 있으며 조정가능한 호스로 약 25[cm] 간격으로 정지하게 되어 있고 5[m]까지는 원하는 호스의 길이로도 확장될 수 있다.

④ CEILING COLUMN(RETRACTABLE) : 의료가스 아우트렛과 전원 소켓이 있으며, 유닛의 높이는 45[cm]까지 조정가능하며, 이는 콘트롤 노브에 의한 진공 공압 메커니즘으로 제어 가능하고, 고정형도 가능하다(그림 11-9).

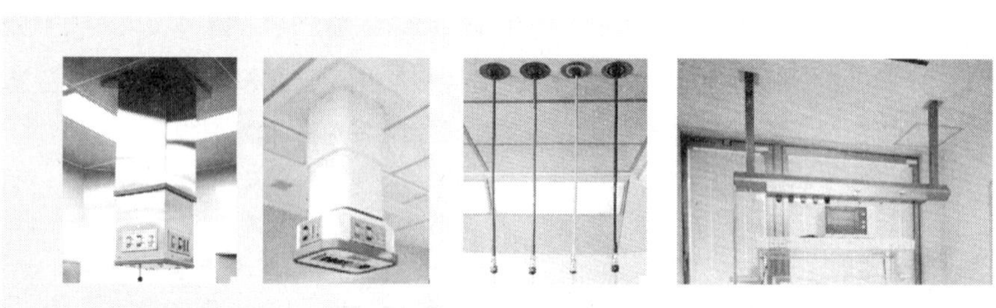

그림 11-9 • CELING

⑤ MOTOR-DRIVEN CEILING COLUMN : 장치의 밑면에 있는 제어 스위치 조작이나 다른 장소에 위치해 있는 원격 제어 스위치에 의해 모터로 구동된다.

⑥ CEILING TYPE OUTLET : 원하는 길이를 제공해주는 리트랙터로 구성되어 있다. 이 모듈은 의료용 가스 아우트렛과 전원 소켓이 구비되어 있으며 보통 신생아집중치료실 및 인큐베이터실에 설치되어 있고 고정형도 가능하다.

⑦ NITROGEN CONSOLE UNIT : 질소는 보통 시어터 내에서 외과 도구용 전원 소켓으로 사용한다(그림 11-10).

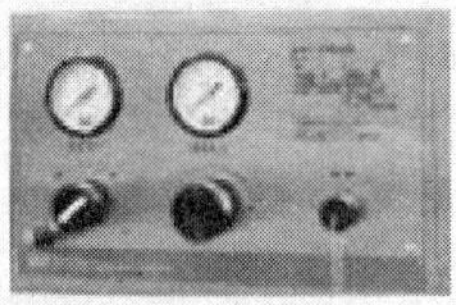

그림 11-10 • NITROGEN CONSOLE UNIT SCAVENGING

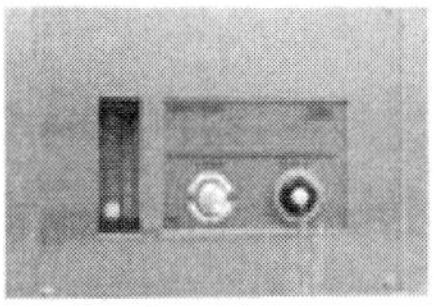

그림 11-11 • ANESTHETIC GAS UNIT

⑧ WATER-SELED VACUUM STATION : 수동식 펌프, 리시버, 박테리아 필터 및 콘트롤 패널로 이루어져 있다. 비상사태 혹은 정비의 경우, 메인 밸브가 닫혀서 모든 파이프라인을 폐쇄하며, 섹션 밸브가 닫혀서 각 층 혹은 부문을 폐쇄한다. 게이지형 밸브 종류도 있다.

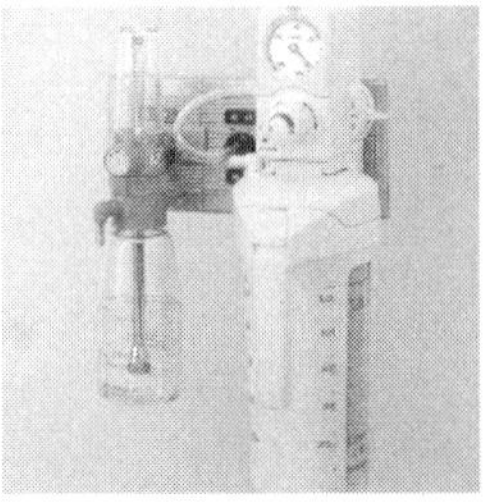

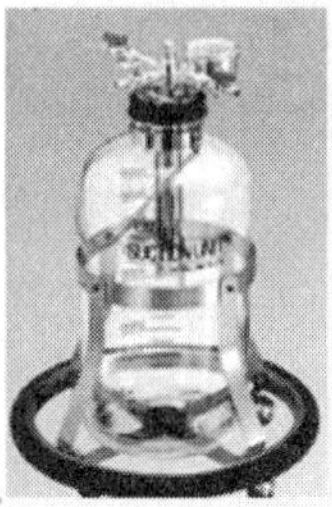

그림 11-12 • SUCTION

⑨ 가슴 흡입관(thoracic suction unit) : 수술 후의 환자에게 연속적 저흡입압 치료서비스를 해야 하는 경우, 흡입압이 수압 수준으로 감소된다(그림 11-12).

⑩ FLOWMETER WITH HUMIDIFIER : 산소 유량 속도는 0.2~15[lit/min]으로 제한되어 있으며, 가스는 적합한 상태로 가습된다.

⑪ WALL SUCTION-UNIT : 흡입압력을 환자의 상태에 따라 조절 가능하며 병은 스냅록을 열면 쉽게 제거된다.

⑫ KICK SUCTION UNIT : 수술실 및 분만실에서의 다량의 흡입이 필요할 경우 사용된다.

⑬ 산소/진공 방출대(OXYGEN/VACUUM OUTLET STAND) : 산소 가스를 방출하거나 진공 상태를 만들어 준다(그림 11-13).

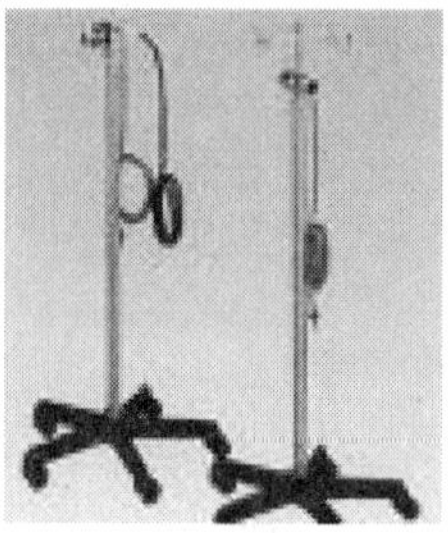

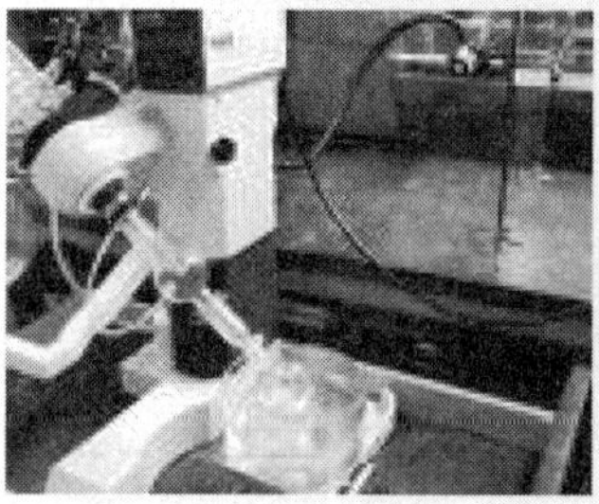

그림 11-13 • 산소/진공방출대

⑭ 쌍 방출대(twin outlet) : 시설된 Outlet 밸브로부터 떨어진 곳에서 산소 공급기 및 흡인기가 필요할 때 사용되는 이동식 스탠드이다. 단일 아우트렛의 출력은 이 트윈 아우트렛을 사용하면 배가 될 수 있다(그림 11-14).

⑮ 호흡하는 공기 단자(breathing air terminal)(PUREX 1) : 섬세한 필터를 갖추고 있기 때문에 미세먼지와 물의 이동을 배관을 통해 배출하는데 사용한다(그림 11-15).

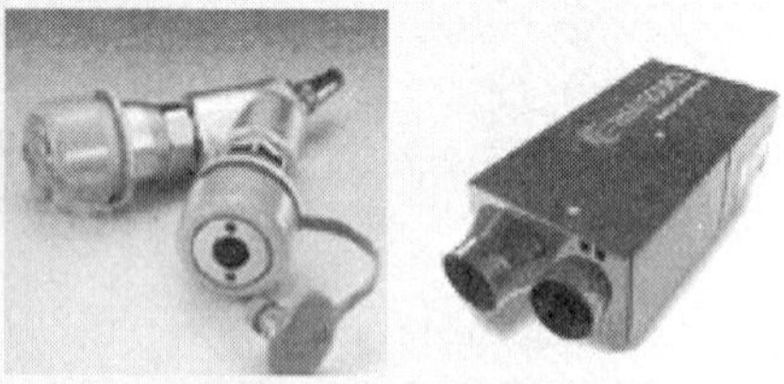

그림 11-14 • 쌍 방출대

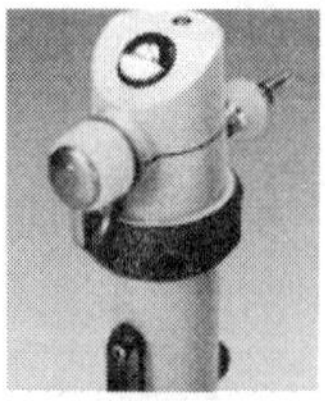

그림 11-15 • 호흡하는 공기단자

8) 베드헤드 유닛

베드헤드 유닛은 의사와 간호사들이 진료를 하는데 필요한 의료서비스 기능 및 환자의 독서 등 기능이 통합된 수평형으로 되어 있다. 베드헤드 유닛은 기능적 위치에서의 의료 가스 아우트렛, 전기 콘센트 및 간호사 호출 유닛과 같은 필요한 장비를 필요한 수량만큼 설치하는 것이 가능하며, 이때 병동의 크기, 병상의 수 및 병도 내에서의 배열을 고려한다. 또한, 환자의 압박감을 감소시키기 위해 장비가 노출되지 않는 매립형이 있으며, 치료용 램프가 내장되어 있는 패널형 및 간접 조명으로 포근한 공간을 창조할 수 있는 형식 등 다양한 형식이 있다. 베어헤드 유닛으로 병실이 다양한 기능을 가지고 편리성을 환자들에게 서비스할 수 있다.

① UM-6601 FULL UNIT : 의료용 가스 아우트렛, 전원소켓, 간호원 호출용 기기를 제공하며, 베드 사이드 캐비넷과 함께 설치한다(그림 11-16).

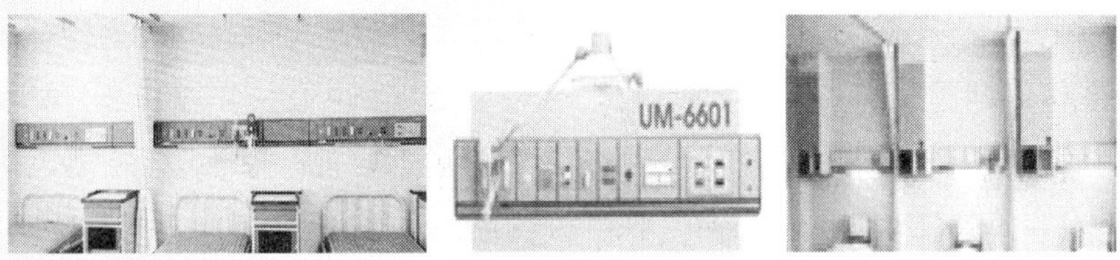

그림 11-16 • UM-6601

② UM-6602 FULL UNIT WITH READING/IN-DIRECT LAMP : 베드 사이드 캐비넷과 함께 설치한다(그림 11-17).

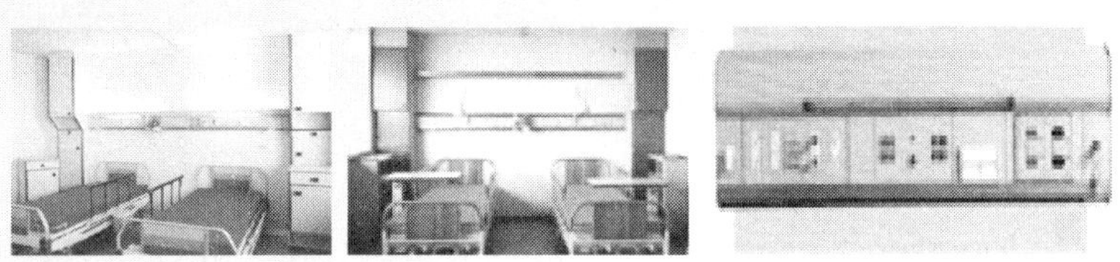

그림 11-17 • UM-6602

③ UM-6603 FULL UNIT WITH ARMLIGH&IN-DIRECT LAMP UNIT : 2개 병상용 베드 사이드 케비넷의 조합형이다.

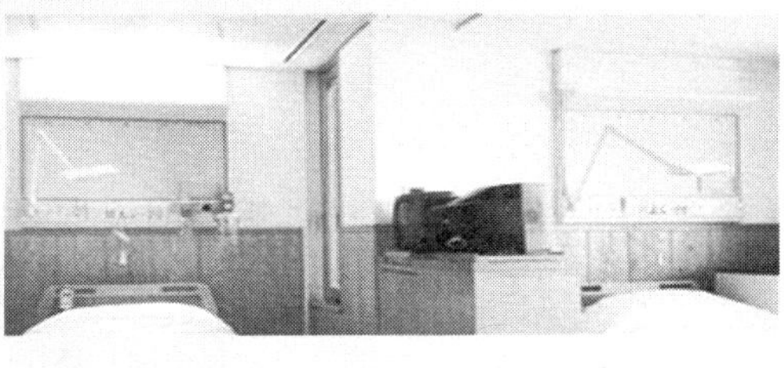

그림 11-18 • UP-7200 FULL UNIT WITH IN-DIRECT LAMP(PANEL TYPE)

9) 모듈형 수술 시어터

의사 및 간호사와 같은 의료 스탭진들을 위한 수술 환경도 인간 공학 측면에서 고려하며 수술실은 가장 많은 통합 기능이 요구 되므로 모듈형 수술 시어터는 벽, 천정 및 비스듬한 패널로 이루어져 있으며, 전기장비, 의료용 가스 시스템 및 조명용품뿐만 아니라 모든 필요한 기능 및 장비가 구비되어 있어야 한다. 가장 많은 통합 기능이 요구되는 수술 부분에서는 청결을 유지해야 하며, 시설, 장비 및 장치의 안전성을 항상 유지해야 한다. 또한, 모듈형 수술 시어터는 향후 새로운 시설을 도입할 때 사용할 수 있도록 확장성이 있으며, 그리하여 높은 작업성 및 충분한 기능을 갖춘 수술환경을 만들어준다. 집중치료실 및 관상질환 집중 치료실과 같은 치료부문에서는 심각한 환자들을 24시간 연속적으로 치료, 관리 및 감시를 할수 있는 기능이 필요하며 시간이 촉박할 때 에도 의료 치료 서비스와 대응할 수 있는 환경 혹은 공간을 설정하는 것이 필요하다.

① MODULAR OPERTING THEATER : 수술실용 모듈 시스템은 패널, 천정패널 및 다양한 의료 도구 및 장비로 구성되어 있다(그림 11-19).

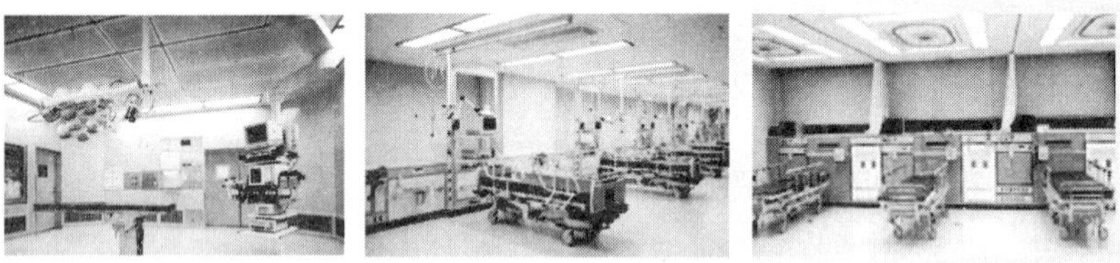

그림 11-19 ▪ 모듈형 수술 시어터

② FLEX CARE UNIT WITH INFUPORT : 집중치료실 내의 주입 시스템과 벽체 치료 유닛용 모듈형 장비 캐리어이다.

③ ICU SEMI-HIGH TYPE WALL CARE UNIT : 분리 변압기, EPR 시스템을 구비하고 있으며, 의료용 가스 및 전기를 안전하게 공급한다.

④ INCAREPORT COMBINED WITH ICU WALL-CARE UNIT : 인캐어 포트는 천정 공간을 이용하는 것으로 환자의 머리측 공간이 충분하다면, 의사, 간호사들은 환자에게 양질의 치료서비스를 제공할 수 있다.

㉠ 응급처치실 및 소수술실과 수술실 혹은 분만실 등의 천정에 위치하며 벽형 매립구와는 별도로 수술대의 환자 머리방향에 위치하여 단말구의 적정 높이를 수직방향으로 조정하여 수술시 의료진과 스텝 및 기타 보조기구와의 통행 동선과 간섭을 이루지 않도록 천정에 고정한 장치이다.

㉡ 사용 가스의 종류에 따라 그 연결 수량이 변화되며 건축의 천정 마감과 수술실의 환경에 따라서 병원 수술진과의 충분한 협의 후 그 위치 및 높이를 선정한다.

4. 의료가스 공급 이상

병원에서 사용되는 의료 가스는 환자의 생명을 유지하는데 직접적인 영향을 주는 생명지탱요소이며 의료 가스가 사용되는 부문에 있어서 의료가스는 아주 청결해야 하며, 고순도이며 안정된 압력으로 제공하여야 한다.

① 의료가스 시설이 설치되지 않았을 때는 의료용 고압실린더(고압가스 실린더)를 직접 수술실로 가지고 들어갔으나 안전 및 위생 측면에서 시스탬 상 문제가 있다. 즉, 직접 수술실로 가지고 들어 오는 고압가스 실린더가 전복될 가능성, 실린더로부터 가스가 누설될 위험, 가스의 인화가능성, 가스 실린더 그 자체의 위생적인 관리의 어려움, 고압가스를 취급하는데 충분한 신경을 써야 하는 불편이 있어 이를 해결하기 위해 의료용 가스 중앙 파이프 시스템이 개발되었다.

② 의료용 가스 중앙 파이프 시스템에서는, 고압가스 실린더, 콤프레서 및 진공펌프는 병원의 한 곳에 중앙 집중화되고, 가스 및 공기는 파이프를 통하여 각 부문에서 발생할 수 있는 위험을 제거할 수 있다.

③ 가스를 사용하는데 있어서의 복잡한 절차를 없앨 수는 있으나 의료용 가스 중앙 파이프 시스템에 절대적으로 필요한 몇 가지가 있는데, 다음과 같다.

㉠ 다른 종류의 가스를 제공해서는 안 된다.

㉡ 가스를 제공할 때는 일시적인 중단이 있어서는 안된다.

㉢ 고 순도의 가스를 의료가스 아우트렛(Outlet)으로부터 제공되어야 한다.

㉣ 일정한 가스 압이 유지되어야 한다.

이러한 조건을 만족하기 위해서는, 준수해야 할 법적 규정 및 표준이 있다. 의료가스 시스템은 규정을 준수해야 하며, 가스의 종류에 따른 완벽한 색상 배합을 가지며, 상황을 체크할 수 있는 시청각 감시 시스템과 의료 가스 아우트렛의 교차 연결을 방지하는 장치가 구비되어 있어 더욱 안전하고 완벽한 시스템으로 구축한다.

(1) 의료가스 공급감시 시스템

의료용 가스의 안정된 공급을 유지하기 위해서는 공급의 원천으로부터 파이프를 지나서 가스를 사용하는 부문으로 보이지 않는 가스가 흐르는 과정을 추적하는 감시 시스템을 설치하는 것이 필요하다.

① 의료가스 공급 감시 시스템에서는 공급압 하락 및 공급장치의 기능불량을 시청각 추적에 의해 파악한다. 의료 가스 아우트렛으로 연결하여 사용되는 제2차 장비는 의료용 가스 흐름을 정확히 제어하는 고 정밀도를 가지며, 확실한 성능을 가져야 한다.

② 환자와 직접적으로 접촉되는 흡입 장치 및 가습기, 익스텐션이 있는 아우트렛을 추구하는 개념을 바탕으로 설계 및 제작되었기 때문에 다양한 의료 서비스에 완벽한 성능을 보여준다.

㉠ 차단밸브 : Blockade valve : 차단밸브는 공급 스테이션에서의 모든 공급, 조건과 분배라인을 감시하여 비상시 산소나 다른 의료용 Gas를 공급하거나 차단하는 밸브이다(그림 11-20).

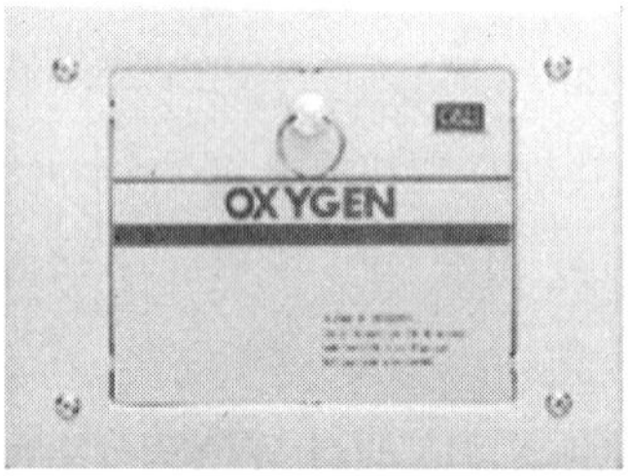

그림 11-20 • 차단밸브

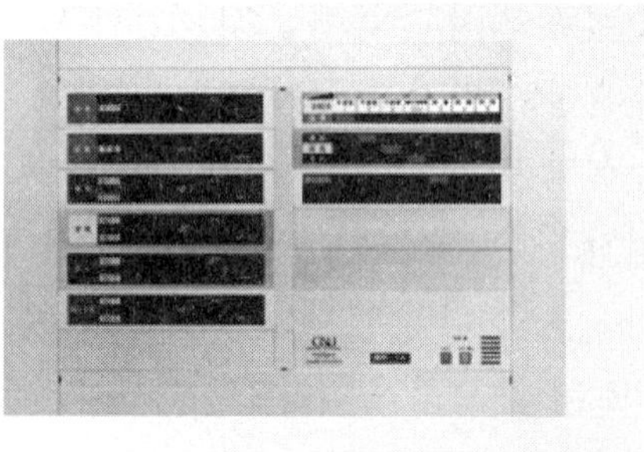

그림 11-21 • MEDICAL GAS MULTI-MONITOR FOR CENTRAL MINITOR ROOM

㉡ MEDICAL GAS MULTI-MONITOR FOR CENTRAL MINITOR ROOM : 공급 스테이션에서의 모든 공급 조건과 분배라인을 감시하며 디지털적으로 조건을 디스플레이 한다(그림 11-21).

㉢ MT-57 TYPE ALARM PANEL : 공급 스테이션의 조건뿐만 아니라 파이프라인의 압력을 감시하며, 비정상적인 상황에서 시각적 및 청각적으로 정보를 보내야 한다(그림 11-22).

㉣ MULTI-SAFE GUARD ALARM PANEL : MT-57형과 같은 기능을 가지고 있으며 게이지형도 있다(그림 11-23).

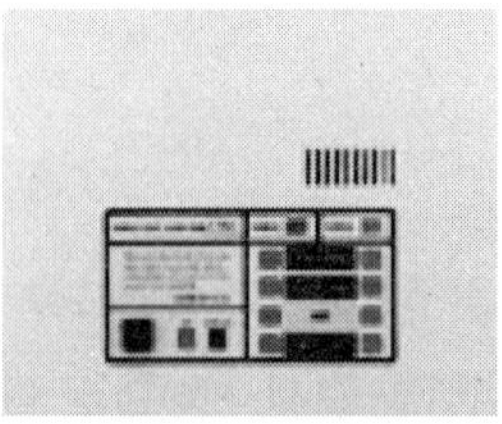

그림 11-22 • MT-57 TYPE ALARM PANEL

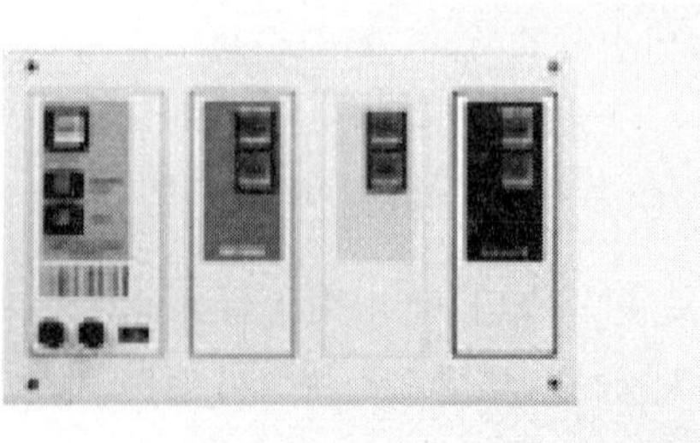

그림 11-23 • MULTI-SAFE GUARD ALARM PANEL

부 록

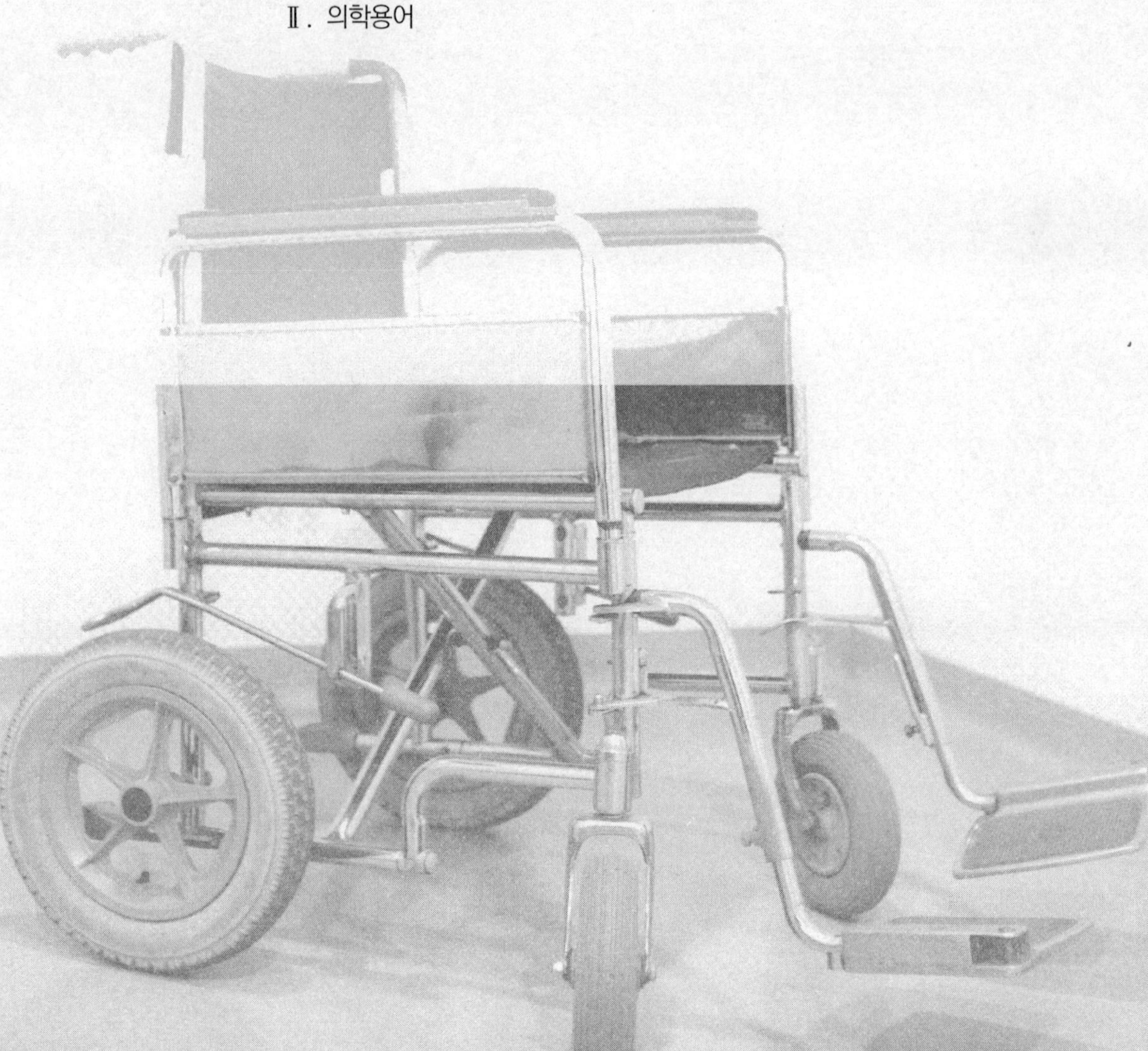

Ⅰ. 임상과별 분류와 특징

1. 가정의학과

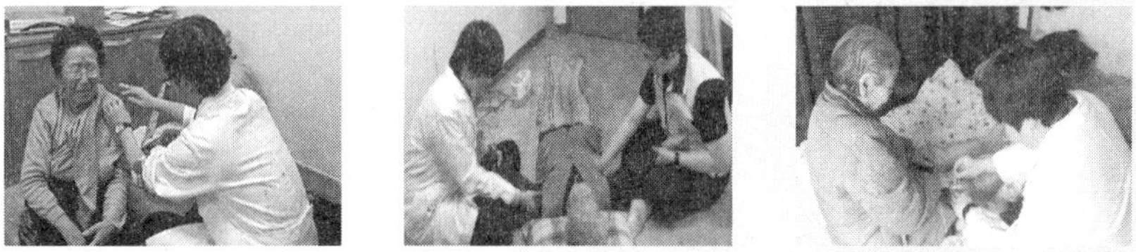

그림 1 ◦ 가정의학과 방문진료

가정의학과 의사는 현재 질병이나 불편한 증상의 유무와 관계없이 전 연령에 걸쳐 환자와 가족에게 개별적이고 지속적이며 포괄적인 의료를 제공하며, 환자와 친밀하고 신뢰있는 관계를 형성하면서 종합적인 건강상의 요구를 다루는 데 책임이 있다(그림 1).

가정의학은 의학적인 지식과 기술의 요체로서 환자와 가족에게 적용되는 의학적 훈련을 통해 가정의료의 전문성을 획득하고, 종합적인 의료에 대한 책임을 강조하여, 환자와 처음 접촉 시 첫 평가에서부터 만성적인 문제들의 관리 전반까지 다루고 있다. 특히 예방과 질병의 조기 발견이 가정의학과의 필수 요건이다. 모든 의학적 자원을 조율하고 통합함으로써 가정의학과 의사들은 대부분의 의학적인 문제들에 대해 비용 효과적인 의료를 제공하고 있다.

가정의학과(family medicine)의 주요 진료는 건강증진 클리닉, 건강검진 클리닉, 노인의학 클리닉, 스포츠 의학, 갱년기의학 클리닉 등이 있다.

2. 개인용 치료보조기

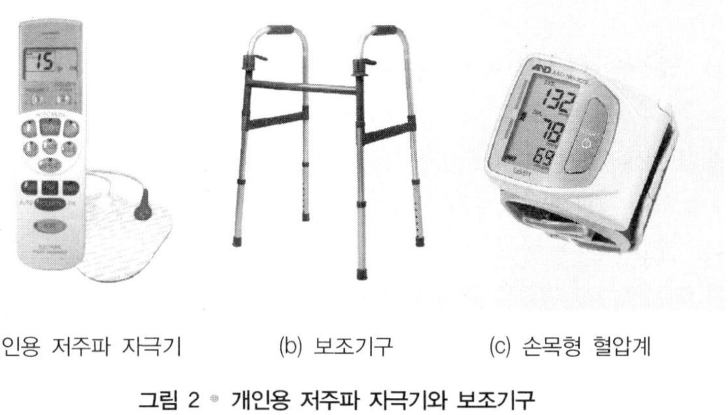

(a) 개인용 저주파 자극기 (b) 보조기구 (c) 손목형 혈압계

그림 2 ◦ 개인용 저주파 자극기와 보조기구

의학기술이 발전함에 따라 많은 병의 치료가 가능하게 된 지금은 개인의 건강에 대한 관심이 상대적으로 더 높아지게 되었다(그림 2).

개인용 치료기, 보조기는 그러한 추세를 반영하여 조금 더 효과적인 치료와 재활, 병의 예방 등을 위해 개인용으로 사용할 수 있는 의학품을 의미한다.

단순한 연고, 반창고 등도 넓은 의미에서 보면 개인용 치료기와 보조기에 해당되며, 조금 더 세부적으로 살펴보면 휴대가 가능한 휴대용 치료보조기, 집에서 사용할 수 있는 자택형 치료보조기 등이 있다.

병원에서보다 정밀하고, 정확한 측정 및 치료가 불가능하다는 단점이 있기 때문에 어디까지나 치료보조나 예방에 그 목적이 있다고 할 수 있다.

3. 결핵과

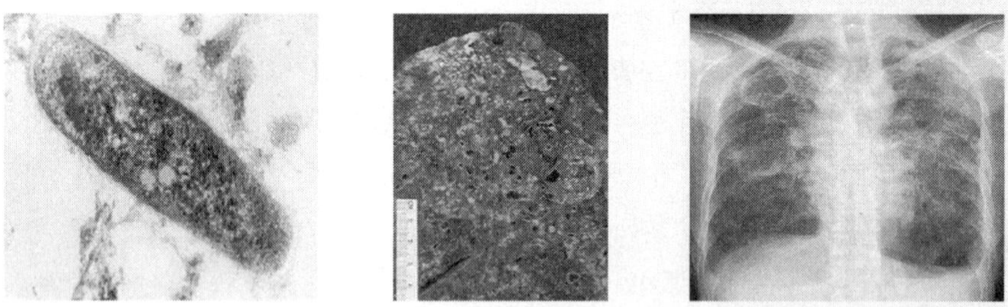

(a) 결핵균 (b) 결핵균에 의해 파괴된 폐 (c) 폐결핵 환자의 흉부 X-ray 사진

그림 3 • 결핵균

결핵과 관련된 질병을 치료하는 임상과이다(그림 3). 결핵(tuberculosis)은 결핵균 감염에 의한 전염병으로 대부분 폐를 통해서 걸리는 폐결핵이지만 우리 몸의 다른 여러 장기(림프절, 관절, 뼈, 신장 등)에도 발생할 수 있다.

결핵균이 몸 안에 들어와 감염될 위험은 결핵환자와 같은 방에서 거주하는 경우 가장 높은 편이다. 환자와 접촉하는 횟수가 많거나 집이나 방 크기에 비하여 많은 사람이 거주하는 밀집된 주거환경, 위생불량, 영양결핍 등 감염위험이 증가한다.

미열과 식은땀, 발열, 피로, 전신무력감, 체중감소 등의 전신 증상이 초기에 나타나며 증상이 오래 지속될 때는 병원 진찰을 요한다. 증상은 진찰, X-ray 결과와 가래, 결핵균 검사로 대부분 진단을 한다.

치료는 정해진 약물을 규칙적으로 일정한 기간 동안 복용하며, 간혹 증상이 없거나, 치료하고 증상이 없어졌어도 몇 개월 더 투약을 하는데 투약을 소홀히 하고 복용약을 미리 끊으면 재발할 확률이 증가하므로 조심해야 한다.

4. 가정용 의료기기

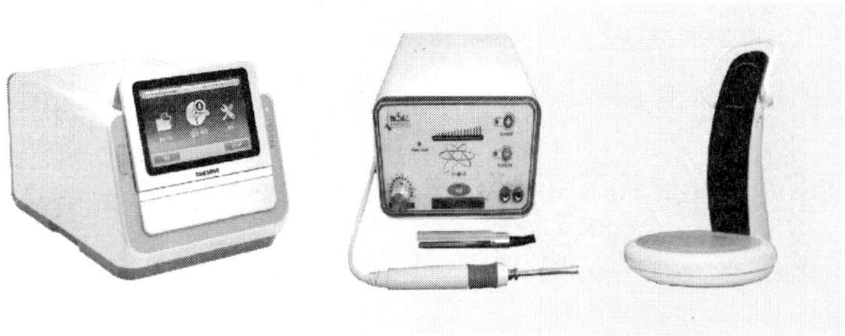

그림 4 ◦ 가정용 의료기기

의학 분야는 단순히 병의 진단뿐만 아니라 사람이라는 복잡한 유기조직의 원리를 규명하고, 여러 가지 병의 원인을 밝히고 이를 예방하는데 최대의 목적이 있다(그림 4).

의학의 각 분야는 편의상 여러 분야로 나뉘어져 있으나 이는 각각 공통점을 지니고 있고, 또한 동일한 목적을 지니고 있다. 이러한 상호 유기적인 관계를 맺고 있는 여러 의학 분야들에 있어서 공통적으로 사용되는 장비들의 종류를 알고, 이해하는 것은 상당히 중요하다. 각 분야에 공통적, 보편적으로 사용하는 장비의 경우 인체의 특성에 대해 잘 나타내고 있는 경우가 많다.

5. 구강내과

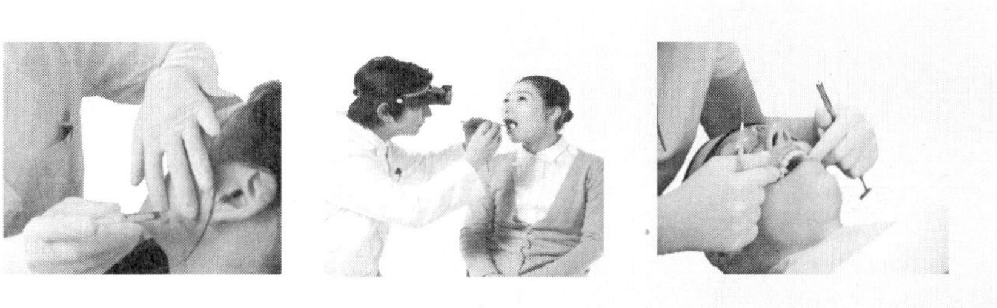

그림 5 ◦ 구강내과 진찰장면

전신 및 국소적 원인에 의해 발생한 구강 및 악안면*의 질환을 종합적으로 진찰하여 정확한 진단을 함으로써 합리적이고 적절한 치료계획을 수립하고 환자와의 상담을 통해 환자가 양질의 치과 치료를 받을 수 있도록 하는 임상과이다(그림 5).

구강내과(oral medicine)의 진료과목은 구강안면 통증, 턱관절질환, 구강안면통증, 코골이와 수면무호흡증(snoring & sleep apnea), 구취(halitosis)**, 이갈이(bruxism), 보톡스 치료 등이다.

* 악안면 : 턱과 얼굴을 이루는 부분이다.
** 구취(halitosis) : 박테리아가 단백질을 분해하면서 생기는 부산물로 인해 입안에서 냄새가 나는 증상이다.

6. 구강병리과

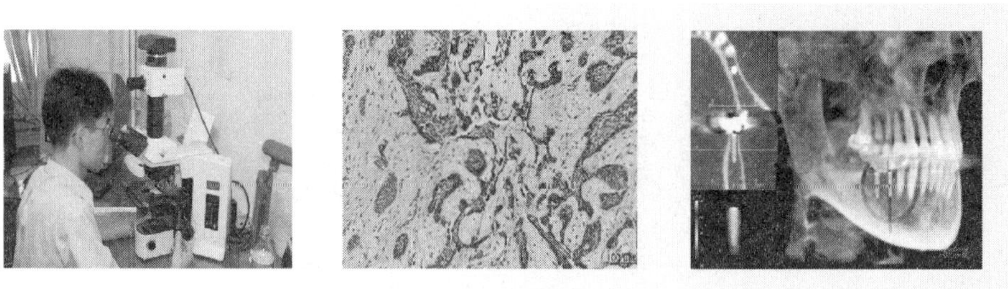

(a) 면역조직검사 (b) 생검절제로 얻어진 조직을 현미경으로 확대 (c) 구강 CT, 3D 영상으로 분석

그림 6 ● 염색을 이용한 면역조직 검사

현미경 관찰 및 다양한 검사를 통하여 치과병원 각 과로부터 의뢰받은 생검(biopsy)조직에 대해 정확한 진단을 내림으로써 신속하고 적절한 치료가 이루어질 수 있도록 한다(그림 6).

구강병리과(oral and maxillofacial pathology)는 진단활동을 통해 얻어진 새로운 학문적 지식은 과내 회의 및 타 과와의 정기적인 세미나를 통해 더욱 확장되고 정립되어 다른 과의 진료계획수립에 대한 자문, 전공의 및 학생교육, 기초 및 임상 치의학 연구 등에 적용되고 있다.

7. 구강악 안면방사선과

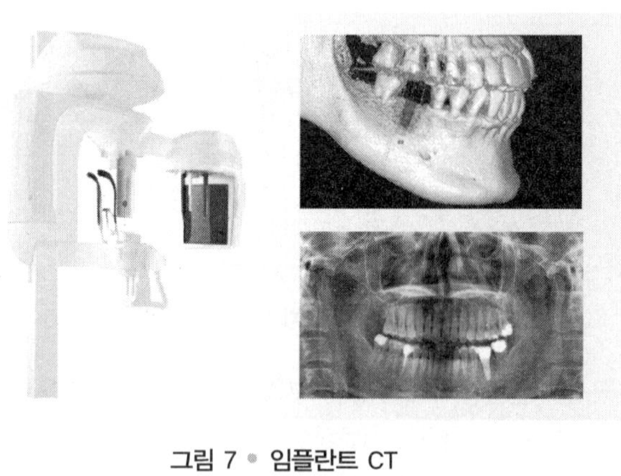

그림 7 ● 임플란트 CT

다양한 의료영상을 통하여 치아, 구강, 턱, 얼굴 및 목 영역에서 발생하는 각종 질환을 진단하는 진료부서이다(그림 7).

구강악안면 방사선과(oral and maxillofacial radiology)는 의료영상을 이용하여 치아우식증(충치), 잇몸질환(치주질환), 부정교합, 뼈질환, 낭종(물혹), 종양(양성 및 악성), 골절, 침샘질환, 턱관절질환, 연조직질환 및 각종 선천성/후천성 질환 등을 검사하여 병의 진단 및 치료를 하고 있다.

치아가 손실된 부위에 인공치아를 식립*할 때 턱뼈의 정확한 상태를 평가할 수 있는 임플란트 전산화단층검사(implant CT)를 시행하고 있다. 그리고 PACS(Picture Archiving and Communication System)를 도입하여 모든 진단영상을 디지털화함으로써 필름이 없는 병원(film-less hospital)으로 거듭나고 있다.

치과병원은 방사선 촬영 대기시간을 줄이고, 방사선 필름의 운반 및 보관의 번거로움을 줄여 편의를 향상시킬 수 있게 되었다.

8. 구강악 안면외과

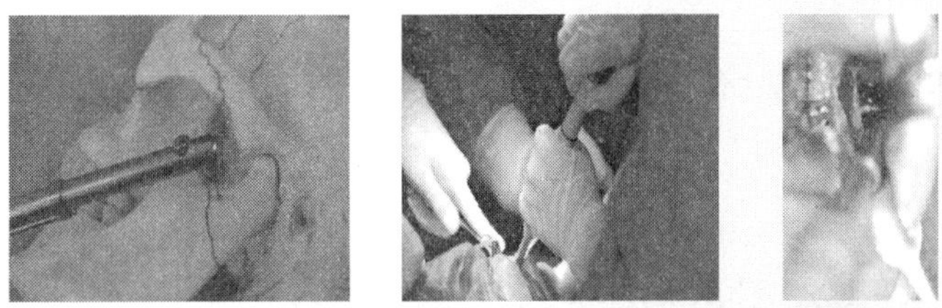

그림 8 • 구강내 소수술

악구강계 질환, 즉 턱과 얼굴 부위에 관련된 전문적인 진료를 하는 과이다. 각종 기초 및 임상연구를 통하여 구강악 안면외과학(oral and maxillofacial surgeons)(턱, 얼굴외과)**의 발전에 기여하고 있다(그림 8).

진료분야로는 구강암의 예방 및 치료, 악골(위턱, 아래턱, 얼굴뼈) 재건술, 얼굴기형증(두개악안면기형, 주걱턱 기형) 성형술, 안면골(위턱, 아래턱, 얼굴뼈 등) 골절치료, 구순구개열(언청이) 수술, 악관절증(턱관절질환)의 치료, 인공치아(임플랜트)식립, 골은행(연골은행 포함), 구강내 제반 질환, 안면 미용 성형수술, 침샘질환, 구강 및 안면신경질환, 보철 전 성형수술, 사랑니 발치 등이 있다.

9. 내 과

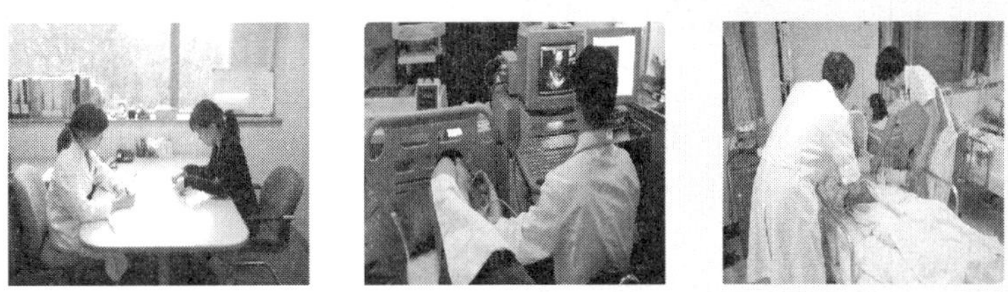

그림 9 • 진찰 및 회진

---

* 식립 : 인공물을 잇몸과 잇몸 뼈에 심는 것이다.

** 구강악 안면외과학(oral and maxillofacial surgeons) : 턱과 얼굴외과이다.

의료 영역에서 가장 근간이 되고 범위가 넓으며 과거부터 이어져왔던 분야이다(그림 9).

외과와 비교되어 수술적인 치료 없이 약물 등을 통해 질병을 진단, 치료하는 것으로 널리 인식되어 있지만 오늘날 그 경계는 많이 허물어져서 내과(internal medicine)에서도 수술적인 치료를 직접 수행함으로써 그 정의가 다소 퇴색되었다.

내과가 담당하는 신체 부위는 머리에서 발끝까지 그 영역을 제한하기 힘들고, 신체의 어느 곳이나 내과의 영역이 되므로 다른 전문 분야와 많은 부분에서 중복될 수 있다.

현재 대한내과학회에서는 9개의 분과로 영역을 나누고 있다. 소화기내과, 순환기내과, 호흡기내과, 내분비내과(내분비내사내과), 신장내과, 혈액종양내과, 감염내과, 알레르기내과 그리고 류마티스내과가 있다. 대형병원(대학병원, 종합병원 등)에서는 더욱 세분화되어 진료가 이루어지고 있다.

10. 내분비학과

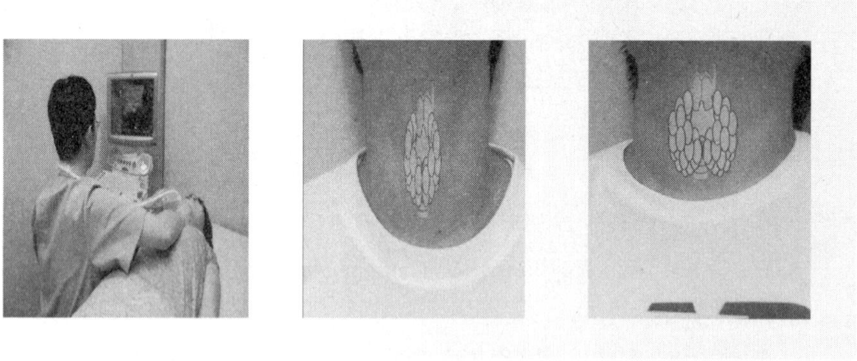

(a) 갑상선 초음파 진찰 (b) 갑상선 질환(전) (c) 갑상선 질환(후)

그림 10 • 갑상선 질환

인체의 몸 속에서 호르몬이 분비되는 현상. 즉, 내분비샘과 분비 및 호르몬의 영향 등을 연구하는 학문이다(그림 10). 호르몬의 구조와 작용, 그 상호 관련, 그리고 분비선의 구조나 기능을 연구하는 생리학의 한 분야로, 20세기에 들어와서 학문으로서 체계가 세워졌다.

BC 4세기에 아리스토텔레스가 정소와 2차성징에 대하여 관찰한 이래 내분비에 관한 관찰은 적지 않았지만 과학적인 연구는 19세기에 들어와서부터 본격화되었다. 1849년 독일의 A.A.베르톨트는 닭의 정소에서 어떤 물질이 분비된다는 것을 처음으로 알아냈다.

1895년 올리버와 세퍼는 부신의 배출물에 혈압상승 작용이 있다는 것을 알아냈고, 1901년에는 일본의 다카미네 조키치[高峰讓吉]와 T.B.올드리치가 동시에 부신에서 아드레날린을 발견하였다.

1902~1905년 사이에 W.M.베일리스와 E.H.스탈링은 십이지장 점막세포에서 만들어지는 세크레틴을 발견하였다. 어떤 특수한 선(腺)에서 만들어지는 화학물질이 혈액 속에 방출되어 떨어져 있는 다른 기관이나 조직에 작용한다는 내분비의 개념을 확립하였고, 오늘날까지 이 개념이 내분비학(endocrinology)의 기초가 되고 있다. 내분비학 연구는 내분비기관으로 간주되는 것을 제거

하여 결핍증세를 관찰하는 방법, 분리·추출한 호르몬의 생리학적 작용의 연구, 임상관찰과 비교·검토 등의 방법 등이 있다.

11. 노인병학과

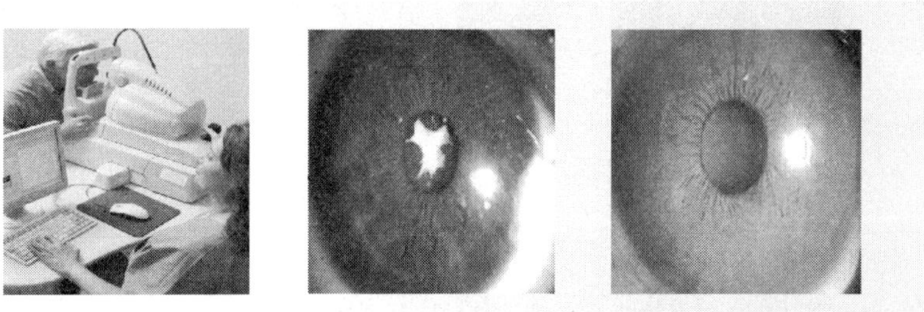

(a) 노인 안과질환검사 (b) 성인백내장 (c) 노인백내장

그림 11 ● 노인성 백내장검사

노인병학은 노년층의 건강과 질병에 관한 의학의 한 분야이며, 노인의학(gerontology)이라고도 한다(그림 11). 시간의 경과와 함께 생체 내에서 일어나는 성장, 성숙, 퇴축, 죽음이라는 일련의 변화과정, 생리적 가령(physiological ageing)*의 여러 가지 외적 환경인자에 의해 일어나는 병적 가령(patholօlgical ageing) 등에 관하여 그 메커니즘, 상호관계, 제어법 등을 생물학, 기초 및 임상의학, 사회의학 그리고 사회과학적 수단을 이용하여 연구 해명해 가는 학문이다.

좁은 의미로는 가령 현상의 메커니즘을 해명하는데 주안점을 둔 기초노화학(biomedical gerontology), 폭넓은 의학적 견지에서 연구하는 노인의학(geriatric medicine), 노년자 질병의 원인, 증상의 특징, 치료법 등을 연구하는 노인병학(geriatrics), 사회과학적 견지에서 연구하는 노인사회학(social gerontology) 등으로 세분된다.

12. 류마티스학과

관절을 비롯한 근육 및 골격계 질환을 다루는 내과학의 한 분야이다(그림 12).

류마티스는 그리스어인 rheuma는 흐름이라는 의미로 뇌에서 나쁜 액이 신체 각 부로 흘러 들어가서 통증을 일으킨다는 의미인데 그 주된 부위는 관절이며 일반적으로는 만성류마티스성 관절염이다. 그 외에 류마티스열**, 초년성 강직성 척추염*** 등이 있으며, 유사한 관절통을 초래하는 경우가 많은 질환으로서 전신성 홍반성 낭창****, 다발성 근염 등 많은 질환이 있다.

---

* 생리적 가령(physiological ageing) : 생체 내에서 일어나는 성장, 성숙, 퇴축, 죽음이라는 일련의 변화 과정이다.

** 류마티스열(rheumatic fever) : 피하조직과 중추신경계의 염증으로 자가면역질환이다.

*** 강직성 척추염(ankylosing spondylitis) : 전신을 침범할 수 있는 만성 염증성 질환이다.

**** 전신성 홍반성 낭창(systemic lupus erythematosus) : 피부 및 관절 등 여러 장기에서 다양한 증상을 나타내는 원인불명의 자가면역질환이다.

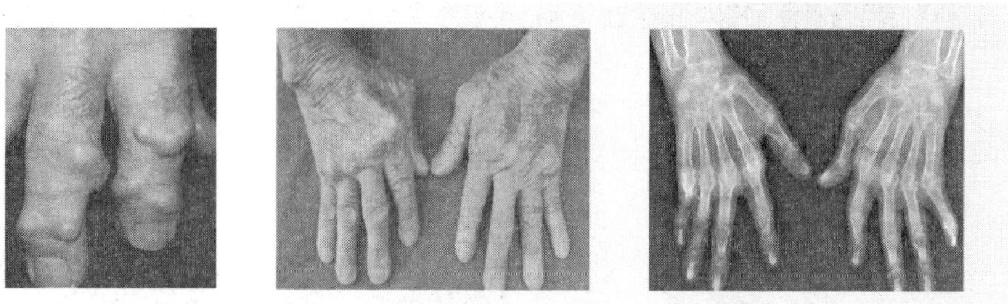

(a) 류마티스 결절 (b) 류마티스 관절염 (c) 류마티스 X-ray

그림 12 ● 류마티스 관절염

관절주위조직이나 근육의 염증, 변성, 대사장애가 원인이 된다. 혈침촉진*, RA반응 양성 등이 있어서 교원병**. 알러지성 질환의 하나로 고려되고 있다.

대부분의 류마티스 질환은 면역학적 이상을 동반하는 자가면역질환으로 류마티스학(rheumatology)은 면역학(immunology)과 밀접한 연관이 있으며, 면역학적 병인을 과학적으로 분석하여 원인에 대한 치료를 제공한다. 최근 연구결과를 토대로 여러 염증매개체를 억제하는 새로운 약제들이 개발되어 관절염이 불치병이란 개념이 사라지고 있다.

13. 마취통증학과

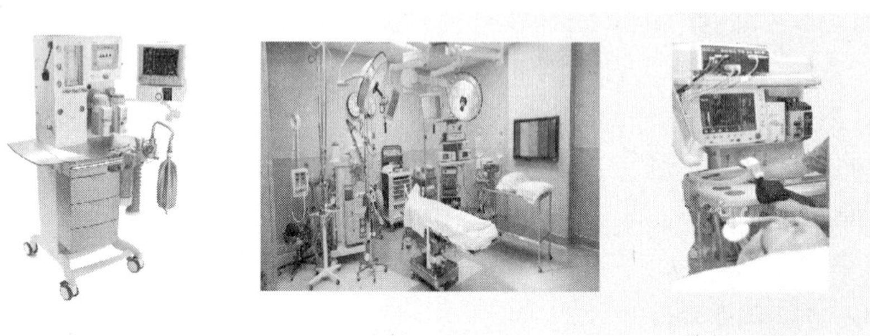

(a) 마취기 (b) 수술실 (c) 마취장면

그림 13 ● 마취과

마취는 영어로는 애너스시저(anesthesia)로 표기되며 희랍어의 an(non)과 aesthesia (perception, feeling)의 복합어가 어원으로 문자 그대로의 뜻은 '감각의 상실'이다(그림 13).

마취의 영역은 발전하고 확장되어 현재는 마취를 받는 환자의 평가와 자문, 수술이나 검사 중, 혹은 이후의 통증의 경감이나 예방, 수술 중 생체징후의 감시와 안정화, 중환자에 대한 관리, 급성이나 만성 및 암 관련 통증의 진단과 치료, 심폐소생술의 관리와 교육, 호흡기능의 평가와 호흡기 치료

---

* 혈침반응(erythrocyte sedimentation) : 적혈구와 혈장이 무게 차이에 의해 분리되는 현상이다.
** 교원병(collagen disease) : 신체의 결합조직질환에서 발견되는 모든 질환이다.

의 적용, 임상 및 기초 연구의 수행, 수술 전후의 치료에 관계된 인원들의 감독, 교육, 평가, 병원이나 의과대학의 행정직 참여 등 광범위한 분야들을 아우르게 되었다.

마취과라는 명칭이 수술실 밖까지 확대된 업무범위를 잘 나타내지 못한다는 의견에 따라 우리나라에서는 2002년 의료법 개정 이후 마취통증의학과라는 명칭을 사용하게 되었다.

14. 물리치료학과

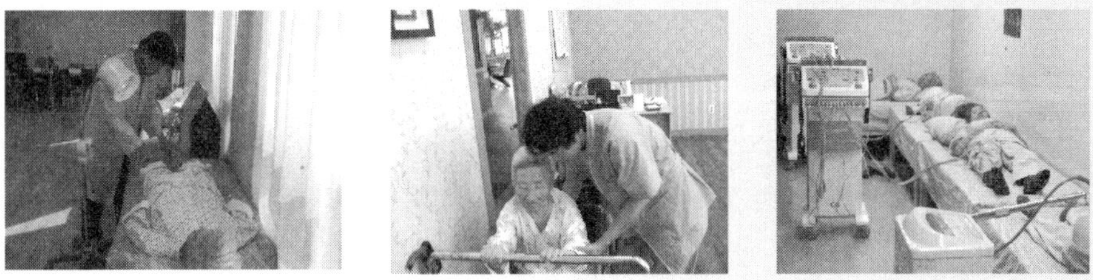

(a) 온열 적외선 치료기 (b) 보행기 치료기 (c) TENS 치료기

그림 14 ● 물리치료

물리치료(physical therapy)는 물리적 에너지를 사용할 수 있는 열, 전기, 광선, 물의 성질을 이용하거나, 도수적 방법(manipulation)으로 통증을 조절하고, 근육의 수축 및 이완, 혈액의 순환, 비정상적인 자세 및 운동형태를 개선시킬 목적으로 체계적이고 과학적인 치료 분야이다(그림 14).

질병, 사고 또는 선천적인 질환으로 일시적이거나 영구적인 장애를 가진 사람들의 신체적 능력의 상실 정도를 평가하고 기능을 회복시키고 장애를 관리하여 최소화 하며 나아가 기능을 회복시켜 정상적인 활동을 할 수 있도록 의료적 서비스를 제공하기 위한 학문 분야이다.

15. 병리학과

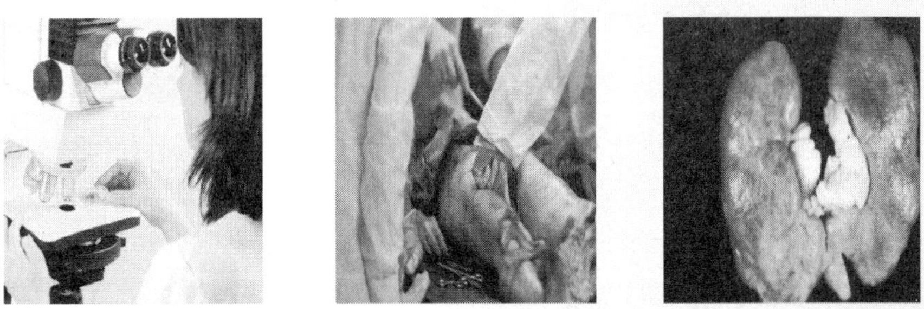

(a) 세포 현미경검사 (b) 인체를 해부하는 모습 (c) 해부하여 적출된 장기

그림 15 ● 병리를 파악하기 해부하는 모습과 해부하여 적출된 장기

병의 원리를 밝히기 위하여 병의 상태나 병체(病體)의 조직구조, 기관의 형태 및 기능의 변화 등을 연구하는 기초의학이다(그림 15).

병의 원인 · 발생 · 경과 및 그 변화 등에 관한 연구를 하는 학문으로, 넓은 의미로는 생물체에서 볼 수 있는 모든 이상(질환) 및 기형을 대상으로 한다.

일반적으로 세포, 조직, 장기의 표본을 육안이나 현미경 등을 이용하여 검사해 그것들이 질병에 침범되었을 때에 어떤 변화가 나타나는지를 연구하는 학문으로, 히나로써는 일반에게 알려진 것보다 더 포괄적인 내용을 다루게 된다.

학자에 따라서 병리학(pathology)은 사람을 다루는 인체병리학과 사람이외의 검체를 다루는 실험병리학으로 나누기도 하고, 연구대상에 따라 외과병리학(조직병리학과, 해부병리학), 세포병리학, 임상병리학, 실험병리학으로 나눌 수도 있다. (인체)병리학은 인간을 대상으로 하기 때문에 정상구조에 대한 지식이 있어야 하므로 해부학 및 조직학과 밀접한 관련이 있다.

병원에서 병리의사는 병리학적인 지식을 바탕으로 임상의사에게 병을 알려주는 역할을 하게 된다. 즉 병리학적 진단을 내려주며 종종 의학분야에서 병리학은 기초의학과 임상의학의 중간자라고도 한다.

16. 비뇨기과

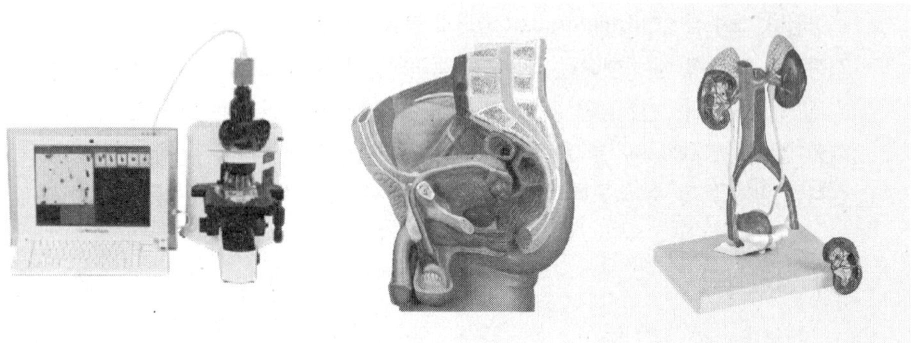

(a) 정자수 측정기기 (b) 남성성기모형 (c) 비뇨모형

그림 16 ■ 전립선 구조

소변을 만들고 운반하고 배설하는 기능을 담당하는 요로계(신장, 요관, 방광, 요도), 남성생식기관(고환, 부고환, 사정관, 음낭, 음경) 및 부속성선(전립선, 정낭, 구요도선)과 부신에 생기는 질환을 다루는 분야이다(그림 16).

비뇨기과(urology)의 진료 분야 및 질환, 주요 치료법 등은 남성 불임, 남성 성기능장애, 여성 하부 요로질환, 신경인성 방광, 소아 비뇨기계 질환, 전립선 비대증, 부신질환, 비뇨기 종양, 비뇨기 손상, 요로계 감염, 성교 전파성 질환, 외성기 피부질환 등이 있다.

신체검사, 임상병리검사, 영상검사, 요도방광경 검사, 요소 및 잔뇨측정, 요역동학 검사 등을 통하여 병을 진단하고, 도뇨, 경요도수술, 개복수술, 경질수술, 내시경수술, 복강경 및 로봇 수술, 체외충격파 쇄석술 등을 시술하여 증상을 치료하는 비뇨기과는 생리현상과도 관계가 깊은 중요한 학과이다.

17. 산부인과

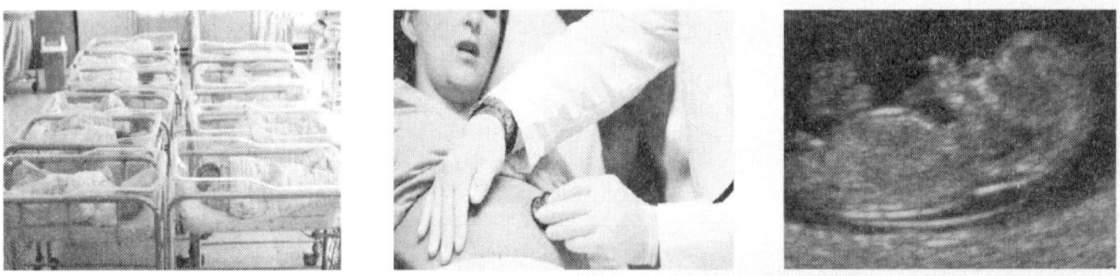

(a) 신생아실 (b) 임산부 진찰모습 (c) 신생아 초음파 사진

그림 17 ◦ 임산부 진찰모습과 신생아 초음파 사진

여성의 생식기능과 연관된 정상 생리 및 질병을 다루는 의학 분야이다. 산부인과(obstetrics and ynecology)는 포괄적으로 분류하게 되면 임신, 출산, 산욕기를 다루는 산과와 부인병을 다루는 부인과로 나눌 수 있다(그림 17).

부인과는 다시 성병을 포함한 양성 생식기 질환을 다루는 일반 부인과학, 악성 생식기 종양을 다루는 부인종양학, 불임, 폐경, 호르몬 이상을 다루는 생식내분비학, 배뇨이상, 골반 장기 탈출증을 다루는 비뇨부인과학으로 나뉜다.

일반적으로 특별한 증상이 없는 여성이 산부인과에 처음 방문하는 시기는 자궁경부암 검진을 위해 21세부터 혹은 첫 성경험 후 3년 이내로 권고되어 왔으나, 성장기의 추세나 백신기술 발전 등을 고려하였을 때 산부인과는 만 9세 이상이면 진단받을 수 있는 포괄적인 분야로 발전하였다.

18. 성형외과

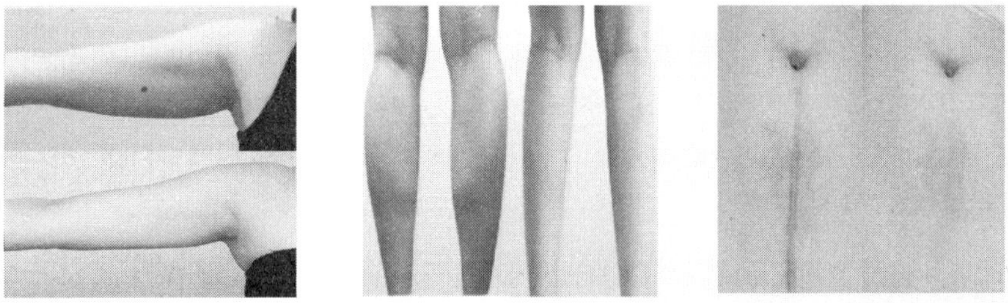

(a) 팔성형 전·후 (b) 다리성형 전·후 (c) 배성형 전·후

그림 18 ◦ 성형 전·후 비교사진

현대사회는 채집이나 수렵시대에 비해 삶에 여유가 생기면서 미를 가꾸는데 관심이 높아지는 의학분야가 성형분야인데, 성형의 영어 표기인 '플라스틱(plastic)'은 고대 그리스어인 '플라스티코스(plastikos)'에서 유래하였다(그림 18).

이 단어의 뜻은 '주물이나 조형을 맞춘다'라는 뜻이다. 흔히 성형을 단순히 미용의 수준에서 이해하는 경우가 많지만, 이보다는 신체적으로 가진 구조적인 변형이나 기형을 수정하여 제 기능을 할 수 있도록 결함을 교정한다는 폭넓은 의미로 인식하는 것이 옳다. 성형외과는 이러한 성형을 담당하는 특수 외과 분야이다.

성형외과(plastic surgery)는 신체 외부에 나타나는 선천성 기형, 또는 후천성 변형이나 결손을 그 기능과 모양에 있어서 정상상태에 가깝도록 교정해 주는 외과 분과이다. 성형외과에서 다루는 신체 부위는 머리에서 발끝까지, 우리 몸의 외적인 전체 부분이다.

19. 소아과

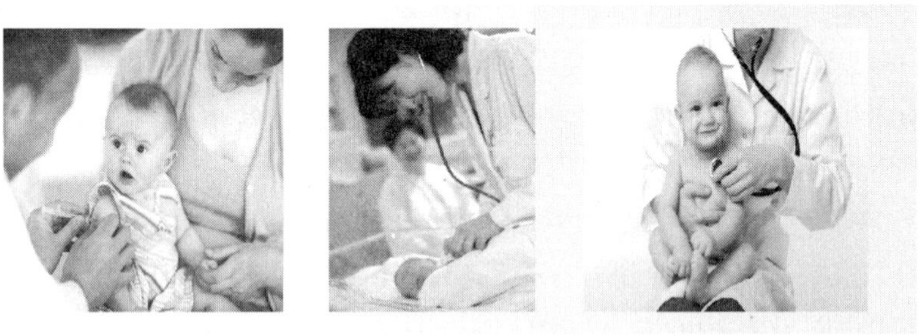

그림 19 ● 소아 진단 · 진료

신생아기에서 청소년기(대체로 남자 12~20세, 여자 10~18세)의 환자를 대상으로 진료 및 연구를 행하는 임상의학의 한 분야이다. 대상 연령에 명확한 기준은 없으나 보통 소아라고 하면 유아기를 벗어나고, 청소년기에 접어들기 전을 의미한다(그림 19).

소아심장과, 소아신장과, 소아내분비과, 소아호흡기/알레르기과, 소아감염과, 소아소화기/영양과, 소아혈액/종양과, 소아신경과, 신생아과로 하위분류가 가능하다.

진료하는 곳이 소아과(pediatric)이기 때문에 장비도 다른 분야에서 쓰는 장비와 많이 겹치게 된다. 다만 소아의 경우에는 장비의 안전성을 많이 강조하게 된다.

20. 소아치과

소아치과(pediatric dentistry)는 출생부터 청소년에 이르는 연령층을 대상으로 하며 치과질환 전반의 예방치료, 치아우식증(충치)치료, 구강 및 치아 발육장애 등과 같은 전문진료를 하는 임상치의학의 한 분야이다(그림 20).

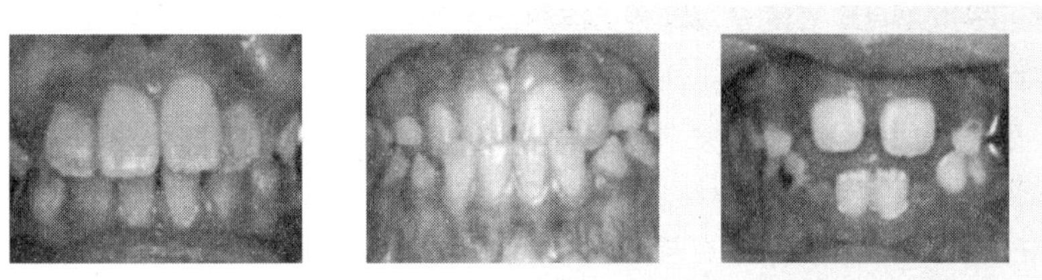

(a) 뻐드렁니　(b) 반대 교합　(c) 전치부개교

그림 20 • 비대칭 치아

성인의 치과질환의 대부분은 소아, 청소년 시기의 구강상태와 밀접한 관련이 있으므로 이 시기의 집중적인 관리는 일생을 통해 좋은 구강건강을 유지하는데 있어 매우 중요한 역할을 한다.

소아 청소년기에 육체는 물론 정신적으로도 많은 성장이 이루어지고 이에 따른 신체, 정신적 변화가 빠르게 일어나므로 역동적인 치료의 필요성이 대두된다. 또한 이 시기에는 정신적인 성숙이 완전히 이루어지지 않아 치료 시 환자의 협조를 구하기 어려운 시기이므로 성공적인 치료를 위해서는 적절한 행동조절이 필요하다.

21. 신경과

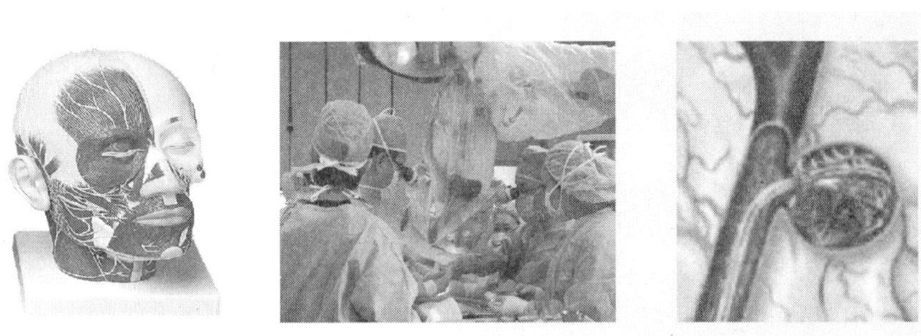

(a) 뇌신경모형　(b) 신경수술모습　(c) 뇌동맥 색전술 모식도

그림 21 • 자율신경계

인체의 전체 신경계와 관련된 모든 기질적인 질병을 다루는 과이다(그림 21).

뇌, 척수 및 신경근(root), 신경, 신경접합부, 근육까지의 모든 신경계에 발생하는 기질적인 질병을 다루는 신경과이다.

신경과(department of neurology)의 범위는 광범위하고 다양하여 크게 각각 어느 부위에, 어떤 원인에 의해 질병이 발생하는지에 따라 신경과 안에서도 여러 분야로 나누어지게 된다. 보통 신경정신과와 신경외과를 신경과와 혼동하는데, 신경외과와 신경과는 소위 내과와 외과의 차이이다.

신경과에서는 전체 신경계에서 일어나는 질병을 진단하고 약물적 치료나 대증적인 요법을 이용하여 최상의 결과를 얻을 수 있도록 치료하는 방법을 주로 사용하며, 신경외과에서는 수술적인 치료 방법으로 치료를 한다.

다루는 질환도 많은 부분이 중복이 되나, 주로 수술적인 방법으로 치료가 진행되는 질환인 뇌종양 등의 경우 신경외과에서 좀 더 많이 다루게 되고, 주로 약물치료를 주된 치료법으로 이용하게 되는 뇌경색 등의 경우는 신경과에서 주로 다루게 되는 것이다.

22. 신경외과

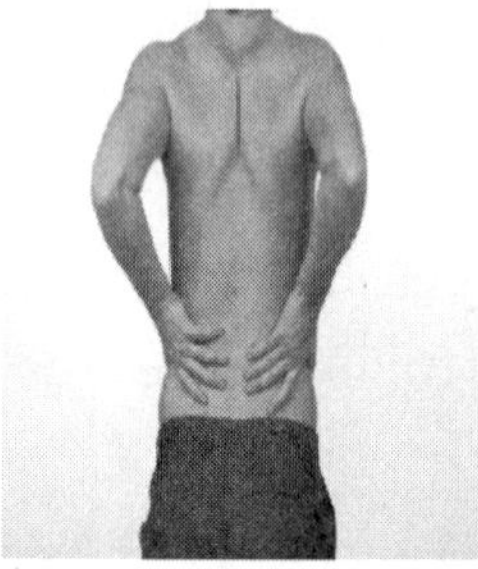

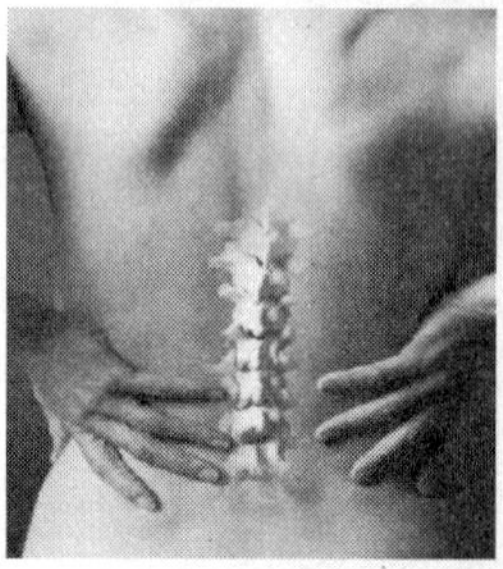

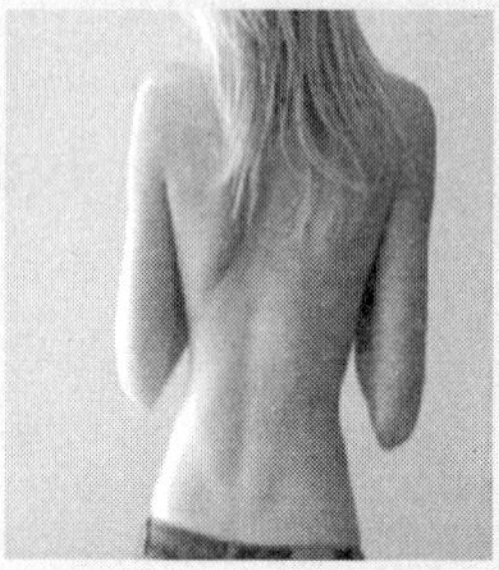

그림 22 ▪ 척추 디스크

뇌, 척수, 뇌신경과 척수신경, 말초신경 등 신경계에 생기는 다양한 질환들에 대하여 수술적 치료를 하는 분야이다(그림 22).

신경은 중추신경과 말초신경으로 구성되어 있다. 중추신경은 뇌와 척수로 이루어져 있으며 말초신경은 중추신경으로부터 나와 신체 구석구석까지 뻗어 있는 신경가지이다.

신경외과는 이러한 조직에서 발생한 질환을 진단하고 수술적 방법으로 치료해 주는 곳이다. 경우에 따라 현미경을 이용한 미세수술(microsurgery)을 하며, 최근에는 내시경을 이용한 수술, 방사선 수술, 혈관 내 수술, 통증치료와 같은 새로운 기술을 이용한 분야들로 확장되고 있다. 신경외과(neurosurgery) 세부 진단분야로는 뇌종양, 뇌혈관 질환, 척수종양, 척추외과(디스크, 퇴행성 척추질환), 신경외상(뇌, 척추 외상성 손상), 말초신경질환, 뇌 정위기능 신경외과, 소아 신경외과, 통증외과 등이 있다.

23. 신장병학과

신장에 생기는 모든 병을 일컫는다(그림 23).

신장병(nephropathy)은 다종다양하여 이것을 정연하게 분류하는 것은 매우 어렵다. 우선 선천성 기형으로는 신장결손 및 과잉, 발육부전 · 변위신(變位腎) · 유주신(遊走腎) · 융합신과 이것에 준하는 것으로 낭포신(囊胞腎)이 있다.

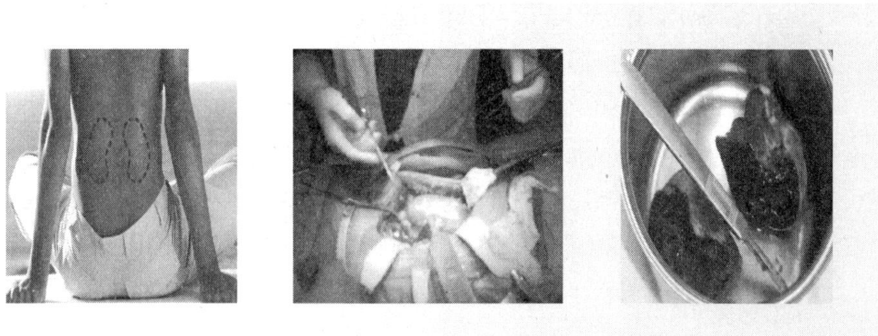

(a) 신장의 위치 (b) 신장이식수술 (c) 적출한 신장

그림 23 ◦ 신장의 위치와 적출한 신장

주로 신우(腎盂)에 일어나는 신우염(최근에는 신우신염이 중시) · 신장결석 · 수신증(水腎症) 및 신장결핵 · 신장종양 · 기생충병은 보통 한쪽에만 일어나므로 수술요법의 대상이 되어 비뇨기과의 영역에 속한다. 그러나 신우신염과 같이 반드시 수술을 필요로 하지 않는 것도 있다.

양쪽에 걸리는 신장염 · 네프로시스 증후군* 및 신장경화증 등은 내과적 신장질환이라 할 수 있으나, 신장염에서 그 기능이 저하되어 요독증(尿毒症)을 일으킨 경우에는 인공신장이나 신장이식의 필요가 생기면 비뇨기과와 협력해야 한다.

최근에는 교통사고나 공장에서의 외상으로 인하여 신장손상이 증가되고 있다. 따라서 내과와 외과가 신장질환의 경우에 협력해야 할 필요성에서 신장학이라는 명칭도 생겼고, 신장학회도 결성되어 있다. 진료부분으로는 일반신장질환, 전해질이상, 급성신부전, 만성신부전, 신장이식 등의 질환에 대한 진료가 있다.

24. 심장병학과

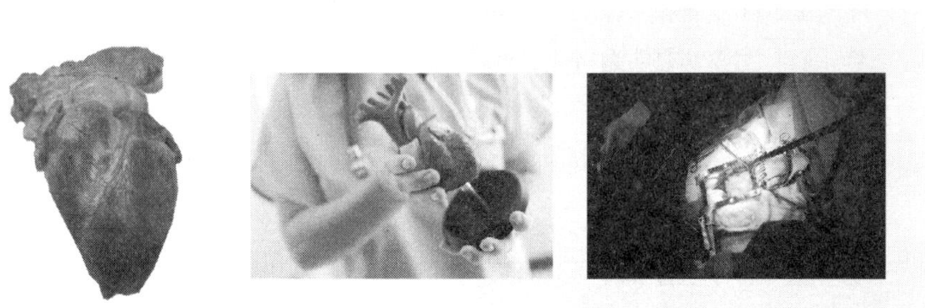

(a) 심장의 실제모습 (b) 심장모형 (c) 심장 수술장면

그림 24 ◦ 심장의 구조

---

* 네프로시스 증후군(nephrotic syndrome) : 사구체 질환의 일종이다.

심장의 장애와 질환의 진단 · 치료를 전문으로 하는 의학 분야이다(그림 24).

순환기 질환 중 심장의 질환을 치료하며 일반적으로 관혈관이나 심장(병)학(cardiology)도 포함된다. 병변 부위로는 심내막, 심근, 심막, 그 밖의 것을 들 수 있으며, 각각 심내막염, 심장판막증, 심근염, 심근경색, 심막염, 선천성 심장질환 등이 포함된다.

고주파 등을 이용하는 절제술로 위험요소를 제거하며 이후 심장질환 관리의 필수적인 과정으로 심장재활치료를 포함하여 진행한다. 이외에 심장박동기 시술, 제세동기 시술 등이 있으며 우리 몸의 가장 중요한 부분인 만큼 자가 응급치료법을 발달시켰다.

25. 심혈관 외과학과

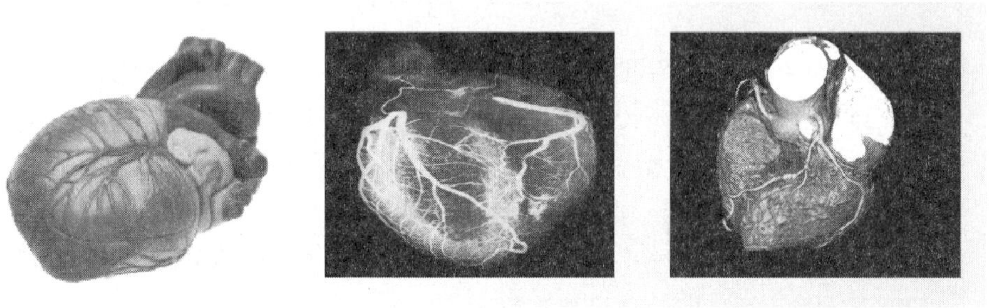

(a) 심장 혈관모형 (b) 심장 혈관조형술 (c) 심장 혈관 CT촬영모습

그림 25 ◦ 혈관조형검사

향후 1차 진료를 담당하는 의료인으로서 심장혈관질환에 대한 진단 및 치료, 예방과 관련된 업무를 수행할 수 있는 능력을 갖추기 위해 심장혈관계의 구조와 기능을 파악하고 주요 심장질환과 혈관질환의 병태생리를 이해하여 심장혈관 환자진료에 활용할 수 있도록 해주는 학문이 심혈관 외과학과(cardiovascular surgery)이다(그림 25).

심장혈관계 질환을 진단하기 위한 검사방법 및 해석에 대해 경험을 쌓아야 한다. 혈액 및 조혈기관의 정상, 비정상 상태에 관한 기본지식과 병인, 병변, 병태 생리를 이해하여 혈액질환의 진단, 예방, 치료에 활용할 수 있도록 한다.

26. 안 과

눈에 관계된 질환을 연구하고 치료하는 의학의 한 분과이다(그림 26).

눈꺼풀과 눈물기관, 안와, 결막, 각막, 공막, 수정체, 포도막, 유리체, 망막의 질병들과 녹내장, 사시, 굴절이상, 시신경 및 시각경로의 질병들, 그리고 전신질환과 관련하여 눈에 발생하는 이상들과 눈 외상에 이르기까지 눈에 생길 수 있는 광범위한 질환들을 연구하고 치료한다.

안과(ophthalmology)에는 결막, 각막 및 수정체 등 눈의 앞부분에 발생하는 질병들을 연구하고 치료하는 전안부 분과와 망막, 포도막, 유리체 등 눈의 뒷부분에 발생하는 질병들을 연구하고, 치료

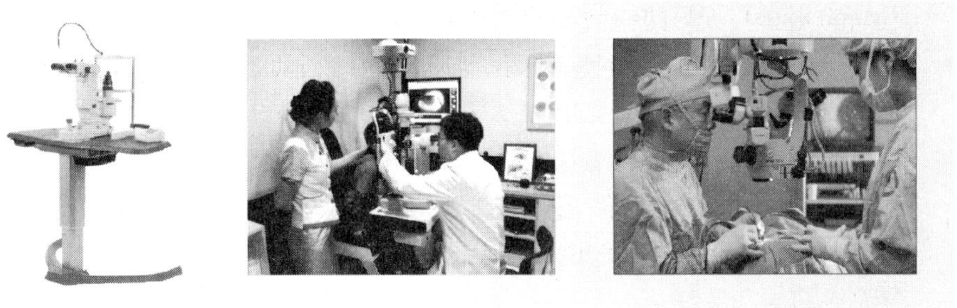

(a) 안과용 레이저 수술기 (b) 안과 진찰장면 (c) 백내장 수술장면

그림 26 ▪ 안과장비 및 진료

하는 망막/포도막 분과, 눈꺼풀과 눈물기관 및 안와의 질병들을 연구하고 치료하는 안성형 분과, 안압과 관련하여 발생하는 신경손상을 연구하고 치료하는 녹내장 분과, 눈의 위치와 움직임의 장애나 시신경과 시각경로의 이상을 연구하고 치료하는 사시/신경안과 분과가 있다.

27. 알레르기 및 면역학과

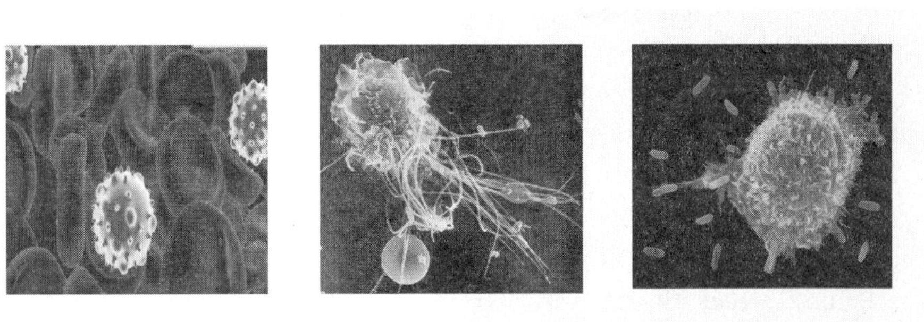

(a) IL-12 면역활성물질 (b) BRM 면역활성물질 (c) 클로렐라 면역활성물질

그림 27 ▪ 면역활성물질 AHCC

면역과 알레르기는 동전의 양면과 같다. 외부로부터 이물질이 들어오거나 미생물이 침범하게 되면 인체는 어떤 형태로든 반응을 하게 되어 있다. 이렇게 반응을 할 때 좋은 반응이 있을 수 있고 나쁜 반응이 있을 수 있다(그림 27).

인체에 유익하게 작용하는 좋은 반응을 면역(immunity)이라 하고, 세포나 조직에 손상을 일으키는 나쁜 반응을 과민반응이라 한다. 과민반응이 곧 알레르기(allergy)이다.

면역학(immunology)은 여러 가지 면역현상의 성립원리나 메커니즘, 면역반응 그리고 그 조절에 관계하는 세포군 및 생체성분, 이들 유전자 등을 대상으로 하는 분야의 학문으로서, 그 대상은 림프구나 마크로파지(macrophage)* 등의 면역계 세포에는 항원, 항체, 보체성분, 림포킨

* 마크로파지(macrophage) : 방어 메커니즘에 관계하여 면역을 담당하는 식균세포이다.

(lymphokine)*, 모노킨(monokine), 매개체(mediator) 등 여러 가지가 있다.

면역현상이 생체의 항상성을 지키는 생물 고유의 기구라는 인식이 확립된 오늘날에는 면역현상의 여러 측면을 해명하는 기초과학으로서, 그리고 면역반응으로 일어나는 여러 가지 병적 현상을 해명하여 치료에 응용하기 위한 임상면역학까지 포함한 종합적인 학문 분야로서 발전하고 있다.

면역학 진료 분야는 혈청학, 면역화학, 면역약리학, 세포면역학, 면역유전학 등이 있으며 면역학에 있어서 이상과 같은 각 분야에 관한 연구를 종합함으로써 면역현상의 본질이 해명될 것으로 기대되고 있다.

28. 영상의학과

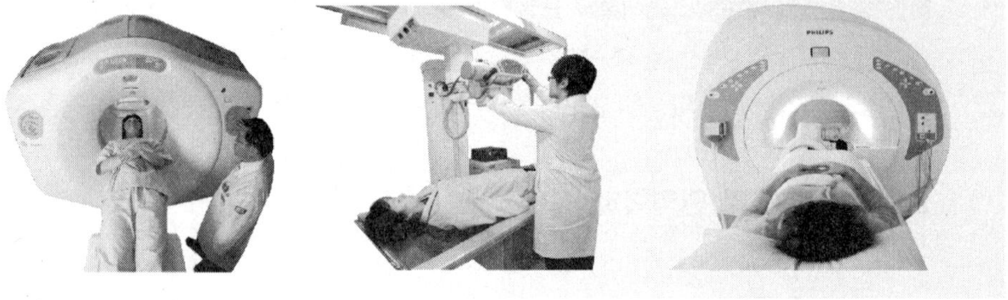

(a) PET-CT (b) X-ray (c) MRI

그림 28 ▪ X-ray와 MRI

방사선과라 하며 2000년대 이후부터 영상의학과(radiology)라 하고 의료용 방사선 촬영을 맡는 의학이다(그림 28).

1982년 10월 대한치료방사선의학회가 창립되었고, 이로써 방사선과는 방사선을 치료적 목적으로 이용하는 치료방사선과와 진단적 목적의 영상획득을 주된 것으로 하는 진단방사선과로 나뉘게 되었고, 현재의 영상의학과는 진단방사선과로 공식 명칭이 개명되었다.

그러나 '진단방사선과'라는 명칭은 영상의학을 인체의 영상을 얻어 진단하는 의학의 분야라고만 생각하게 한다는 자각이 일면서, 의학적 영상을 통한 진단뿐 아니라 영상을 직접 보면서, 종괴의 조직을 얻는다든가 또는 영상을 보며 중재적 시술을 가하면서 미세침습적으로 환자를 치료하는 역할을 강조하여 '영상의학'으로 공식 명칭을 개정하였다.

주요 검사로는 단순 방사선(X-선) 촬영, 컴퓨터단층촬영(CT), 자기공명영상(MRI), 초음파 검사(US), 재적 방사선학 검사 등이 있다.

---

* 림포킨(lymphokine) : T-세포가 항원물질과 반응하여 유약화를 일으켜서 방출하는 화학전달물질이다.

29. 예방의학과

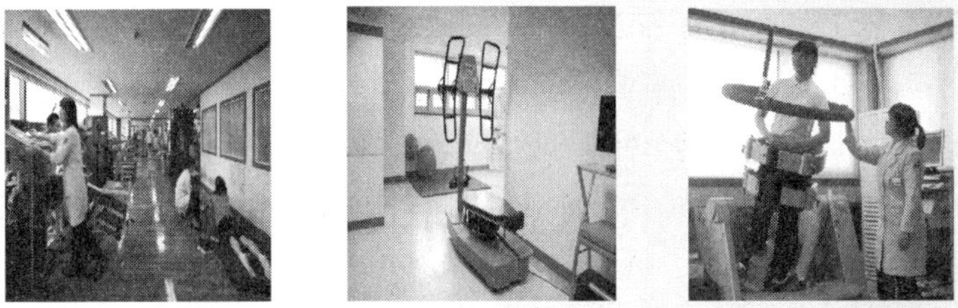

그림 29 • 척추강화 프로그램을 통한 예방운동

질병예방을 위하여 건강증진과 생활환경개선 등이 목적이며 주로 신체적 · 정신적 · 사회적 질환 및 상해에 관심을 두고 있는 의학이다(그림 29).

보통 치료의학에 대비하여 사용한다. 일반의학이 아픈자와 상해자를 치료하는데 주목적이 있는 반면에 예방의학(preventive medicine)은 목적이 예방에 있으며, 그것도 개인지향적이라는 점에서 집단지향적인 공중보건학과 성격을 달리한다.

요즘은 예방활동이 매우 다양해지고 있다. 박테리아나 바이러스 등 병원미생물에 의한 급성 전염병은 환경과 영양의 개선, 예방접종 등으로 상당히 감소 또는 박멸되었다. 오히려 비감염성 질환, 즉 고혈압 · 당뇨병, 각종 암 등이 문제되고 있다.

한국에서도 성인병과 직업병의 문제가 대두되고 있다. 자동차 · 공장의 배기가스 등 유독한 화학물질이나 유해한 방사선에 대한 폭로, 청소년과 여자 등 흡연인구의 증가와 폐암, 영양 과다로 인한 비만으로 인한 각종 질환 등은 인류가 극복해야 할 과제들이다.

일부는 원인을 알 수 없으므로 계속 규명해야 할 것도 있고, 흡연과 폐암처럼 상호 밀접한 관계에 있다는 것을 알고는 있으나 좀처럼 해결하기 어려운 것도 있다.

30. 외 과

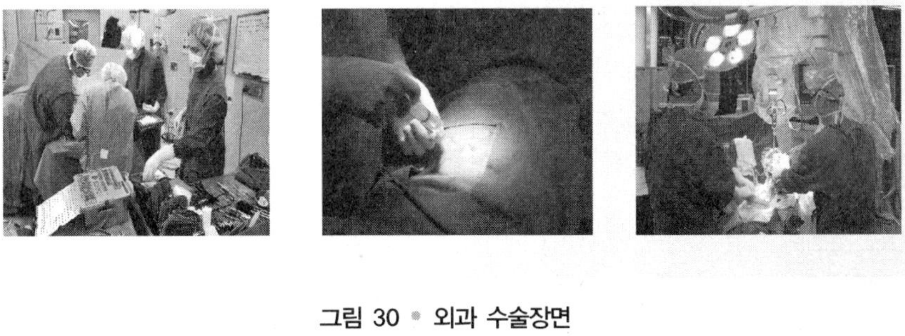

그림 30 • 외과 수술장면

내과에 대비되는 학문 분야로서 약물치료를 주로 하는 내과와 대비되어 외과에서는 수술로 환자의 질병이나 상태를 치료한다(그림 30).

영어로 외과를 'surgery'라고 하는데 이는 그리스어인 'cheirourgike'에서 기원하였다고 한다. 이를 풀이하면 'hand(손)'+'work(작업)', 즉 손으로 하는 작업이라는 뜻이다.

외과(general surgery)는 현재 일반외과라는 명칭과 혼용되어 사용되고 있다. 1950년대를 지나면서 비약적으로 발전한 의학계에서 외과의 역할은 두드러진다. 특히 외과는 질적, 양적으로 엄청나게 팽창하여 각 부문이 전문성을 가진 별도의 학문영역을 구축하게 되었다.

31. 위장병학과

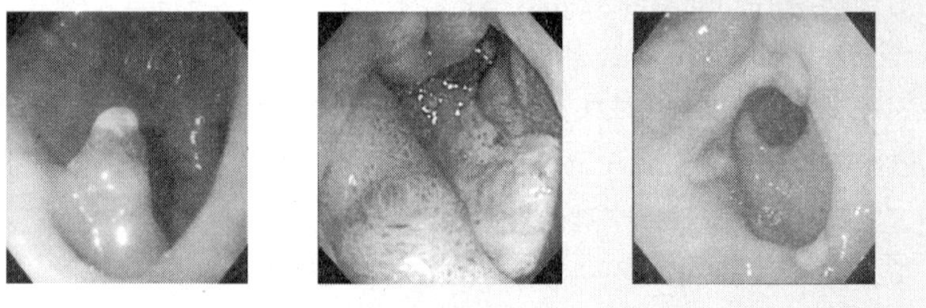

그림 31 ● 위궤양

입안, 목 안, 식도, 위, 작은창자, 큰창자와 같은 위창자관과 이자 또는 침샘 따위를 비롯한 여러 가지 소화샘들의 구조나 원리 또는 거기에 생기는 여러 가지 병의 치료와 예방을 전문적으로 연구하는 학문으로 의학의 한 분야이다(그림 31).

위장병(gastroenterology)의 종류는 위궤양, 위염 등이 있다. 발병원인은 주로 불규칙한 식사습관, 지나치게 자극적인 음식 및 잦은 알코올 섭취인데 이러한 병이 계속 될 경우 암유발의 원인이 될 수도 있다.

치료는 가벼운 경우 제산제, 소화제로 해결하지만 심각한 경우 수술을 하기도 한다.

위질환은 크게 세 가지로 나눌 수 있는데 기능적 위질환(공기연하증(空氣嚥下症)* · 유문경련** · 위아토니*** 등)과 기질적 위질환(위암 · 위궤양 · 위염(급성 및 만성) · 위확장 · 위의 양성종양 등), 그리고 위의 형상이나 위치의 이상(선천적 유문협착증**** · 위게실(胃憩室 : 噴門部)***** · 위하수증 등)이 있다. 위질환의 증세는 매우 다양하며, 특히 각종 위질환에는 공통되는 점이 많고 자각증세가 분명하지 않을 때도 있으며, 증세에 의한 진단은 신중을 요하는 일이 많다.

---

* 공기연하증(aerophagia) : 위속에 들어 마신 공기의 양이 많아서 장내에 가스가 차는 질환이다.
** 유문경련 : 위의 한 부분인 유문부에 질병이 없는데도 경련성 수축을 일으켜 구토가 나는 현상이다.
*** 위아토니(gastric atony) : 위의 긴장력이 떨어져 위가 가늘고 길게 늘어져 있는 상태이다.
**** 유문협착증(pyloric stenosis) : 유문부의 통로가 좁아져서 위액이나 음식물이 잘 통과하지 못하는 병이다.
***** 위게실(gastric diverticulum) : 위의 일부가 확장되어 위가 돌출된 상태이다.

위질환의 진단은 증세에 확인뿐만 아니라 시진(視診)·촉진(觸診)·타진(打診)·청진(聽診)·압진(壓診) 등의 이학적 검사에 이어 위 X-ray검사·위내시경·위카메라·위액검사, 위점막 생검(生檢) 및 세포진단, 혈액검사·검변 등을 필요에 따라 행하여 병력이나 이학적 소견과 함께 종합진단을 내린다.

32. 응급의학과

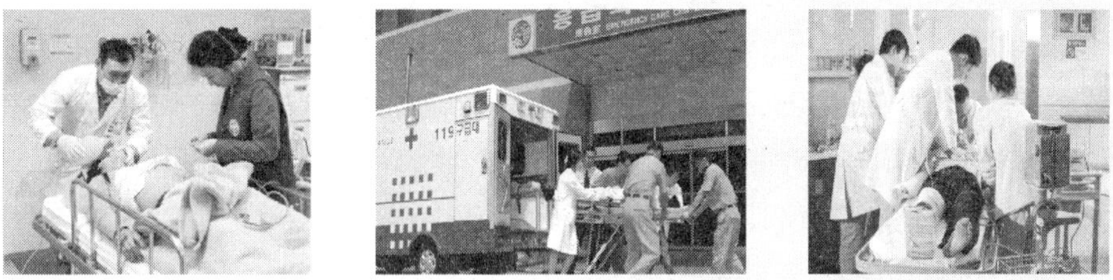

그림 32 ● 응급구조, 심폐소생술

일차적인 의료행위로 응급환자에게 보다 포괄적이고 효과적인 치료를 제공하기 위한 학문이다. 응급환자의 치료효과를 높이기 위한 가장 중요한 관건은 신속한 의료 접근성 제공과 적절한 응급처치라 할 수 있고 조직적이고 체계적인 응급 의료체계가 필요하며, 이는 의학과 사회조직의 유기적인 결합으로서 완성된 분야가 바로 응급의학(emergency medicine)이다(그림 32).

응급의학과는 비교적 최근에 인정받은 임상과로 아직은 공식적인 세부 분과는 없다. 그러나 응급의학과 나름의 다양한 관심 영역과 분야가 있으며, 각 분야에서 활발한 연구와 진료가 이루어지고 있다.

응급의학과 의사는 응급실을 방문하는 모든 환자의 진료에 직접 또는 간접적으로 참여한다. 따라서 여러 임상 분야의 다양한 질환을 많이 접하고 그 진단과 치료과정을 잘 이해하고 있어야 하며, 이를 위해 응급의학과 수련과정 중 주요 임상과에 의무적으로 파견되어 근무한다.

응급실에서는 다양한 경증 환자의 진단 및 치료에 참여할 뿐만 아니라, 중증의 환자를 조기에 진단하고, 급성 처치를 수행하여 환자를 안정화시키며, 필요 시 그 해당 분야의 전문가에게 협진을 요청하는 일을 하게 된다. 응급의학과 의사만이 수행하는 특별한 시술은 없으며 타 임상과와 많은 시술을 함께 수행하고 있다.

33. 이비인후과

이비인후과(otorhinolaryngology)는 귀, 코, 목(인두, 후두)에 관련된 질환에 대한 내과적 및 외과적 치료를 하는 전문 진료과이다(그림 33).

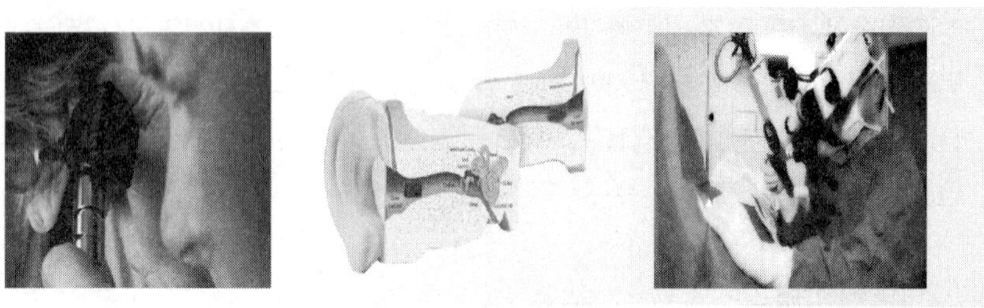

(a) 난청검사　　(b) 귀구조 모형　　(c) 귀수술장면

그림 33 ● 귀의 내부, 귀수술장면

귀(이과), 코(비과), 목(두경부외과)의 3개의 분과 형태로 크게 나누어져 있는데, 최근에는 이과학, 신경이과학, 비과학, 안면성형의학, 수면의학, 두경부외과학, 후두과학, 기관식도과학, 음성언어의학 등으로 점차 세분화되고 있다.

병원마다 분과와 그 역할은 차이가 있으나 크게 이과, 비과, 두경부외과 분과의 세 가지로 나눈다. 순음 청력검사, 자발안진*, 주시안진**, 두위안진***, 전기 성문도 검사, 비강도 검사, 후각검사, 미각 검사 등을 통하여 귀, 코, 목에 관한 세부적인 진단을 하고, 원인을 규명하여 치료하는 데 그 목적이 있다.

34. 재활의학과

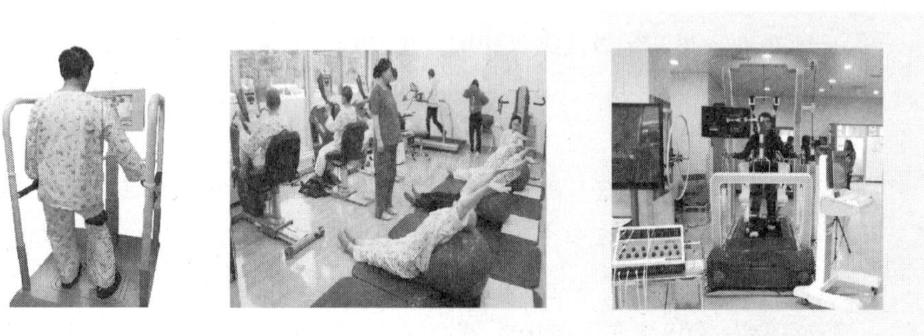

그림 34 ● 재활치료

현대의학은 빠르고 정확한 치료를 목적으로 하며, 재활의학(rehabilitation medicine)은 1, 2차 세계대전을 전후로 현대에 들어 출발한 의학의 한 분야로서 다른 의학 분야에 비해 역사가

---

* **자발안진** : 안구의 앞 · 뒤 축을 중심으로 안쪽이나 바깥쪽으로 안구가 도는 현상이며, 회선안진(torsional nystagmus)이라고도 한다.

** **주시안진**(gaze-evoked nystagmus) : 어떤 목표물을 집중해서 볼 때(주시)는 보는 것이 가능하지만 그렇지 않을 때는 보는 것이 구별이 잘 되지 않는 현상이다.

*** **두위안진**(positional nystagmus) : 두위의 변화에 따라서 발병되는 안진검사이다.

비교적 짧지만 인간의 생명존중과 삶의 질을 중시하는 현대의학의 특성을 가지고 발전하고 있다(그림 34).

재활은 세계보건기구에서 규정한 장애인을 위한 재활은 "최적의 신체적, 감각적, 지능적, 심리적, 사회적 수준으로 향상시키고 유지하는 과정" 으로 정의하고 있다. 질환, 외상 또는 노인성 변화로 신체적 기능 및 심리사회적 기능이 떨어져 스스로 독립적인 일상생활을 유지할 수 있는 능력이 감소할 때 환자에게 남아 있는 신체적 능력을 최대로 회복시키고자 하는 것이다.

35. 정신병학과

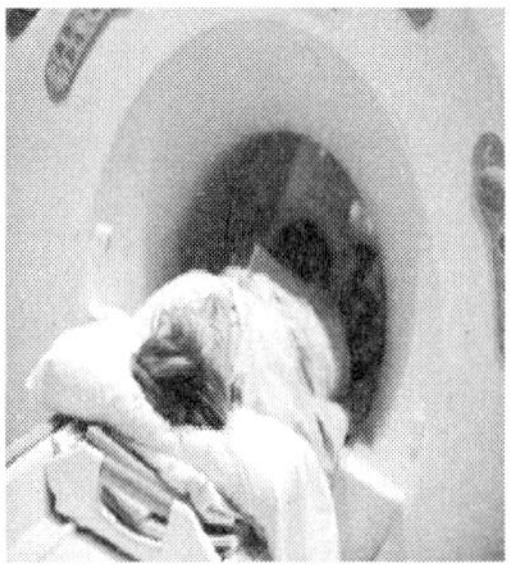

(a) MRI 검사를 받는 환자

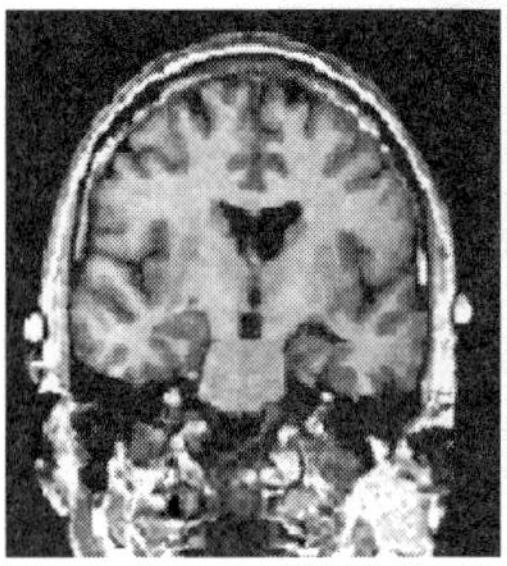

(b) 정상인 MRI 사진

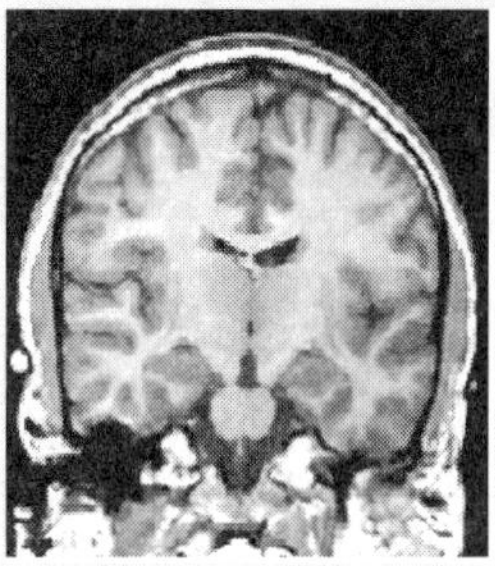

(c) 정신분열병환자 MRI 사진

그림 35 ◦ 정신분열병 MRI 사진

정신병학(psychiatry)은 정신(또는 행동의) 질환과 나아가 건강상태와 병적 상태에서의 개인의 행동을 연구하고 치료하는 의학의 한 분야이다(그림 35).

정신질환이 하나의 의학적 병으로 인식된 것은 지난 200여 년 전의 일이다. 초기에는 정신의학이 단순히 정신병을 치료하는 의학으로 인식되어 왔으나, 근대의학이 발전함에 따라 개인의 주관적 생활, 대인관계 및 사회적응 등에 영향을 주는 정상과 이상 사이의 다양한 스펙트럼의 인격장애들이 대상이 되고 있다.

정신현상은 유전 및 분자생물학 등 개인의 신체적 조건, 가족 및 사회적 요인들과 상호 관련이 있으며, 이제는 정신적 원인에 의한 신체적 장애, 신체적 요인에 의한 정신적 장애, 사회문화적 요인과 관련된 지역사회의 정신의학 및 정신보건 문제에 이르기까지 그 대상이 확대되고 있다.

정신의학의 분야에는 임상정신의학, 생물정신의학, 정신병리학, 사회정신의학, 정신신체의학, 행동과학 등이 있으며 현재 정신의학은 생화학적, 면역학적인 연구가 활발해짐에 따라 정신질환의 원인규명에 많은 희망을 던져 주고 있다.

36. 정형외과

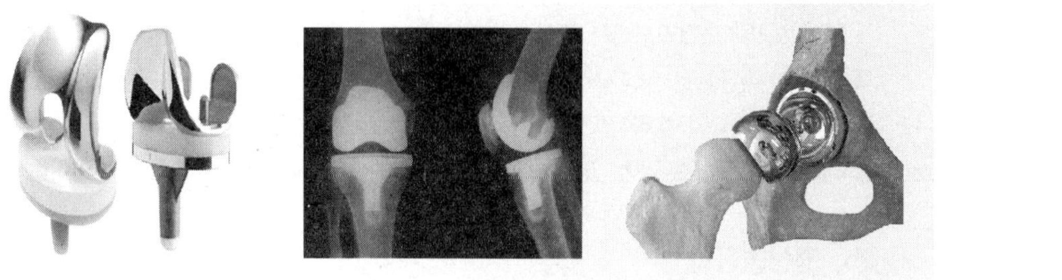

(a) 인공관절　　(b) 인공관절 X-ray 사진　　(c) 인공관절모형

그림 36 • 인공관절

희랍어의 orthos와 paidos를 합친 복합어로 orthos는 바로잡는다라는 것이며, paidos는 소아를 의미하며 처음에는 소아기의 변형을 교정하고 예방하는 학문을 의미하였다. 하지만 현대적인 의미에서는 사지와 척추 그리고 그 부속기의 형태와 기능을 내과적, 외과적 그리고 물리학적 방법으로 연구하고 보존하며 회복 및 발전시키는 의학의 한 분야로 정의할 수 있다(그림 36).

정형외과(orthopedics)는 팔, 다리 및 척추를 구성하는 모든 해부학적인 구조에 대해 진료를 한다. 하지만 해당 분야가 너무 광범위하기 때문에 질환이 발생한 부위별로 세분하여 진료를 하게 되고, 주요 진료 분야는 수부, 견주관절, 족관절, 무릎, 고관절, 척추, 소아, 종양으로 나누어진다. 정형외과의 주요 치료법은 단순히 생각하는 수술적 치료뿐만이 아니라 크게 보면 약물요법, 물리치료, 보장구요법, 의지 등의 보존적 치료와 적극적인 수술적 치료로 나눌 수 있다.

37. 종양학과

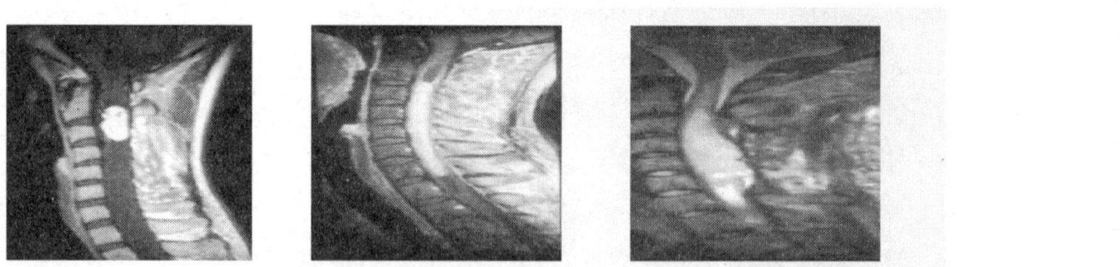

(a) 혈관 모세종　　(b) 상의 세포종　　(c) 성상 세포종

그림 37 • 척수종양의 분류

종양 및 암의 병태 및 병인론에 대해 연구하는 학문분야이다(그림 37).

종양의 발생원인 및 진전 등의 기작을 연구하여 최종적으로 암의 예방, 진단 및 치료에 유효한 지견을 모은 것을 목적으로 하는 학문이다.

종양학(oncology)에 포함되는 연구영역은 병리학, 생화학, 분자생물학, 면역학, 유전학, 바이러스학, 역학, 내과학, 외과학 등의 의학분야와 각종 생물학 분야를 포함하여 광범위하다.

최근에 암 유전자 및 암 억제 유전자의 존재 증명 등의 분자생물학기법을 구사한 분자종양학 영역이 눈부시게 발전하고 있다.

38. 진단방사선과

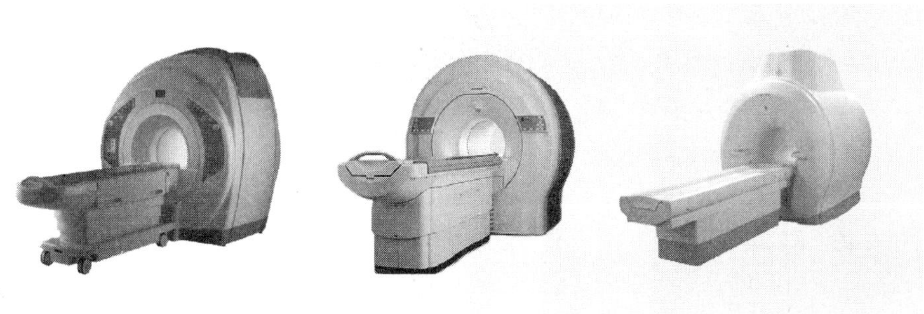

그림 38 • 자기공명영상장치(MRI)

영상의학과의 종류라 할 수 있으며(그림 38) 치료방사선과는 방사선을 이용한 치료가 주목적이며 진단방사선과(diagnostic radiology)는 방사선을 이용한 신체의 진단에 그 목적이 있다. 신체를 진단하여 신체의 이상유무와 이상원인까지 밝혀내는 고급 진단기술이라 할 수 있다. 진단용 방사선의 종류에는 디지털 X-선 촬영장치(DR), 컴퓨터단층촬영(CT), 자기공명영상진단(MRI) 등의 여러 가지 기법이 사용된다. 이들 기법은 단순히 진단방식에만 차이가 있는 것이 아니라, 측정되는 결과값과 얻어지는 결과값에도 차이가 나게 된다.

39. 진단검사의학과

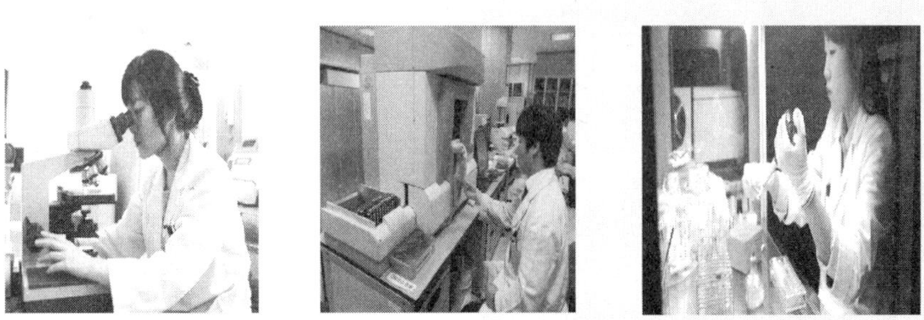

그림 39 • 혈액검사, 효소면역측정법

인체에서 유래하는 각종 검체에 대하여 적절한 검사를 시행함으로써 질병진단이나 치료효과 판정 등에 도움을 주는 일을 한다(그림 39).

진단검사의학과에서 시행하는 검사는 그 종류가 매우 다양한데 혈액에 들어있는 각종 성분을 분석하는 것뿐 아니라 소변, 뇌척수액, 체액 등도 검사를 시행한다.

인체의 감염병을 진단하기 위하여 세균, 바이러스, 진균 등 각종 미생물을 분리하여 동정하기도 하고, 암세포를 분리하여 그 암세포의 성상을 밝히는 검사도 한다. 혈액은행에서는 병원 내 수혈이 필요한 모든 곳에 혈액을 공급하는 일을 맡고 있으며, 이와 관련된 각종 검사나 헌혈, 성분헌혈, 혈장교환 및 치료적 혈구성분채집술 등도 시행한다.

최근에는 각종 유전검사를 시행하여 질병과 관련된 최신 유전정보를 제공하며, 유전상담을 통하여 환자들을 돕고 있다. 진단검사의학과의 각종 검사기법은 최신 의학지식 및 기술을 환자 진료에 접목하여 의료진에게 최선의 진료가 가능할 수 있도록 한다.

40. 치 과

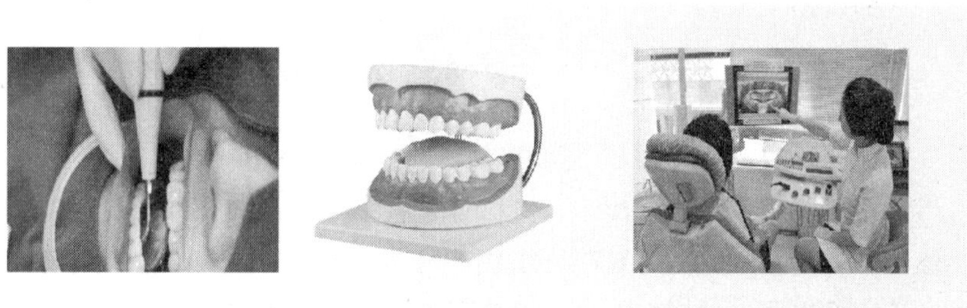

(a) 스케일링 (b) 구강모형 (c) 구강 CT 검사결과 설명

그림 40 • 치아치료, 구강 CT

치아와 그 주위조직 및 구강을 포함한 악안면 영역의 질병이나 비정상적 상태 등을 예방하고 진단하며 치료를 도모하는 의학의 한 분야이다(그림 40).

일반적인 진료를 담당하는 대개의 치과의사는 구강 위생상태를 개선하고 건강한 치아를 유지하는 데 필요한 진료를 제공한다. 일반 치과의사가 직접 치료하기 어려운 경우에는 일정 기간의 수련 과정을 거치면서 각 세부 과목(구강악 안면외과, 치과교정과, 치주과, 치과보철과, 소아치과 등)을 전공한 치과의사에게 의뢰를 하거나 협력 진료를 하기도 한다. 치과(dentistry) 진료는 크게 외과적 처치와 비외과적 처치, 예방적 처치로 나눌 수 있다.

41. 치과교정과

성장기 환자의 치열, 악안면골격 이상발육의 교정치료, 악안면 정형 교정치료와 성인환자의 치열 및 악안면골 이상에 대한 교정치료와 교정-수술 복합치료를 시행한다(그림 41).

컴퓨터를 이용한 3차원 골격진단으로 구순구개열(언청이) 환자를 포함한 다양한 안면부 발육 이상이나 안면기형 환자들의 교정적, 정형적 치료에 대한 종합적인 관리를 시행한다.

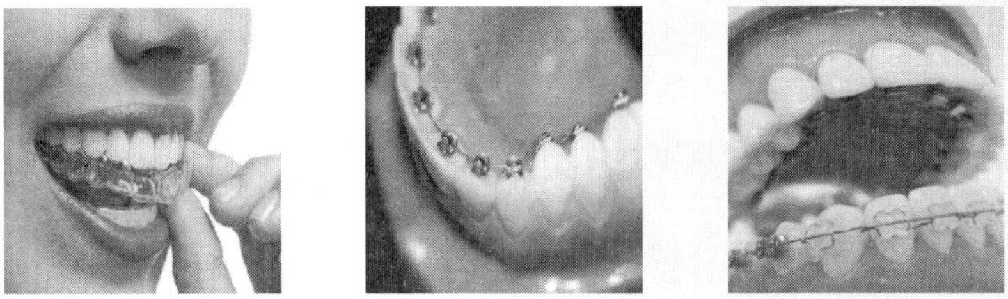

(a) 투명교정 (b) 설측교정 (c) 콤비교정

그림 41 ◦ 치성 부정교합

치과교정(orthodontics)치료를 원하는 경우 치료계획을 세우고 필요한 분석을 위한 검사를 실시하는데, 교정진단을 위한 분석은 임상적인 검사와 함께 X-ray 검사, 안모 및 구내 사진촬영, 모형채득 등을 실시하며 환자의 상태에 따라 추가 검사가 필요할 수 있다.

42. 치료방사선과

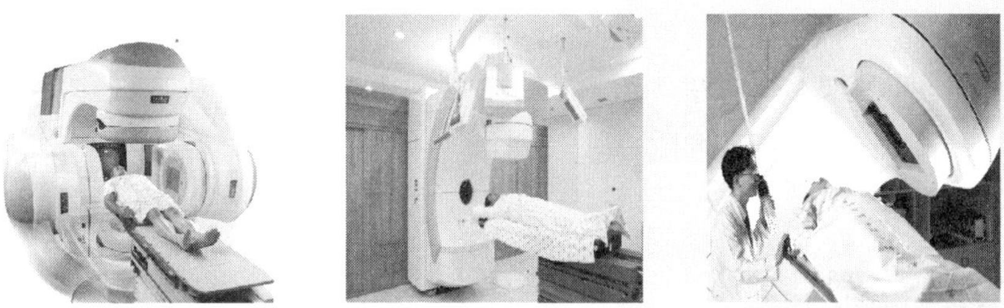

그림 42 ◦ 방사선 치료기

방사선과는 영상의학과(radiology)에서 X-선, 즉 방사선을 이용한 과의 한 종류이다. 뢴트겐(Wilhelm Conrad Roentgen)이 1895년 11월 8일 X-선을 발견하고 이를 'X-선 방사(X-radiation)'라고 명명하였는데 현재도 영상의학 분야에서 이 용어가 쓰이고 있다(그림 42).

우리나라에 영상의학의 씨가 뿌려진 것은 X-선이 발견된 지 16년이 지난 1911년으로서 이후 여러 번의 개편을 거듭함으로서 영상의학과로 개명되었다.

현재 여러 가지 촬영기법이 나왔음에도 불구하고 방사선은 여전히 영상의학과에 있어서 주축을 이루는 핵심 기술이라 할 수 있다.

43. 치과보존과

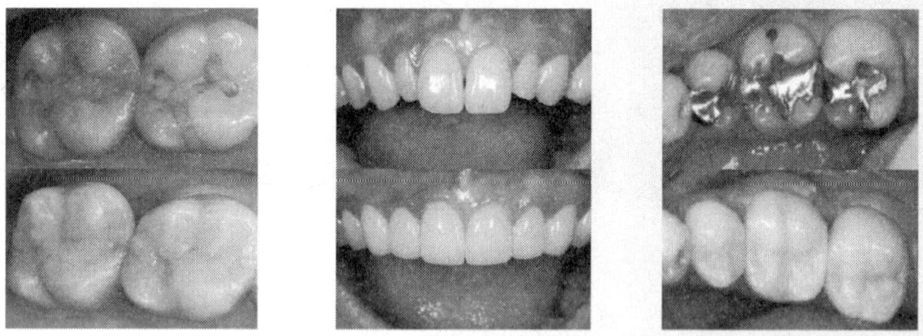

(a) 변색된 치아성형비교 (b) 토끼 치아성형비교 (c) 깨진 치아성형비교

그림 43 • 치아보존 치료

치아의 경조직 손상, 치아의 심미적 부조화, 치수질환 및 치근단질환에 대한 시술을 시행하여 치아와 관련된 동통을 제거하고, 치아의 저작, 발음, 심미기능을 회복시켜 환자를 치료하는 과이다(그림 43).

치과보존과(operative dentistry) 진료분야는 생활치수 보존을 위한 치수진정치료 및 치수복조*, 아말감,** 주조금, 복합레진***, 글라스아이오노머****를 이용한 수복, CAD/CAM을 이용한 도재수복, 치아색조수복 및 변색 치관의 표백, 응급 치수절단술 및 근관치료, 치근단 병소조직의 외과적 적출술과 치근단 절제술, 치근분리 및 치근절단술, 자연치아 및 인공치아의 재식 및 이식, 수술현미경을 이용한 미세근관치료 및 수술 등의 진료를 수행한다.

44. 치과보철과

치아를 뽑게 되는 중요한 원인은 첫째 충치, 둘째 풍치라고 하는 잇몸질환, 셋째 사고로 인한 충격, 즉 외상이다(그림 44). 이러한 후천적인 원인 또는 선천적인 원인에 의한 치아결손으로 한두 개 또는 광범위하게 치아가 상실되면 환자의 음식섭취가 어렵고 소화도 불량하게 되어 전신적인 영양부족, 건강악화를 초래하고 얼굴모습도 흉해지며 대화에 필요한 말도 정확히 할 수 없으며, 정신적인 열등감을 가져 오기도 하여 사회생활을 어렵게 만들기도 한다.

치아를 상실하고 그대로 방치하면 마치 도미노 현상처럼 주변의 치아가 그 공간으로 기울어지게 된다.

---

* 치수복조 : 우식상아질을 제거한 후 치수를 덮고 있는 상아질층이 없고 치수가 노출되었거나 상아질 피복량이 적을 때 약제로 치수를 보호하는 수술식이다.

** 아말감 : 충치치료에 사용되는 치료 재료이다.

*** 복합레진 : 충치치료에 사용되는 재료로써 자연치아의 색과 조화롭다.

**** 글라스아이오노머 : 충치치료에 사용되는 재료이다.

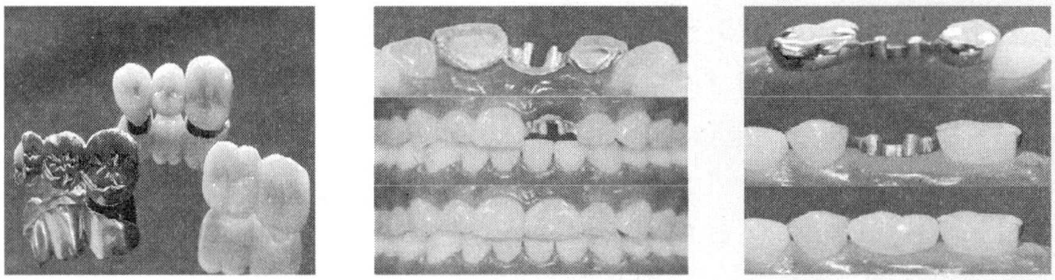

(a) 치아 보철물 (b) 구치 보철물 (c) 전치 보철물

그림 44 ◦ 치아 보철물

대합하고 있는 반대측 치아가 내려오거나 올라옴으로써 치아배열의 균형이 파괴되며, 발생된 빈 공간들 사이로 음식물이 끼이게 됨으로써 부가적인 충치나 잇몸질환이 생겨나고 멀쩡했던 주변 치아와 잇몸조직, 안면부 근육과 턱관절 등에도 영향을 주어 심각한 장애를 일으킬 수 있다.

보철은 치아가 결손된 환자들에게 인공적으로 치아를 대체함으로써 구강과 안면부의 기능회복과 심미적 개선을 가져오기 위한 치의학의 한 가지 치료방법이며, 이것을 담당하는 분야를 보철과(prosthodontics)라고 한다. 보철학의 치료분야로는 일반 보철치료, 심미보철치료, 악안보철치료, 임플란트 보철치료로 나눌 수 있다.

45. 치주과

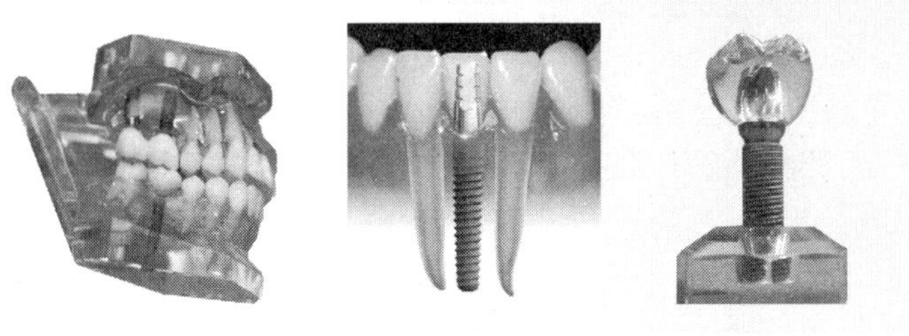

그림 45 ◦ 임플란트

'치주'는 '치아의 주위'란 뜻이다. 치주질환(잇몸병)은 치아주위에 부착하고 있는 조직과 치조골이 세균의 감염으로 파괴되어 발생한다. 따라서 치료하지 않은 채로 방치하면 치아를 잃게 될 수도 있다(그림 45).

치주과(periodontology)는 치석제거, 칫솔질, 잇몸 염증, 잇몸수술, 연조직 수술 등을 하며 치아 및 뿌리 주변을 관리하는 과이다. 임플란트도 원칙적으로는 치주과에 소속된 진료의 한 내용이며 수술하는 부분이 한정되고, 임플란트 위에 이를 올리는 것은 보철과에서 한다.

치주염은 치은염이 진행된 결과로서 치아주위의 치조골 파괴를 동반하는 보다 광범위한 잇몸질환이다. 치주염이 심해지면 이가 흔들리게 되고 결국 이를 잃게 될 수 있다. 치주염의 치료로는 크게 비수술적인 방법과 치주수술로 나눌 수 있다.

치주질환이 많이 진행되지 않은 상태라면 비수술적인 방법으로도 잇몸건강의 회복이 가능하지만, 많이 진행된 상태라면 치주수술을 해야 한다. 치주염 환자의 경우 지속적이고도 정기적인 유지관리 치료가 필요하다. 치주질환의 주된 원인은 치면에 무색으로 덮여 있는 세균덩어리인 세균막(프라그)이다. 그러나 흡연, 약물, 당뇨와 같은 것들도 잇몸의 건강을 해칠 수 있다.

진료분야로는 치은염(잇몸염)이나 치주염(풍치)의 염증성 질환, 염증성 치은비대나 약물에 의한 치은비대증, 외상성 교합이나 부정교합에 의한 치주질환, 치은착색, 구취, 지각과민, 치은퇴축 등의 치료와 인공치아(임플란트) 매식술 등이 있다.

46. 피부과

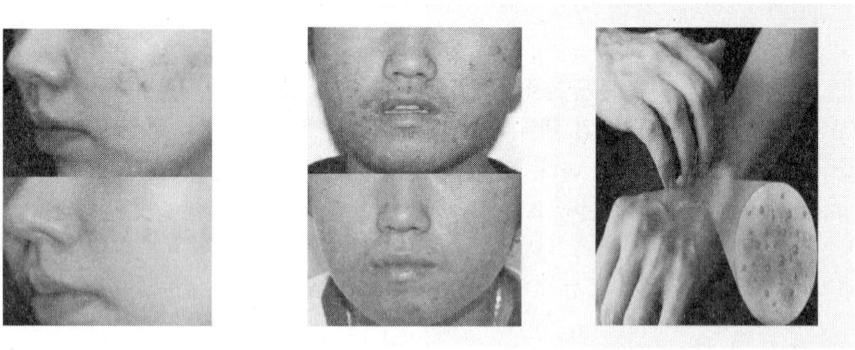

(a) 모공개선 수술비교 (b) 여드름 치료비교 (c) 아토피 피부염

그림 46 ◦ 늘어난 모공개선시술, 아토피 피부염

피부 및 피부부속기에 증상이 나타나는 모든 질환을 진료하고 치료하는 분야이다. 기존의 경구약, 도포제, 냉동치료, 광선치료, 면역치료 등 많은 치료법을 이용해 여러 피부과 질환들을 치료하며, 최근에는 레이저 치료술이 발달하여 많은 피부과 영역에서 레이저 치료가 사용되고 있다(그림 46).

피부과(dermatology)는 단순히 피부의 치료뿐만 아니라 이를 예방하며 관리하는 여러 복합적인 시술들을 시행하는 복합적인 진단과라 할 수 있다. 진료과로는 피부외과, 미용피부외과, 피부병리학, 광의학, 소아피부과로 나뉘게 되며, 이들은 각각 다른 분야의 진단과로 나뉘나 실제 사용되는 장비와 기본 치료원리는 유사하기 때문에 사용되는 치료장비에 대해 이해할 수 있다면 기본적인 피부과의 업무에 대해 이해하는 것과 동일하다 할 수 있다.

47. 한방과

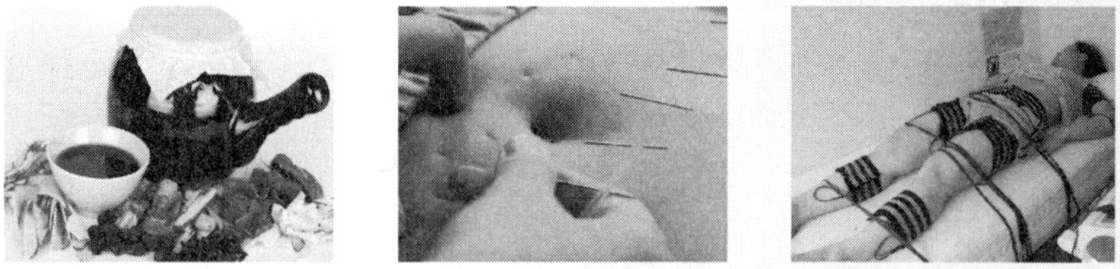

그림 47 ◦ 한방치료

서양의학에 대응하여 동양의학이라고도 하기도 한다. 중국 · 일본 등 한자문화권 지역의 의학과 교류되면서 연구 · 전승 · 발전되어 왔으며 동양철학적인 방법에 근거를 두고 있다(그림 47).

종합적인 생명현상을 동적으로 관찰함으로써 내적 생명력을 근본적으로 배양하고 건강을 증진하는 것이 큰 특징이다. 인체를 소우주로 보기 때문에 한의학의 기초이론은 우주운행원리인 음양을 중심으로 한 음양오행설이다. 한의학의 자연관과 인체의 생리 · 병리에 대한 원리, 진단 · 치료 · 약물 등에 대한 이론은 모두가 이 음양오행으로 설명된다.

현대의 한방(chinese medicine)은 예전의 침술에 의존하는 방식이 주를 이루고 있으나, 발전된 의학기술과 접목하여 초음파, 전자기기, 레이저 기기 등으로 다방면적으로 발전이 이루어져서 침술 이외에도 여러 가지 방식이 사용되고 있다. 현대기술과 접목된 한방에 대해 이해하기 위해서는 현재 사용되고 있는 장비들의 종류를 알고 이의 특징을 이해하는 것이 중요하다.

48. 항문과

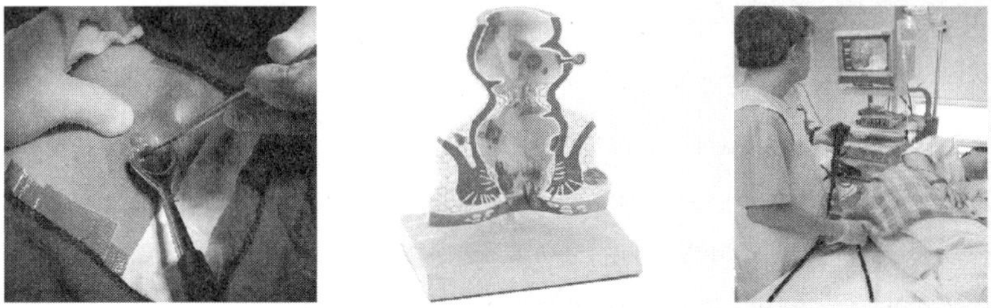

(a) 항문수술　　(b) 항문 모형　　(c) 항문 내시경

그림 48 ◦ 항문질환의 주요 증상

항문(proctology)에 생기는 병을 치료하는 의학 또는 병원의 그 부서이다. 통증 없이 변에 피가 묻어 나오는 항문출혈의 경우 치질(치핵)인 경우가 많으나, 생명을 위협하는 대장암의 징후일 수도 있으므로 대장항문 전문의의 진찰을 받아보는 것이 좋다(그림 48).

충수염의 경우 증상이나 검사결과가 특징적이지 못한 경우가 많고 감별해야 할 질환 또한 매우 많기 때문에 숙련된 의사의 신속하고 정확한 진단 및 처치가 요구된다. 환자의 대부분이 응급수술을 받음으로서 많은 불편과 함께 신속한 수술을 받지 못하는 경우가 많이 생기기도 한다.

진료 분야로는 치핵, 치열*, 치루** 등 3대 항문질환 외 과민성 장증후군, 대장용종(대장폴립)***, 직장탈출증****, 항문콘딜로마(첨규콘딜로마), 변실금, 항문소양증***** 등의 항문질환이 있다.

49. 핵의학과

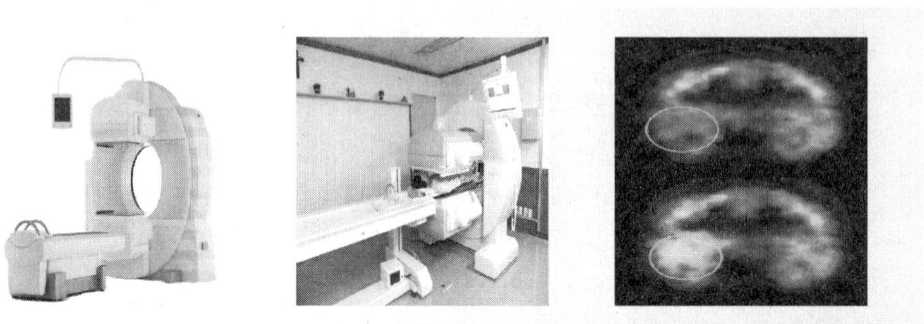

(a) SPECT(단일광자단층촬영장치)

(b) 간질환자의 측두엽 단층촬영 발작 전(위) 발작 후(아래)

그림 49 • 핵의학 촬영

방사성동위원소를 중심으로 하여 가속입자 및 중성자를 포함한 방사선 효과의 임상이용을 하는 의학의 한 부문이다. 핵의학(nuclear medicine)은 방사성동위원소를 이용해 질병을 진단하고 치료하는 분야이다. 방사성동위원소를 체내에 투여한 뒤 방출되는 방사선의 투과력을 검출하는 의료장비를 이용하여 환자의 검사부위 영상을 얻어 질병을 진단할 수 있다. 파괴력이 센 방사선을 방출하는 경우 체내에서 인접한 암세포를 파괴하여 질병을 치료할 수도 있다(그림 49).

최근 의료용 방사성동위원소의 개발 및 그것을 검출하는 장치의 개발이 두드러지게 발달하고, 핵의학 진단학은 의학의 진료부문으로서 확립되어 핵의학은 일반적으로 진단학을 의미하게 되었다. 방사성동위원소가 의학에 사용되기 시작한 것은 1961년경이며, 보급되기 시작한 것은 1965년 이후부터이다. 현재는 내과 · 외과 · 소아과 등 모든 임상과에 이용되고 있으며, 독립된 부문으로 성장하고 있다.

진료방법으로는 혈액 속의 호르몬 · 항원과 같은 미량성분을 방사성 시약(아이오딘 125 125I, 아이오딘 131 131I과 같은 방사성동위원소를 극미량 포함)에 의하여 정량(定量)하는 방법, 환자

---

* 치열(anal fissure) : 항문 입구에서 항문 안쪽 부위가 찢어지는 현상이다.

** 치루(anal fistula) : 항문 주변에서 농양이나 염증, 고름 등이 배출되어 나오는 현상이다.

*** 대장용종(colon polyp) : 대장 점막이 자라 혹이 되어 장 안쪽으로 돌출되는 현상이다.

**** 직장탈출증(rectal prolapse) : 항문조임근을 통해 직장 일부가 탈출된 상태이다.

***** 항문소양증(pruritus ani) : 항문 주변이 가렵거나 화끈거리는 질환이다.

에 미량의 방사성 약물을 투여하고 방사성 약물로부터 방출되는 팽선을 예민한 측정장치(신티카메라 등)로 밖에서 측정하여 장기의 기능검사와 형태묘사를 행하는 방법이 실용화되고 있다.

핵의학에 의한 검사 · 진단은 일반적으로 환자에게 고통을 주지 않고 위험성도 없으며, 비교적 단시간에 실시할 수 있는 것이 특징이다.

50. 혈액학과

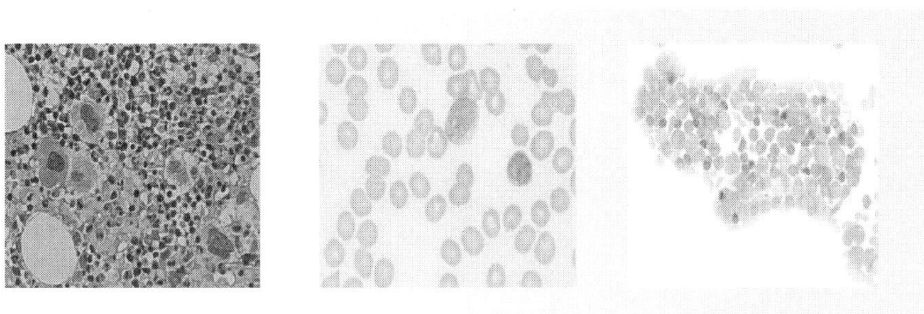

(a) 골수생검 (b) 말초혈액도말 (c) 골수천자도말

그림 50 ● 말초혈액도말 · 골수천자도말

혈액(hematology) 및 조혈기관과 그에 관련된 여러 가지 생리 · 병리현상에 관한 학문이며 혈액 · 혈구발생 · 형태 · 생리 · 생화학 · 병리에서부터 정상 및 병적 상태에 있어서의 조혈기관(태아의 간, 골수, 비장, 림프절 등)의 상태에 관한 연구를 비롯해 혈구의 발생 · 분화 · 형태 · 기능 및 액체성분 중 특히 항원-항체반응을 중심으로 한 면역학 · 혈청학 · 지혈 · 혈전에 관한 혈액응고학, 백혈구 내의 염색체 핵형분석 등의 세포유전학으로 다양하게 파생되고 있는 학문이다(그림 50).

혈액질환을 할 수 있는 검사로는 전체 적혈구계수 및 백혈구 감별검사(CBC(Complete Blood Cellcount) & diff count), 망상적혈구(reticulocyte)질환, 응결(coagulation)질환, 골수(bone marrow)증식성질환 검사 등이 있다.

51. 흉부외과학과

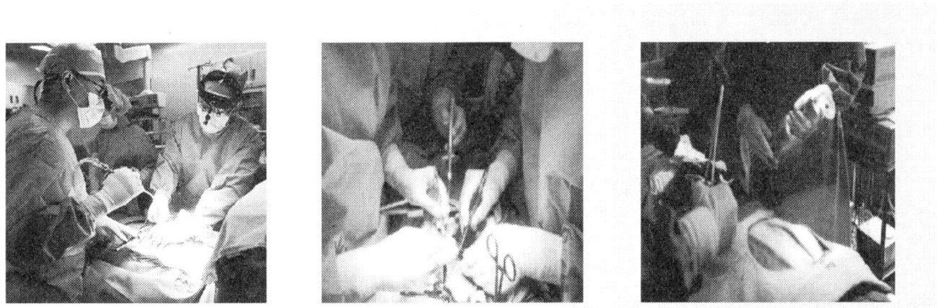

그림 51 ● 흉부 수술

인체 중 흉부, 즉 가슴에 위치하는 심장, 폐, 기관, 식도, 대동맥 등 생명유지에 기본이 되는 중요 장기의 질환과 흉벽, 종격동, 횡격막, 늑막 등에서 발생된 질환을 진단하고, 주로 수술적 방법으로 치료하는 전문진료 분과이다(그림 51).

다한증을 비롯한 다양한 혈관질환에 대한 진료도 담당하고 있다. 중요 장기들에 발생되는 질환별로 더욱 전문화된 하위 분과로는 성인심장외과, 일반흉부외과, 소아심장외과로 나뉜다.

성인심장외과는 후천성 판막질환, 관상동맥질환, 대동맥질환, 및 혈관질환 등을 치료하며, 일반흉부외과는 폐암, 식도암, 및 다한증 등 심혈관 이외의 모든 흉부질환을 치료하는 분과이다. 또한 소아심장외과는 선천성 심장질환의 치료를 담당하고 있다.

흉부외과(thoracic surgery) 주요 질환으로는 관상동맥질환, 심장판막질환, 심장종양, 부정맥, 폐질환, 식도질환, 흉벽 기형, 늑골골절, 다한증, 액취증 등이 있다.

Ⅱ. 의학용어

1. 전문의사 업무분야

전문가	Specialist	전문분야	Speciality	업무범위
가정의학 전문의	family practitioner	가정의학	family practice	경증의 내외과적 치료
내과의사 (내과 전문의)	internist	내과의학	internal medicine	약물로 성인 내장질환 진단 및 치료
내분비 전문의	endocrinologist	내분비학	endocrinology	내분비선 질환치료
노인병 전문의	gerontologist	노인병학	gerontology	노인성질환진단 및 치료
류마티스학자 (류마티스 전문의)	rheumatologist	류마티스학	rheumatology	결합조직 장애를 물려 전할 수 있는 관련된 임상문제를 중심으로 처리, 관절과 관련된 질병치료
마취전문의사	anesthesiologist	마취과학	anesthesiology	수술 중 마취관리 및 투약
물리치료사 (재활전문의)	physiatrist	물리치료 및 재활	physical medicine and rehabilitation	신경근골격 부상, 장애로 고통받는 환자의 치료 및 원인파악
방사선학자 (방사선 전문의)	radiologist	방사선과학	radiology	X-ray를 이용한 진단 및 치료
병리학자 (병리전문의)	pathologist	병리학	pathology	진단을 위한 조직검사와 질병연구에 역점을 둔다.
부인과의사 (부인과 전문의)	gynecologist	부인과학	gynecology	여성생식기 및 비뇨기계 치료
비뇨기과 전문의	urologist	비뇨기과학	urology	남녀 비뇨기 및 남성생식기 계통의 치료
산과의사 (산과전문의)	obstetrician	산과학	obstetrics	산욕기 간호 및 임신부와 태아간호, 출생관리
성형외과의사	plastic surgeon	성형외과	plastic surgery	외과적으로 신체구조의 개조 및 복구
소아과의사	pediatrician	소아과학	pediatric	건강하거나 건강하지 않은 어린이 치료
신경학 전문의	neurologist	신경학	neurology	신경계치료
신경외과 전문의 (신경외과의사)	neurosurgeon	신경외과학	neurological surgery (neurosurgery)	신경계 질환의 외과적 치료
신장병 전문의	nephrologist	신장병학	nephrology	신장질환 치료
	cardiologist	심장병학	cardiology	심장 및 혈관질환 치료
심혈관 외과의사	cardiovascular surgeon	심혈관 외과학	cardiovascular surgery	심장 및 혈관질환 외과적 치료
안과의사	ophthalmologist	안과학	ophthalmology	눈의 내외과적 치료
알레르기 전문의사 면역학자	allegist immunologist	알레르기 및 면역학	allergy and immunology	알레르기 및 전염병 치료

전문가	Specialist	전문분야	Speciality	업무범위
예방의학자	preventivo medico	예방의학	preventive medicine	건강유지 및 질병예방에 초점
외과 전문의	sergeon(surgeon)	외과학	surgery	수술적 방법으로 외상이나 질병치료
위장병 전문의	gastroenterologist	위장병학	gastroenterology	소화기계 치료
응급구조 의사	emergency physician	응급의학	emergency medicine	급성질환 및 부상 치료
이비인후과의사	otorhinolaryngologist	이비인후과	otolaryngology	귀, 코, 인두, 후두 치료 및 머리나 목의 구조와 질병발생 시 내외과적 치료
정신병학자	psychiatrist	정신병학	psychiatry	행동장애, 정서적, 정신적 문제예방 및 치료
정형외과 전문의	orthopedist	정형외과학	orthopedics	자세나 운동기관 계통의 변형과 기능장애 치료
종양학자 (종양전문의)	oncologist	종양학	oncology	종양과 암치료
피부과 전문의	dermatologist	피부과학	dermatology	피부질환 진단 및 치료
항문과 의사	proctologist	대장, 항문 외과학	colon and rectal surgery	대장 및 항문질환 외과적 치료
핵의학 전문의	nuclear medicine physician	핵의학	nuclear medicine	방사능물질을 이용한 질병의 진단 및 치료
혈액학자 (혈액전문의)	hematologist	혈액학	hematology	혈액질환의 병인, 진단, 치료, 예후 및 예방에 관한 연구
흉부외과 전문의	thoracic surgeon	흉부외과학	thoracic surgery	수술적 방법으로 흉부 내부(심장과 폐) 질환을 치료
재활의학 전문의	rehabilitation medicine physician	재활의학	rehabilitation medicine	장애를 가진 환자의 심신기능을 다시 활성화시켜주는 치료
영상의학 전문의	radiology medicine physician	영상의학	radiology medicine	의료용 방사선 촬영으로 X-선 판독 또는 기타 장비로 환자의 환부를 촬영
결핵학자 (결핵전문의)	phthisiologist	결핵학	phthisiology	폐의 결핵에 대한 치료와 연구
치과전문의	dentist	구강악안면 외과학	oral and maxillofacial surgeons	치과에서 특히 턱과 하악골 부분의 치료와 시술
	dentist	치과보철과 (치과보철학)	prosthodontics	치아주변 결손조직을 보강하는 치과보철물의 시술
	dentist	치과교정과 (치과교정학)	orthodontics	치아, 치주조직, 악골 및 안면의 구조와 기능, 성장, 발육 등을 연구하여 이들의 이상에 의해 발생하는 부정교합과 턱의 비정상적인 관계의 개선 및 예방을 연구
	dentist	소아치과 (소아치과학)	pediatric dentistry	유아에서 십대 청소년에 이르기까지의 연령을 대상으로 구강건강을 제공
	dentist	치주과 (치주학)	periodontology	치주질환과 치주 건강관리와 치료, 임플란트 주위조직의 관리

전문가	Specialist	전문분야	Speciality	업무범위
치과전문의	dentist	치과보존과 (수술치과학)	operative dentistry	치아 경조직 손상치료, 심미수복재 충전과 근관치료
	dentist	구강내과 (구강의학)	oral medicine	내과적 시술을 통해 입, 턱 등에서 발생하는 질병과 통증 치료
	dentist	구강악악면방사선과	oral and maxillofacial radiology	진단영상을 촬영, 판독하여 치아와 구강악안면 부위에 발생하는 각종 질환을 진단
	dentist	구강병리과	oral and maxillofacial pathology	치과적 질환의 병의 원리를 밝히기 위하여 상태나 질환의 조직구조, 기관의 형태 및 기능의 변화 등을 연구

2. 전문 의료기사 업무분야

전문가	Specialist	업무범위
침술사	acupuncturist	침으로 신체의 특정 부위를 찔러 자극함으로써 신경계에 자극을 주어 치료
마취전문의사 보조	anesthesiologist assistant	마취 건강진단기록, 비침습 및 침입 모니터 구축, 마취 의약품 관리
청각학자, 청력학자	audiologist	청능평가, 보청기와 인공와우의 평가를 통하여 재활 및 훈련
심혈관기사	cardiovascular technologist	심장과 말초혈관질환을 진단 및 치료
세포검사기사	cytotechnologist	폐, 위장관이나 신체로부터 수집된 샘플 검사
치과보조사	dental assistant	치기구 전달 및 살균, 치과의사 보조역활
치위생사	dental hygienist	스케일링, 불소도포 등 구강질병을 예방하고 교육, 진료보조기구의 세척 및 소독
치과검사기사	dental lab technologist	치아의 대체물이나 장치물을 제작, 수리, 가공
초음파진단기사	diagnostic medical sonographer (ultrasound Technician)	인체내부 조직의 영상촬영
투석기사	dialysis technician	투석기계를 이용한 신체내부 폐기물 처분
영양사	dietcian / dietetic technologist (dieticia)	급식관리 및 영양 서비스 제공
심전도기사	electrocardiographic technologist	심전도로 심근세포의 활동전위 측정
뇌전도기사	electroencephalographic technologist	수면연구, 깊은 마취상태 감시, 간질진단 및 정상적인 뇌기능 연구
응급의료기사	emergency medical technician	응급 수송환자를 이송
건강증진치료사 (적성치료사)	fitness therapist	과학적으로 건강상태와 몸에 맞는 운동을 처방
건강정보관리사	health information manager	건강관리를 위해 건강정보 수집
조직학기사	histologic technologist	미세한 구조를 시각화
가정간호 보조원	home health aide	환자의 집에서 지속적인 치료제공

전문가	Specialist	업무범위
안마사	massage therapist	환자의 근육을 두드리거나 주물러서 혈액순환을 원활히 하고 육체피로를 경감
진료보조사	medical assistant	의사와 다른 보건전문가의 작업을 지원하기 위해 행정 및 임상 작업을 수행
의료정보기사	medical coding specialist	질병, 부상, 수술작업 및 기타 절차에 관한 자세한 정보를 얻기 위해 의사와 기타 의료제공자가 제공하는 의료문서를 읽고 검토
진료설명가	medical illustrator	의료 생물학적 및 관련 지식을 보급하기 위한 시각 자료를 해석하고 만듬
검사실기사	medical laboratory technician	의료실험실 또는 임상실험실에서 질병진단, 치료 및 예방
의무기록기사	medical record technician / medical record administrator	진료기록의 점검, 진료기록번호부터 색인카드작성, 정리보관, 대출, 질병분류 번호부여
진료기사 (임상병리사)	medical technologist	의사의 지도하에 세균 및 혈청학적 검사, 혈액학적 검사, 병리학적 검사, 원충 및 기생충학적 검사
진료녹화기사	medical transcriptionist	각종 검사내용을 녹음 및 관리
의무단위 조정자	medical unit coordinator	의료시설의 효율과 성능을 조직하고 유지
음악치료사	music therapist	음악을 통해 심신의 병을 앓고 있는 환자들을 치료, 회복
핵의학기사	nuclear medicine technologist	방사성의약품 준비, 스캔받은 환자에게 투여
직업훈련 간호사	nurse, licensed vocational or practical	투약, 검사기록, 환자급식 및 청결유지
자격간호사, 면허간호사	nurse, registered	환자를 지속적으로 간호
마취간호사	nurse anesthetist	마취의사 감독하에 마취
간호조무사	nurse assistant	간호 및 진료업무를 보조
조산사	nurse midwife	임산부의 정상분만을 돕고 임신부, 산욕부, 신생아의 보건지도
개업간호사	nurse practitioner	환자에게 의약품 처방 및 적절한 치료제공
영양기사	nutrition care technologist	질병예방과 건강증진을 위해 급식관리 및 영양 서비스 수행
직업치료사	occupational therapist	장애인의 사회적응능력의 회복을 갖게 함
직업치료보조사	occupational therapy assistant	직업치료사 보조로서 환자회복에 대해 지원
안과치료기사	ophthalmic medical technician/technologist	안과 진단 및 처방, 시각교정 및 치료
광학기 제작자	optician	안경이나 콘택트렌즈 제작
준의료 종사자, 위생병	paramedic	응급상황과 외상에 대한 선진 치료
관류사	perfusionist	심장수술과 환자의 생리상태를 관리
약제사	pharmacist	약의 생산, 조제, 공급, 관리
약리학자	pharmacologist	약리학 관련 연구
약국보조사	pharmacy technician / assistant	환자들에게 처방 의약품 및 기타 의료기기 분배 및 사용지시

전문가	Specialist	업무범위
방혈사	phlebotomist	살아있는 사람이나 동물의 혈액 샘플을 수집
물리치료사	physical therapist	의사의 진단과 처방에 따라 만성통증 및 신체기능장애 환자에게 물리적인 방법을 적용하여 증상을 완화 회복
물리치료 보조기사	physical therapist assistant	물리적 장애인의 장애치료 및 이동성증진, 물리적 개입과 관련된 건강관리
의사 조수	physician assistant	질병 및 부상예방, 유지, 관리
치과보철사	prosthetist	위턱, 아래턱 보철처리
정신병 치료기사	psychiatric technician	정신과의사의 지시에 따라 환자기록 및 의약품관리
방사선 치료기사	radiation therapy technologist	방사선을 이용하여 암세포 제거
방사선 촬영기사	radiologic technologist / radiographer	진단 및 의료문제 치료를 위한 인체의 이미징 수행
오락요법사, 오락치료사	recreational therapist	레크레이션으로 정신적 질병 치료
재활기사	rehabilitation technologist	장애인들의 재활을 위한 솔루션 개발 및 사회생활용 컴퓨터 보조기술 제공
호흡요법사, 호흡치료사	respiratory therapist	심장, 폐질환 환자진단 및 관리
혈액은행 전문기사	specialist in blood bank technology	수혈 서비스 테스트를 수행 및 감독
언어병리학자	speech pathologist	의사소통 관련 질환평가, 진단, 치료 및 예방
언어치료사	speech therapist	언어장애의 치료, 훈련
외과의사 보조	surgeon assistant	수술 중 해부학 구조의 시각화 보조제공
외과학 기술자	surgical technologist/operation room technician	수술실 멸균 및 장비기능 안전확인
수의사	veterinarian	동물의 수술, 진단, 치료
수의사보조	veterinary assistant	수의사 지시에 따라 동물의 수술, 진단, 치료

3. 의학용어 약어

약 호	라 전 어	뜻	약 호	라 전 어	뜻
āā	equal parts	각각, 똑같이	d.	divorce	분리
abd	abdominal	복부의	D.&.C	dilation curettage	넓히고 긁어내기 자궁소파술
ac.	acid	산	dist.	distillation	증류
a. c. p. c.	ante cibum	식전 식후	diff.	differential diagnosis	각종 검사
ad lib	ad libitum	마음대로	dil.	dilution	희석
alb	albumin	단백	disc.	discontinue	중지, 중단

약 호	라 전 어	뜻
alk	alkaline	알칼리성
A m.	ante meridian	오전
amp.	ampoule	앰풀
amt.	amount	분량
A.& p	ausculation & percussion	청진과 타진
aq.	aqua	물
ax.	axilla	액와, =겨드랑이
B.	bacillus	간균
BCG. 결핵	Bacillus Calmette-Guerin	칼메트-구에린 간균
b.id.	bis in die	하루 두 번
b.i.n. B.L.B.	booth by lovelace bulbulian	하룻밤에 두 번
BM	bowel movement	변통
B.m.R.	basal metabolic rate	기초 신진대사율
B.P.	blood pressure	혈압
B.R.P.	bathroom privileges	변소출입 허락
B.T.	bleeding time	출혈시간
BUN.	blood urea nitrogen	혈액요소 질소 신장기능을 보는 검사

약 호	라 전 어	뜻
d.o.	dominant eye	우세안
D.O.A.	death on arrival	도착 시 사망
dr.	dram	드람(dram) 27. 34 그레인[grain] 1grain=0.065[g] ※grain : 기장 오래되고 가장 작은 무게단위 밀 한톨의 무게를 [grain]이라고 함
DR.	doctor	의사
D.W.	distilled water	증류수
ECG	electrocardiogram	전기심전도 (심전기묘도)
EEG	electroencephalogram	전기뇌파전도 (뇌전기묘도)
AMI	acute myocardial infarction	급성심근경색
E. E. N.T.	eye, ear, nose, throat	눈, 귀, 코, 인후
EKG.	electrocardiogram	전기심전도
elix	elixir	방향성흥분제(elixir)
1-2-3-EN.	enema 관장	1온스 염(epsom), 2온스 글리세린, 3온스 더운물의 관장
eos.	eosinoph-ils	에오신호성 (eosinoph-ils)
epith.	epithelium	상피세포
et.	보통 나열에 쓰인다. 둘 이상일 때는 앞에 콤마를 찍으며 약품나열에 쓰인다.	과(무엇무엇과)
etc.	end so forth	그리고
ess.	essential	중요하게, 필수 본태, 특발
ext.	extraction	적출, 뽑아냄, 적출법 발치
ext.	extrinsic	외부로부터의 해부(근육신경 등의 외인성의)

약 호	라 전 어	뜻	약 호	라 전 어	뜻
C.	calorie clonus의 약기	캘로리	F.	fahrenheit	화씨
u.	urination	배뇨함 소변보기	F.	female	여성
c.		캘론	fac	fac	만들다
c.	centigrade	섭씨	fl., fld.	fluid	액체
c.		일백	Ft.	ferritin	결정성 단백질
c.	light(라이트)	빛	ft.	foot/feet	한발
c. c	cumulative cum	와, 같이, 밀접하게 관련된, 직격된	F.U.O.	fever of unknown	원인을 모르는 열
ca.	cancer	암	gal.	gallon=4.546	갤런(gallon)
cap.	capsule	교갑(=캡슐)	g.b.	gall bladder	담낭
c.b.c.	complete blood count	완전 혈액검사 전혈구 계산치	GC.	gonorrhea	임균(임질)
c.c.	chief complaint	주로 불편해 하는 것	G.I.	gastroenteric	위장의
c.c., cc.	cubic centimeter	입방 센티미터	gm.	gram	그램(gram)
Ck.	check	조사	gr.	grain	조직 결정상태 1[grain]=0.065[g]
cm.	centimeter	센티미터	Gtt.	gutta	방울(drop)
C.N.S.	central nervous system	중추신경계	g.u.	genito urinary	비뇨기계
C.S.	control system	중앙	G.&W.	glycerin & water	글리세린과 물
C.S.R.	control supply room	중앙보급소	gyn	gynecology	부인과학
C.T.	coated tablet	옷 입힌 정제	h.	hora	시간
D&C	dilatation and curettage	자궁 긁어냄 술	H.	hypodermic injection	피하주사, 피부 밑주사, 피하에 시행하는 주사
C.V.A.	cerebro vascular accident	뇌혈관 외상 (=뇌졸증)	O.U.	oculus uterque	두 눈 다 (both eyes)
Hb., hgb	hemoglobin	헤모글로빈	oz.	ounce	온스(ounce)
HR.	heart rate	심박수	palp.	palpation	촉지
h.s.	hora somni	취침시간	p.c.	post cibum	식후
H.T.	hypodermic injection tablet	피하주사 정(錠)	Ped.	pediatrics	소아과(학)
Htc.	hematocrit	적혈구 용적률	per.	persia(n)	으로(by)

약 호	라 전 어	뜻	약 호	라 전 어	뜻
h.w.b.	hot water bag	더운물 주머니	pH	potential of hydrogen	수소이온 농도
I.M.	intra muscular	근육주사	P.H.	past history	과거 역사
INF.	infusion	주입	P.I.	present illness	현병(질병), 현재 앓고 있는 질병
int.	internally	내부로 내면적으로	P.I.D.	pelvic inflammatory disease	골반염증성 질환
I.V.	intravenous intravenousty	혈관주사 (=정맥주사)	P' l.	pilula	환(pill)
ISS	Injury Severity Score(손상계수)	하나 반	p.m.	post meridiem	오후
kg.	kilogram	킬로그램 (kilogram)	P.M	postmortem	부검
kl.	kiloliter	킬로리터 (kiloliter)	p.o.	phone order	전화 지시(전화로 지시한 것)
K.U.B.	kidney, ureter & bladder	신장, 수뇨관, 방광 단순촬영	L	Liter	리터(Liter)의 약기
Lab.	laboratory	검사실	P.O.	per os	입으로, 경구투약
LAP	laparotomy	개복수술 복벽절제술 (외과)	p/o	postoperative	수술 후
Lft.,L.	left	왼편	preop.	preoperative	준비, 수술 전
liq.	liquor	액체	p.r.n.	por re nata	필요 시마다
L.L.Q.	left lower quadrant	좌측 하부 4분의 1	pt.	pint	파인트(pint) 액량의 단위 단위 : 리터 영 : 약 0.57[l] 미 : 약 0.47[l]
L.M.P.	last menstrual period	최종 월경기	pulv.	pulvis (L=power)	가루
L.U.Q.	left upper quadrant	좌측 상부 4분의 1	q.	quaque	매
I.&.W.	I'm doimg & well	잘 살아 있음	q.d.	quaque die	매일
M.	Male 정자를 생성하여 아이를 만들 수 있는 성적 능력을 가진 생물	남성	q.h.	quaque hora	매 시간
m.	midday	정오(正午)	q.2h.	quaque 2hora	매 2시간
m	meter	미터(meter)	q.3h	quaque 3hora	매 3시간
m.	muscle	근육	q.4h	quaque 4hora	매 4시간

약 호	라 전 어	뜻	약 호	라 전 어	뜻
m.	misce	섞는다(처방전에 서 합하다)	q.i.d.	quaque in die	하루 4번
Adm	admission	입원	M.	million	1천
m.	married	결혼한(기혼)	q.o.d.	every other day	하루 격일
m.,M., min	minim	최소액량 단위 1[dram]의 1/60	q.s.	quantum satis (=as much as shall suffice)	적당한 분량 =적당량
m.et n.	mane et nocye	아침과 저녁		sufficient	충분
mg.	milligram	밀리그램 (milligram)	qt.	quarter	쿼터(quarter), 할당
min.	minute	분(分)	r.	rate	율(rate)
ml.	milliliter	밀리리터 (milliliter)	r.	anus	항문
mm.	millimeter	밀리미터 (millimeter)	R.	rhythm	박자(rhythm)
N.B.M.	no bowel movement	변동없음	rt.	right	오른편(우측)
ER	emergency room	응급실	R.	Roentgen	뢴트겐
neg.	negative	음성(−)	Rx.	recipe	취한다(가진다) 처방, 대응책, 조치
no.	numero	번호	R.B.C.	red blood cell	적혈구
N.P.N.	nonprotein nitrogen (논프로테인 니트르겐)의 약어	비단백 질소	Rh.	rhesus blood factor Rh factor−Rh 인자	레세스 원숭이 (rhesus monkey)
N.P.O.	nothing per os	금식	OR	operating room	수술실
CCU	coronary care unit	관질환 집중치료실	R.L.Q.	right lower quadrant	우측 하부 4분의 1
q.n.	quague nocte 라틴어 : every night	매일 밤	n.r.	ne repetature	다시 거듭하지 말 것
o	os = born	뼈	R.U.Q.	right upper quadrant	우측 상부 4분의 1
OB.	obstetrics	산파	s, s	sine(사인)=without	제외하고
			occ.	occasionally	때때로
o.d.	omne die (옴느디에)	매일	sat.	saturation	포화, 포화도
o.d.	oculus dexter	우측 눈	S.B.E.	subacute bacterial endocarditis	아급성 세균성 심내막
o.h	omil hora =every hour	매 시간	Inflamm	inflammation	염증(의학)
OL.	oil	기름	sed.	sedimentation	침전

약 호	라 전 어	뜻	약 호	라 전 어	뜻
o.m.	omni nane	매일 아침	separ.	separation	분리
o.n.	omni nocte	매일 밤	s.i.d.	semel in die	하루 한 번만
OPD.	out patient department	외래	Sig.	sign	사인하다
O/R	open reduction	개방성 정복	S.O.B.	shortness of breath	숨이 참, 호흡 곤란(=dyspnea)
OS	oral surgery	구강외과	Sol.	solution	용액
O.S	orthopedic surgery	정형외과	solv.	solve	용해
OS	oculus sinister	좌측 눈	S.O.S	si opus sit (시 오푸스 싯)	언제나 필요하면 한 번만
sp.	spirit	정(情)	T.P.R.	temperature pulse respiration	체온 맥박 호흡
spec.	specimen	검사물	T.T	Tablet triturate	알약을 분말로 만들어
sp.fl.	spinal fluid	척수액	T.T	Tuberculin Tested	반응시간
spgr.	specific gravity	비중	tr.tinct.	tinctura	정기
ss.	semis, semissis (=one half)	반(半)	U.	unit	단위
SS	soapsuds	비누용액	ung.	unguentum	고약, 연고
SS.	septic shock	패혈성 쇼크	V.	volt, volume	분량
Stat.	statim	즉시	vag.	vagina	질
Syr	syrup	시럽(syrup)의 약기	V.O.	verbal order	구두 지시 (말로 한 명령)
T.&A.	tonsillectomy &adenoidectomy	편도선제거 "아데노이드" 절제	supp	suppository	좌약
qid	quater in die	하루 4번	w.	white	흰
T.A.T	tetanus anti toxin	파상풍 항독소	w.	widow	미망인(과부 또는 홀아비)
tab.	tabella	정	ICU	intensive care unit	집중치료실, 중환자실
T.b.	tubercle bacillus	결핵균	WBC	white blood cell	백혈구
Tb.	tuberculosis	결핵	w.d.	well developed	발달이 잘됨
t.i.d.	ter in die	하루 3회	w.n.	well nourished	영양이 좋음
T.L.C.	tender loving care	부드러운 사랑으로 보호	wt.W.	weight	중량(체중)
T.T	throbin time	트롬빈 반응시간			

4. 보통 약품 약호

약 호	뜻	약 호	뜻
ACTH	adrenocorticotrophic hormone 부신피질자극 호르몬	N.S.	nerphrotic syndrome 신증후군(콩팥 증후군)
A.S.	atropine sulfate 아트로핀염	N.S.S.	normal salt solution 정상 식염 용액
A.S.A.	acetysalicylic acid(aspirin)	PABA.	para-aminobenzoic acid
A.P.C.	aspirin, phenacetin, caffeine.	PASA	paraminosalicylic acid
D.D.T.	dichloro-dipenyl-trichloroethane	P.S.P.	phenosulfonphthalein
E.T.H.C.	elixir terpin hydrate와 codeine	Scop.	scopolamine
KI	potassium iodide	ZnO.	zinc oxide 산화아연 아연화
M.S.	morphine sulfate 모르핀염		

5. 기타 약호

약 호	뜻	약 호	뜻
a-	제외하고	-conti	100분의 11
ab-	부터	cephalo-	머리
-ad.	향하여	cerebro-	뇌
adeno	선	chole-	담당
adreno-	아드레날 선	chondro-	연골
-agogue	액체분비 증량	-cide	죽이
-gro	동통과 졸도	circum-	주위
ambi-	동통	-cline	침상(상)
ambly-	둘 다 같이	colo-	결장
ambulo-	둔한	colpo-	질
an-	~이 없다	con-	와같이
angio-	제외하고	contra-	대항하여
angio-	혈관	-cutaneous	피부
ante-	전에	cysto-	방광
anti-	대항하여	-cyte	세포
arthro-	관절	de-	에서 제거하다
-bacter	세균	deca-	열(10)
bi-	두 번	deci-	1/10
bili-	다즙	deka-(deca)	10
brady-	서서히	dent-(dents-)	치아
cardio-	심장	demi-	1/2
cata-	파멸	di-	2회

약 호	뜻	약 호	뜻
-cele-	돌출성 종양	dia-	통하여
dip-	거듭	lacri-	눈물
dolor-	동통	laryngo-	후두
dorso-	뒤(잔등)	lateral	한편
dys-	동통	leuko-	흰
e-	에서	linguo-	혀
ecto-	외부	lipo-	지방
ectomy-	제거하다	litho-	돌
-emia	혈액	logy	과학의
encephalo-	뇌	lympho-	임파
endo-	전면	lyso-	용해
enter-	장(腸)	macro-	큰
entero-	소장	mal-	질병, 나쁜
epi-	에 관하여	mania	강력한 발광
erythro-	적색(붉은)	manu-(mani-)	손
eu-	정상	medio-	중간
ex-	밖에	medullo-	좁은
exo-	외부	mel-	어두운
extra	첨부하여, 일방적	meningo-	수막
febri-	고열	meta-	변경
fibro-	종양	-meter	측량
gastro	위	metro-	자궁
Genesis	근본(기원)	micro-	현미경
Genu-	무릎	milli-	1/1000
glosso-	혀(혀)	mono-	단(單)
-gran	사진, 자국	muti-	많이
-graph	기록	my-	닫히다
gravi-	임신	myco-	균에 의하여
gust-	맛	myo-	근육
helio-	태양	myx-	점액
hem-	혈액	naso-	코
hema	혈액	necro-	죽은
hemi-	반	neo-	새로운
hemo-	혈액	nephro-	신장
hepalo-	간장	neur-	신경

약 호	뜻	약 호	뜻
hepar-	간장	nevo-	모반(birth mark)
hetero	다른	noct-	밤
histo-	조직(tissue : 티슈)	non-	아니
homeo-	비슷한	nos.	밤
hydra-	물	oculo-	눈
hydro-	물	-odynia.	고통
hyper-	위에	-oid	같이
hypo-	아래(밑에)	-ol	기름
hystero-	자궁	oleo-	기름
-ic	관하여	oligo-	소수의, 부족한
idio	자신	-ology.	의 지식, 아는 것
ileo	장골	-oma	종양
imfra-	밑에	oophoro-	난소
imtra-	어느 것(which)	ophthalmo-	눈
inter-	사이	-opia	눈
ischo-	결핍	oro-	구강, 말
iso-	같다	-orrhage	출혈
-itis	염증의	-orrhaphy	보선, 수리
juxta-	가까이	orrhea	배출물
kilo-	일천	ortho(오르토)	똑바른
klepto-	정숙	-ose	설탕
lab-	씻어낸다	-osis	병든 상태
labio-	입술	osmo-	냄새
osteo-	골	quin-	다섯(5)
-ostomy	개(切開)	re-	다시
oto-	귀	recto-	직장
-otomy	절개	reni-	신장
pan-	다	retro-	후진성(뒤로)
para-	지나서	rhino-	코
para-	그밖에, 주위	-rrhea	흐붉다
-pathy	같다	rubi-	붉다
-penia	질병	salpingo-	수난관
peri	약간	sclerosis	경화(굳게 되는)
-pexy	주위	-scope	모양(형태)
-phagia	고정	-scopy	검사(조사)

약 호	뜻	약 호	뜻
-phasia	먹다	-section	자른다(쪼갠다)
-phil	말하다	semi-	절반
phlebo-	사랑	septi-	독성(유독한)
-phobia	정맥	sphygmo-	맥박
-phone	공포	spleno-	취장
phono-	소리를 전달하는 기계	-stasis	정치(定置)
photo-	소리	stoma-	입
phreno-	광선	sub-	열등(下位)
phitisio	단면	super-	우월(과다)
physi	소모증	supra-	위에(웃)
-plasty	생태	tachy-	속히(빨리)
-plegia	수선(보선)	tacti	만지다
pleuro-	마비	tensio-	보유(확보)
-pnea	늑막	tetra	넷(4)
pneumo-	호흡	-therapeuitc	치료적
-poiesis	공기	-therapy	치료
poly-	형성	thermo-	열
post-	많은	thrombo-	응결
pre-	뒤에, 후에	torsi-	꼬다(합치다)
presby-	전에	toxi-	독(毒)
old	늙은, 오랜	trans-	건너(옮겨)
primo-	첫째	tri-	셋(3)
primi-	첫째	ultra-	과로(넘어서)
pro-	앞으로	un-	아니(否定)
procto-	항문, 직장	-uni	하나(1)
pseudo-	거짓(가성)	-unia	소변(요)
-prtosis	떨어진(늘어진)	vagi-	이상한
pyelo-	골반	verti-	차례
pyloro-	유문	viru-	독(poison)
pyo-	농(고름)	vita	생명
pyro-	열(불)	vox	음성
quad-	넷(4)	xers-	건조한 것

6. 약물 투여 일반시간

약호	뜻	약호	뜻
a.c.	식사 한 시간 전	q.3.h.	9, 12, 3, 6, 9, 12 등
p.c.	식사 한 시간 후	q.4.h.	8, 12, 4, 8, 12, 4 또는 6, 10, 2, 6, 10
b.i.d.	9AM과 5PM 또는 10AM과 6PM	h.s.	9PM 또는 환자의 보통 취침시간
t.i.d.	9AM, 1PM, 5PM 또는 10AM, 2PM, 6PM	o.d.	오른쪽 눈에 투여 9AM 또는 10AM
		o.s.	왼쪽 눈에 투여
q.i.d.	8AM, 12AM, 4PM, 8PM	o.n.	9PM
q.2.h.	8, 10, 12, 2, 4, 6, 8 등	o.m.	입안으로 투여, 9AM 또는 10AM

7. 화학분자식

화학분자명	화학분자식	화학분자명	화학분자식
이산화탄소	CO_2	과산화수소	H_2O_2
일산화탄소	CO	칼륨(가리)	K
염화수소	HCI	요오드화칼륨	KI
황산마그네슘	$MgSO_4$	과망간산칼륨	$KMnO_4$
수은	Hg	소금(염화나트륨)	NaCl
일산화질소	NO	물	H_2O
산소	O		

명 칭	기호	명 칭	기호
At	ⓐ	남성(male)	♂
Dram	du	온스(ounce)	℥
여성(female)	♀	Recipe, Take	Px
다량(large amount)	++++	회수(times)	x
적당(modcrate amount)	+++	Micron	μ
소량(small amount)	+	Microgram	μg
수(number)	#		

8. 액량 계산

가정기구	약국계량	미터법	가정기구	약국계량	미터법
1방울	1minimum	0.60[ml]	1글라스(유리컵)	εf. Oz	240[ml]
1차시(차스푼)	1f. dram	4[ml]	2글라스(유리컵)	1pint	500[ml]
1간식스푼	2f. drams	8[ml]	4글라스(유리컵)	1quart	1[l]
1테이블스푼	4f. Ts	15[ml]	16글라스(유리컵)	1gallon	4[l]
1차 잔	6f. Oz	108[ml]			

9. 중량 계산

약국계량	미터법	약국계량	미터법
1[grain]	0.60[gm]	1 온스	30[gm]
1[dram]	4[gm]	1 파운드	360[gm]

10. 차트에 기록할 사실(factors to be charted)

용 어	뜻	용 어	뜻
amouncs	분량	large amount	다량
moderate amount	다소	small amount	약간

11. 사용할 용어(suggested terms)

용 어	뜻	용 어	뜻
profuse	다량	excessive	과다량
moderate	다소	scanty	약간
small	조금	slight	약간
position changed	자세 변경해 줌	tolerated well	잘 받아들임
sips of water given	물을 약간 주었음		

12. 외모(appearance)

용 어	뜻	용 어	뜻
seems very sick	심히 고통스러워 보임	acutly ill	매우 아파함
not very sick	별로 아프지 않음	not acutly ill	매우 아프지 않음

13. 몸 또는 사지(body or extemities)

용 어	뜻	용 어	뜻
puffy or swollen	비만 또는 부종	edematous	부종

14. 심박(heart beat)

용 어	뜻	용 어	뜻
arrhythmia	무조률 맥, 부정맥	bradycardia	심박완서, 서맥, 지맥 (보통 매분 60회 이하의 맥박)
tachycardia	심박급속(심계증)		

15. 식욕(appetite)

용 어	뜻	용 어	뜻
eats all food served	준 음식은 다 먹음	appetite good(excellent, etc.)	식욕 좋음
eats very little	아주 소량 먹음	appetite poor	식욕 좋지 못함
eats only small amount	소량만 먹음	appetite fair	식욕 약간 있음
refused lequid diet because nausea	액체식은 구토증으로 인해 거절함	unable to retain liquid diet	액체식은 취한 후 보유하지 못함
dissatisfied with law-salt diet	저염식이를 좋아하지 않음	taking soft diet well	연한 음식을 잘 먹음
anorexia but no nausea	식욕감퇴. 그러나 구토증 없음		

16. 출혈(bleeding)

용 어	뜻	용 어	뜻
spurting of blood	출혈이 솟구침	in spurts	분출됨
very little(베리 리틀)	약간 됨	cozing	스며 나옴
nose bleeding	코피(비점막 출혈)	epistaxis	코피(비점막 출혈)
when bleeding is stopped	출혈 멎음	hemorrhage controlled	출혈 제지됨

17. 상처(wound)

용 어	뜻	용 어	뜻
deep	깊음	superficial	얕음
clean	정함	suppurative	화농성
infected	감염됨	lacerated	찰과됨

18. 호흡(breathing)

용 어	뜻	용 어	뜻
act of breading	숨쉬는 것	respiration	호흡
act of inhaling	들이쉬는 것	inspiration	흡기
act of exhaling	내쉬는 것	expiration	호기
difficult breathing	호흡곤란	dypnea	호흡곤란
short pariods when breathing ceases	호흡이 일시 중단되는 것	apnea	무호흡
inability to breath lying down	누워서는 호흡이 곤란한 것	orthopnea	좌위 호흡
large volumes of air inspired	다량의 공기를 들이쉼	deep breathing	심호흡
small amount of air inspired	소량의 공기를 내보냄	shallow breathing	얕은 호흡
abnormal variarions in rhythm	박자가 불규칙적임	irregular respiration	불규칙 호흡

19. 피부(skin)

용 어	뜻	용 어	뜻
flushed	상기됨	mottled	반점
cyanotic	청색증	discolored	탈색됨
pale	창백	moist	습함
jaundice	황달	dry, hot	건조함, 더움
clammy	끈끈함	warm, cold	따뜻함, 냉함

20. 소독치료(dressings)

용 어	뜻	용 어	뜻
dressing changed	드레싱 교환함	dressing reinforced	드레싱 보강함

21. 구토(emesis)

용 어	뜻	용 어	뜻
blood tinged	혈액 약간 혼합	projectile	돌출적 분무

22. 배설물(drainage)

용 어	뜻	용 어	뜻
purulent	농성	sanguineous	혈액혼합
serous	장액성	mucopurulent	점액과 농성
sero-sanguineous	장액과 혈액성		

23. 얼굴(face)

용 어	뜻	용 어	뜻
pale	창백	flushed	상기
rash	발진	bruised	타박성 상처
edematous	부종 있음	cyanotic	차색등

24. 동통(pain)

용 어	뜻	용 어	뜻
severe	심한	slight	약간
radiating	퍼지는	sudden unset	돌발적 증세
increased by movement	움직이면 더 심함	darting	급격한 동통
gnawing	계속적인 동통	burning	타는 듯한

용 어	뜻	용 어	뜻
shooting	쏘는 듯한	stabbing	찌르는 듯한
collicky	선통	cramping	경련성
persistent	집요한	transient	일과성
constant	계속된	shifting	이동하는
local	국부적	deep	깊은

25. 영양(nourishment)

용 어	뜻	용 어	뜻
sips of cold hotwater	약간의 물(냉, 온)	chipped ice	얼음 깨뜨린 것
gavage	영양, 급식	water, juice	물, 즙

26. 대변(stool)

용 어	뜻	용 어	뜻
soft-formed	묽은	hard-formed	굳은
liquid	액체	tarry	더러워진
clay colored	진흙색	blood tinged	혈액 섞인

27. 소변(urine)

용 어	뜻	용 어	뜻
clear	투명	amber	옥빛
cloudy	혼탁	blood tinged	혈액 섞인

28. 맥박(pulse)

용 어	뜻	용 어	뜻
regular	규칙적	irregular	불규칙적
intermittent	간헐적	rapid	신속한
slow	완서	thready	빈약한
weak strong	약한, 강한	imperceptible, eperceptible	촉지할 수 없는 촉지되는
bounding	뛰는	normal	정상

29. 센세이션(sensation)

용 어	뜻	용 어	뜻
tingling	얼얼한	burning	타는 듯한
stinging	찌르는 듯한	prickling	쑤시는 듯한
itching	가려운		

30. 상태(condition)

용 어	뜻	용 어	뜻
seems some what improved	약간의 차도가 있어 보임	in good spirits, no complaints	기분 좋아 보임. 불편 없음
responding well to veval stimuli	말로 자극하여 반응 잘함	comatose	혼수상태
a good day	하루 잘 지냄	a comfortable	편안한 저녁이었음
a good night	편안한 밤이었음		

31. 오한(chill)

용 어	뜻
complaining of severe(moderate, slight chill)	심한 오한으로 불편해 함
external heatapplied(blanket, H.W.B. etc.)	외부적으로 따뜻하게 지원해야 함
sudden unset of shaking chill	급작스런, 떠는

32. 자세(position)

용 어	뜻	용 어	뜻
position changed	자세 변경함	cotton ring applied to each heel	솜방석을 각 발뒤꿈치에 괴여줌
put in Sim's position	심씨 위로해 줌		

33. 태도(attitude)

용 어	뜻	용 어	뜻
indifferent to surroundings	주위에 대하여 무관심함	apathetic	감각없음. 냉담함
listless, weak	약하고 불안해함	anxious and fearful about	~에 대해 공포감을 가지고 있음
disagreeable and uncooperative	비협조적이고 좋아하지 않음	interested in	~에 관하여 관심을 가지고 있음
cheerful	명랑함	forgetful	건망증 있음
depressed and moody	저기압이고 무뚝뚝함	suspicious toward(nursing staff, doctors, family, other patients)	의심함(간호사, 의사, 가족 및 기타 환자)
alert	기인함		

34. 내용물(content)

용 어	뜻	용 어	뜻
formed, solid	형상을 이루었음, 굳음	semiformed, semi solid	반 형상상태, 반 고체상태
loose(srools), liquid	묽음(대변), 액체	waterly	물과 같음
frothy	거품이 있음		

35. 기침(cough)

용 어	뜻	용 어	뜻
contineous caugh	계속적인 기침	frequent caugh	자주 기침함
paroxysmal	발작적	tight	힘든
loose	연한	deep	깊은
dry	마른	hacking	잦은 마른 기침
harsh	거친	painful	고통스런
exhaustive	기진맥진한		

▬ 참고문헌 ▬

1. 《보장구 의지학》, 권혜정 외 11인 공역, 고문사, 1993
2. 《사람해부학》, 정인혁, 아카데미서적
3. 《센서공학(Sensor&Transducer)》, 이덕출 · 공용혁 · 김성남 · 나승권 · 장창현 공저, 엔트미디어, 2003
4. 《의공기사 자격시험 학습서》, 김동욱 외 25인 공저, 대한의용생체공학회, 2008
5. 《의공실무》, 나승권, 도서출판 상학당, 2007
6. 《의공학(Medical Engineering)》, 이경성 · 최민주 공저, 청구문화사
7. 《의공학개론》, 김남균 외 12인 공저, 여문각
8. 《의공학입문(고등학교교과서)》, 나승권, 도서출판 상학당, 2011
9. 《의공학의 이해》, 김태전 외 4인 편저, 고려의학
10. 《의료기기실무(고등학교교과서)》, 나승권, 박정주 도서출판 상학당, 2012
11. 《의료공학이론》, 나승권, 도서출판 상학당, 2011
12. 《의료기초공학》, 나승권, 도서출판 상학당, 2012
13. 《의료기기운용》, 나승권, 도서출판 상학당, 2012
14. 《의료기기 응용회로》, 나승권, 도서출판 상학당, 2007
15. 《의료전기설비(고등학교교과서)》, 나승권, 도서출판 씨마스, 2011
16. 《의료전기회로(병원전기설비)》, 나승권, 도서출판 상학당, 2008
17. 《임상 생리학》, 김대식 외 15인, 고려의학
18. 《의용공학입문》, 김남현 외 11인 공저, 신광출판사
19. 《의용계측공학》, 의공학 교육연구회 역편, 여문각
20. 《의용전자공학(고등학교교과서)》, 나승권, 도서출판 상학당, 2011
21. 《인체생리학》, 이강이 외 편저, 현문사
22. 《인체 해부학》, 김창국 외 2인, 대경북스
23. 《알기 쉬운 자동제어》, 김원배 · 나승권 · 문명룡 · 이재규 · 조명현 · 차익수 공저, 동일출판사, 2004
24. 《전기전자공학개론》, 황락훈, 나승권, 진샘미디어, 2012
25. 《전자회로의 이해》, 김평호 · 나승권 · 이동원 · 최성재 공저, 남두도서, 2005
26. 《초음파 영상학》, 강선일 외 16인 공저, 정문각
27. 《초급자를 위한 PSPICE 활용》, 황락훈 · 조문택 · 이충식 · 나승권 공저, 동일출판사, 2005

28. 《최신전자기초실습》, 임승하 · 황호웅 · 나승권 · 이종성 공저, 남두도서2006
29. 《현대 기초의학 및 의공학》, 나승권, 도서출판 상학당, 2007, 2009
30. 《현대 의용기계 공학》, 나승권, 도서출판 상학당, 2007, 2009
31. 《현대 의용전자 공학》, 나승권, 도서출판 상학당, 2007, 2009
32. 《현대 의료기기》, 나승권, 도서출판 상학당, 2007, 2009
33. 《현대 의료안전 · 법규및정보》, 나승권, 도서출판 상학당, 2007, 2009
34. 《DK 인체생리 · 해부도》, 민유정, 대경북스
35. 《PSPICE와 PSIM 시뮬레이션중심의 전력전자공학》, 서영수 · 황락훈 · 조문택 · 심광영 · 곽동걸 · 채수형 · 나승권 공저, 동일출판사, 2002
36. 《u-Health 및 전자의료기기》, 나승권, 최병철 메디저널, 2011

▬ 찾아보기 ▬

저자약력

나 승 권

- 한국폴리텍대학 강릉캠퍼스 전자통신과 교수(현)
- 서울청량초등, 경희중, 한양공업고등학교 전기과 졸업
- 한국폴리텍대학 동부산캠퍼스 전기, 전자과 2년 수료
- 한국폴리텍대학 인천캠퍼스 전기과 기능장과정 졸업
- 세명대학교 대학원 전기전자학과 졸업(의공학 및 전력전자응용전공, 공학박사)
- 삼육의료원 부산(한방)병원 전기 및 의공기사 7년 근무
- 한국수자원공사 전기기사 7년 근무
- 의공기사, 의공산업기사, 병원코디네이터(Hospital Coordinator)사, 의료정보관리사, 의료기기상품기획사, 전기 · 전자기술지도사, 전기기기기능장, 전기공사기능장, 산업안전기사, 전기공사특급기술자, 한국전력기술인특급기술자, 한국전력기술인특급감리사, 한국전력기술인설계사면허, 전자산업기사 외 20여개의 자격증과 면허취득
- 한국산업인력공단 의공(산업)기사, 의료전자기능사 이론, 실기(출제, 검토, 채점)위원(현)
- 강원도교육청 인정도서심의회 심의위원(현)
- 한국보훈복지의료공단 감사자문위원 및 평가위원(현)
- 식품의약품안전처 의료기기자문위원 및 평가위원(현)
- (재)원주의료기기테크노밸리 의료기기 자문위원 및 평가위원(현)
- 한국산업단지공단 원주단지혁신클러스터추진단 기술과제 평가위원(현)
- 국가직무능력표준(NCS) 기반의 훈련과정편성 주강사(현)
- 직업능력개발훈련 사업심사평가위원(현)
- 강원도산업경제진흥원 강원지식재산 전문위원 및 평가위원(현)
- 강원테크노파크 기술개발사업선정(의료기기) 평가위원(현)
- 한국방송통신전파진흥원 강원본부 ICT산학동반성장협의회 자문위원(현)
- 메디칼디바이스저널 기술편집자문위원(현)
- 강원일보, 메디저널, 월간의약정보 매월 의료기기기술 및 포럼 기고(현)
- ㈜메디아나, ㈜씨유메디칼시스템, ㈜리스템, ㈜태연메디칼 ㈜대화기기, ㈜ED, ㈜메디칼써프라이, ㈜바이오프로테크, ㈜조양디엠, ㈜메디코넷 의료기술 자문위원(현)
- TUV Korea Ltd. TUV Suddeutschland Group(Medical-Health-Service부서) 의료기기자문(현)
- ISO9001:2008 국제심사원, (사)키캄연구소 한국서비스품질 우수기업인증 전문위원 및 평가위원
- 대한의용생체공학회 교육이사, 한국모바일학회 총무부회장, 한국컴퓨터정보학회 이사, 한국통신학회 학술이사, 대한의공협회, 한국의료정보교육협회, 대한전기학회, 한국산업기술재단, 대한전력전자학회, 한국산학기술학회, 한국항행학회 회원

병원의료설비 · 의료용품 · 안과 · 치과 · 한방 의료기기

2018년 6월 10일 1판 1쇄 발행

저 자 나 승 권
발행인 남 승 우

발행처 도서출판 상尚 학學 당堂

서울시 동작구 사당로9가길 6(사당동)
TEL : 02) 595-1692~4
FAX : 02) 595-1394
E-mail : namdoo6@unitel.co.kr

신고 : 2-155호 (1968. 11. 29)

정가 30,000원

ISBN 978-89-6587-170-5 93510

〈디자인〉 편집 엄해숙 / 표지 나아기획